【WEB付録に関するご案内】

本書に関連する内容の一部については，南江堂ホームページにおいて閲覧いただけます．

https://www.nankodo.co.jp/secure/9785244252657_index.aspx

【パスワード：　　　】

ご使用のインターネットブラウザに上記URLを入力いただくか，上記QRコードを読み込むことによりメニュー画面が表示されますので，パスワードを入力してください．
なお，本付録については，以下の事項をご了承のうえ，ご利用ください．

- 本付録の配信期間は，本書第1刷発行日より5年間をめどとします．ただし，予期しない事情によりその期間内でも配信を停止する可能性があります．
- パソコンや端末のOS，アプリの操作に関しては南江堂では一切サポートいたしません．
- 本付録の閲覧に伴う通信費などはご自身でご負担ください．

■収録内容

- 【WEB付録】には本書に掲載されている写真が収載されています(本文は含まれていません)．
- 写真は本文の掲載順に通し番号で整理されており，写真下などに挿入されたマーク(🖥)は，本付録の写真番号を示しています．
- 写真は保存が可能ですが，ご使用の際は下記「注意事項」をよくお読みください．

■注意事項

- 本付録の写真を学術目的(学会発表，講義資料など)で使用する場合は，著作権者(当社)への許諾申請は必要ありません．ただし，使用する写真には必ず出典［四元秀毅・倉島篤行・永井英明(編)：結核 Up to Date(改訂第4版)，南江堂，2019］を付記してください．
- 他の出版物やWEBサイトへ転載する場合は，事前に当社へ許諾申請を行ってください．
- 写真を使用したことによりユーザーが被った損害について，著者ならびに当社は一切の責任を負いません．

記載されている会社名や製品名は，各社の登録商標または商標です．

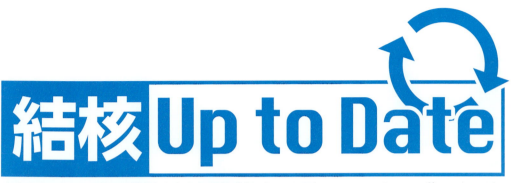

結核症＋非結核性抗酸菌症＋肺アスペルギルス症

改訂第4版

Web付録つき

編集

四元秀毅　倉島篤行　永井英明

南江堂

■ 編　集

四元　秀毅	よつもと　ひでき	国立病院機構東京病院 名誉院長
倉島　篤行	くらしま　あつゆき	結核予防会複十字病院呼吸器内科 臨床研究アドバイザー
永井　英明	ながい　ひであき	国立病院機構東京病院 総括診療部長

■ 執　筆（執筆順）

倉島　篤行	くらしま　あつゆき	結核予防会複十字病院呼吸器内科 臨床研究アドバイザー
四元　秀毅	よつもと　ひでき	国立病院機構東京病院 名誉院長
山根　章	やまね　あきら	国立病院機構東京病院呼吸器センター 呼吸器内科医長
御手洗　聡	みたらい　さとし	結核予防会結核研究所抗酸菌部 部長
原田　登之	はらだ　のぶゆき	免疫診断研究所 所長
堀部　光子	ほりべ　みつこ	国立病院機構東京病院 放射線診療センター
三上　明彦	みかみ　あきひこ	国立病院機構東京病院 放射線診療センター 部長
田村　厚久	たむら　あつひさ	国立病院機構東京病院 呼吸器センター 部長
永井　英明	ながい　ひであき	国立病院機構東京病院 総括診療部長
鈴木　純子	すずき　じゅんこ	国立病院機構東京病院呼吸器センター 呼吸器内科医長
吉山　崇	よしやま　たかし	結核予防会結核研究所 企画主幹
赤川志のぶ	あかがわ　しのぶ	国立病院機構東京病院呼吸器センター
奥村　昌夫	おくむら　まさお	結核予防会複十字病院呼吸器内科 結核センター副センター長
平松美也子	ひらまつ　みやこ	結核予防会複十字病院呼吸器外科 医長
白石　裕治	しらいし　ゆうじ	結核予防会複十字病院呼吸器外科 呼吸器センター長
吉田　勤	よしだ　つとむ	結核予防会複十字病院呼吸器外科 医長
鎌形　千尋	かまがた　ちひろ	結核予防会複十字病院麻酔科 主任
川島　正裕	かわしま　まさひろ	国立病院機構東京病院呼吸器センター 呼吸器内科医長
大島　信治	おおしま　のぶはる	国立病院機構東京病院呼吸器センター 呼吸器内科医長
益田　公彦	ますだ　きみひこ	国立病院機構東京病院呼吸器センター 呼吸器内科医長
島田　昌裕	しまだ　まさひろ	国立病院機構東京病院呼吸器センター
金子慎二郎	かねこ　しんじろう	国立病院機構村山医療センター 脊椎脊髄センター長 / 整形外科 医長
松井　弘稔	まつい　ひろとし	国立病院機構東京病院 副院長
守尾　嘉晃	もりお　よしてる	国立病院機構東京病院呼吸器センター 呼吸器内科医長
蛇澤　晶	へびさわ　あきら	総合病院国保旭中央病院臨床病理科 部長
慶長　直人	けいちょう　なおと	結核予防会結核研究所 副所長
宮川　知士	みやかわ　ともお	東京都立小児総合医療センター呼吸器科・結核科 医長
森野英里子	もりの　えりこ	国立国際医療研究センター呼吸器内科
竹内恵理保	たけうち　えりほ	新宿イーストサイドたけうち内科 院長
宮川　和子	みやかわ　かずこ	国立病院機構東京病院呼吸器センター

武田　啓太	たけだ　けいた	国立病院機構東京病院呼吸器センター
川辺　芳子	かわべ　よしこ	川辺内科クリニック 院長
板谷　英毅	いたや　ひでき	いたや内科クリニック 院長
中山　　馨	なかやま　けい	国立病院機構東京病院眼科
松木　　明	まつき　めい	国立病院機構東京病院呼吸器センター
森本　耕三	もりもと　こうぞう	結核予防会複十字病院臨床医学研究科 科長
深見　武史	ふかみ　たけし	国立病院機構東京病院呼吸器センター 呼吸器外科医長
毛利　昌史	もうり　まさし	国立病院機構東京病院 名誉院長 / 東和病院 名誉院長
下内　　昭	しもうち　あきら	大阪市西成区役所 結核対策特別顧問
町田　和子	まちだ　かずこ	結核予防会総合健診推進センター
片山　　透	かたやま　とおる	国立病院機構東京病院 名誉院長
平尾　　晋	ひらお　すすむ	結核予防会結核研究所対策支援部 企画・医学科長
大田　　健	おおた　けん	結核予防会複十字病院 院長
工藤　翔二	くどう　しょうじ	結核予防会 理事長
星野　仁彦	ほしの　よしひこ	国立感染症研究所ハンセン病研究センター感染制御部 室長
人見　公代	ひとみ　きみよ	国立病院機構東京病院看護部

序文

　本書の初版が上梓されたのは1999年4月のことだったので，この本も20歳の春を迎えたことになる．当時，結核は再興感染症として国の内外で注目を集めていたこともあってか本書は広範な読者に受け入れられたが，じつはそのようにタイムリーな出版となったのはいわば偶然のことであった．ここでそのいきさつを紹介しておきたい．当時，国立医療施設は厚生省から独立行政法人への移管の流れのなかにあり，それに伴って各地の病院・療養所の建て替えが計画された．東京病院ではその先陣をきって建築工事が始まったが，その際に資料室に保存されていた戦前からの結核症例の診療録を整理する必要が生じた．永年にわたって営々と積み上げられてきた資料を処分しながら，これらの経験を現代的な視点で整理し世に伝えるべきでは，という考えに至ったのである．そこで，初版序文にあるように，東京病院のスタッフが中心となり，足らないところを外部施設の方々の協力で補って出来上がったのが本書初版であった．内容的には，結核を中心とし，増加しつつあった非結核性抗酸菌症と結核後遺症などとして知られる肺アスペルギルス症についての解説を加えることとしてユニークな内容の本書が出来上がった．

　当時の状況と関連して20世紀後半の結核医療の概要を振り返ってみると，この間，年間の新規発生結核患者数は1/50程度に減少し，一方，抗結核薬の開発で入院期間は約1/10に短縮された．そうなると結核病床数は当初の1/500程度で足りる計算になり，そのような状況下，世紀の変わり目の時期には結核病床を有する医療施設では減床を迫られることになった．このようないわば結核衰退の時期に企画された本書が広く受け入れられたのであるが，これは編集者にとって喜びであったとともに驚きでもあった．

　本書が予想外に広く求められた理由を推量すると，そこには結核医療の特徴と重なるものがあることに気づく．まず，減少したとはいえわが国では結核は依然としていつでもどこでも遭遇し得る疾患としてあり続けていることがある．かつて結核が国民病だったわが国では既感染者が多く人口の高齢化に伴いこの層からの発病は一定頻度で起こり，また，中年層や若年者からの発病も後を絶っていない．このような状況下，結核についての知識を持ち合わせずに症例に遭遇すると診断が遅れて患者に大きな不利益をもたらすことになる．さらに，疾患の性質上，診断の遅れは公衆衛生的な問題の発生にもつながる．一方，結核の診療は結核予防法(後の感染症法)に基づいて行われるので，これら法律的な事項に関する知識も必要である．このような状況下，結核について幅広い観点からこれを整理した解説書が求められていたものと思われる．

　その後，本書は繰り返し改訂されたが，その要因としては結核予防法の感染症法への移行に伴う法改定の動きや結核菌の検出法および感染検査法についての開発・進歩などがあり，一方，外国生まれの人達の結核の増加という問題もあった．さらに，近年，結核菌に関する分子生物学的知見が集積され，また，待望の新薬の開発も相次いだことから今回の改訂に至った．今改訂では内容を"Up to Date"なものにするため執筆陣の大幅な拡充を図り，結核予防会やその他の施設の方々との合作となった．多忙ななか協力された執筆者各位に感謝しつつ，本書が引き続き多くの方々に利用されることを願うものである．

2019年5月

編集者

初版の序

　1998年に38年ぶりのこととして2件の報道があった．それはプロ野球セントラルリーグの横浜の1960年以来の優勝と，結核症の年間発生率の38年ぶりの増加であった．前者は予想外のことであったかも知れないが，後者は，排菌者数がこの数年来横ばいであったことから，ひそかに心配されていたことであった．さらに，最近，結核症の集団発生や院内感染などの憂慮すべき事例が少なからず報道され，わが国において結核症が依然として重大な感染症であることが明らかになった．ところで，従来，過去の病気として片づけられがちであった結核症のこのような"復権"にはさまざまな因子の関与が考えられる．たとえば熟年離婚者，独り暮らし高齢者の増加や，高齢化に伴う糖尿病や胃・十二指腸潰瘍などの背景疾患をもつ者の増加があり，また，少なからぬ住所不定者，外国人不法労働者や不規則・不節制な生活をおくる若者の存在などもある．そして目を世界に転じると，HIV感染の蔓延などの影響を受けて結核症の年間新規発生患者数は700万人をこえ，結核症は世界的にみてももっとも重大な感染症のひとつになっている．

　ところで医療を行う側からみると，結核症には典型例のほかにさまざまな症状・所見を示す非定型例も少なくなく，その診療は必ずしも容易ではない．ところが，この間，医学教育のなかで結核症に関する教育が軽視されがちであったこと，さらには世代交代によりかつて結核症の診療にあたってきた層が退いたために専門医が減少してきたことなどから，医療側の体勢は万全とはいいがたい状況にある．結核症の診療において，これらの要素による"doctor's delay"と一般人の結核症に対する認識不足による"patient's delay"により診断の確立が遅れ，これが患者発生の増加につながっている側面もある．このような状況下において結核専門病院の責務は大きいが，結核の診療を専門としない一般病院でも結核患者を収容できる病室をもつ方針がすすめられており，今後，一般臨床医にとっても結核症に関する基本的知識の必要性が増してきている．

　国立療養所東京病院で過去8年間にわたって行われてきた1回3日間の結核医療講習会においても，結核症や関連病態に関する基礎的事項や今日的問題について種々の疑問が寄せられており，専門病院としてこのような問いかけに答える必要性を感じてきた．本書は，このような昨今の情勢を鑑み，結核症に関する必要な最新の事項を臨床の場で役立つようにわかりやすく解説したものである．さらに，非定型(非結核性)抗酸菌症とアスペルギルス症を加えたのは，これらが結核症の診療を行う際に関連病態として重要だからである．

　本書が，一般医，研修医，看護婦，検査技師，放射線科技師，保健婦などすべての医療従事者に役立ち，西暦2000年へ向けてのわが国の結核医療に貢献するものとなることを期待する．

　本書は国立療養所東京病院の豊富な臨床経験をもとに，当院に勤務する医師，薬剤師およびかつて当院に勤務した医師を中心とし，さらに協力施設・研究機関の方々の協力を得てできたものである．各執筆者のご苦労に対してお礼申し上げる．

1999年3月

編　者

第 I 章　結核症 —————————————————————— 1

1. 結核とは何か，結核病学とは何か ………………………………………… 倉島篤行　**2**

2. 日本と世界の結核 ―その過去・現在と未来 ………………………………… 四元秀毅　**4**

3. 結核の診断はどうするか ……………………………………………………… **13**
    A．どのようなときに結核を疑い，どう診断を進めるか ……………………… 山根　章　**13**
    B．結核菌検査 ……………………………………………………………… 御手洗　聡　**19**
    C．感染検査(ツベルクリン反応，インターフェロンγ遊離試験)とは何か ……… 原田登之　**22**
    D．画像検査(所見，診断，分類) ……………………………… 堀部光子，三上明彦　**25**
    E．気管支鏡検査 …………………………………………………………… 田村厚久　**38**

4. 結核の診断がついたらどうするか ……………………………………… 永井英明　**42**
    A．外来治療か入院治療か(「入退院基準」) ……………………………………… **42**
    B．届け出と必要書類 ………………………………………………………………… **43**
    C．本人，家族への説明 ……………………………………………………………… **45**
    D．家族，集団感染への対応(「接触者健診の手引き」より) …………………………… **46**

5. 結核の治療の基本 ……………………………………………………… 山根　章　**53**
    A．標準的な治療 ……………………………………………………………………… **53**
    B．各薬剤の性質と副作用，相互作用 ……………………………………………… **61**
    C．減感作を含む副作用対策 ………………………………………………………… **68**
    D．治療の継続とDOTS …………………………………………………………… **72**
    E．潜在性結核感染症(LTBI) ……………………………………………………… **76**

6. 特殊な状態や合併症がある場合の結核の治療 ……………………… 鈴木純子　**80**

7. 耐性結核の治療と再治療をどうするか ……………………………… 吉山　崇　**85**

8. 生物学的製剤と結核 …………………………………………………… 赤川志のぶ　**91**

9. delamanid・bedaquiline 使用の実際 ……………………………… **97**
    A．delamanid の実際 ……………………………………………………… 奥村昌夫　**97**
    B．bedaquiline の実際 …………………………………………………… 吉山　崇　**103**

10. 最近の結核の外科治療 ……………………………………………… **106**
    A．肺結核症の外科治療 …………………………………………… 平松美也子，白石裕治　**106**
    B．結核性膿胸の外科治療 …………………………………………… 吉田　勤，白石裕治　**113**
    C．結核患者の麻酔はどうするか ………………………………………… 鎌形千尋　**118**

11. 肺外結核はどう診断し，どう治療するか ……………………………… 121

- A. 肺外結核にはどのようなものがあるか …………………………… 川島正裕 121
- B. 増えている粟粒結核 ……………………………………………… 大島信治 128
- C. 結核性胸膜炎，膿胸 ……………………………………………… 益田公彦 131
- D. あなどれないリンパ節結核 ……………………………………… 島田昌裕 134
- E. ときに致命的となる結核性心膜炎 ……………………………… 川島正裕 137
- F. むずかしい脳・髄膜結核 ………………………………………… 赤川志のぶ 142
- G. 骨・関節結核の診断と治療 ─結核性脊椎炎を中心として ……… 金子慎二郎 146

12. 院内感染，医療従事者への拡がりをどう防ぐか ……………… 永井英明 155

13. 肺結核後遺症 ……………………………………………………… 161

- A. 肺結核後遺症とは ………………………………………………… 松井弘稔 161
- B. 在宅酸素療法・在宅人工呼吸療法・呼吸リハビリテーション ……… 松井弘稔 164
- C. 肺性心とは何か …………………………………………………… 守尾嘉晃 168

14. HIV と結核 ……………………………………… 永井英明，蛇澤 晶 173

15. 結核症学説の進展 ………………………………………… 倉島篤行 181

16. 分子生物学からみた結核研究の現在 ……………………… 慶長直人 189

17. 小児結核 …………………………………………………… 宮川知士 197

18. 外国人の結核 ……………………………………………… 森野英里子 202

19. 多彩な症例 ……………………………………………………… 205

- A. 岡ⅡB型の胸部X線所見 ………………………………………… 倉島篤行 205
- B. 肺気腫の結核 ……………………………………………………… 赤川志のぶ 208
- C. 胸囲結核 …………………………………………………………… 竹内惠理保 210
- D. リンパ節病変が食道および気管・気管支に穿破した結核 ……… 鈴木純子 212
- E. 喉頭結核 …………………………………………………………… 田村厚久 215
- F. 腸結核 ……………………………………………………………… 宮川和子 217
- G. 婦人科臓器の結核（胆嚢結核＋子宮結核）……………………… 武田啓太 219
- H. 脈絡膜の結核性病変を認めた粟粒結核 ……… 川辺芳子，板谷英毅，中山 馨 221
- I. 精巣上体結核 ……………………………………………………… 松木 明 223

第II章　非結核性抗酸菌症 —————————————— 225

1. 増えている非結核性抗酸菌症 ……………………………… 森本耕三　**226**

2. 結節気管支拡張型肺MAC症の病理形態 ………………… 蛇澤　晶　**233**

3. 非結核性抗酸菌症の薬物治療 ………………………………… 森本耕三　**238**

4. 非結核性抗酸菌症の外科治療とその有効性 ……………… 深見武史　**244**

5. 比較的まれな菌種の非結核性抗酸菌症 …………………… 倉島篤行　**250**

6. HIVと非結核性抗酸菌症 …………………………………… 永井英明　**253**

7. 生物学的製剤と非結核性抗酸菌症 ………………………赤川志のぶ　**257**

第III章　肺アスペルギルス症 —————————————— 261

1. 肺アスペルギルス症の発症と進展 ……………… 鈴木純子，倉島篤行　**262**

2. 慢性肺アスペルギルス症の病理 …………………………… 蛇澤　晶　**272**

3. 慢性肺アスペルギルス症の内科治療 ……………………… 鈴木純子　**277**

4. 肺アスペルギルス症の外科治療の適応とその有効性 …………… 深見武史　**283**

5. アレルギー性気管支肺アスペルギルス症（ABPA） ………………… 田村厚久　**290**

付録　読んでおきたい書籍ガイド………………………………… 倉島篤行　**294**

索　引……………………………………………………………………………… **297**

xi

TEA BREAK

わが国が近い将来直面する結核医療の問題点	毛利昌史	**11**
ホームレスの結核医療	下内　昭	**12**
喫煙と結核	松井弘稔	**18**
国療化研と砂原先生	町田和子	**51**
胸郭成形術とその功罪	片山　透	**111**
人工気胸とは	片山　透	**112**
膿胸と悪性リンパ腫	田村厚久	**117**
開発途上国の結核	平尾　晋	**127**
喘息と結核	大田　健	**153**
分子疫学の進歩	慶長直人	**159**
肺結核と呼吸機能検査の進歩	町田和子	**163**
外気舎	倉島篤行	**171**
肺癌と肺結核の関係	田村厚久	**180**
結核と文学	工藤翔二	**187**
結核病巣の空洞化と matrix metalloproteinase	倉島篤行	**196**
今日のハンセン病	星野仁彦	**252**
結核病棟の今昔	人見公代	**281**

第 I 章

肺結核症

1 結核とは何か，結核病学とは何か

　1971年8月，Nixon米大統領はドルの金兌換を停止，日本は1ドル360円の固定レートから変動相場制に移行し，ドルショックが日本列島をおそった．

　私と同年の彼は，そのしばらく前から友人2人で小さな町工場を経営していた．旋盤加工したバルブ部品の山は輸出先を失い，友人は逃走し，借金は彼1人の肩にかかってきた．彼は暑い夏をコーラを飲み金策に走り回り，夜は遅くまで，何とか獲ち得た注文を1人でこなしていた．ついに彼は，残暑のこもる部屋に倒れているところを近所の人に発見され入院してきた．

　両側上肺野に巨大な空洞があり，右下肺野を浸潤影が覆っており，ガフキー10号の大量排菌であった．私がはじめて診た結核であった．

　streptomycin, isoniazid, para-amino-salicylate の投与を始めて2日目，突然ショックになってしまった．汗みずくで奮闘し，ようやくショックから回復したとき，彼は「僕はもうダメなのだろうか，まだやることがあるのに」と聞いてきた．私は何も答えられなかった．入院後10日も経たず彼は死亡した．

　解剖では，肺結核のほか，広範な腸結核とその穿孔，汎発性腹膜炎であった．

　旬日も経たず，また1人，同じくらい若い重症肺結核患者が入院してきた．女性であった．彼女は勝ち気で明るく健気であった．

　ある日，彼女もショックに陥った．

　「先生!! ちゃんと私を治すのよ」と言い，息も絶え絶えのなかで彼女は私にウインクしてきた．

　左肺の新鮮な大空洞が破れ，気胸で肺は一塊となっていた．ドレーンを挿入しても肺は拡がらない．地域病院の手に負える状態ではない．私は救急車に同乗して彼女を専門病院へ連れていった．

　後年，私がその病院に勤めるようになったとき，彼女は近くの社会復帰施設で内装技術の修得に励んでいた．偶然出会ったとき，2人はしばらく声も出なかった．

　彼女は黙っていたが，目はキラキラと笑って，頬はふくよかだった．

　女性は強く，男性は儚いのかもしれない．

　有効な化学療法がなかった時代でも，結核に罹れば必ず死んだわけではない．驚くほどの自然治癒例も少なからずあった．

　Mitchell がまとめた 1930〜1939 年の間に Trudeau Sanatorium に入院した結核患者の20年間追跡では，高度進展298例で約50％は死亡するが，約50％は臨床的治癒に達している．

　これらはかなり恵まれた階層の患者群と推察されるが，1961年，インド国立研究所が行った南インド村落の菌陽性肺結核患者178人の無治療5年間観察では，約50％が死亡し，約30％が自然治癒している．もちろん，観察期間後の再発を含めれば，最終的死亡率はもっと高くなるであろう．

　化学療法がない時代でも，このように転帰が分かれるところに，神秘的な大気開放，絶対安静を主とする療養道，闘病生活が生まれ，死を見つめる正岡子規や石田波郷の俳句が生まれた．

　人間としての何らかの努力や，神の恩寵が，再び生命をもたらすかもしれないところに，Thomas Mann の『魔の山』や，Walter Caviezel の『何故と問うなかれ』が生まれた．

　結核菌のほうからみれば，約1〜2万年前頃，もっぱら宿主を人間に特化してマンノースの外被をまとい，ひたすらヒトとともに生きる peaceful coexistence を保ってきたのだ．

　結核がもつ，このような死と生，絶望と希望をともにもたらす振幅の大きさと，内包するあまりに多くのドラマは，結核に単なる疾患名という以上に，一種の畏敬を伴った光背をもたらした．

　結核病学もそうだった．

　Laënnec をはじめ，結核病学の多くの先覚者たちは，自ら結核で命を削りつつ，結核の解明へ，文字どおり死にもの狂いで道を切り開いてきた．

　われわれにとって結核病学は，Ranke, Hübschmann をはじめ，岡，小林，隈部，千葉，岩崎，砂原などと，おそらくとりわけ，わが国では強かった荘重なドイツ医学の鎧をまといつつ，

壮麗な一大体系をなすものであった.

病床で出会う,これはまれだと思うことも数十年前の文献に詳細な観察が病理組織所見とともに記載されていた.

一時,先進国での結核対策の進歩と強力な抗結核薬の登場により結核患者は激減し,結核病学の壮大な山脈も,遠望する平和な背景となっていった.

日常臨床では,強力な化学薬により結核病学はプラグマティックな処方学のなかに埋没し,骨格さえ定かではなかったが,それは決して結核症を理解し尽くしたわけではなかった.

一呼吸器疾患あるいは一感染性疾患としてみると,結核症ははなはだ飲みこみにくい,修得しにくい疾患である.

単一菌感染症としては,とりわけ複雑な感染,発病機転をもち,驚くほど多彩な病態を示し,その進展,治癒の1サイクルを把握するには,ほぼ全生涯を追跡する長いタイムスパンが必要である.

そして,結核病学の体系も膨大な先覚者の偉業とともに,簡単には修得できない高峰の連山である.その高峰は凍りつつあった.それを深く耕し,新たな木を植えようと続くものは多くはなかった.多くの知恵は失われつつあった.

新しく結核を学ぼうとする呼吸器科医にとって,おそらくこのギャップは,どこの国でも存在したに違いない.

今日,事態は思いもかけない方向へ進展した.

1980年代に始まったAIDSの波は全世界を覆い,結核免疫の重要なcomponentであるT細胞はHIVに狙い撃ちされた.

全世界では,難民の増加,都市のスラム化と相まって,史上かつてないほどに結核患者が急増し,わが国でも再び増加をみた.

WHO(World Health Organization,世界保健機関)は「結核は戻ってきただけでなく,歴史的に最悪の状態になっている」と警告を発している.

結核は忘れ去られることを拒否した.

われわれは,再びあらゆる智力をもって結核に挑戦しなければならない.かつて,結核病学のなかから生まれた免疫学は,再び結核菌と人体の相互共存,相互干渉を解明するときにきた.

T細胞学の進歩は,結核菌抗原提示とその応答に,現在新しい認識を開きつつある.結核病学への新たなアプローチは,新しい若い山々を築きつつある.

1998年の結核菌全塩基配列の解明は,その象徴的な一歩といえるであろう.

1. 結核とは何か,結核病学とは何か **3**

2 日本と世界の結核
──その過去・現在と未来

社会の"進歩"とともに拡散した結核

結核症は人類とともに古くからあった疾病である[1,2]. ヒト肺などを好適生存場とする結核菌にとって, ヒトが密集して生活するようになったのは大いに好都合であった. 狩猟社会から農耕社会へと移行して人口密度の高い集落ができると, そこでは結核発病者が頻発するようになった. それでも中世まではその拡がりは小規模で限定的なものであったが, 産業革命に伴う人口の都市集中は結核の爆発的まん延を惹起した. その端緒になったのは産業革命発祥の地である英国で, 18世紀のロンドンでは高い結核死亡率が世紀にわたって続き, 極期には人口10万人あたりの死亡率は1,000近くにものぼった[3]. 19世紀に入って工業化の波は世界各地に波及し, それに伴って欧州や米国などの大都市でも同様な高度まん延がみられた. わが国でも20世紀に入ると高い死亡率が記録されるようになり, 20世紀前半には人口10万人あたり200程度の高い死亡率がプラトー状態で続き, その結果, 数十年間で数百万人にものぼる人達が結核の犠牲になった[4]. この死亡率は18世紀半ばのロンドンで記録されたピーク時のそれより低いが, 全国値であり, 東京・大阪などの大都市では相当に高い死亡率に達していたものと思われる. 2世紀前の英国の教訓は, わが国で生かされることはなかったのである.

20世紀における結核のまん延, 治療薬の登場とその後の展開

戦争や貧困・過労・低栄養などは個体の抵抗力をそぎ, 結果として結核菌の増殖を助ける. 20世紀前半, これら諸因子を背景に結核は世界の各大都市で拡がり, その対策は各国における大きな社会的課題となった. 生活レベルが低いので罹患率は高く, 一方, 発病者への対処法は大気・安静療法や栄養補給などと限定されていて, 治癒率は低かった. サナトリウムなどの受け入れ施設はつくられたものの入れたのは恵まれた人達のみで, 入所できても行われる医療処置は人工気胸術程度であり, ひたすら自然治癒力に頼るしかなかったのである. わが国における入所者(比較的重症者)の生存率は50%程度と推測され, 治癒にこぎ着けうるか否かは, いわば運任せという次第であった.

このような悲惨な状況も, 第二次大戦の終結後に大幅に改善された. まず, 生活状態がよくなって発病者数が減少し, ついで抗結核薬が相次いで開発されて結核は基本的に治せる疾病になった. わが国の結核死亡率をみると, 敗戦後まもなくの1950年では146.4(年間死亡者121,769人)と高値であったが, 1955年には52.3と著減し, それ以降は順調に低下して, 2016年時点では1.5(1,889人)とピーク時の1/100近くのレベルにまでなった(図1)[5]. このような状況下, 結核のまん延状況はむしろ罹患率で評価されるようになった. 1951年の罹患率は698.4, 1960年も524.2と500を超えるレベル(1/200人)にあったが, 1965年には309.9と著減し, 以後は順調に低下して, 2017年には13.3(16,789人)と中まん延(10~20)状態に達している[5].

他の先進諸国でも20世紀後半に結核罹患率・死亡率は順調に低下した. もともと20世紀半ばにおけるこれらの国の結核罹患率はわが国より低かったので改善はいっそう顕著であり, 現在では英・米・仏などでは人口10万人あたりの罹患率は10以下と低まん延状態に達している. このようにして結核は解決済み疾患になったようにみえたが, 世界的にみるとすんなり解決という状態になっているわけではない.

貧困・戦乱とHIV感染による結核の再興

順調にみえた20世紀後半, 結核の歴史上, 予期せぬ出来事が起こった. 1980年代初頭, ニューヨーク市など米国の大都市で結核罹患率の急上昇がみられた. "エイズ結核"の出現である. のちに

4 I. 肺結核症

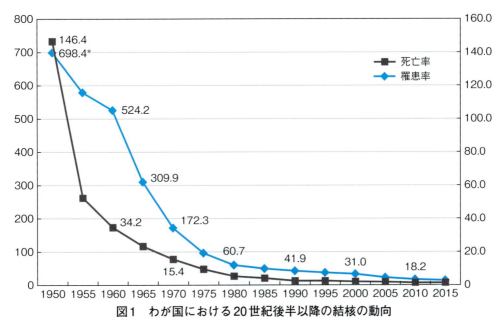

図1 わが国における20世紀後半以降の結核の動向
結核の推移を死亡率(■-■)と罹患率(◆-◆)で示し，5年ごとの前者と後者の値を示す．敗戦5年後の時点で結核は死亡原因疾患の第1位であったが，死亡率は顕著に低下し，罹患率もこれに続いた(*1951年罹患率)．抗結核薬の開発時期はstreptomycin(SM)：1943年，isoniazid(INH)：1952年，rifampicin(RFP)：1965年．

[各種資料をもとに作成]

その原因微生物として"後天性免疫不全"状態をきたすウイルス(human immunodeficiency virus：HIV)が同定され，これに対する抗ウイルス薬も開発されて対処法は確立したが，この出来事は大きな社会的問題となった．その後，HIV感染に伴う結核は特にアフリカなどの開発途上国で多発し，これら地域における結核罹患率の高止まり傾向をもたらしている．世界保健機関(WHO)の調査[6]によると，2017年の新規発生結核症例数は1,000万を超えると推定されており，そのうち9%強はHIV感染者とされる．同年の結核による死亡者数は140万人にのぼり，40万人のHIVとの重感染に伴う結核死亡がある．

さらに，戦乱や貧困の影響はアフリカおよび東南アジアやロシアなどにも拡がっており，その結果，いまなお世界には多くの結核高まん延地域が存在しているのである(図2)．

わが国の結核の特徴─高齢者での頻発と地域的な偏り

前述のようにわが国の2017年の結核罹患率は13.3で，このうち感染性のある痰の塗抹検査陽性の肺結核症例が約38%(6,359件)を占めた．罹患率は地域によって異なり，大都市圏で高く，とりわけ大阪・北九州市などでは今なお20を超えている(図3)．なお，発病者のなかの結核死の比率[case fatality ratio(CFR)：死亡率／罹患率]は約14%と比較的高く，重症例が少なくないことを示している(ちなみに1950年ごろのCFRは20%程度)．

年齢層別の罹患率は重要事項なので諸外国との比較を後述するが，罹患率が高齢者できわめて高いのがわが国の特徴である．高齢者結核は先進諸国の共通の問題だが，とりわけわが国のように既感染率の高い国ではこの傾向が強まる．加齢そのものが結核発症の危険因子であるが，糖尿病など免疫力を低下させる疾患の罹患が多くなり，また各種背景疾患に対する薬物使用が危険因子として働いて，結核発病が増加することになる．高齢者の罹患率は全国的に高いが，年齢分布には若干の地域差があり，東京都(特別区)では若年・中年者層の占める割合が全国平均値に比べて大きく40%強である［20〜29歳 22.0(9.8)，30〜39歳 11.7(6.5)，40〜49歳 10.8(6.5)，50〜59歳 15.3(8.4)；(　)内は全国値；東京都健康安全研究セン

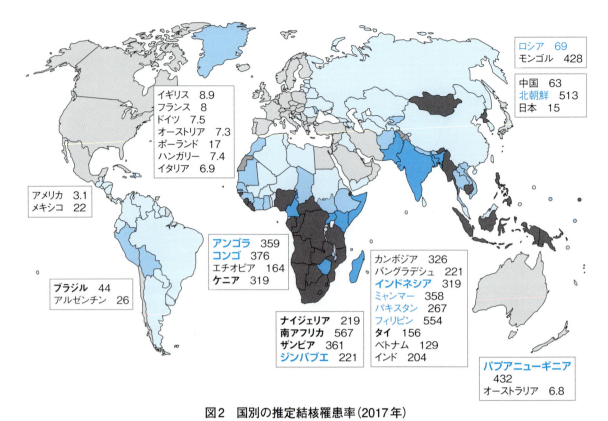

図2 国別の推定結核罹患率(2017年)

諸国の推定結核罹患率(人口10万人あたり)を地図上に色分けで示し(　0-24.9,　25-99,　100-199,　200-299, ≧300),枠内にその数値を示す.後者については,国名が黒太字で示されている国は結核罹患例のうちHIV陽性の割合が10％を超えるもの,青字のそれは多剤耐性(multiple drug resistance：MDR)結核の罹患率が10を超える諸国,青太字の諸国はこの両者(HIV陽性とMDR結核)の多い国である.サハラ以南のアフリカおよびインド,東南アジアなどには罹患率が200を超えると推定される地域が多数あり,特にアフリカではHIV感染が結核の発症に大きく寄与している.

[2017年WHO報告資料(文献6)から]

ター 東京における結核の概況 平成28年による].

一方,若者の結核は,総数は多くないものの感染拡大をきたしやすく重要な問題である.この層では,生活上の問題やHIV感染に伴うもののほかに,外国人症例が少なくない.2017年のその総数は1,530人で全体の9.1％を占め,地域的には関東圏(東京,神奈川,埼玉,茨城)や関西圏(大阪・兵庫)で多い.東京都の外国出生結核の比率は15.4％と全国平均比率の約1.7倍近くにのぼっており,出身地としては東南アジアなどからの者が多かった.この群では"耐性結核"や"治療中断"などの厄介な問題も少なくない[7].一方,HIV感染については,同年の血液凝固製剤によらない新規HIV感染者の総数は28,751件で,地域別にみると東京・神奈川・千葉の関東圏でそれぞれ9,608,1,965,1,390,愛知・大阪で1,762,3,379と大都市圏で全国の約3分の2を占めている.

諸国における結核罹患率の推移

結核の現状を理解するには,歴史的・地理的側面からの分析も必要である.上述のように2015年における結核罹患率は欧米先進諸国で10以下,わが国でも10台半ばにあるが,フィリピン,インドなどではいまだにこれが100を超える状態にあり,かつ,20世紀末からの経過で明らか改善傾向はみられていない(図4).わが国はこれら諸国と深い交流を有しており,特に大都市圏はその影響を受けやすい.わが国の外国人結核としては中国・フィリピンからの移住者が多く,それぞれ30％弱を占め,ついで韓国からのものが9％弱である.今後,近隣諸国からの移住者数は増加するものと予想され,この層から一定の発病者をみることになるであろう.

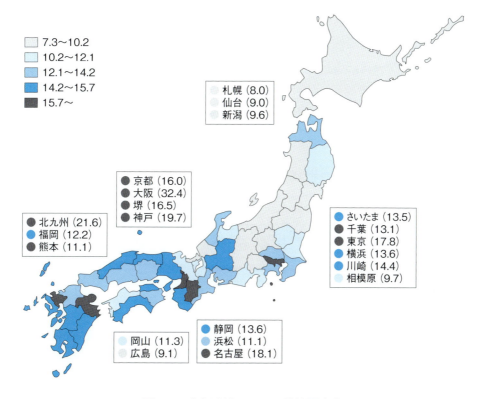

図3　日本各地域における結核罹患率
わが国の2016年の結核罹患率を県別・都市別に示す．全国では人口10万あたり13.3であったが，中部や関西などの大都市圏では20を超える地域がある（（　）内の数値は都市における結核罹患率；文献5による）．

結核発病年齢の世界各国における地域差

次に，世界における結核発病者の年齢分布をみてみよう．かつて結核は若者の病気であったが，現在，開発途上国での発病は若年・中年・高年と多層にわたっている（図5）．とりわけアフリカや東南アジアなどの開発途上国では，罹患率は若年層とともに中年・高年層でも高く，結核が社会に広くまん延していることを示している．一方，先進国では結核は高齢者の病気である．前述のようにわが国では60歳以上の年齢層の発病者が76%を占め，致死率も高齢者で高く90歳代以上では30%強にものぼっている．既述したようにわが国の結核致死率（死亡率/罹患率）は10%強と比較的高いが，これには高齢者の高い死亡率が寄与しているのである（図6）．

結核の現代版「3都物語」

各国の結核の問題点は大都市によく反映される．ここで先進国大都市における結核の状況を把握するために，東京，ニューヨーク，ロンドンの近年の結核罹患率の推移をみてみよう（図7）[7,8]．

上述したように，わが国では敗戦前の半世紀間にわたって結核は猛威を振るって亡国病と呼ばれたが，戦後50年間で罹患率は低下し，今世紀に入り東京の結核罹患率も30を下回り，その後も順調な低下傾向示している．

一方，米国では1980年代初頭に一部の都市でいわゆる"エイズ結核"が頻発し，80〜90年にかけてニューヨークでは罹患率が急上昇して50程度にまで達した．これに対処するため市当局は直接監視下の治療（directly observed therapy：DOT）などの対策を徹底し，今世紀に入って状況を挽回して罹患率の着実な低下をみた．

これに対して，ロンドンの今世紀初頭10年間

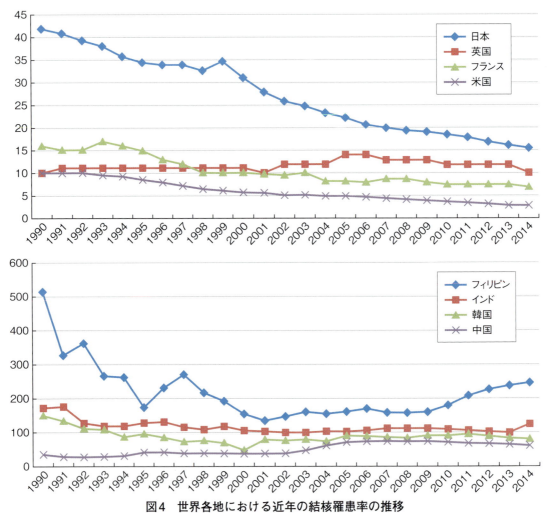

図4　世界各地における近年の結核罹患率の推移

上段に日本・英国・フランス・米国の，下段にフィリピン，インド・韓国・中国の1990年～2014年の結核罹患率の推移（人口10万対）を示す．両者の間でスケールに10倍の違いがあり，東南アジアなどの諸国の罹患率はわが国の半世紀前（1970年頃）のレベルにある．

［2016年WHO資料に基づいて作成］

の罹患率の動きは芳しいものではなく，40台の高罹患率が続いた．最近になりようやく低下傾向をみているものの，罹患率は今なお25を超える状態にある．同市におけるこのような罹患率の緩慢な動きは結核対策の不十分さを示唆しているようにもみえるが，東京との大きな違いとして発症年齢の違いを指摘できる．すなわち，わが国では図6に示したように高齢者の占める割合が大きいが，ロンドンでは若年層の発病率が高く（図8），かつ，80％強は"外国生まれの人達"における発病である．英国生まれの人達のみでみると罹患率は10以下とされており，前者の結核がロンドンの罹患率を押し上げていることがわかる．"開か れた"国である英国の首都ロンドンは，やや閉鎖性が高いわが国の都市よりも周辺国からの影響を受けやすい．欧米先進国の多くの大都市は同様に"移民者結核"の問題を抱えているが，近年のロンドンの結核罹患率の低下は，この問題克服のために払われた当市の努力が実を結びつつあることを示している．

その他の疫学上の問題点とわが国の結核の今後の課題

その他の疫学事項として，① 薬剤耐性結核，② 潜在性結核，③ 接触者検診，④ 患者の発見方

8　I．肺結核症

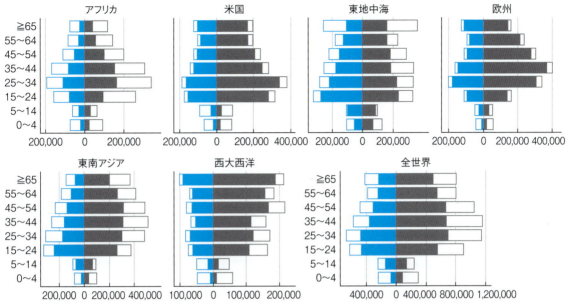

図5 世界の年齢階層別の結核罹患率
世界各地域の人口10万人あたりの結核罹患率を性別・年齢層別に示す（外枠：推定罹患率；内枠：届け出罹患率；黒：男性，青：女性）．米国などの先進国では各年齢層で10以下であるが，アフリカでは罹患率は中年層で最も高く，200ないし300を超える状況にあり，東南アジアでは罹患率は高年齢層でも高い．

［2018年WHO資料］

法，⑤ 集団感染事例，⑥ 分子疫学などが挙げられるが，これらについては各論に譲りたい．

わが国では，現在のところ，数値的には高齢者結核が問題になりやすいが，これはいずれ時間が解決する問題である．一方，今後，国際化に伴う"外国人結核"と，競争格差に伴う"弱者の結核"の問題が残るであろう．現状でもグローバル化と格差拡大を反映して大都市圏などでは青年・中年層の結核が一定頻度で発生しているが，この傾向は今後も強まるものと思われ，それらへのさらなる対策が求められることになろう．

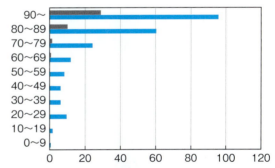

図6 わが国の年齢階層別の結核罹患率と致死率
2016年のわが国の年齢階層別の人口10万対の結核罹患率（■）と致死率（死亡率/罹患率：■）を示す．罹患率は20歳代を除くと年齢増加とともに高く，患者数も60歳代2,213，70歳代3,407，80歳代8,456，90歳以降で1,856と高齢者で著明に多く，致死率も同様である．

1) 北　錬平（訳）：白い疫病」：結核と人間と社会，ルネ・デュボスほか（著），結核予防会，東京，1982
2) Daniel TM：Captain of death：The story of tuberculosis. University of Rochester Press, Rochester, 1997
3) 四元秀毅：書誌にみる結核の歴史④近代西洋における結核．日胸 74：448-453，2015
4) 四元秀毅：書誌にみる結核の歴史⑤近・現代日本の結核．日胸 74：563-567，2015
5) 結核予防会（編）：結核の統計2018，結核予防会，東京，2018
6) World Health Organization：Global tuberculosis report 2018, World Health Organization, Switzerland, 2018

日本結核病学会国際交流委員会：在日外国人結核全国実態調査2008年．結核 87：591-597，2012
7) Tuberculosis in New York City. New York City Bureau of Tuberculosis. 2017
8) Tuberculosis in London-Annual review (2016 data). Public Health England, 2017

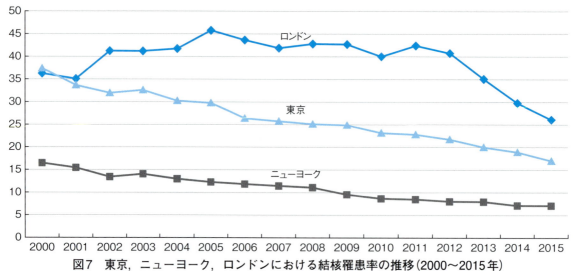

図7 東京，ニューヨーク，ロンドンにおける結核罹患率の推移（2000〜2015年）
3都市における近年の結核罹患率の推移を示す［縦軸は結核罹患率（人口10万人対）で横軸は年度］．東京・ニューヨークでは罹患率は順調に低下している．一方，ロンドンでは2012年までは40を超える罹患率が持続したが，これには外国生まれの人達の高い罹患率が影響している．

［各都市の結核関連資料をもとに作成］

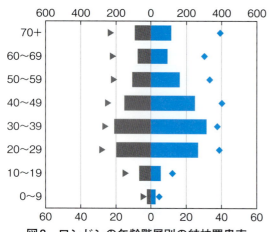

図8 ロンドンの年齢階層別の結核罹患率
ロンドンにおける2016年の男女別・年齢階層別の結核罹患状態を，縦軸を年齢，横軸を人口10万対の罹患率（下）（■男・■女）と実数（上）＜◆男，▶女＞で示す．結核罹患は男女ともに青年・中年層で大きい．男女のそれぞれの最大値は，実数では約300人と200人（いずれも30歳代）で，罹患率では男性で40弱（40歳代），女性で約30（20歳代）であった．ちなみに2016年における東京都の20・30・40・50歳代の結核罹患率は，20歳代（22.0）を除いて10台であった．

T E A   B R E A K
わが国が近い将来直面する結核医療の問題点

　筆者は東京都江戸川区の結核審査会委員を1993年頃から委託されて診査にあたっているが，この約20年間に大きく変わったことは，以下の5点である．
① 審査対象件数の減少
② 入院(入所)期間の激減
③ 高齢者が占める割合の増加
④ 外国人の増加
⑤ delamanid，rifabutin など新しい抗結核薬の出現

　このうち，①〜③は，結核罹患率の低下，DOTSの普及，および，わが国の老年人口の増加，などによるもので，特に問題とする必要はないが，④，⑤は，わが国の結核医療が今後直面する可能性がある大きな問題である．

　『結核の統計2016』(結核予防会，2016年)によれば，20〜29歳の結核新規登録例中，外国生まれの人が占める割合は毎年増加傾向にあり，すでに50％を超えている．さらに着目すべきことは，このなかに多剤耐性結核(MDR)の症例が多いことにある．わが国の新規MDR症例は毎年50人前後であるが，海外留学生が占める割合は2007年が6％(3/50)，2015年が14％(7/48)で，確実に毎年増加している．このなかには超多剤耐性の症

例もあり，将来，これに要する医療費が大きな問題となる可能性がある．超多剤耐性結核では，rifabutin(RFB)や2014年に多剤耐性結核に対する抗結核薬として新たに認可されたdelamanid(DLM)を使用せざるをえなくなる．その場合，1日投与量をRFB 450 mg，DLM 200 mgとした場合，薬価は約27,000円/dayとなり，RFP 450 mg，INH 0.3 gの薬価77.4円の約350倍となる．本年6月，江戸川区の結核審査委員会でRFB 450 mg/day，DLM 200 mg/dayで治療中の超多剤耐性結核の症例(24歳の女性，中国人)で医療費があまりに高額なので驚いたことがあったが，担当医によれば治療期間は2年を予定しているとのことで，この間の医療費総額は約2,000万円となる．

　毎年増加しつつある日本語教育機関への留学生からの，新たな超多剤耐性結核症例の発現は不可避であり，自国でDLM投与が不可能な超MDR症例が，治療を目的として留学生として来日する可能性もある．これが杞憂であることを祈るが，わが国の結核行政は，近い将来，免疫チェックポイント阻害薬nivolumabと同様の問題に直面することが懸念される．

2. 日本と世界の結核—その過去・現在と未来　**11**

TEA BREAK
ホームレスの結核医療

2002年にホームレス自立支援法が制定され，ホームレスは，公園，河川，道路などの路上生活者と定義された．その効果として，自立支援や生活保護受給が推進されたこともあり，ホームレス数は25,296人（2003年）から，5,534人（2017年）に大きく減少した．1,000人以上の都府県は多いほうから，東京，大阪，神奈川であった．またホームレスが滞在する地域は都市部が中心で東京特別区と全国20の政令市で4分の3を占めた．

結核発病リスク

ホームレスは不特定多数の者が利用する大部屋のシェルターなどに宿泊することが多いため，結核感染機会が多い．また，高い喫煙率と不良な栄養状態などのため，結核を発病しやすいと考えられる．さらに症状が出ても，医療費が払えないため医療機関受診が遅れて病状が悪化しやすい．ただし，このような状況は，家族などの支援者がなく，無職，無保険，臨時日雇い仕事のみで簡易宿泊所などに滞在している生活困窮者の場合も同様で，米国や西欧では彼らもホームレスに含められている．

ホームレスの医療機関受診

ホームレスやその他の生活困窮者の医療ニーズに対処するため，無料低額診療事業が全国で実施されているが，必要な方が無料（低額）診療券をいかに容易に適切に，受け取れるかが課題である．大阪市西成区あいりん地域では，区役所が他の行政機関と協力して活動しており，地域で社会福祉活動に関与しているNPOもホームレスなどから相談があったときにはその場で診療券を手渡し，受診を勧奨している．あいりん地域内の医療機関

には呼吸器内科専門医が勤務し，結核の迅速な診断と治療が可能である．しかし，一方で，病状が進行してもなかなか受診せず，道端などで倒れて救急搬送される例が減らない状況である．

結核検診の強化

西成区では早期発見の推進のために，結核検診を強化している．現在，生活保護新規申請者，生活ケアセンター（約30床）利用者，年末・年始シェルター利用者，高齢者特別清掃事業登録者（1,000人以上）が，半年ごとに胸部X線検査を受けている．検診の結核患者発見率は0.5％と非常に高い．特にホームレス患者の検診発見の割合が2016年は48.0％（12/25）と患者全体（34.1％，29/85）よりも高く，早期発見に貢献している．

治療支援

ホームレスでは治療中断・失敗率が高いことが大きな問題であったため，治療支援として，全国で原則として毎日の服薬確認が推奨されている．その効果もあり，2012～2015年のホームレス肺結核患者の治療成績は，治療失敗・脱落が8.7％（93/1,062）で全体7.0％（4,525/64,931）よりやや高い程度であった．西成区でも，かつては入院患者がいつの間にか自己退院する例もあったが，現在は入院後できるだけ早く訪問して退院希望などを確認している．さらに，あいりん地域内にアパートの個室および救護施設の大部屋を確保し，外来治療中の毎日の対面服薬確認が可能になり，その結果，治療中断はほぼ皆無となった．支援方法は患者中心主義としている．本人が何にこだわり，何を望んでいるかを的確に把握し，その要望に応えて患者の信頼を得ることが最も重要である．

3 結核の診断はどうするか

A どのようなときに結核を疑い，どう診断を進めるか

　減少しつつあるとはいえ，わが国では結核はいまだに重要な感染症である．2017年には国内で年間約17,000人の結核患者が発生し，約2,300人の結核死亡があった[1]．結核という疾患の存在を常に念頭に置いて日常診療にあたる必要がある．

　では，どのようなときに結核を疑えばよいだろうか．肺外結核に関しては「11. 肺外結核はどう診断し，どう治療するか」で述べられるので，この項では肺結核について症例を参考にしながら解説することにする．

　肺結核診断のきっかけには，① 有症状で医療機関受診，② 健診発見，③ 他疾患診療中に発見，などがある．このうち①が多数を占めている．肺結核の症状としては，咳，痰，血痰，呼吸困難，胸痛などの呼吸器症状や，体重減少，易疲労感，発熱，寝汗，食欲不振などの全身症状がある．

● 長引く咳

　結核は亜急性から慢性の経過をとることが多く，症状は長引きやすい．「長引く咳では結核を疑う」といわれ，2週間以上咳が続く場合には結核を念頭に置いた診療が必要である．

> 症例1：咳が長引いたにもかかわらず胸部X線検査が施行されなかった症例（図1）
> 32歳女性，2ヵ月前に咳が出現し某院を受診したが，鎮咳薬を投与されたのみだった．その後も咳が続いたため，数ヵ所の医療機関を受診したが，胸部X線検査が行われなかった．2週間前に健康診断で胸部異常影を指摘されて，某院を受診した．胸部CT検査で両側肺に浸潤影がみられ，喀痰検査で抗酸菌塗抹（2＋），結核菌核酸増幅法陽性だった．

　症例1の患者は教育関係者で多くの児童に濃厚に接触する機会があった．咳が出現してから治療

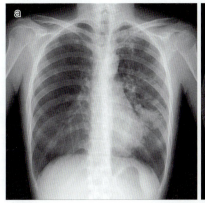
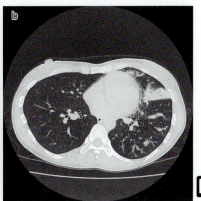

図1　症例1
a：胸部X線像．b：胸部CT．（下肺；肺野条件）
左優位に気管支壁肥厚と気道散布像がある．左舌区支は狭窄し，末梢には無気肺像がみられる．気管支結核の所見である．

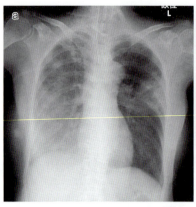
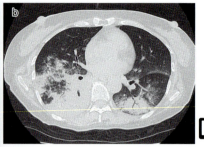

図2 症例2
a：東京病院入院後の胸部X線写真．b：東京病院入院後の胸部CT．（下肺；肺野条件）
両側肺に複数のconsolidationがみられる．

が開始されるまでに約2ヵ月を要し，集団感染の可能性が危惧される事例であった．咳が長引いた場合には胸部X線検査を行うことが大切である．

しかし，長引く咳で胸部X線撮影を行っても，明らかな異常所見が認められない結核症例もある．たとえば気管支結核で肺野にほとんど異常所見が認められないような場合などがこれにあたる．胸部X線写真で異常所見のみられない遷延性慢性咳嗽症例では，頻度は高くはないものの，結核の可能性があり，喀痰の抗酸菌検査を行う必要がある．

肺炎との鑑別，高齢者結核，活動性の有無の判定

長引く咳を含めて，前記のような呼吸器症状がみられた場合には，まず胸部X線検査を行う．肺の上方・後方（右S^1，右S^2，左S^{1+2}，S^6など）優位に位置する浸潤影・散布影・空洞影などは結核を疑うべき所見である．しかし，肺結核は非典型的な陰影を呈することも多く，たとえば，肺炎様の陰影や臨床像を呈することもある．

症例2：肺炎との鑑別がむずかしかった肺結核症例（図2）
72歳女性．年末に38～39℃の発熱が出現した．咳・痰・下痢もみられた．年明けから労作時呼吸困難も出現し，1月7日に某院入院．抗菌薬を投与されたが改善しなかった．3日後に東京病院に転院．重症呼吸不全の状態で，抗菌薬とステロイドパルス療法を併用したが，翌日に気管内挿管・人工呼吸器管理となった．同日の喀痰検査で抗酸菌塗抹（±），結核菌核酸増幅法検査陽性と判明．抗結核薬の投与を開始し，ステロイドも継続した．臨床症状・画像所見ともに改善した．

症例2では画像所見で肺炎と鑑別するのは困難で，喀痰抗酸菌検査が診断に有効だった．肺炎像を呈しているが，抗菌薬で改善が乏しい患者では結核を疑って積極的に抗酸菌検査を施行する必要がある．喀痰検査が陰性の場合でも，症例によっては気管支鏡検査を考慮する．

わが国の結核は高齢での発病が多く，2017年の統計では，年齢別新登録結核患者数で80歳代にピークがあった[1]．高齢者の結核では，しばしば胸部画像所見が典型的でないことに留意する．

症例3：高齢者結核症例（図3）
86歳男性．3日前に誤嚥性肺炎と診断されて，他院を経由して東京病院に転院となった．転院時の喀痰検査で塗抹陰性，核酸増幅法陰性であった．ペニシリン系抗菌薬で治療され，半月後に軽快し退院したが，退院1週間後に入院時の喀痰が結核菌培養陽性と判明した．

症例3では初回入院時の画像で空洞影がみられてはいたが，気腫性変化を背景としたair-space consolidationの像と考えられ，肺炎の所見と判断された．抗菌薬投与後に画像所見は改善しており，臨床的にも肺炎との診断に矛盾しない経過であった．本例でも，診断の決め手となったのは細

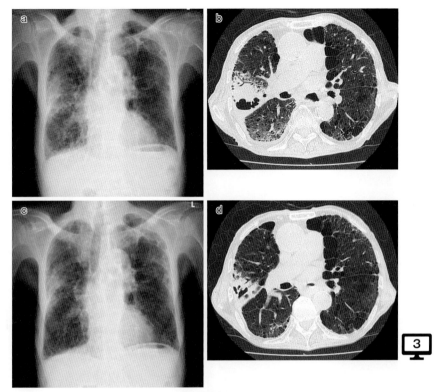

図3 症例3
a，b：初回入院時の画像所見．右S^2にair-space consolidationあり，内部の気腔は既存の気腫性変化に伴うものと考えられた．
c，d：再入院時の画像所見．consolidationは縮小．

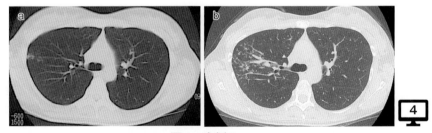

図4 症例4
2年前の胸部CT(a)では右S^3aに粒状影の散布像を認め，2年後の東京病院初診時では右上葉の粒状影散布は拡大している(b)．

菌学的所見で，これが行われていなければ診断がかなり遅れた可能性もあった．
　一方，画像上は肺結核に典型的な所見を呈しているのに陳旧性肺結核と考えられて精査をされないこともある．

症例4：陳旧性陰影とされていた活動性肺結核症例（図4）
29歳女性．某年に健康診断で右上肺野の陰影を指摘されたため，某院を受診しCT検査を受けた．右S^3aに粒状影の散布を認め，肺結核を疑わせる所見だったが陳旧性陰影と判断された．2年後に再び健康診断で異常陰影を指摘されて他院を受診し，粒状影の拡大が認められた．喀痰抗酸菌検査は陰性だったが，胃液検査で抗酸菌塗抹陰性，結核菌核酸増幅法検査陽性，結核菌培養陽性だった．外来治療で治癒した．

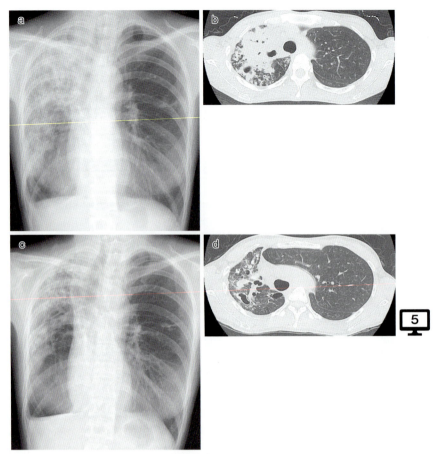

図5 症例5
a,b：東京病院初診時の画像所見.
c,d：治療終了5年後の胸部画像. 陰影は縮小したが, 空洞の残存と右肺の縮小を認める.

症例4では2年前の胸部CT検査で肺結核を強く疑うべき所見がみられていたが，陳旧性変化と考えられ精査されなかった．高齢者と異なり，若年者では肺結核既感染者は少ないので，安易に陳旧性所見と考えずに活動性肺結核を疑い，精査を進めるべき症例であった．

肺結核を疑わせる病歴

画像診断の際には，病歴や臨床所見を考慮に入れる必要がある．たとえば，結核の家族歴や結核患者接触歴のある患者が胸部異常陰影を呈した場合には，一般の患者の場合よりも肺結核の確率が高いと考えるべきである．

症例5：肺結核患者との濃厚な接触歴があったにもかかわらず，胸部異常影を精査されなかった症例（図5）
34歳女性．8年前に，当時同居していた持続性咳のある義父が肺結核を発病［学会分類bⅡ2，喀痰塗抹（1＋）］．同時期に夫も結核を発病（rⅢ1，喀痰塗抹陰性）．5年前に勤務先健診で胸部異常影を指摘されたが肺炎の瘢痕像との判定．1ヵ月前に咳が出現し，医療機関を数ヵ所受診したが，気管支喘息として気管支拡張薬などを投与された．しかし，症状が改善せず，某院を受診し初めて胸部異常陰影を指摘された．胃液・喀痰検査で肺結核と診断され治療を開始された．診断時には，右全肺に散布性陰影があり，上葉に空洞を伴う濃厚影がみられた．また，右

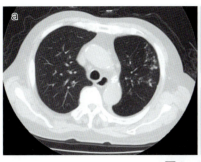 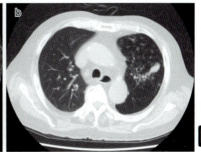

図6 症例6
a：5ヵ月前の胸部CT．左上肺野に粒状影の散布がみられる．
b：結核診断時の胸部CT．左上葉の粒状影が増加し，結節影が出現した．

下葉気管支幹が著明に狭窄し右下葉は無気肺になっていた．治療終了後には陰影は減少したが，右肺の容積は減少し，下葉の無気肺は残存した．左肺では過膨脹が認められた．

症例5においては，5～6年前に健診で異常を指摘された際に，結核患者濃厚接触者であることをふまえて，肺結核を念頭に置いた精査を進めるべきであった．診断の際には十分な問診が必要で，結核を疑わせる病歴としては，結核の既往歴・家族歴・接触歴や，結核発症のリスク因子（アルコール依存，低栄養，糖尿病，塵肺症，腎機能低下，悪性腫瘍，胃切除，ステロイド薬内服など）の存在がある．

他疾患診療中に発見される結核

他疾患の診療中に結核が偶然発見されることがある．悪性疾患の治療中や経過観察中に肺野などに結核が発見されることや，もともと呼吸器疾患がある患者に結核病巣が出現することもある．このような場合に大切なのは，新たな病変が結核によるものかもしれないとの疑いをもつことである．新病変が悪性疾患の肺転移巣であると速断したり，既存の肺疾患の進展によるものと考えて精査をしないままでいたりすると，結核が進行することになる．

症例6：腫瘍の肺転移と考えられて診断が遅れた肺結核（図6）
82歳男性．前立腺癌で長期間内分泌療法を受けていた．経過観察のための胸部画像検査で左上肺野の粒状影出現を指摘されたが，肺転移と考えられ精査されなかった．その約5ヵ月後に咳嗽と喀痰が出現し，喀痰検査で抗酸菌塗抹（1+），結核菌核酸増幅法検査陽性で肺結核と診断された．

症例6では，左上肺野の粒状影が出現した時点で肺結核を疑うべきであった．また，健診で肺野の浸潤影が発見されたが，画像的に肺癌と考えられ，best supportive careとされた高齢者の例もあった．この症例は2年半後に肺結核と判明し，その時点では呼吸困難などの症状が高度で，喀痰での大量排菌もあったので他者への感染も懸念される例だった．

呼吸器疾患の診療の際には常に肺結核の可能性を念頭に置くことが重要である．肺結核の診断が遅れると患者自身の病状が悪化し，また他者への感染の可能性も増大するのである．

1）疫学情報センター：平成29年結核年報集計結果について．http://www.jata.or.jp/rit/ekigaku/index.php/download_file/-/view/4313/（2018年12月1日アクセス）

T E A B R E A K
喫煙と結核

　結核と喫煙については，これまでに数多くの研究がなされている．さらに，それらのメタアナリシス報告もあり，2007年にはWHOがA WHO/ The Union Monograph on TB and Tobacco Controlとして報告しており[1]，詳しくはそちらを参照されたい．結論をいうと，喫煙者では結核感染の危険が1.06〜3.2倍に増加，結核発病，再発の危険が1.012〜6.26倍に増加，死亡率が1.02〜6.62倍に増加している．この結論をもとにして，WHOでは結核対策に禁煙指導を加えることとなった．具体的には，結核治療時に禁煙指導をするなどが挙げられる．しかしながら，結核患者に禁煙をさせることで結核治療が効果的に行われたというRCTは存在しない[2]．

　また別の報告でも，喫煙者では感染の危険度が1.7倍，感染した場合の発症のリスクが1.5倍程度[3]としたり，結核のリスクは感染のリスクが高まる部分にあるとしているものもあり[4]，結核を発病した場合の死亡率の上昇も報告されている[5]．さらに，2ヵ月後の菌陰性化率でみても，喫煙者は，2ヵ月後も菌陰性化していない人が非喫煙者の3倍多かったり[6]，結核患者が喫煙者である場合のほうが感染力が高く，接触者におけるLTBI患者数が1.5倍であったという報告もある[7]．

　喫煙の影響として考えられる機序としては，煙草による気道クリアランスの低下のために結核菌が肺胞に到達する確率が上昇する，喫煙により肺胞マクロファージの機能が低下する，喫煙者の肺胞マクロファージの貪食能が低下して好炎症性サイトカインの分泌が低下する，煙草のニコチンが肺胞マクロファージのニコチンレセプターに結合してTNF-α産生を低下させる，などがあり，また，喫煙者の肺胞マクロファージは鉄を含むためにTNF-αの産生とNO産生が低下する，との説もある[8]．

---

1) A WHO / the Union monograph on TB and tobacco control：joining efforts to control two related global epidemics. World Health Organization, 2007

2) Bates MN, et al：Risk of tuberculosis from exposure to tobacco smoke：a systematic review and meta-analysis. Arch Intern Med **167**：335-342, 2007

3) Lin HH, et al：Tobacco smoke, indoor air pollution and tuberculosis：a systematic review and meta-analysis. PLoS Med **4**：e20, 2007

4) Hassmiller KM：The association between smoking and tuberculosis. Salud Publica Mex **48**：S201-S216, 2006

5) Arcavi L, Benowitz NL：Cigarette smoking and infection. Arch Intern Med **164**：2206-2216, 2004

6) Jeyashree K, et al：Smoking cessation interventions for pulmonary tuberculosis treatment outcomes. Cochrane Database Syst Rev：CD011125, 2016

7) Maciel EL, et al：Smoking and 2-month culture conversion during anti-tuberculosis treatment. Int J Tuberc Lung Dis：225-228, 2013

8) Godoy P, et al：Smoking in tuberculosis patients increases the risk of infection in their contacts. Int J Tuberc Lung Dis：771-776, 2013

B　結核菌検査

結核菌検査の現状

結核菌検査は，2000年以降さまざまな（少なくともデバイス的に）新しい検査法が導入され，方法論的にも過渡期的状況にある．そのため2016年には『結核菌検査指針2007』が9年ぶりに改訂され，広く非結核性抗酸菌にも配慮して『抗酸菌検査ガイド2016』となった．主として分子生物学的手法の導入が進んだことが改変の要因であり，迅速検出・同定，薬剤感受性試験の領域での応用拡大が著しい．

結核菌検査は感染制御の観点から迅速な検査が求められる．米国CDC（Centers for Disease Control and Prevention）では抗酸菌検査に関して以下のような勧奨を行っている[1]．

> ① 採取した検体は迅速に検査室へ送られること
> ② 迅速検査に関して最新の検査法を用いること
> ③ 塗抹検査の結果は1日以内に報告すること
> ④ 結核菌群の培養同定結果を21日以内に報告すること
> ⑤ 薬剤感受性試験の結果を30日以内に報告すること
> ⑥ 検査結果が得られてから1日以内に依頼者に報告すること

核酸増幅法検査についても検体受領から48時間以内に報告することが勧められている．

結核菌検査における検体の重要性

結核菌は全身に感染巣をつくりうるので，病巣局所から得られる検体はすべて検査の対象となる．しかし結核症のおよそ80％は呼吸器感染であり，検体として喀痰が使用される場合が多い．喀痰検体は患者の努力や医療者の適切な指導によってその質が変化する検体である．言い換えれば，同じ病勢・病期の患者であっても検体次第で結果が異なることを意味する．したがって，結核を疑う患者を検査する際には，良質な検体の確保に努力する必要がある．良質な検体とは下気道由来の細胞を多く含む，一般には膿性の喀痰を指す．これを得るための「排痰指導」（早朝痰の採取，深い咳とともに喀出，水分摂取による喀痰の軟化，など）を行うことが重要となる．

『抗酸菌検査ガイド2016』によると，結核診断時の喀痰の抗酸菌検査では1日1回，連続して3日間塗抹および培養検査を行うことが推奨されている．Al Zahraniらによると誘導痰の塗抹検査に蛍光法，培養検査にBACTEC 460 TBとLöwenstein-Jensen（L-J）培地を用いた場合，陽性結果の累積百分率は1回目の塗抹検査/培養検査が64％/70％，2回目：81％/91％，3回目：91％/99％，4回目：98％/100％となり，3回目までにほぼ感度の上限に達する[2]．

抗酸菌塗抹検査

抗酸菌塗抹検査は現在でも最も迅速な検査の1つである．一方，抗酸菌塗抹陽性となるためには検体1 mLあたり5,000〜10,000 cfuの菌濃度が必要とされており，あまり高感度とは言えない．実際，活動性肺結核患者のうち塗抹陽性なのは40％程度である．逆に，塗抹陽性であることは排菌量の多さを示しており，感染源としての危険性が高い．

塗抹検査には光学顕微鏡により1,000倍で鏡検するZiehl-Neelsen（Z-N）法（チール・ネルゼン法）やKinyoun（キニヨン）法のほか，蛍光顕微鏡で200倍拡大して鏡検する蛍光法（オーラミンO染色，アクリジンオレンジ染色など）がある．一般的にはZ-N法より相対的に5〜10％感度が高い集菌・蛍光法を推奨している．

塗抹検査ではすべての抗酸菌が染色される（一部迅速発育性の非結核性抗酸菌で染色性が低い）ので，塗抹検査で菌種を同定することはできない．また，NocardiaやRhodococcusなどの放線菌も抗酸性を示すことがある点に注意する．

抗酸菌培養検査

高感度に結核菌を検出するための検査法である．塗抹検査に比べて，10倍程度感度が高い．

3. 結核の診断はどうするか　**19**

一方で，結核菌（遅発育菌）の培養には液体培地で平均2週間，固形培地（2％小川培地など）で3〜8週間の時間がかかる．なお，基本的に培養不能菌や特殊な栄養要求性のある菌種を除いてほとんどすべての抗酸菌が発育しうるので，培養陽性検体は必ず株ごとに同定する．

無菌的に採取される検体を除いて，ほとんどの検体（特に喀痰）には一般細菌が含まれており，これらが培地の栄養分を先に消費してしまうため，培地への接種前の処理が必要である．前処理には検体の均質化と雑菌処理を目的として N-acetyl-L-cystein（NALC）と NaOH を合わせた処理液を用いるが，NaOH（強アルカリ）は結核菌にも殺菌的に作用するので，作用時間と温度（室温で15分）を厳守することが重要である．

結核菌の比重は水より大きいが，脂質に富んでいるため界面活性剤を含まない液体中では表層に集まる．前処理法には3,000 xg/20分間の遠心集菌過程が含まれるが，この過程で効率的に結核菌を沈渣として得るためには，共沈体としての細胞が必要である．そのためにも，前述の「膿性痰」の採取が重要となる．市販の前処理剤には遠心集菌時に人為的に共沈体を添加するものもある．

菌種同定検査

わが国では非結核性抗酸菌症が急激に増加している[3]．培養検査で抗酸菌が分離されたとしても，結核菌である確率は相対的に低下しており（すでに確定された結核患者の経過観察時を除く），基本的に分離株ごとに同定検査を実施する．

培養陽性菌を同定する方法として多用されているのは免疫薄層クロマトグラフィー法であり，キャピリア TB-Neo（タウンス）や BD ミジット TBcID（ベクトン・ディッキンソン）などがある．これらは結核菌が産生する MPT64 蛋白に対する抗体を使用した検査法で，菌液（懸濁液）を100 μL程度滴下するだけで15分で判定できるが，まれに mpt64 遺伝子の変異による偽陰性があるので注意を要する．この段階で同定できない場合，結核菌を含む18菌種を同定可能な DDH マイコバクテリア（極東製薬工業）を使用することが多い．さらに，近年では Matrix Assisted Laser Desorption Ionization-Time of Flight Mass Spectrometry（MALDI-TOF MS：マトリックス支援レーザー脱離イオン化質量分析法）による

質量分析スペクトルを利用して多種の抗酸菌を同定するシステムも開発されており，MALDI Biotyper（ブルカー・ダルトニクス）やバイテック MS（シスメックス・ビオメリュー）が利用できる．すでに受託検査として実施している衛生検査所もある．

結核菌薬剤感受性試験

結核の医療基準では，診断時に分離した結核菌については必ず薬剤感受性試験を実施し，適正な治療内容の確保に努めるべきであることが明記されている．近年，外国出生者での薬剤耐性例などが注目を集めるなか，高精度な感受性試験は必須である．

現在実施されている薬剤感受性試験は比率法と呼ばれる定性的な方法を基本としている．概念としては，結核菌集団中に含まれる一定濃度の薬剤に対する耐性菌の割合を評価する方法である．比率法の利点は，1濃度で試験可能（ブレイクポイントテスト）であるため接種菌量にあまり厳密性が求められない点にあり，実施が比較的容易であることである．比較的容易とは言うものの，特に接種する菌液の濃度調製によるエラー発生があるため，適正な精度保証は必要である．

比率法のほかに，Minimum Inhibitory Concentration（MIC）を定量する方法もある．特に rifabutin については，MIC 測定法（ブロスミック MTB-I，極東製薬工業）しか実質的にキットが存在しない．MIC 測定は技術的にむずかしいので，十分な訓練が必要である．

主要な一次薬の1つである pyrazinamide（PZA）の感受性試験は低 pH での培養を要求するため，一般に液体培地でしか実施できない．わが国では MGIT シリーズ ピラジナミド（ベクトン・ディッキンソン）や極東 結核菌感受性 PZA 液体培地（極東製薬工業）が利用できるが，偽耐性の報告があるので注意を要する[4]．

核酸増幅法検査

遺伝子を人為的に増幅して結核菌を検出する検査法である．標的とする遺伝子をどのように選択するかによって，検出・同定検査あるいは薬剤感受性試験として利用できる．臨床検体でも培養菌でも実施可能である．結核菌群あるいは Myco-

bacterium avium-intracellulare complex を検
出・同定するキットが主流であり，結核菌群の検
出・同定に関する精度は，一般に塗抹陽性・培養
陽性となる検体で95％以上，塗抹陰性・培養陽
性検体で50〜70％程度である．自動装置からマ
ニュアルまで，さまざまな体外診断薬が市販され
ている．

　核酸増幅法を耐性遺伝子変異の検出に利用する
ことで，迅速な感受性試験とすることも可能であ
る．GeneXpert® (Cepheid) システムを用いた
Xpert® MTB/RIF では結核菌群の検出同定と
rpoB 変異の検出による rifampicin (RFP) 耐性検
出が同時に実施できる．ジェノスカラー(ニプロ)
は Line Probe Assay のシリーズであるが，iso-
niazid，RFP と PZA の耐性遺伝子変異が検出可
能なキットが市販されている．

1) Shnnick TM, et al：National plan for reliable tuber-
culosis laboratory services using a systems approach.
MMWR Recomm Rep **54**：1-12, 2005
2) Al Zahrani K, et al：Yield of smear, culture and am-
plification tests from repeated sputum induction for
the diagnosis of pulmonary tuberculosis. Int J Tuberc
Lung Dis **5**：855-860, 2001
3) Namkoong H, et al：Nationwide survey on the epide-
miology of pulmonary nontuberculous mycobacterial
disease in Japan. Emerg Infect Dis **22**：1116-1117,
2016
4) Chedore P, et al：Potential for erroneous results indi-
cating resistance when using the Bactec MGIT 960
system for testing susceptibility of *Mycobacterium
tuberculosis* to pyrazinamide. J Clin Microbiol **48**：
300-301, 2010

C 感染検査(ツベルクリン反応，インターフェロンγ遊離試験)とは何か

結核感染の検査は，結核発病が疑われる症例での鑑別診断に有用であるが，潜在性結核感染を検出するためにも必須である.

ツベルクリン反応からIGRAへ

将来の新たな感染源になりうる潜在性結核の診断と治療は結核対策の重要な柱の一つであるが，十数年前まで潜在性結核感染診断に用いられる検査法は，唯一ツベルクリン反応(ツ反)であった.しかし，ツ反に用いる精製ツベルクリン(purified protein derivative：PPD)は多数の結核菌抗原の混合物であり，そのほとんどのものがBCG(bacille de Calmette-Guérin)や非結核性抗酸菌抗原と高い交差性をもつため，ツ反はBCG接種や非結核性抗酸菌感染により特異度が低下するという欠点をもっている.したがって，BCG接種が広範に実施されている日本において結核感染診断をツ反で正確に行うことは非常に困難であった.さらに，PPD投与およびツ反測定における技術的問題，PPD再投与によるブースター効果(抗原再投与による免疫反応の増強効果)，ツ反測定のための再受診の必要性などの弱点もあり，長年ツ反より優れた感染診断法の開発が望まれていた.

1995年，Andersenらのグループにより，抗原特異的エフェクターT細胞から高いインターフェロンγ(IFN-γ)産生を誘導する結核菌特異抗原ESAT-6の精製・同定，および遺伝子クローニングが報告され[1,2]，さらにESAT-6と同様に高いIFN-γ産生を誘導する結核菌特異抗原CFP-10も同定された[3,4].BCGには存在しないこれらの抗原を刺激抗原としてリンパ球を刺激し，抗原特異的T細胞から産生されたIFN-γ量を測定することにより，BCG接種の影響を受けない結核感染診断法としてのインターフェロンγ遊離試験(interferon-gamma release assay：IGRA)が開発された.現在，日本で市販されているIGRAには，2018年6月に発売が開始されたクォンティフェロン®TBゴールドプラス(QFT-Plus)(クォンティフェロン®TBゴールド

は2018年12月に販売終了)と2012年10月に承認されたT-スポット®.TB(T-スポット)の2種類がある.両検査ともにIFN-γ産生を測定するが，QFT-PlusではELISA法を用いて産生されたIFN-γの総量を，T-スポットではELISPOT法を用いてIFN-γ産生細胞数(スポット数)を測定するという違いがある.両検査法の判定基準を表1と2に示す.保険点数は両者ともに「結核菌特異蛋白刺激性遊離インターフェロンγ測定」として，2014年4月1日付で630点である.IGRAが導入されて以来，現在では接触者健診対象者については，IGRAを優先して使用することがガイドラインにより示されており[5]，乳幼児を含む小児の対象者についても基本的にIGRA使用が優先的で，状況に応じてツ反使用が推奨されている.このように，感染診断においてはIGRAが主体でありツ反は補助的な位置付けである.

検査の注意点

両検査ではいずれも正確な検査結果を得るために注意すべき点がいくつかある.QFT-Plusでは専用の1mL用採血管に採血した後，採血管を上下に5秒間または10回振り，採血管内の刺激抗原と血液を十分混和するが，この際に採血管を強く振りすぎると誤った結果になることがあるので注意が必要である.また，血液培養後，回収された血漿検体は，ELISAを行う直前に再度遠心し，混入した血液残渣を沈殿させELISAプレートに入らないようにすることも正確な結果を得るために重要な点である.T-スポットでは検体の保存温度が18～25℃の範囲であり，正確な結果を得るために検体の保存・搬送時を含めて適切な温度管理が重要である.また，精製リンパ球の数を正確に計測し，決められたリンパ球数を培養に用いることも重要である.両検査の感度・特異度を比較した研究報告は多数あり，全体的に感度はT-スポットのほうが高く，特異度はQFTのほうが高いという内容のものが多くみられるが[6]，日本における両検査の感度・特異度を比較した臨床試験では，判定の一致率が高いことから診断性能と

表1　QFT-Plus検査の判定基準

Nil値 (IU/mL)	TB1値 (IU/mL)	TB2値 (IU/mL)	Mitogen値 (IU/mL)	結果	解釈
8.0以下	0.35以上 かつNil値の 25％以上	不問	不問	陽性	結核感染を疑う
	不問	0.35以上 かつNil値の 25％以上			
	0.35未満，あるいは0.35以上 かつNil値の25％未満		0.5以上	陰性	結核感染していない
			0.5未満	判定不可	結核感染の有無について判定で きない
8.0を超える	不問				

TB1値(IU/mL) = IFN-γ TB1[注1] − IFN-γ N[注4]
TB2値(IU/mL) = IFN-γ TB2[注2] − IFN-γ N[注4]
Mitogen値(IU/mL) = IFN-γ M[注3] − IFN-γ N[注4]
Nil値(IU/mL) = IFN-γ N値

注1) IFN-γ TB1：QFT TB1チューブ血漿のIFN-γ濃度(IU/mL)
注2) IFN-γ TB2：QFT TB2チューブ血漿のIFN-γ濃度(IU/mL)
注3) IFN-γ M：QFT Mitogenチューブ血漿のIFN-γ濃度(IU/mL)
注4) IFN-γ N：QFT Nilチューブ血漿のIFN-γ濃度(IU/mL)

表2　T-スポット検査の判定基準

判定	陰性コントロール	結核菌抗原*	陽性コントロール
陽性	≦10　スポット	≧8　スポット	すべて
陽性判定保留	≦10　スポット	6, 7　スポット	すべて
陰性判定保留	≦10　スポット	5　スポット	すべて
陰性	≦10　スポット	≦4　スポット	≧20　スポット
判定不可	>10　スポット	すべて	すべて
	≦10　スポット	<5　スポット	<20　スポット

*抗原パネルAおよびBのウエルにおけるスポット数から，陰性コントロールウエルにおけるスポット数を差し引いた数値の
高いほう．

してはほぼ同等であるという結果が得られてい
る[7]．しかし，両検査ともに同様の免疫反応を応
用しているため免疫抑制条件下では感度が低下す
るが，T-スポットのほうが免疫抑制条件下に
あってもQFTより感度が保たれていることが報
告されている[8]．
　表1に見るようにQFT-Plus検査では以前の判
定保留域はなくなり陰性と判定されるため，判定
は陽性・陰性・判定不可の3種類となっている．

また，陰性コントロール(Nil値)が判定不可およ
び陰性の判定に影響する．一方，表2に見るよう
にT-スポット検査では判定保留が設定されてお
り，スポット数が8個以上の陽性，あるいは4個
以下の陰性に比べると結果の信頼性がやや低下す
る可能性があるため，再検査が推奨されている．

3. 結核の診断はどうするか　**23**

IGRA法の限界と将来

両検査に共通する重要なポイントとして，活動性結核と潜在性結核感染とを区別できないことであり，その識別には画像所見，細菌学的検査所見や臨床所見などをあわせて総合的に行う必要がある．また，感染時期を特定できない点も共通している．

以前のQFTでは主にCD4$^+$ T細胞からのIFN-γ産生を見ていたが，QFT-PlusはCD4$^+$ T細胞に加えてCD8$^+$ T細胞からのIFN-γ産生も検出するよう改良されており，これを用いることにより最近の結核感染が推測できる可能性が示されている[9]．今後日本においてQFT-Plusのデータが蓄積され，感染時期推測の妥当性が検証されることが期待される．

1) Andersen P, et al：Recall of long-lived immunity to *Mycobacterium tuberculosis* infection in mice. J Immunol **154**：3359-3372, 1995
2) Sorensen AL, et al：Purification and characterization of a low-molecular-mass T-cell antigen secreted by *Mycobacterium tuberculosis*. Infect Immun **63**：1710-1717, 1995
3) Berthet FX, et al：A Mycobacterium tuberculosis operon encoding ESAT-6 and a novel low-molecular-mass culture filtrate protein（CFP-10）. Microbiology **144**：3195-3203, 1998
4) Skjot RL, et al：Comparative evaluation of low-molecular-mass proteins from *Mycobacterium tuberculosis* identifies members of the ESAT-6 family as immunodominant T-cell antigens. Infect Immun **68**：214-220, 2000
5) 日本結核病学会予防委員会：インターフェロンγ遊離試験使用指針．結核 **89**：717-725，2014
6) Diel R1, et al：Evidence-based comparison of commercial interferon-gamma release assays for detecting active TB：a metaanalysis. Chest **137**：952-968, 2010
7) T-スポット．TB添付文書．http://www.tspot-tb.jp/product/download/pdf/PI-TB-JP-V8.pdf（2018年12月3日参照）
8) Leidl L, et al：Relationship of immunodiagnostic assays for tuberculosis and numbers of circulating CD4+ T-cells in HIV infection. Eur Respir J **35**：619-626, 2010
9) Barcellini L, et al：First evaluation of QuantiFERON-TB Gold Plus performance in contact screening. Eur Respir J **48**：1411-1419. 2016

D　画像検査(所見，診断，分類)

　肺結核では，空気感染(飛沫核感染)により結核菌が肺内に吸入されて病変が形成される．結核菌の侵入に対してマクロファージ，T細胞系などの細胞性免疫反応が発動され，侵入された個体には感作免疫が成立し，さまざまな免疫作動性細胞群が重層的に配列した病巣を形成する．初感染による獲得免疫は，通常感作Tリンパ球による遅延型過敏反応を伴う．獲得免疫は長年持続する[1]．

　それゆえ肺結核の画像は，成立している免疫状態に応じてさまざまな形態をとり，加えて多様な病理所見によりきわめて広いスペクトラムをとり多彩になる．特に免疫能の低下している症例では画像所見が非典型的となる傾向がある．本項では結核の病類分類に基づいて非典型例を含めたさまざまな画像所見について病理所見を交えながら解説する．最後に学会分類(日本結核病学会病型分類)について概説する．

初感染発病と再燃性発病

　結核菌が個体に侵入して最初につくる小病巣(初感染原発巣)と所属リンパ節病巣との一対の病変を初期変化群と呼ぶ．初感染原発巣のほとんどは肺に存在し，分布は上下の偏在がなく通常は胸膜直下1cm以内の部位にみられ，1個のことが多い．大部分の人では，自然治癒し，時間の経過とともに石灰化する(図1)．初期変化群は，結核の初感染が起こった形態学的な証拠となる．

　発病形式には，結核免疫の十分な成立の前に初期変化群に引き続いて発病に至る初感染発病(一次結核)と，ある期間経過した後，免疫が成立した個体で初感染後生存し続けた結核菌が病巣を形成して発病に至る再燃性発病(二次結核)に分けられる．

　初感染発病は初期変化群が治癒せずそのまま進展したもので，リンパ行性もしくは血行性に菌が散布するもので，代表的な病型は，肺門リンパ節病変から菌が縦隔リンパ節を上行して形成されるリンパ節結核，さらに菌が上行して静脈角から血行性に全身に散布して起こる粟粒結核(早期まん延，図2)，初感染原発巣がリンパ行性または直接進展して起こる結核性胸膜炎，および初感染原病巣の拡大，初期変化群が被包化される前に経気道的に散布され発病する肺結核がある．これらの

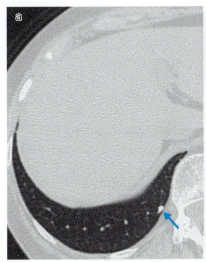
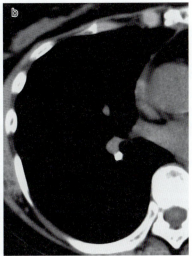

図1　70歳代，男性，初期変化群
a：右下葉の末梢に石灰化した結節影(→)を認める．
b：右肺門部に石灰化したリンパ節(→)を認める．
(肺および軟部条件CT：下肺の高さ)

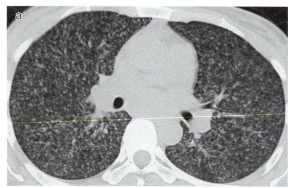 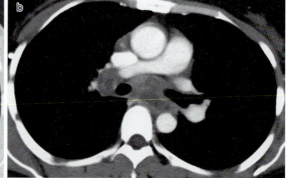

図2　30歳代，女性，粟粒結核
a：両側びまん性にコントラストの高いサイズの比較的揃った粒状影がランダムな分布でみられる．小葉間隔壁の肥厚を伴っている．縦隔・右肺門部のリンパ節の腫大を認め，早期まん延型と思われる．
b：縦隔，右肺門部に辺縁に造影効果伴うリンパ節の集簇を認める．
（肺および軟部条件CT：気管分岐下部の高さ）

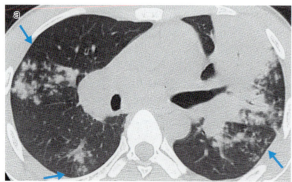 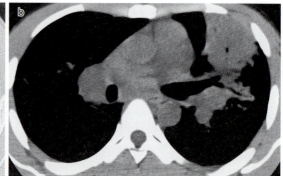

図3　20歳代，男性，初感染結核
a：左葉舌区の広範なコンソリデーションと，両側のコントラストの高い小葉（細葉）中心性の粒状影，tree-in-bud appearanceを中心とした粒状影およびその癒合影（→）がみられる．空洞は認めない．
b：両側肺門部と縦隔のリンパ節腫大を認める．
（肺および軟部条件CT：気管分岐下部の高さ）

肺病変では空洞性病変はまれとされる（図3）．

再燃性発病は，日本において最も多い発病形式で，感染成立後すぐに初期変化群の病巣から菌が血行性，リンパ行性，管内性に散布されて新たな病巣が形成され，この病巣がいったん治まった後に再燃して軟化融解することによって起こる．一臓器に限局していることが多く，初感染発病と異なり，周囲のリンパ節に大きな病変をつくることはまれである．大量の菌が血中に入れば粟粒結核（晩期まん延）が引き起こされる．

BCGは弱毒化したウシ型結核菌で，抗原となりうる成分はヒト型結核菌とほとんど差がないため，BCGを接種すると結核感染と同様な免疫学的過程が起こる．BCGによる免疫は，初期変化群形成後のリンパ行性，血行性の進展を阻止し，特に初感染結核の発病を防止すると考えられている．

最近の分子疫学的検査に基づいた研究では，結核の画像所見は感染後の時間というより局所における菌量または毒力と宿主の細胞性免疫能とのバランスによるとされ，古典的一次結核と二次結核の概念および画像所見は見直されつつある[2]．

結核の病理

結核の病理所見は，滲出性，繁殖性，増殖性，硬化性の4型に分けられる．滲出反応は，結核菌が組織に定着した際に起こる血液成分の血管外漏

出を主体とする非特異的反応であり，フィブリンやマクロファージ，好中球などの滲出からなる．次いで出現する繁殖反応では，滲出反応にみられたマクロファージが類上皮細胞に分化し，肉芽腫を形成する．肉芽腫内部には，マクロファージの癒合した多核巨細胞がみられることが多い．さらに増殖反応に至ると類上皮細胞を囲むような嗜銀線維，膠原線維が産生されて肉芽腫は堅固となる．病変の治癒傾向が顕著な場合は，硬化反応に至る．この反応は，肉芽腫内の膠原線維が徐々に厚く密となるにつれ類上皮細胞が委縮し，最終的に線維化に置き換えられた状態をいう[3]．空洞は，遅延型過敏反応により脂質に富んだ凝固壊死である乾酪物質が液化し，誘導気管支から排泄されて生じる．乾酪壊死は滲出性反応に続いて起こりやすい．

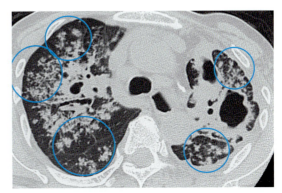

図4　60歳代，女性，肺結核
両側上葉に複数の空洞を伴ったコンソリデーションを認める．空洞周囲にコントラストの高い小葉（細葉）中心性の粒状影，tree-in-bud appearance，細葉・亜細葉性の病変を認める（○で囲っている領域）．
（肺の条件：気管分岐部の高さ）

肺結核

a）典型例

一般病院で遭遇する成人肺結核は，ほとんどが二次結核である．画像所見は，病理所見の多様性かつ結核菌の量やビルレンス（宿主のなかでの繁殖力の強さ），および個体の感受性によりさまざまである．

典型的な画像所見は，S^1，S^{1+2}，S^2，S^6にみられる周囲に経気道性に散布されたコントラストの高い小葉（細葉）中心性の粒状影，tree-in-bud appearanceおよび細葉性・亜細葉性病変および癒合影を伴ったコンソリデーションで，約半数に空洞を認める（図4）．しばしばコンソリデーション内部にエアーブロンコグラムを伴う．コンソリデーションは，繁殖期，増殖期を主とする病変によるもので，さまざまな拡がり，形態を呈し，増殖期になるにつれて輪郭が明瞭となる[4]（図5）．tree-in-bud appearanceは，呼吸細気管支から肺胞道，その周囲に開口する肺胞内の結核性病変の充満像で，呼吸細気管支や肺胞道の径（1 mm以下）を超えない[5,6]．この所見は，早期からみられ結核に特徴的な所見で，他の疾患との鑑別点となる（図6）．空洞は壁が厚いものが多く，平滑さを欠くことが多い．混合感染がない場合，空洞内部のニボーの形成はまれである．結核病巣は経気道性に同一肺葉内を背側上方から前下方，一側から対側へと広がっていく．誘導気管支を伴った開放性空洞では好気性菌である結核菌は非常に増殖しやすく，誘導気管支を通じて大量の排菌をもたらし，感染源として大変重要である．なお，細葉は現在では終末細気管支末梢領域をさすが，古典結核病学での細葉は第一次呼吸細気管支末梢をさしていることに注意を要する．

その他の病変として結核腫がある．結核腫は病理学的に小葉性乾酪巣あるいはその数個の融合したものが結合織により被包化されて形成される径数mm～数cmの類円形の被包乾酪巣で，孤立性に存在する場合に胸部X線写真で腫瘍に類似するので結核腫と呼ばれる．約80％で周囲に小結節の散布巣を伴う（図7）．内部に空洞，石灰化がみられることもある．造影CTでは周囲が造影され，内部に乾酪壊死による低吸収を認める．結節の辺縁が不整なこともあり，FDG-PETは陽性所見を呈することが多く，癌との鑑別に苦慮することがある[7]．

b）結核性肺炎

古典的には，若年者に多く，急速に区域性，肺葉に広がる肺炎様の広範な均等影を呈するものである．初期は好中球，フィブリンを伴った漿液性滲出性病巣が気管支肺炎様に分布し，数日後には肺葉全体に拡がり，大葉性肺炎様となる．やがて乾酪変性が不規則に出現・進行し，一部が軟化融解して空洞を形成する．画像所見は区域大以上のエアーブロンコグラムを伴うコンソリデーションで，しばしば内部の空洞を伴う．結核性肺炎では

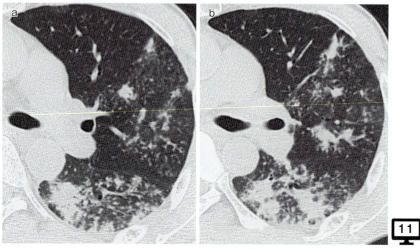

図5 40歳代,男性,肺結核
左上葉,S⁶に大小さまざまな多発結節を認め,周囲にtree-in-bud appearanceを中心としたコントラストの高い粒状影を認める.
(肺の条件:気管分岐部の高さの左肺)

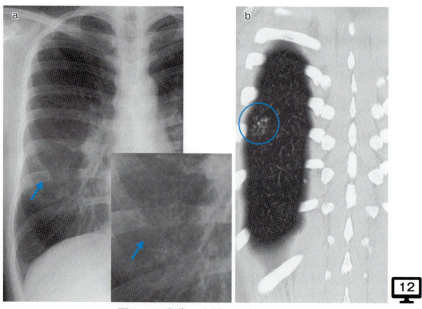

図6 30歳代,女性,肺結核
a:右下肺野にコントラストが高い粒状影を認める(→).
b:右S⁶にコントラストの高い小葉(細葉)中心性粒状影,tree-in-bud appearanceを認める(○で囲っている領域).
(CT:前額断)

早期に収縮が起こるのでエアーブロンコグラムが拡張する傾向にある.周囲にコントラストの高い小葉(細葉)中心性の粒状影,tree-in-bud appearance,細葉・亜細葉性病変を認める(図8).
近年,高齢者,免疫能が不十分な症例で特に肺気腫病変を合併している場合,空洞,小葉(細葉)中心性粒状影,tree-in-bud appearanceや粒状影を伴わず,徐々に拡大傾向のある非区域性のconsolidationを呈する例が散見される.これらの場合は,画像所見からは肺炎との鑑別が困難

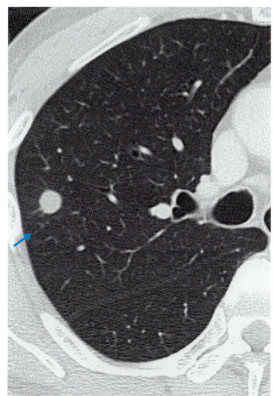

図7 50歳代，男性，結核腫
右上葉に境界明瞭な結節影が周囲のtree-in-bud appearance（→）を伴ってみられる．
（肺の条件：気管分岐部の高さの右肺）

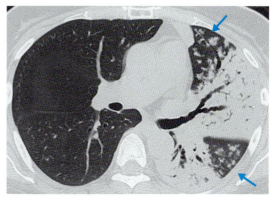

図8 60歳代，女性，結核性肺炎
舌区，左下葉に内部に拡張した気管支の透亮像を伴った広範なコンソリデーションがみられ，周囲のコントラストの高い小葉（細葉）中心性の粒状影，tree-in-bud appearance，細葉・亜細葉性病変および癒合影を伴っている．左胸水もみられる．
（肺の条件：気管分岐部の高さ）

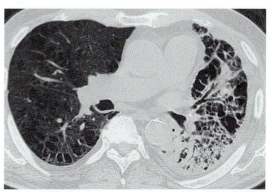

図9 80歳代，男性，肺気腫合併結核性肺炎
左葉に気腫性変化を伴った広範なコンソリデーションを認める．明らかな空洞および周囲の粒状影はみられない．両側胸水を認める．
（肺の条件：気管分岐下部の高さ）

で，診断の遅れが生じることがあり問題となっている（図9）．これは結核性肺炎が滲出反応を主体とし，免疫不十分なため増殖性変化・乾酪壊死が起こりにくいことに加え，肺気腫病変によって細気管支から肺胞道特に細気管支が破壊されているためtree-in-bud appearanceが形成されないことが要因として考えられている[8]．抗菌薬が無効な肺炎の場合は肺結核の可能性を考慮に入れて診断する必要がある．

c）免疫能低下状態の肺結核

結核の感染防御は細胞性免疫が担っており，したがって，細胞性免疫能が低下する病態では抗酸菌症の発病リスクは高くなる．細胞性免疫が低下する病態としてHIV患者，高齢者，糖尿病，TNF-α阻害薬投与，副腎皮質ホルモン薬投与，慢性腎不全／透析，臓器移植などがある．これらの患者が結核を発病すると，肉芽腫の形成不全，結核菌の封じ込めの低下によって乾酪性壊死は起こりにくくなり，また播種しやすくなる．胸部画像で病変部位の空洞形成の欠如や，好発部位とは異なる下葉の病変（図10），肺門・縦隔のリンパ節腫脹，粟粒影などの非典型像を認めることが多く，また，しばしば肺外結核を認める．

HIV末期に発症した結核では，リンパ行性，血行性の進展が著しく，縦隔リンパ節のみならず全身のリンパ節に乾酪壊死を伴う病変をきたし，また，粟粒結核に至る症例が多い（図11）．糖尿病患者においては，CTで小空洞の多発を認める傾向があると報告されている[9]（図12）．

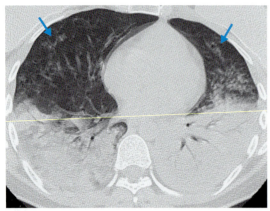

図10 30歳代，女性，HIV合併肺結核，CD4リンパ球数，176/μL

両側下葉に広範なコンソリデーションを認める．内部の空洞はみられない．周囲や中葉・舌区にコントラストの高い小葉（細葉）中心性粒状影，tree-in-bud appearance，細葉・亜細葉性病変を認める（→）．
（肺の条件：下肺の高さ）

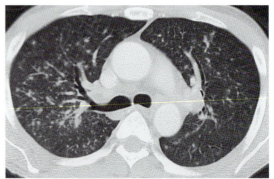

図11 40歳代，男性，HIV合併の粟粒結核，CD4，34/μL

両側びまん性にサイズが不ぞろいで辺縁が不明瞭な粒状影がランダムな分布でみられる．両側肺門部リンパ節の腫大を伴っている．
（肺の条件：気管分岐部の高さ）

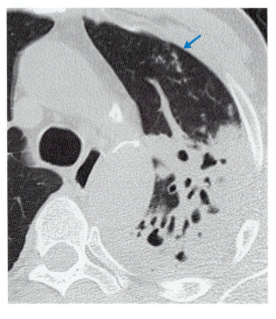

図12 40歳代，男性，糖尿病合併肺結核，HbA1c 11.5％

左上葉に内部に多発小空洞と拡張した気管支透亮像を伴うコンソリデーションを認める．周囲に tree-in-bud appearance 中心としたコントラストの高い粒状影（→）もみられる．
（肺の条件：大動脈弓の高さ）

d）慢性細葉性散布肺結核（岡ⅡB型）

慢性細葉性散布肺結核（岡氏肺結核病型分類ⅡB型，以下，岡ⅡB型）は，全肺結核の0.18〜0.32％を占める．一見，粟粒結核に似るが，全肺野にびまん性に細葉性病変が分布するまれな病型であり，以下のように定義されている．細かい陰影の散布で，その散布状況は全肺野一様ではなく粗密の差が著明で，かつ，1つ1つの病影も細かいながらも形は一様でなく，多少の大小があり，形もいわゆる細葉性といわれるように不規則な形をしている．典型的な岡ⅡB型では，両側肺にほとんど対照的に上方は密で，下方にいくに従って次第に粗に細葉性病変が散布している[10]（図13）．細葉性肺結核はきわめて緩慢に進展し一般的に排菌量が少なく，炎症反応も軽微であり，背景に宿主免疫との共生状態があるものと考えられている．

e）気管支結核

気管支結核は区域気管支より中枢側の気管気管支病変とされ，気管支粘膜内に結核病巣が形成され，肺病変に比べて相対的に気道病変が著しい状態をいう．若年女性に多いのが特徴である．結核菌は，通常，直接的には気道粘膜に侵入できないとされ，気管支結核の発症機序としては，①菌陽性喀痰の停留による気道への侵入，②肺病巣の誘導気管支の気管支粘膜に沿う進展，③リン

パ節結核気道穿孔，④気管支動脈を介した播種，などが考えられている．病理学的所見としては，初期の粘膜の結節性病変から乾酪壊死による潰瘍とそれに続く瘢痕形成など種々の病変がある．瘢痕化すると引きつれによる気道の狭窄が起こる．症状としては激しい咳，喘鳴，嗄声などがあり，喘息と誤診されて診断が遅れることがある．また，咳嗽とともに大量の排菌が起こり，周囲への感染を広げることになるので的確な早期診断が重要である．左主気管支〜気管が好発部位で胸部X線写真では気道病変は縦隔，肺門部と重なるため見落とされやすく，CTが特に有用である．CTで気管，気管支の長い領域の同心円状の壁肥厚や狭窄像を認め，早期であれば治療により壁肥厚所見は改善される[11]（図14）．症例によっては瘢痕による気管支の狭窄・閉塞所見を認め，しばしば狭窄に伴った無気肺，粘液栓などを伴う．高度狭窄例に対してはバルーン拡張術，ステント留置，手術などの処置が必要になる．

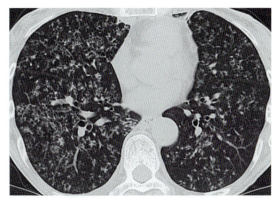

図13　70歳代，女性，慢性細葉性肺結核症（岡ⅡB）
両側びまん性に細葉性病変を認める．
（肺の条件：下肺の高さ）

肺外結核

胸郭内の肺外結核病変として，粟粒結核，胸郭内リンパ節結核，結核性胸膜炎，結核性膿胸などがある．

a）粟粒結核

粟粒結核は血行性播種性結核であり，肺外結核に分類され，少なくとも2つ以上の臓器に，びまん性の粟粒大あるいはこれに近い大きさの結節性散布巣を有するものと定義されている．病変は肺のほかに血行が豊富な肝，腎，中枢神経系，骨などに多く認められる．粟粒結核は，初感染発病，再燃性発病のいずれでも発病し，近年では免疫能が低下した宿主に発症する症例が圧倒的に多い．

粟粒結核は感染後に播種性血管内血液凝固（disseminated intravascular coagulation：DIC），急性呼吸窮迫症候群（acute respiratory distress syndrome：ARDS）などを伴うことがあり，治療が遅れると致死的になるため，早期診断・早期治療が必須となる．粟粒結核にARDSを合併する頻度は7％，ARDSの原因として粟粒結核が占める割合は2％とされている．

胸部X線写真では全肺野にびまん性に多発小粒状影（直径1〜3 mm程度）がみられ，粒状影が密になると血管影が不明瞭化する．HRCTでは粒状影の分布は小葉構造と一定の関係を示さないランダムな分布を示す．多くは辺縁明瞭であるが，ときに不明瞭なことがあり，これはおそらく滲出性病変または免疫能低下による肉芽腫形成不良な病変を反映したものと思われる[12]（図2，15）．粒状影のサイズは典型的にはほぼ均一であるが，免疫低下症例では粒状影の大小不同，結節影，浸潤影などの非典型的所見を呈することがあり，診断に苦慮することも少なくない[13]（図11）．

慢性の経過をとると上肺野の粒状影は大きくなるとされるが，これは各結節病変の拡大的成長によるものではなく，局所的管内進展が本態であると考えられている．その他，すりガラス影（GGO）や小葉間隔壁の肥厚が下肺優位にみられ，微小病変の存在によるとされている．初感染結核，AIDS患者に伴う粟粒結核は高率に肺門・縦隔リンパ節の腫大を伴う．ARDSを伴う症例では広範囲なすりガラス影，コンソリデーションを呈し，粒状影が不明瞭になるので診断がむずかしくなる（図16）．原因不明のARDS症例に遭遇した際には粟粒結核の可能性を考慮する必要がある．

b）胸郭内リンパ節結核

リンパ節結核の発症様式として，代表的なものに初感染結核による発病が挙げられ，その他に免疫能低下によりリンパ節病変が活動化して再燃性発症する場合や，他病巣の結核菌のリンパ行性・血行性播種に伴って発症する場合がある．通常片側性で，肺門部や右傍気管領域に多くみられる

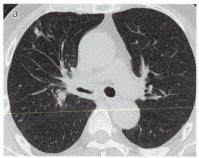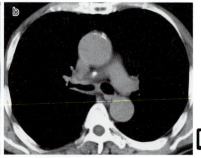

図14 80歳代，男性，気管支結核
a：右主気管支の狭窄を認め，右上葉の周囲にtree-in-bud appearanceを呈するコントラストの高い粒状影・結節もみられる．（肺の条件：気管分岐部の高さ）
b：右主気管支の壁の肥厚伴う狭窄像を認める．（軟部条件：気管分岐部の高さ）

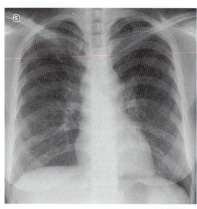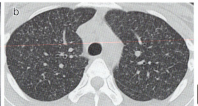

図15 20歳代，女性，粟粒結核
a：両側にびまん性に粒状影がみられ，血管陰影は不鮮明である．
b：両側びまん性にコントラストの高いサイズが比較的そろった粒状影がランダムな分布でみられる．小葉間隔壁の肥厚も伴っている．
（肺の条件：大動脈の高さ）

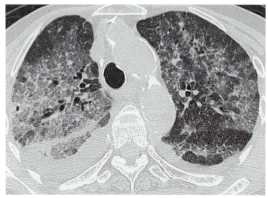

図16 80歳代，女性，急性呼吸窮迫症候群を合併した粟粒結核
両側にびまん性に粒状影がみられ，右側優位にすりガラス影を伴っている．すりガラス影内の粒状影は不明瞭である．両側胸水を認める．
（肺の条件：大動脈弓の高さ）

（図2，3）．造影CTで乾酪壊死病巣に一致して内部に低吸収域を認める．リンパ節周囲炎により病変は相互に癒着する傾向がある．非活動性の場合，石灰化を83％に認め内部の低濃度領域は消失し均一となる[14]．主な合併症として，食道，気管支，大動脈などの近接臓器への穿孔が挙げられる．ときにこの石灰化リンパ節は気管支内に押し出され，気管支結石症の一因となる．

c）結核性胸膜炎

結核性胸膜炎は肺外結核のなかで一番多い病変で，結核研究所疫学情報センターによる2017年の統計では，新規発生結核患者の約18％を占めている[15]．結核性胸膜炎には特発性（原発性）胸膜炎と続発性（随伴性）胸膜炎がある．前者は初感染原発巣からリンパ行性または直接に波及して起

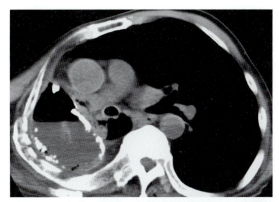

図17　70歳代，男性，気管支胸膜瘻を伴った膿胸
右側に石灰化を伴った胸膜の肥厚像が内部に液面形成を伴ってみられる．右胸郭は萎縮し，縦隔は右側に偏位している．
(軟部条件CT：気管分岐下部の高さ)

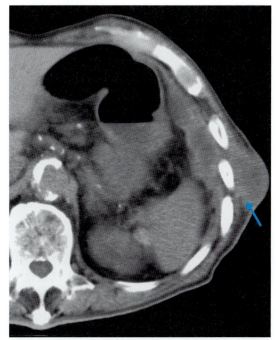

図18　80歳代，男性，結核性穿通性膿胸
胸壁に膿胸腔と連続する低吸収の腫瘤様構造(→)を認める．胸腔穿刺でPCR陽性．
(左肺の軟部条件CT：下肺の高さ)

こり，遅延型過敏反応が関与しているとされる．後者は二次結核病巣から炎症が波及して起こるもので，通常，胸部X線写真，CTで肺に結核性陰影が認められる．結核性胸膜炎に伴う胸水は，通常，片側性で，量はさまざまである．まれに全身の血行性播種による胸膜炎が起こることがあるが，この場合は両側性のことが多い．

d) 結核性膿胸

結核性膿胸は胸水が肉眼的に膿性となった状態で，結核性胸膜炎に引き続いて起こることが多い．胸部X線写真やCTでは種々の程度の胸膜肥厚や石灰化所見を認め，胸膜外脂肪層の増生を伴うこともあり，拘束性換気障害をきたすこともある．気管支瘻や肺瘻が生じると，胸部X線写真，CTで液面像が出現する(図17)．急性期膿胸では肺内結核病巣や空洞性病変が胸腔に穿孔を生じ，慢性膿胸では膿胸腔より肺に穿孔することが多いとされる．肺穿孔までの期間はときに数十年に及ぶこともある．まれに胸壁に瘻孔をつくり膿瘍を形成することがある[胸壁穿通性膿胸(empyema necessitatis，図18)]．また，結核性慢性膿胸が急速に増大する場合は，出血性膿胸や，膿胸関連悪性リンパ腫などの悪性腫瘍の合併を疑う必要がある．

膿胸関連悪性リンパ腫(pyothorax-associated lymphoma：PAL)は，結核性膿胸や肺結核に対する人工気胸術後の患者において数十年を経過した後に膿胸腔に隣接して発症する悪性リンパ腫である．大部分はびまん性大細胞型Bリンパ腫(diffuse large B cell lymphoma：DLBCL)であり，EBウイルスとの関連も指摘されている．画像所見としては，膿胸の辺縁に存在するレンズ状，三日月状の軟部組織腫瘤で，外側の肋骨胸膜側，肋骨横隔膜に好発し，造影CTで不均一な造影効果を認める(図19)[16]．

慢性出血性膿胸(chronic expanding hematoma)は，膿瘍腔内に出血を繰り返すことによって生じ，徐々に増大する胸腔病変である．単純CTで膿胸内部は不均一な高吸収域を，造影CTで膿胸辺縁部から内部に車軸状の斑状の造影効果を認めるのが特徴的所見とされる(図20)．MRIでは腫瘤内部はT1強調像，T2強調像ともに高信号を示す領域が混在してみられ，後者では高信号領域が辺縁から内腔に乳頭状に突出してみられることもある．

胸膜の炎症が高度の場合には，線維胸(fibrothorax)をきたし，胸郭の萎縮とこれに伴う呼吸機能の低下を認める．線維胸とは胸腔内に線維性組織が増殖し，臓側および壁側胸膜が肥厚した線

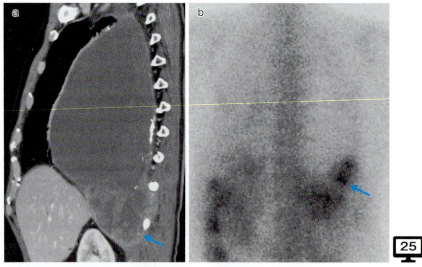

図19 70歳代，男性，膿胸関連リンパ腫
a：右膿胸壁と連続する内部不整な造影効果を有する．腫瘍性病変(→)を認める．(軟部条件CT：矢状断)
b：腫瘍部位に一致して集積(→)を認める．(ガリウムシンチグラフィ)

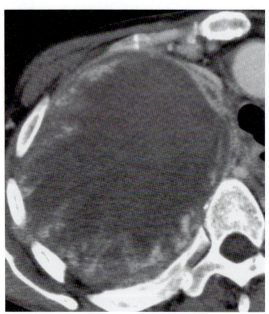

図20 40歳代，男性，出血性膿胸
膿胸内に車軸状の造影効果を認める．
(軟部条件CT：右下肺の高さ)

繊性の被膜に広く覆われた状態をいい，胸部単純X線写真，CTで広範囲に石灰化を伴った胸膜肥厚を認める．

● 初期悪化

初期悪化とは，適切な抗結核薬開始後，喀痰中の結核菌は減少または陰性化しているにもかかわらず，3ヵ月以内に画像上既存病変の増大，新規病変の出現を認める状態である．異常所見としては，肺結核病巣の増悪やリンパ節病変の増大，胸水貯留などがある．頻度は3〜14％とされ，発症機序としては，強力な化学療法により，急激に死滅した大量の結核菌の菌体に対する局所のアレルギー反応が想定されている．症状の悪化はなく，治療の継続により3〜6ヵ月後に陰影は改善する．

同様に結核菌の菌体成分に対して免疫反応が過剰に反応し悪化する病態として，HIV合併結核の結核治療中に抗ウイルス療法の導入に伴い免疫が改善することによって結核が一時的に悪化する免疫再構築症候群(immune reconstitution inflammatory syndrome：IRIS)があり，また，生物学的製剤使用時に結核を発症した場合，生物学的製剤の中止により結核菌に対する過剰な反応が起こり，有効な抗結核薬開始にもかかわらず結核の悪化をきたすparadoxical reactionがある．

審良による初期悪化13例の肺病変HRCT所見を検討した報告では，初期病変の陰影の癒合，拡大と周囲のすりガラス影の出現，初期病変から離れた胸膜下に出現するすりガラス影ないしcon-

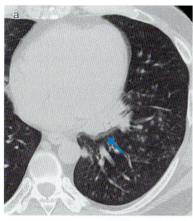
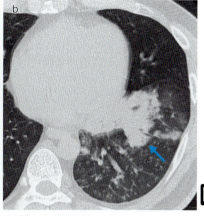

図21 30歳代，男性，初期悪化
a：左下葉にコンソリデーション（→），コントラストの高い小葉（細葉）中心性粒状影，tree-in-bud appearanceなどの所見を認める．
b：治療開始1ヵ月後に発熱があり，HRCTでは左下葉のコンソリデーションの増大（→），すりガラス影の出現を認める．治療を継続して改善した．
（肺の条件：左下肺）

solidationであったとしている[17]（図21）．

学会分類（日本結核病学会病型分類）について

学会分類では，胸部X線写真正面像の所見に基づいて結核病巣の性状を空洞の有無と大きさ，病巣の拡がりなどでⅠ型からⅤ型に分類し，記載は病側（r, l, b），病型（Ⅰ～Ⅴ型），病巣の拡がり（1～3）の順に行うこととしている（表1，図22）．

具体的には，病巣の拡がりは3段階で表現され，拡がり「1」は第2肋骨前端上縁を通る水平線以上の肺野面積以下，拡がり「3」は一側肺野面積を超えるもの，拡がり「2」は「1」と「3」の中間とされる．病型は空洞の有無でⅠ・Ⅱ型（あり群）とⅢ・Ⅳ型（なし群）に大別し，Ⅰ型（広範空洞型）は空洞面積の合計が拡がり「1」を超し，肺病変の拡がりの合計が一側肺に達するもの，Ⅱ型（非広範空洞型）は空洞を伴う病変があって，Ⅰ型に該当しないもの，Ⅲ型（不安定非空洞）は空洞は認められないが，不安定な肺病変があるもので，Ⅳ型，Ⅴ型が混じっていても，少しでも不安定な病変があればⅢ型に分類する．粟粒結核はⅢ型に含まれる．Ⅳ型（安定非空洞型）は空洞はなく，安定していると考えられる肺病変のみが認められるもの，Ⅴ型（治癒型）は石灰化巣，瘢痕化病変，胸膜癒着の治癒所見からなり，それ以外の病変が認められないものである．判定に際し，いずれかに入れるか迷う場合は，ⅠかⅡはⅡ，ⅡかⅢはⅢ，ⅢかⅣはⅢ，ⅣかⅤはⅣとする．特殊型として，肺門リンパ節腫脹，滲出性胸膜炎，手術後の変化があり，それぞれH, Pl, Opとして記載する．CT像による所見を加えた場合はその旨を付記する．特殊型は「病側」，「病型」を付記し，Ⅴ型のみのときは，「病側」，「拡がり」を記載しないでよい．なお，この分類では，浸潤影，結節影，粒状影といった陰影のパターンは問わない．

---

1) 倉島篤行：抗酸菌感染症の免疫学的基礎 ─変貌する肉芽腫像．画像診断 **32**：134-139, 2012
2) Rozenshtein A, et al：Radiographic appearance of pulmonary tuberculosis：dogma disproved. AJR Am J Roentgenol **204**：974-978, 2015
3) 蛇澤　晶：肺結核症の病理．画像診断 **20**：957-964, 2000
4) 尾形英雄：肺結核のCT画像と病理所見．結核 **84**：559-568, 2009
5) Im JG, et al：Pulmonary tuberculosis：CT findings--early active disease and sequential change with antituberculous therapy. Radiology **186**：653-660, 1993
6) 伊藤春海：肺結核の画像～呼吸器画像の基本～．結核 **93**：543-551, 2018
7) Jeong YJ, Lee KS：Pulmonary Tuberculosis：up-to-date imaging and management. AJR Am J Roentgenol **191**：834-844, 2008

表1　学会分類（日本結核病学会病型分類）

a.　病巣の性状
　0：病変が全く認められないもの
　Ⅰ型（広汎空洞型）：空洞面積の合計が拡り1（後記）を越し，肺病変の拡りの合計が一側肺に達するもの．
　Ⅱ型（非広汎空洞型）：空洞を伴う病変があって，上記Ⅰ型に該当しないもの．
　Ⅲ型（不安定非空洞型）：空洞は認められないが，不安定な肺病変があるもの．
　Ⅳ型（安定非空洞型）：安定していると考えられる肺病変のみがあるもの．
　Ⅴ型（治癒型）：治癒所見のみのもの．
　以上のほかに次の3種の病変があるときは特殊型として，次の符号を用いて記載する．
　H（肺門リンパ節腫張）
　Pl（滲出性胸膜炎）
　Op（手術のあと）
b.　病巣の拡り
　1：第2肋骨前端上縁を通る水平線以上の肺野の面積をこえない範囲．
　2：1と3の中間．
　3：一側肺野面積をこえるもの．
c.　病側
　r：右側のみに病変のあるもの．
　l：左側のみに病変のあるもの．
　b：両側に病変のあるもの．
d.　判定にさいしての約束
　ⅰ）判定にさいし，いずれに入れるか迷う場合には，次の原則によって割り切る．
　　ⅠかⅡはⅡ，ⅡかⅢはⅢ，ⅢかⅣはⅢ，ⅣかⅤはⅣ
　ⅱ）病側，拡りの判定は，Ⅰ〜Ⅳ型に分類しうる病変について行い，治癒所見は除外して判定する．
　ⅲ）特殊型については，拡りはなしとする．
e.　記載の仕方
　ⅰ）（病側）（病型）（拡り）の順に記載する．
　ⅱ）特殊型は（病側）（病型）を前記の記載の次に付記する．特殊型のみのときは，その（病側）（病型）のみを記載すればよい．
　ⅲ）Ⅴ型のみのときは病側，拡りは記載しないでよい．

［日本結核病学会 用語委員会（編）：新しい結核用語事典，南江堂，東京，p.118，2008より許諾を得て転載］

8）倉島篤行：ミニレクチャー 結核症の画像所見と免疫．第44回臨床呼吸器カンファレンス報告集，第一三共製薬，東京，pp.37-38，2008

9）Ikezoe J, et al：CT appearance of pulmonary tuberculosis in diabetic and immunocompromised patients：comparison with patients who had no underlying disease. AJR Am J Roentgenol **159**：1175-1179，1992

10）倉島篤行：多彩な症例．結核 up to date：結核症＋非結核性抗酸菌症＋肺アスペルギルス症，第3版，四元秀毅，倉島篤行（編），南江堂，東京，pp.192-193，2010

11）Kim Y, et al：Tuberculosis of the trachea and main bronchi：CT findings in 17 patients. AJR Am J Roentgenol **168**：1051-1056，1997

12）赤川志のぶ：粟粒結核：多彩な画像と臨床像．日呼吸会誌 **2**：513-520，2013

13）永井英明：増えている粟粒結核：肺外結核はどう診断し，どう治療するか．結核 up to date：結核症＋非結核性抗酸菌症＋肺アスペルギルス症，第3版，四元秀毅，倉島篤行（編），南江堂，東京，pp.121-125，2010

14）Moon WK, et al：Mediastinal tuberculous lymphadenitis：CT findings of active and inactive disease. AJR Am J Roentgenol **170**：715-718，1998

15）疫学情報センター：結核発生動向概況・外国生まれ結核．結核の統計 2017．http://www.jata.or.jp/rit/ekigaku/index.php/download_file/-/view/4186/（2018年12月6日アクセス）

16）Ueda T, et al：Pyothorax-associated lymphoma：imaging findings. AJR Am J Roentgenol **194**：76-84，2010

17）審良正則：3.薬剤性肺炎，初期悪化，真の悪化の画像診断結核．第85回総会ミニシンポジウム 抗結核薬の副作用対策，結核 **86**：96-98，2011

学会分類の例示

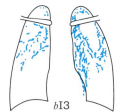
*b*I3
多房性の巨大空洞が両側にあり，その面積の合計は明らかに拡り1をこえ，全体の病変も一側肺をこえている．

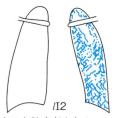
/I2
病変は左肺全部を占め，かつ空洞部分の面積の合計が拡り1をこえている．

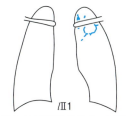
/II1
明らかな空洞を認めるが，病変の範囲も空洞面積もI型の条件の該当しない．

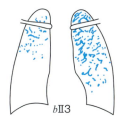
*b*II3
病変は一側肺以上に達しているが空洞はI型の条件を満たさない．

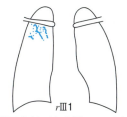
*r*III1
周辺がぼやけた病影のみからなり不安定と考えられる．

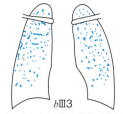
*b*III3
広く散布した細葉性病変で空洞はみえないのでIII．粟粒結核も同様に扱う．

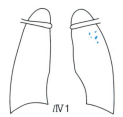
/IV1
小さい安定した結核腫と数個の石灰沈着を認める．

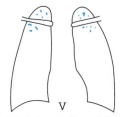
V
瘢痕状病変および石灰化像のみよりなり，治癒したものと考えられる．

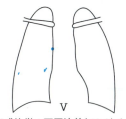
V
初感染巣の石灰沈着もVである．

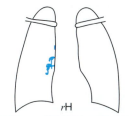
*r*H
肺門リンパ節腫のみ．もしリンパ節と対応して肺野にも浸潤巣を認めれば*r*III1*r*Hとなる．

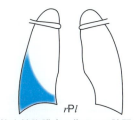
*r*Pl
滲出性胸膜炎の像のみで肺野の病変はみえない．

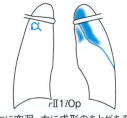
*r*II1/Op
右に空洞，左に成形のあとがある．もし成形術で虚脱した部分に空洞がみえたら*b*II1/Opとなる．

図22 学会分類の例示
［日本結核病学会 用語委員会（編）：新しい結核用語事典，南江堂，東京，p.119, 2008より許諾を得て転載］

E　気管支鏡検査

結核症における気管支鏡検査の主な目的は，結核診断（結核菌の検出や生検による類上皮細胞肉芽腫の証明）と気管支病変評価の2つである．

● 結核診断における気管支鏡検査の意義

結核症診断のgold standardはいうまでもなくヒト型結核菌の証明だが，検診で発見されるような小さな陰影を呈する肺結核症においては，喀痰や胃液から結核菌を検出することは困難である．以前よりこうした症例に対しては気管支鏡下に病変部から擦過（塗抹），洗浄（塗抹，核酸増幅，培養）などの手技で検体を直接採取し，結核菌の検出を試みることが有意義とされてきた[1]．近年，インターフェロンγ遊離試験（IGRA）[2]の普及を受けて，IGRA陽性であれば培養検査の結果を待ちながら結核治療を開始することが多くなってきているが，IGRAは本質的には感染診断法であって発病を診断するものではない．このような感染検査法は結核既感染率の高いわが国の高齢者における鑑別診断ツールとしては不十分である．また，結核治療においては結核菌の薬剤感受性結果が非常に大きな意味をもち，気管支鏡検査による結核菌の検出は診断のみならず治療にも寄与するものと捉えるべきである．実際，東京病院で経験した喀痰塗抹およびPCR陰性の肺結核確定（培養陽性）201例における気管支鏡検体の塗抹，PCR，培養陽性率はそれぞれ44％，62％，87％（表1）で，気管支鏡検査を行わなければ培養陽性を確認できなかった症例は40％（80例）に達し，得られた結核菌の薬剤感受性検査により10％（21例）の結核菌は結核一次治療薬の少なくとも1剤以上に耐性であることが示された[3]．なお，気管支鏡検査の際には陰影に通ずる気管支内腔の気道分泌物は吸引除去せず，検体として採取し，気管支洗浄液と同様に結核菌の検索をすること，そして気管支鏡検査後に喀痰抗酸菌検査を追加することも重要である[4]．

塗抹検査や核酸増幅検査で結核菌を検出できなかった場合，気管支鏡下生検により類上皮細胞肉芽腫を証明できれば，培養を待ちながら結核の治療を開始することを支持する所見となる．肉芽腫が得られる確率は対象によって大きく異なってくるが，上述の東京病院における喀痰塗抹およびPCR陰性の肺結核確定例では61％の生検組織に肉芽腫が確認されており[3]，気管支鏡下生検の意義は大きい．もとより類上皮細胞肉芽腫は疾患特異的ではなく，非結核性抗酸菌症，真菌症，サルコイドーシスなどにもみられる所見なので単独では確定診断とはなりえない．しかし壊死を伴う類上皮細胞肉芽腫が得られたら第一に結核を考えるべきで，Ziehl-Neelsen染色を行い，特に壊死部における抗酸菌の有無を確認する必要がある．

なお，肺結核が疑われる症例に対する気管支鏡

表1　喀痰塗抹・PCR陰性例における気管支鏡検体の陽性率

検体	陽性率（陽性例/検査例）
気管支鏡検体	
塗抹（擦過，吸引，洗浄）	44％（88/201）
結核菌PCR（吸引，洗浄）	62％（101/173）
病理所見（経気管支生検）*	61％（75/123）
培養（擦過，洗浄）	87％（175/201）
気管支鏡前検体¶	
培養§	60％（121/201）

*：類上皮細胞肉芽腫または抗酸菌の確認，¶：喀痰および／または胃液吸引，§：培養の成績は気管支鏡検査の2〜3週間後のもの．

［文献3より和訳］

38　Ⅰ．肺結核症

検査においては検査室の換気やN95マスクの装着など，十分な院内感染対策をとることが必要不可欠で，気管支鏡の汚染（水道水からの非結核性抗酸菌の混入[5]）などへの注意も怠ってはならない．

気管支結核の評価

a）臨床的特徴

気管支結核の臨床的特徴は，以下に挙げるように，一般的な肺結核症のそれとはかなり異なっている[6,7]．
① 女性が多い
② 若年者が多い
③ 基礎疾患をもたないことが多い
④ 咳嗽を主訴とすることが多い
⑤ 発熱をみることは少ない
⑥ 喀痰塗抹陽性率が高い
⑦ 胸部X線上，下肺野の非空洞性陰影を呈することが多い
⑧ 病変は胸部X線陰影から想定される範囲を超えて広範に広がる場合が多く，特に左主気管支〜気管を好発部位とする

このため本症では診断の遅れ（doctor's delay）が長期化しやすいことが知られ，東京病院の経験（図1）[8]でも発見の遅れ（total delay）が2ヵ月以上の本症40例中，受診の遅れ（patient's delay）2ヵ月以上の症例が11例であったのに対し，doctor's delay 2ヵ月以上の症例は22例に達し，うち11例の胸部X線では下肺野の非空洞性陰影がみられ，7例の初診医の診断は気管支喘息であった．これらは的確な本症診断が得られなければ，医療機関の受診は皮肉にも結核治療開始時期を遅らせることになるという現実を示している．

本症では咳が多く排菌率も高いので他者への感染性が高く，doctor's delayは公衆衛生の観点からも看過できない問題である．咳嗽のみを主訴とする若年者においては咳喘息などの診断のもとに安易にステロイド吸入剤を処方するべきではなく，気管支結核の可能性も常に考えながら対応するべきである．なお，本症の胸部X線における非空洞性陰影ではCTで抗酸菌症に特徴的なtree-in-bud所見が明瞭に描出されることが多いが，ときにconsolidationのみがみられる場合があることも熟知しておくべきである（図2）．

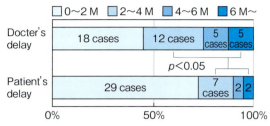

図1　Total delay 2ヵ月以上の気管支結核症例（40例）におけるpatient's delayとdoctor's delay
patient's delayよりもdoctor's delayのほうが明らかに遅れの長期化を助長している．
［文献8をもとに作成］

b）気管支鏡検査所見

本症の気管支鏡所見についてはこれまで多くの分類が提唱されており（表2），個々の分類における記載はさまざまだが，非特異的な浮腫・充血や特殊型であるリンパ節結核の気道内穿孔を除き，本症が時間の経過とともに① 粘膜内結節，② 潰瘍，③ ポリープ，④ 線維性瘢痕，へと進んでいくことを示している点ではおおむね共通している[7]．

粘膜内結節は粘膜直下の初期病変であり，病変は粘膜面から侵入した結核菌によって上皮下粘液腺の排出管開口部付近に形成され，病理組織学的には気管支上皮直下の類上皮細胞肉芽腫の集簇に相当する．潰瘍は粘膜病変の進展による組織欠損で，壊死とその辺縁の類上皮肉芽腫や非特異的炎症からなる．壊死組織には病的な軟骨がみられZiehl-Neelsen染色で多数の抗酸菌が検出される．ポリープは治癒過程の病変であり，深い潰瘍の修復期に観察されることが多い．組織学的には非特異的肉芽組織からなり，その表面を覆う再生気管支上皮にはしばしば扁平上皮化生がみられる[9]．線維性瘢痕は通常，結核治療後3ヵ月以上たつと明らかになってくるが，この瘢痕による気道狭窄は結核後遺症という観点からはきわめて重要な病態である．気道狭窄の治療にはバルーン拡張術やステント留置などの内視鏡的治療[10]が選択されることが多いが，内視鏡治療の恒久的な改善効果は必ずしも高くはない[11]ため，気管・気管支再建手術が検討されることも少なくない[12]．なお狭窄の予防として，抗結核薬やステロイド薬の吸入併用が有用であったとする報告もある[13]が，経口ステロイド薬併用についての前向き試験[14]

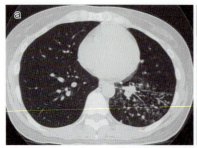
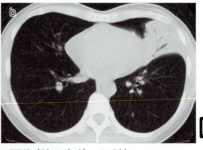

図2　気管支結核例のCT画像（肺の条件：下肺）
a：左下葉の中枢側気管支の閉塞とその末梢側に tree-in-bud appearance が認められる．気管支鏡では左下幹から気管にかけての潰瘍（II相）病変がみられた．
b：左舌区に air bronchogram を伴う consolidataion が認められる．気管支鏡では左上葉から主気管支にかけての潰瘍（II相）病変がみられた．

表2　気管支結核の気管支鏡所見分類

Wilson (1945)	submucosal	ulcerative	hyperplastic		fibrous stenosis
小野 (1952)	浮腫・充血	浸潤増殖	潰瘍肉芽		瘢痕狭窄
荒井 (1981)(1988)(2001)	I型（発赤肥厚）	II型（粘膜内結節）	III型（潰瘍） IIIa型（浅在性潰瘍） IIIb型（隆起型潰瘍）	IV型（肉芽） IVa型（結節隆起性肉芽） IVb型（ポリープ状肉芽）	V型（瘢痕） Va型（瘢痕非狭窄型） Vb型（瘢痕狭窄型）
	LN型（リンパ節穿孔型）				
小松 (1982)(1996)	I型（粘膜内型） 粘膜内結節		II型（粘膜型） IIa（潰瘍） IIb（肉芽：結節形成） IIc（肉芽：ポリープ形成）		III型（瘢痕型） IIIa（瘢痕狭窄） IIIb（瘢痕非狭窄）
	LN型（リンパ節穿孔型）				
力丸 (1993)	活動期（A期）		治癒期（H期）		瘢痕期（S期） S1（隆起） S2（非隆起）
田村 (1997)	I相（早期） 粘膜内結節	II相（活動期） 潰瘍		III相（治癒過程期） ポリープ	IV相（瘢痕期） 線維性瘢痕
Chung (2000)	actively caseating — edematous-hyperemic — fibrostenotic — tumorous — granular — ulcerative — nonspecific bronchitic				

では有用性は示されておらず，現時点では確立された予防法はないとみるべきであろう．

気管支結核の気管支鏡所見において注意すべきは時相の多様性で，部位によって所見の時相が異なったり，同一部位に時相の異なる所見が混在する場合が多く，これは肺癌との鑑別において重要である（図3）．なお，近年，超音波気管支鏡ガイド下針生検（EBUS-TBNA）の普及が進んでいるが，縦隔リンパ節腫大へのEBUS-TBNA後に，縦隔リンパ節結核からリンパ節穿孔型の気管支結核が生ずる場合がある[15]ことにも留意が必要である．

1950年代，わが国では肺結核症例の10〜20％に気管・気管支結核が合併するとされていた[16]が，最近では本症の合併頻度は約2％と低下している[7]．もとより今日の気管支鏡検査は診療上必要な場合にのみ施行されているため，この頻度は肺結核全体における気管・気管支結核の頻度を意味するものではないが，トルコからの報告[17]でも合併頻度は同様に約2％となっている．一方，

最近，韓国から活動性肺結核全例に対して気管支鏡検査を行い，本症合併を54％に認めた[18]という驚くべき報告が出ているが，この報告の気管支結核は気管支粘膜の発赤などの非特異的な所見も加えたものである．

なお，本症における気管支鏡検査の実施は，院内感染対策の観点から慎重に検討する必要がある．特に喀痰塗抹陽性例では，診療上必要と判断した場合でも，結核治療開始後の少なくとも2週以上たってから検査を施行すべきである[7]．一方，最近登場した3次元CTやバーチャルブロンコスコピーなどの非侵襲的画像診断法は気管支結核においても狭窄の程度や範囲を示すので積極的に用いられるようになっている．

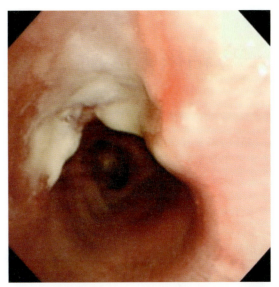

図3　左主気管支にみられた気管支結核潰瘍（Ⅱ相）病変
潰瘍周囲には瘢痕（Ⅳ相）による軽度の気道狭窄を認める．

1) Fujii H, et al：Early diagnosis of tuberculosis by fibreoptic bronchoscopy. Tuber Lung Dis **73**：167-169, 1992
2) Mori T, et al：Specific detection of tuberculosis infection. An interferon-γ-based assay using new antigens. Am J Resir Crit Care Med **170**：59-64, 2004
3) Tamura A, et al：The value of fiberoptic bronchoscopy in culture-positive pulmonary tuberculosis patients whose pre-bronchoscopic sputum specimens were negative both for smear and PCR analyses. Intern Med **49**：95-102, 2010
4) Malekmohammad M, et al：Diagnostic yield of post-bronchoscopy sputum smear in pulmonary tuberculosis. Scand J Infect Dis **44**：369-373, 2012
5) 倉島篤行，井上修一：気管支鏡検査時の汚染．INFECT CONTROL **6**：54-57，1997
6) 倉澤卓也：もう一つの結核：Endobronchial Tuberculosis. 結核 **85**：805-808, 2010
7) 田村厚久ほか：気管支結核の現状—103例の解析—．結核 **82**：647-654，2007
8) Tamura A, et al：Doctor's delay in endobronchial tuberculosis. Kekkaku **88**：9-13, 2013
9) 田村厚久ほか：気管支結核の形態による分類：気管支鏡所見と病理所見の対比から．気管支学 **19**：369-374，1997
10) Iwamoto Y, et al：Interventional bronchoscopy in the management of airway stenosis due to tracheobronchial tuberculosis. Chest **126**：1344-1352, 2004
11) 稲垣敬三ほか：気管気管支結核症：結核性気管気管支狭窄の治療を中心に．気管支学 **23**：368-374，2001
12) 江口圭介ほか：当施設における最近10年間の結核に対する外科治療の現状．結核 **85**：439-442，2010
13) Rikimaru T, et al：Treatment of ulcerative endobronchial tuberculosis and bronchial stenosis with aerosolized streptomycin and steroids. Int J Tuberc Lung Dis **5**：769-774, 2001
14) Park IW, et al：Prospective study corticosteroid as an adjunct in the treatment of endobronchial tuberculosis in adults. Respirology **2**：275-281, 1997
15) Hata Y, et al：EBUS-TBNA-related complications in a patient with tuberculous lymphadenopathy. Intern Med **52**：2553-2559, 2013
16) 粟田口省吾：気管支結核．日本結核全書，第9巻，藤田真之助ほか（編），金原出版，東京，pp.283-312，1959
17) Ozkaya S, et al：Endobronchial tuberculosis：histopathological subsets and microbiological results. Multidiscip Respir Med **7**：33, 2012
18) Jung SS, et al：Incidence and clinical predictors of endobronchial tuberculosis in patients with pulmonary tuberculosis. Respirology **20**：488-495, 2015

4 結核の診断がついたらどうするか

「結核予防法」は結核対策の要として機能していたが，2007年4月に「感染症の予防および感染症の患者に対する医療に関する法律」（以下，感染症法）に統合された．

「結核医療の基準」は，「結核予防法」によって適正な医療の普及のために制定された結核医療公費負担制度の基準として1952年に定められた．

2004年7月に改正されたが，2009年に再改正が行われ，その後は部分的な改正が行われている．

結核の感染性が高い患者は喀痰塗抹陽性の患者であり，そのような患者に対しては入院による結核の治療，接触者の検診などが行われる．対応に際しては「感染症法」，「結核医療の基準」などによって定められた方針に従わなければならない．

A　外来治療か入院治療か（「入退院基準」）

結核予防法では入院については「入院命令」であったが，感染症法では「入院勧告」となった．「入院命令」は有名無実であり，実際には何の強制力もなかったが，感染症法では入院勧告を拒否した場合は，「即時強制」として都道府県知事らが実力で入院させることができる．しかし，実際の運用面では「即時強制」の具体的な方針は示されていないという問題点がある．

感染症法をもとにして，厚生労働省から平成19年に結核の入退院基準が示された（平成19年9月7日，健感発0907001，厚生労働省健康局結核感染症課長通知／平成19年10月1日付けで一部改正）．

入院基準

入院基準を以下に示すが，これに当てはまらない結核症例では外来治療が可能である．

①　肺結核，咽頭結核，喉頭結核または気管・気管支結核の患者であり，喀痰塗抹検査の結果が陽性であるとき．

②　上記①の喀痰塗抹検査の結果が陰性であった場合に，喀痰，胃液または気管支鏡検体を用いた塗抹検査，培養検査または核酸増幅法の検査のいずれかの結果が陽性であり，以下の，ⓐ，ⓑまたはⓒに該当するとき．

ⓐ感染防止のために入院が必要と判断される呼吸器などの症状がある．

ⓑ外来治療中に排菌量の増加がみられている．

ⓒ不規則治療や治療中断により再発している．

退院基準

退院基準には「退院させなければならない基準」と「退院させることができる基準」がある．

患者の咳，発熱などの症状が消失し，異なる日に採取された喀痰の培養検査の結果が連続して3回陰性であることが確認された場合は，退院させなければならない．

また，以下の①〜③までのすべてを満たした場合には，退院させることができる．

①2週間以上の標準的化学療法が実施され，咳，発熱，痰などの臨床症状が消失している．

②2週間以上の標準的化学療法を実施後，異なった日の喀痰の塗抹検査または培養検査の結果が連続して3回陰性である（3回の検査の組み合わせは問わない）．

③患者が治療の継続および感染拡大の防止の重要性を理解し，かつ退院後の治療の継続および他者への感染の防止が可能であると確認できている．

症状が消失し結核菌が陰性化して退院しても外来での治療継続が必要であり，③の確認はきわめて重要である．「退院させなければならない基準」を満たしたとしても，③を確認することは当然である．

42　Ⅰ. 肺結核症

B　届け出と必要書類

　結核は，感染症法における二類感染症であり，医師は結核と診断した場合は，ただちに最寄りの保健所に届け出なければならない（感染症法第12条）．患者の住所が他の保健所管内であっても，最寄りの保健所に届け出れば，その情報は患者居住地の保健所に通知される（感染症法第53条の10）．患者が死亡後に結核と診断されても届け出は必要である．

● 届出基準

　届出義務があるのは「結核菌群による感染症」である．結核菌群には，代表的菌種である *M. tuberculosis*（ヒト型菌）以外に，*M. bovis*（ウシ型菌），*M. africanum*（アフリカ型菌）などがあるが，ヒト型菌以外はまれである．なお，BCG菌による感染症をときに経験するが（BCG接種後のリンパ節炎や膀胱癌に対するBCG注入療法時），BCG菌は届出基準の「結核菌群」に含まれないと解釈されており，届出の必要はない．

　届出の対象となる患者は以下の3群である．

a）確定患者
　医師は，結核の臨床的特徴を有する者を診察した結果，症状や所見から結核が疑われ，かつ**表1**の左欄に掲げる検査方法により，結核患者と診断した場合には，感染症法第12条第1項の規定による届け出をただちに行わなければならない．

　ただし，病原体および病原体遺伝子の検出検査方法以外による検査方法については，当該検査所見に加え，問診などにより医師が結核患者であると診断するに足る判断がなされる場合に限り届出を行うもの，とされている．

　この場合において，検査材料は，同欄に掲げる検査方法の区分ごとに，それぞれ同表の右欄に定めるもののいずれかを用いることとする．

b）無症状病原体保有者
　医師は，診察した者が結核の臨床的特徴を呈していないが，**表1**の画像検査方法以外の左欄に掲げる検査方法［とあるが，検査としてはインターフェロンγ遊離試験（IGRA）やツベルクリン反

応（ツ反）による結核感染診断が中心］により，結核の無症状病原体保有者と診断し，かつ，結核医療を必要とすると認められる場合（潜在性結核感染症）に限り，感染症法第12条第1項の規定による届け出をただちに行わなければならない，とされている．

　この場合において，検査材料は，同欄に掲げる検査方法の区分ごとに，それぞれ同表の右欄に定めるもののいずれかを用いる．

　5歳未満の者においては，この検査方法で病原体保有の確認ができない場合であっても，患者の飛沫のかかる範囲での反復，継続した接触などの疫学的状況から感染に高度の蓋然性が認められる者に限り，届出を行う，としている．

c）疑似症患者
　医師は，結核の臨床的特徴を有する者を診察した結果，症状や所見から，結核の疑似症患者と診断するに足る高度の蓋然性が認められる場合に

表1　結核診断のための検査方法および検査材料

検査方法	検査材料
塗抹検査による病原体の検出	喀痰，胃液，咽頭・喉頭ぬぐい液，気管支肺胞洗浄液，胸水，膿汁・分泌液，尿，便，脳脊髄液，組織材料
分離・同定による病原体の検出	
核酸増幅法による病原体遺伝子の検出	
病理検査における特異的所見の確認	病理組織
ツベルクリン反応検査（発赤，硬結，水疱，壊死の有無）	皮膚所見
リンパ球の菌特異蛋白刺激による放出インターフェロンγ試験	血液
画像検査における所見の確認	胸部X線画像，CTなど検査画像

別記様式１０

結　核　発　生　届

東京都知事（　　　保健所）
特別区長（　　　保健所）
保健所政令市長（　　　保健所）　殿

感染症の予防及び感染症の患者に対する医療に関する法律第１２条第１項（同条第６項において準用する場合を含む。）の規定により、以下のとおり届け出る。

報告年月日　平成　　年　　月　　日

医師の氏名　　　　　　　印（署名又は記名押印のこと）

従事する病院（科）・診療所の名称

上記病院・診療所の所在地（※）

電話番号（※）　（　　　）　－

（※病院・診療所に従事していない医師にあっては、その住所・電話番号を記載）

この届出は診断後直ちに行ってください

１　診断（検案）した者（死体）の類型				
１）患者（確定例）　２）無症状病原体保有者（潜在性結核感染症）　３）疑似症患者　４）感染症死亡者の死体　５）感染症死亡疑い者の死体				
２　当該者氏名（ふりがな）	３性別	４　生年月日	５診断時の年齢（０歳は月齢）	６当該者職業（具体的に）
（　　　）	男・女	年　月　日	歳（　　か月）	
７　当該者住所　電話（　　）　－				
８　当該者所在地　電話（　　）　－				
９　保護者氏名	１０　保護者住所　（９、１０は患者が未成年の場合のみ記入）　電話（　　）　－			

病　型
１）肺結核　２）その他の結核（　　　）

１１症状
・せき　・たん　・発熱　・胸痛　・呼吸困難
・その他（　　　）
・なし

１２診断方法
病原体の検出・病原体の遺伝子の検出
１）塗抹検査（－　±　１＋　２＋　３＋）又はＧ　号
検体：喀痰・その他（　　　）
２）培養検査　－　＋（　　個）　検査中
検体：喀痰・その他（　　　）
３）核酸増幅法　－　＋　未実施
検体：喀痰・その他（　　　）
４）病理検査における特異的所見の確認
検体：（　　　）
所見：（　　　）
５）ツベルクリン反応検査　　月　日判定
×／×（　×　）（発赤・硬結・水疱・壊死）
６）リンパ球の菌特異蛋白刺激による放出インターフェロンγ試験
月　日実施（陽性・判定保留・陰性）
７）画像検査における所見の確認
学会分類　※○で囲む。　　その他（　　　）

病側	r		ℓ		b		該当なし		
病型	Ⅰ	Ⅱ	Ⅲ	Ⅳ	Ⅴ	Ｈ	Pℓ	Op	O
拡がり	1		2		3		該当なし		

８）その他の方法（　　　）
検体（　　　）
結果（　　　）
９）臨床決定（　　　）

１８　感染原因・感染経路・感染地域
①　感染原因・感染経路　（　確定・推定　）
１　飛沫核・飛沫感染　（感染源の種類・状況）
（　　　）
２　その他（　　　）
②　感染地域　（　確定・推定　）
１　日本国内（　　都道府県　　市町村）
２　国外（　　国
詳細地域　　）

１９　その他感染症のまん延の防止及び当該者の医療のために医師が必要と認める事項
１）診断時の入院在宅の別
入院（予定）日：　月　日　・　在宅
（医療機関名：　　　）
２）当該者の同居者数
人（うち乳幼児　有・無）・　単身
３）その他
（　　　）

１３初診年月日	平成　年　月　日
１４診断（検案（※））年月日	平成　年　月　日
１５感染したと推定される年月日	平成　年　月　日
１６発病年月日（＊）	平成　年　月　日
１７死亡年月日（※）	平成　年　月　日

（1, 3, 11, 12, 18欄は該当する番号等を○で囲み、4, 5, 13から17欄は年齢、年月日を記入すること。（※）欄は、死亡者を検案した場合のみ記入すること。（＊）欄は、患者（確定例）を診断した場合のみ記入すること。11, 12欄は、該当するものすべてを記載すること。）

図1　結核発生届

第23号様式（第29条関係）

入退院結核患者届出票

東京都西多摩保健所長　殿

結核患者が｛入院／退院｝したので、感染症の予防及び感染症の患者に対する医療に関する法律第53条の11の規定により、下記のとおり届け出ます。

記

1　｛入院患者／退院患者｝の氏名等

年　月　日届出

患者	氏　名	男・女	世帯主との続柄		
	生年月日	年　月　日	職業	患　者	
世帯主氏名				世帯主	

2　入院患者の届出事項

入院時病名	（学会病型　　）	入院年月日	年　月　日
入院時住所	方		
医療費区分	社保（本人・家族）国保（一般・退職本人・退職家族）後期高齢 生保（保護受給中・保護申請中）　自費　その他（　　）		

3　退院患者の届出事項

退院年月日	年　月　日				
退院後住所	方				
退院事由	略治　軽快　自己退院　転院（転院先が分かる場合は、備考に記入してください。）　死亡（年　月　日）結核・結核以外				
退院時病状	活動性分類	活動性感染性　活動性非感染性　不活動性	菌検査	塗抹	－　＋（G　号）（年　月）　不検
	学会分類	Ⅰ　Ⅱ　Ⅲ　Ⅳ　Ⅴ		培養	－　＋（K　個）（年　月）　不検
	指導区分	要医療　要観察　観察不要	手術		無　有（　年　月実施）

（注1）病院の管理者は、結核患者が入院したとき又は退院したときは、７日以内に、この届出票により、最寄りの保健所に届け出ること。
（注2）入院患者の場合は1及び2を、退院患者の場合は1及び3を記入すること。

備考

病院所在地
病院名
管理者氏名

（日本工業規格Ａ列4番）

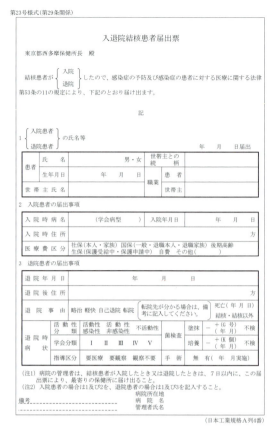

図2　入退院結核患者届出票

は，感染症法第12条第1項の規定による届出をただちに行わなければならない．疑似症患者の診断にあたっては，集団発生の状況，疫学的関連性なども考慮し判断する，となっている．しかし，病原体検査の結果が出ていない段階でも，結核と診断するに足る高度の蓋然性があれば患者（確定例）としての届出は可能なので，「疑似症」としての届出の意義は非常に低い．

d）感染症死亡者の死体

医師は，結核の臨床的特徴を有する死体を検案した結果，症状や所見から，結核が疑われ，かつ，表1の左欄に掲げる検査方法により，結核により死亡したと判断した場合には，法第12条第1項の規定による届出をただちに行わなければならない．

入退院に関する病院管理者からの届出

病院の管理者は，結核患者が入院したとき，または入院している結核患者が退院したときは，7日以内に，当該患者について厚生労働省令で定める事項を，最寄りの保健所長に届出なければならない（感染症法第53条の11）．

この届出は，結核の治療中に，結核以外の疾患で一般病院に入院するときも必要である．

a）主な届出書類

①結核発生届（図1）：感染症法第12条第1項（同条第4項において準用する場合を含む）の規定により，診断した医師は，ただちに最寄りの保健所に届け出る．

②入退院結核患者届出票（図2）：感染症法第53条の11第1項の規定により，入院後7日以内および退院後7日以内に保健所に届け出る．

③結核医療費公費負担申請書：感染症法第37条（入院勧告：図3）および第37条の2（一般医療：図4）の規定による公費負担を申請する場合に提出する．後者では3ヵ月以内に撮影した胸部X線写真とあわせて保健所に提出する．

第13号様式(第14条関係)

(表)

医療費公費負担申請書

年　　月　　日

　　　　殿

感染症の予防及び感染症の患者に対する医療に関する法律第37条第1項の規定により
医療費の公費負担を申請します。

申請者氏名
(自署又は記名押印)

患者との関係

申請者個人番号 ☐☐☐☐☐☐☐☐☐☐☐☐

(申請者が患者本人である場合は，下記の「患者の個人番号」欄へ記入)

申請者住所

患者氏名		性別		生年月日		年　　月　　日	
住　　所							
保険者等の種別	社保(本人・家族)　国保(一般・退職本人・退職家族)　後期高齢 生保(保護受給中・保護申請中)　その他(　　　　　)						
入院勧告等を受けた日		年　　月　　日					
患者の個人番号	☐☐☐☐☐☐☐☐☐☐☐☐						

(注1)　感染症の予防及び感染症の患者に対する医療に関する法律第37条の2に規定する結核に係る一般医療費公費負担申請については，第13号様式の3を使用すること。

(注2)　患者の配偶者及び民法第877条第1項に規定する扶養義務者の個人番号は(裏)に記載し，書ききれない場合は別葉によること。

(日本工業規格A列4番)

図3　医療費公費負担申請書(入院勧告)

(裏)

氏　　名	患者との関係	個　人　番　号

C　本人，家族への説明

　結核患者の治療を行うにあたっては，患者の人権を尊重するとともに，患者の十分な理解と協力を得る必要がある．そのために，「結核医療の基準」では「結核医療を行うに当たっては，患者の社会的状況を十分考慮するとともに，確実な服薬を含めた療養方法および他者への感染防止の重要性について理解を得るよう患者に対して十分な説明を行う」という記載が加えられた．

　患者へは以下の点を十分に説明し，理解を求める．

①結核は空気感染により他の人へ感染を拡げる．喀痰塗抹検査で陽性の場合はそのリスクが非常に高いので，入院治療を受けることになる．

②結核の治療が順調に進めば，喀痰塗抹検査は2週間〜1ヵ月で陰性化するので，その間は入院となる．しかし，順調に治療が進む条件としては，結核菌が耐性菌でないこと，副作用が起こらないこと，他の合併症が起こらないことなどがある．

③治療が順調にいっても，決められた期間(6ヵ月ないし9ヵ月間)は決められた量の抗結核薬を継続しなければならない．不規則な内服あるいは中断は，再発を起こす可能性があり，耐性菌を生じることもある．

4. 結核の診断がついたらどうするか　**45**

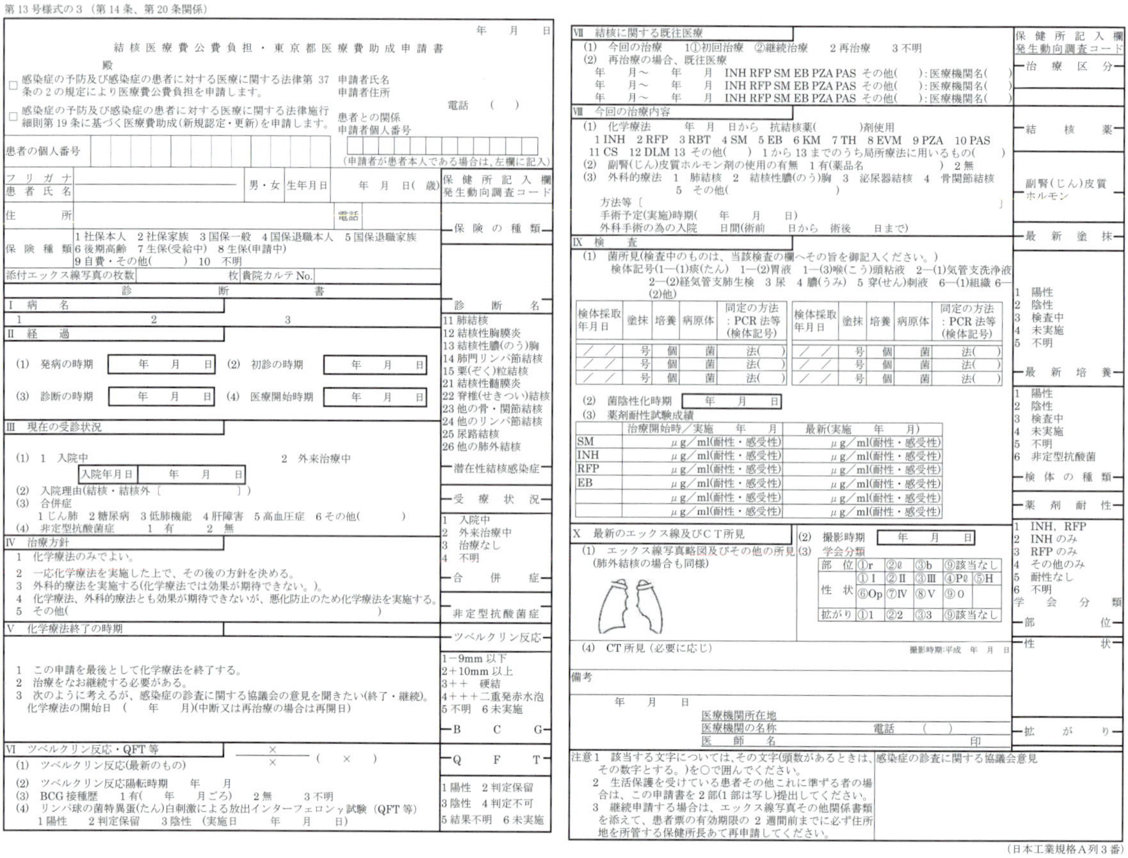
第13号様式の3（第14条、第20条関係）

年　月　日

結核医療費公費負担・東京都医療費助成申請書

殿

□ 感染症の予防及び感染症の患者に対する医療に関する法律第37条の2の規定により医療費公費負担を申請します。

□ 感染症の予防及び感染症の患者に対する医療に関する法律施行細則第19条に基づく医療費助成（新規認定・更新）を申請します。

申請者氏名
申請者住所
電話（　）
患者との関係
申請者個人番号
（申請者が患者本人である場合は、左欄に記入）

患者の個人番号

フリガナ
患者氏名　男・女　生年月日　年　月　日（　歳）

住所　電話

保険種類　1 社保本人　2 社保家族　3 国保一般　4 国保退職本人　5 国保退職家族　6 後期高齢　7 生保(受給中)　8 生保(申請中)　9 自費・その他(　)　10 不明

添付エックス線写真の枚数　枚　貴院カルテNo.

診断書

I 病名
1　2　3

II 経過
(1) 発病の時期　年　月　日　(2) 初診の時期　年　月　日
(3) 診断の時期　年　月　日　(4) 医療開始時期　年　月　日

III 現在の受診状況
(1) 1 入院中　2 外来治療中
入院年月日　年　月　日
(2) 入院理由(結核・結核外〔　〕)
(3) 合併症
1 じん肺　2 糖尿病　3 低肺機能　4 肝障害　5 高血圧症　6 その他(　)
(4) 非定型抗酸菌症　1 有　2 無

IV 治療方針
1 化学療法のみでよい。
2 一応化学療法を実施した上で、その後の方針を決める。
3 外科的療法を実施する(化学療法では効果が期待できない。)。
4 化学療法、外科的療法とも効果が期待できないが、悪化防止のため化学療法を実施する。
5 その他(　)

V 化学療法終了の時期
1 この申請を最後として化学療法を終了する。
2 治療をなお継続する必要がある。
3 次のように考えるが、感染症の診査に関する協議会の意見を聞きたい(終了・継続)。
化学療法の開始日（　年　月)(中断又は再治療の場合は再開日)

VI ツベルクリン反応・QFT等
(1) ツベルクリン反応(最新のもの)　×/×（×）
(2) ツベルクリン反応陽転時期　年　月
(3) BCG接種歴　1 有(　年　月ごろ)　2 無　3 不明
(4) リンパ球の菌特異蛋(たん)白刺激による放出インターフェロンγ試験（QFT等）
1 陽性　2 判定保留　3 陰性（実施日　年　月　日)

保健所記入欄
発生動向調査コード
保険の種類
診断名
11 肺結核
12 結核性胸膜炎
13 結核性膿(のう)胸
14 肺門リンパ節結核
15 粟(ぞく)粒結核
21 結核性髄膜炎
22 脊椎(せきつい)結核
23 他の骨・関節結核
24 他のリンパ節結核
25 尿路結核
26 他の肺外結核
潜在性結核感染症
受療状況
1 入院中
2 外来治療中
3 治療なし
4 不明
合併症
非定型抗酸菌症
ツベルクリン反応
1－9mm以下
2＋10mm以上
3＋＋ 硬結
4＋＋＋二重発赤水泡
5 不明　6 未実施
B　C　G
Q　F　T
1 陽性　2 判定保留
3 陰性　4 判定不可
5 結果不明　6 未実施

VII 結核に関する既往医療
(1) 今回の治療　1①初回治療　②継続治療　2 再治療　3 不明
(2) 再治療の場合、既往医療
年　月～　年　月　INH RFP SM EB PZA PAS その他(　):医療機関名(　)
年　月～　年　月　INH RFP SM EB PZA PAS その他(　):医療機関名(　)
年　月～　年　月　INH RFP SM EB PZA PAS その他(　):医療機関名(　)

VIII 今回の治療内容
(1) 化学療法　年　月　日から　抗結核薬(　)剤使用
1 INH　2 RFP　3 RBT　4 SM　5 EB　6 KM　7 TH　8 EVM　9 PZA　10 PAS　11 CS　12 DLM　13 その他(　)　1から13までのうち局所療法に用いるもの(　)
(2) 副腎(じん)皮質ホルモン剤の使用の有無　1 有(薬品名　)　2 無
(3) 外科的療法　1 肺結核　2 結核性膿(のう)胸　3 泌尿器結核　4 骨関節結核　5 その他(　)
方法等〔　〕
手術予定(実施)時期(　年　月　日)
外科手術の為の入院　日間(術前　日から　術後　日まで)

IX 検査
(1) 菌所見(検査中のものは、当該検査の欄へその旨を御記入ください。)
検体記号(1―(1)痰(たん)　1―(2)胃液　1―(3)喉(こう)頭粘液　2―(1)気管支洗浄液　2―(2)経気管支肺生検　3 尿　4 膿(うみ)　5 穿(せん)刺液　6―(1)組織　6―(2)他)

検体採取年月日	塗抹	培養	病原体	同定の方法：PCR法等(検体記号)	検体採取年月日	塗抹	培養	病原体	同定の方法：PCR法等(検体記号)
／　／	号	個	菌	法(　)	／　／	号	個	菌	法(　)
／　／	号	個	菌	法(　)	／　／	号	個	菌	法(　)
／　／	号	個	菌	法(　)	／　／	号	個	菌	法(　)

(2) 菌陰性化時期　年　月　日
(3) 薬剤耐性試験成績

	治療開始時／実施　年　月	最新(実施　年　月)
SM	μg／ml(耐性・感受性)	μg／ml(耐性・感受性)
INH	μg／ml(耐性・感受性)	μg／ml(耐性・感受性)
RFP	μg／ml(耐性・感受性)	μg／ml(耐性・感受性)
EB	μg／ml(耐性・感受性)	μg／ml(耐性・感受性)
	μg／ml(耐性・感受性)	μg／ml(耐性・感受性)
	μg／ml(耐性・感受性)	μg／ml(耐性・感受性)

X 最新のエックス線及びCT所見
(1) エックス線写真略図及びその他の所見(肺外結核の場合も同様)
(2) 撮影時期　年　月　日
(3) 学会分類

部位	①r	②ℓ	③b	⑨該当なし	
性状	①I	②II	③III	④Pℓ	⑤H
	⑥Op	⑦IV	⑧V	⑨0	
拡がり	①1	②2	③3	⑨該当なし	

(4) CT所見（必要に応じ）　撮影時期:平成　年　月　日

備考

年　月　日
医療機関所在地
医療機関の名称　電話（　）
医師名　印

注意1 該当する文字については、その文字(頭数があるときは、その数字とする。)を○で囲んでください。
2 生活保護を受けている患者その他これに準ずる者の場合は、この申請書を2部(1部は写し)提出してください。
3 継続申請する場合は、エックス線写真その他関係書類を添えて、患者票の有効期限の2週間前までに必ず住所地を所管する保健所長あて再申請してください。

感染症の診査に関する協議会意見

保健所記入欄
発生動向調査コード
治療区分
結核薬
副腎(じん)皮質ホルモン
最新塗抹
1 陽性
2 陰性
3 検査中
4 未実施
5 不明
最新培養
1 陽性
2 陰性
3 検査中
4 未実施
5 不明
6 非定型抗酸菌
検体の種類
薬剤耐性
1 INH, RFP
2 INHのみ
3 RFPのみ
4 その他のみ
5 耐性なし
6 不明
学会分類
部位
性状
拡がり

（日本工業規格A列3番）

図4　医療費公費負担申請書(一般医療)

D　家族，集団感染への対応(「接触者健診の手引き」[1])より)

結核と診断された患者に遭遇した場合は，患者に接していた人々の接触者健診を考慮すべき場合がある．

結核の接触者健診の目的は，結核患者の接触者のなかから潜在性結核感染者を発見し，発病予防のための治療(抗結核薬による予防的治療)により発病を防ぐこと，および接触者のなかから，感染後の結核発病者をできるだけ非感染性の段階で早期発見し治療に導くことである．

接触者健診で，結核患者の感染源が他に存在することが明らかになる場合がある．特に患者が小児および若年者の場合，最近1年以内の接触者から感染を受けて発病した可能性が高く，積極的疫学調査と健診を組み合わせて感染源および感染経路を探求することの意義は大きい．

感染性の結核患者とは(表2)

感染性の結核患者とは，「喀痰などを介して空気中に結核菌を排出していて，他者へ感染させる可能性のある(感染源となりうる)結核症に罹患した患者」と定義できる．感染源となりうる結核症の代表は，「肺結核」(気管・気管支結核を含む)および「喉頭結核」である．

肺結核を合併しない結核性胸膜炎の患者は，基本的に感染性がないまたは低いと考えてよいが，喀痰検査や胸部CT検査などで肺結核の合併が除外されるまでは「感染源になりうる」と考え，肺結核に準じて，原則3回の喀痰検査で感染性の評価を行う必要がある．同様の考え方は，粟粒結核(播種性結核)や他の肺外結核の場合にも適用される．

感染性の結核患者のなかでも，喀痰の塗抹検査

で抗酸菌陽性（核酸増幅法などによる同定検査で結核菌と確認）と判明した結核患者（以下，喀痰塗抹陽性患者）は，排菌量が多いと推定され，感染源となる危険性が高い．

一方，喀痰の塗抹検査が3回とも陰性で，培養検査または核酸増幅法検査で結核菌陽性と判明した患者については，塗抹陽性例と比べて相対的に感染性が低いと推定される．なお，咽頭ぬぐい液，吸引チューブによる吸引痰，胃液または気管支鏡検査で得られた検体を用いた検査結果は，結核の診断の有力な根拠となるが，感染性の評価に有用かどうかについては，根拠となるデータが乏しい．一方，菌所見以外で患者側の感染リスクに関連する因子としては，胸部X線写真上の空洞の有無がある．胸部X線検査で明らかな空洞性病変を認める患者は，それがない患者に比べて感染リスクが高いといわれている．しかし，結核患者の感染性の評価にあたっては，画像所見よりも菌所見を優先すべきなので，3回の喀痰検査が確実に実施され，いずれも塗抹陰性であれば，肺結核患者であったとしても，感染性は高くないと推定される．

結核患者の咳の頻度と激しさから感染リスクを予測することは困難とする報告もあるが，わが国における結核集団感染事件の初発患者の特徴からみると，頻回の咳症状を認める患者は，感染リスクが高いと判断するのが適当と思われる．その他には，結核患者が歌をうたうことや社交性が高いこと，および換気が悪く狭い閉鎖空間での接触なども，感染リスクを高める因子とされている（表2）．

接触者とは

初発患者と同じ空間にいた者を接触者と定義し，感染・発病の危険度に応じて以下のように区分する．

a) ハイリスク接触者

感染した場合に発病リスクが高い，または重症型結核が発症しやすい接触者．
①乳幼児（特にBCG接種歴のない乳幼児）．
②免疫不全（HIV感染など），治療管理不良の糖尿病患者，免疫抑制薬やステロイド薬などの結核発病のリスクを高める薬剤治療を受けている者，臓器移植者，人工透析患者など．

b) 濃厚接触者

結核感染の受けやすさは，結核菌（飛沫核）の曝露の濃厚度，頻度および期間による．したがって，初発患者が感染性であったと思われる時期（感染性期間）に濃密な，高頻度の，または長期間の接触があった者を「濃厚接触者」と定義する．たとえば，以下の者がこれに該当する．
①患者の同居家族，あるいは生活や仕事で毎日のように部屋を共有していた者．
②患者と同じ車に週に数回以上同乗していた者．
③換気の乏しい狭隘な空間を共有していた者．
また，感染リスクの高い接触者という意味では，次のような者も濃厚接触者に含めるべきである．
④結核菌飛沫核を吸引しやすい医療行為（感染結核患者に対する不十分な感染防護下での気管支鏡検査，呼吸機能検査，痰の吸引，解剖，結核菌検査など）に従事した者．
⑤集団生活施設の入所者（免疫の低下した高齢者

表2 感染性に関連する結核患者の特徴と感染リスクを増大させる行為

感染性を考慮すべき患者の特徴		リスクを増大する行為・環境など
診断名 （罹患部位）	肺結核，喉頭結核 （結核性胸膜炎，粟粒結核）*	・激しい咳，頻回の咳 ・歌をうたうこと ・社交性，社会活動性が高いこと ・換気率が低く，狭隘な閉鎖空間での接触 ・適切な換気システムのない部屋での咳を誘発する 　（医療行為や気管支内視鏡検査，喀痰吸引など）
菌検査	喀痰塗抹陽性例は，陰性例（培養陽性例） に比べて感染リスクが高い	
X線検査	胸部X線写真上に空洞性病変あり	

*：肺実質病変を伴い，喀痰検査で結核菌が検出された場合（小児ではまれ）

［文献1をもとに作成］

4．結核の診断がついたらどうするか　**47**

が多く入所する施設，あるいは刑務所などで感染性結核患者が発生した場合）．

「長期間」に関する明確な基準はないが，目安として初発患者が感染性と推定される期間中に通算8時間以上の接触歴があった者を濃厚接触者とみなすのも1つの方法である．これは，WHOの「航空機旅行における結核対策ガイドライン」[2]において，狭い航空機客室での長時間の旅行（通算8時間以上）に感染性結核患者が同乗していた場合は，結核の感染リスク増大の原因となる可能性があるとして，接触者追跡の方法や手続きなどを勧告していることを参考としたものである．

c）非濃厚（通常）接触者

濃厚接触者ほどではないが，接触のあった者（数回，初発患者を訪ねていた，週に1回程度，短い時間会っていた，など）．

d）非接触者

初発患者と同じ空間を共有していことが確認できない者（原則として，接触者健診の対象外）．

感染性期間とは（表3）

初発患者が接触者に結核を感染させる可能性のある期間を感染性期間と呼ぶ．

初発患者の結核の診断からさかのぼって，いつまでを感染性期間とするかが，しばしば問題となる．しかし，実際には感染性期間の始期を正確に判断することは困難であり，患者の症状出現時期や検査履歴などから推測するしかない．

米国CDCのガイドライン[3]では，基本的に結核診断日の3ヵ月前からを感染性期間とすることが勧められている．わが国では，感染症法に基づき「結核にかかっていると疑うに足りる正当な理由のある者」に対して，知事らが接触者健診を勧告（従わなければ強制措置可能）するという人権制限的な制度があること，および感染・発病リスクの高い集団を優先して段階的に接触者健診をすすめる場合の最初の優先集団を決定しなければならないことより，症状出現時点や感染性結核を疑う所見の出現時期を感染性期間の始期としてきた．

しかし，これまでの方法では感染期間の推定のむずかしい事例が増えていることから，推定方法が一部修正された．具体的には，喀痰塗抹陽性（または胸部X線検査で空洞あり）の患者については，過去のX線所見や菌検査所見などをさかのぼって分析することにより感染性期間の始期の推定が可能である場合を除いて，基本的に「結核診断日の3ヵ月前，または初診時の胸部X線検査ですでに空洞所見を認めた例では初診日の3ヵ月前」を始期とすることが望ましいとされた（表3）．

刑務所などの結核ハイリスク施設において結核患者が発生した場合には，安全をみて，診断または症状出現の3ヵ月前まで感染性期間を遡及してもよい．

接触者健診の実施

初発結核患者の感染性を評価し，接触者健診実施の必要性を決めていく（図5）．肺結核患者では3回の喀痰検査のなかで1回でも塗抹陽性の場合は「高感染性」と判断する．初発患者の感染性だけでなく，接触者側の接触度，発病リスクの評価を行って，健診の優先度を決定する（表4）．接触者健診は，優先度の高い対象集団から開始し，その集団に感染者が存在した場合は優先度の低い対象集団へ拡げる．すなわち「同心円状」に対象者を拡大する方法をとる．

a）感染の有無を調べる（IGRAとツ反）

これまでツ反を行うとされてきた状況では，ツ反に代わってIGRAを行うことが望ましいとされている[4]．

感染曝露後IGRAが陽転するまでの期間については2～3ヵ月と考えるのが合理的であるといわれている．すでに二次患者が発生しているような場合，対象者が免疫抑制状態にある場合は初発患者発生直後でもIGRAを行い，陰性であればその2～3ヵ月後に再検する．

陽性の場合，結核発病の精査を行い，発病が否定されれば潜在性結核感染の治療を行う．陰性であれば，その後の追跡は原則として不要である．ただし，陰性であっても潜在性結核感染の可能性が大きい場合（所属集団の陽性率が高いなど，すでに多くの二次発病患者がある場合）は経過観察をしてもよい．成人では陽性でも最近の感染とはいえない可能性があり，解釈は慎重に行う．

b）胸部X線検査

結核を発病した場合，胸部X線写真で異常陰影が認められるのは，BCG既接種者では感染後4ヵ

表3 初発患者の特徴による結核の感染性期間の始期の推定

患者の特徴		「感染性期間の始期」に関する基本的な考え方
咳などの結核症状	喀痰塗抹胸部X線の空洞	
あり	塗抹(−)[*1]かつ空洞(−)	①最初の症状出現時点を始期とする ②以前から慢性的な咳があるなど，結核の症状出現時期の特定が困難な事例では，診断の3ヵ月前を始期とする
あり	塗抹(＋)または空洞(＋)	①結核診断日の3ヵ月前，または初診時の胸部X線検査ですでに空洞所見を認めた例では初診日の3ヵ月前[*2] ②症状出現から診断までの気管3ヵ月以上の場合は，症状出現時点を始期とする[*2] ただし，過去のX線検査所見や菌検査所見などをさかのぼって分析した結果，排菌開始時期の推定が可能な場合は，その時期を始期とする[*3]
なしまたは不明	塗抹(＋)または空洞(＋)	結核診断日の3ヵ月前，または初診時の胸部X線検査ですでに空洞所見を認めた例では初診日の3ヵ月前[*2] ただし，過去のX線検査所見や菌検査所見などをさかのぼって分析した結果，排菌開始時期の推定が可能な場合は，その時期を始期とする[*3]

[*1]：喀痰塗抹(−)は，「塗抹陰性・培養陽性」の場合をさす．これに該当する事例は，塗抹陽性例に比べて感染性が低いものの，接触者健診の発端患者という意味では積極的疫学調査の対象であり，感染性期間の始期の推定が必要である．
[*2]：患者登録直後の(第一同心円の)接触者健診により新たな結核患者(発病者)が発見された場合は，感染から発病までの期間(集団感染事例の観察では，感染源患者の症状出現から7〜8ヵ月後の発病例がもっとも多い)も考慮して，感染性期間の始期を遡及する．
[*3]：過去のX線検査所見や菌検査所見の状況により，感染性期間の遡及が3ヵ月間よりも短くなることもあれば，それより長くなることもある．たとえば，「診断時は吸引痰の塗抹(1+)で非空洞型(例：rⅢ1)であったが，1ヵ月前の吸引痰の塗抹検査では陰性で，咳症状は2ヵ月前から出現」といった例では，診断日の2ヵ月前を感染性期間の始期と考える．一方，「診断時の喀痰検査が塗抹(3+)で，6ヵ月前の胸部X線を再読影した結果，感染性肺結核を疑う陰影を認めた」といった例では，感染性期間の始期を診断日の少なくとも6ヵ月前まで遡及する．

［文献1より引用］

月以降が大部分である．BCG未接種者では感染の2ヵ月後に陰影を認められることがあり，免疫不全患者ではさらに早いことがある．

このため，特に最優先接触者に対しては，初発患者の登録直後(または2〜3ヵ月後)の健診時から，IGRA陽性者などを対象に胸部X線検査を実施する．ただし，接触者健診の対象者に咳症状を認めた場合，対象者が中高齢者でIGRAを実施しない場合，あるいは初発患者の登録時点で他の発病患者の存在が心配される集団などに対しては，IGRAと連動させずに登録直後に胸部X線検査を実施してもよい．

結核の発症は，感染後1年以内であることが多く，約8割は2年以内である[5]．したがって，登録直後(または2〜3ヵ月後)の健診結果に基づいて経過観察が必要と判断された者に対しては，初発患者との最終接触から6ヵ月ごとに2年間の胸部X線検査による経過観察が望ましい．

結核未感染と判断された者には，経過観察目的の胸部X線検査は原則として不要であるが，有症状時の早期医療機関受診を勧奨しておく必要がある．

c）喀痰の抗酸菌検査

咳や痰などの呼吸器症状を認める者には，胸部X線検査とともに喀痰の塗抹・培養検査を行う．胸部X線検査で結核を疑わせる陰影を認めた場合には，当然，喀痰検査を行う．

潜在性結核感染症については，別項(第Ⅰ章-5-E)を参照されたい．

1) 石川信克(研究代表者)：感染症法に基づく結核の接触者健康診断の手引き，改訂第5版，厚生労働科学研究(新型インフルエンザ新興・再興感染症研究事業)「地域における効果的な結核対策の強化に関する研究」，2014
2) World Health Organization：Tuberculosis and air

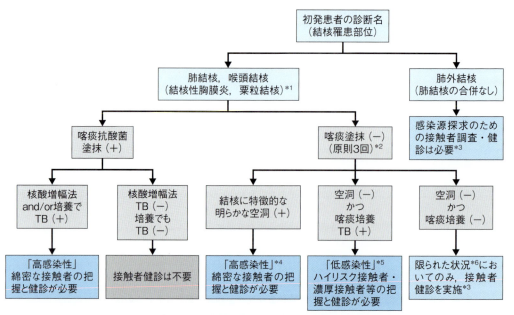

図5 結核患者の感染性の評価に基づく接触者健診実施の必要性（基本）

*[1]：肺実質病変を伴い，喀痰検査で結核菌が検出された場合（小児ではまれ）
*[2]：3回行われていない場合には，喀痰検査の追加依頼などを含めて，慎重に対応する
*[3]：当該患者からの感染拡大を想定した接触者健診は不要であるが，特に若年患者では，その感染源の探求を目的とした接触者調査と健診が必要
*[4]：連続検痰の結果がすべて塗抹陰性（核酸増幅法検査でも陰性）で，培養検査でもすべて陰性と判明した場合には，「高感染性」の評価を撤回してよい．核酸増幅法検査または培養検査で「非結核性抗酸菌」による病変と判明した場合は「接触者健診は不要」と判断する
*[5]：喀痰塗抹陽性例（高感染性）に比べて相対的に感染性が低いという意味．喀痰塗抹（−）でも，その核酸増幅法検査でTB（＋）の場合は，塗抹（−）培養（＋）と同様に，「低感染性」とみなしてよい．
*[6]：たとえば，接触者の中に乳幼児（特にBCG接種歴なし）や免疫低下者などがいた場合

［文献1より引用］

表4 接触者健診の優先度

初発患者の「感染性の高さ」と「接触者の感染・発病リスク」の組み合わせ
1. 初発患者が高感染性の場合
   a. 最優先接触者：同居者，乳幼児，ハイリスク者，濃厚接触者
   b. 優先接触者：最優先接触者以外で，小中学生，ディンジャーグループ（教職員，保育士，医師，看護師など）
   c. 低優先接触者：上記以外の接触者
2. 初発患者が低感染性の場合
   a. 最優先接触者：同居者，乳幼児，ハイリスク者
   b. 優先接触者：その他の濃厚接触者
   c. 低優先接触者：上記以外の接触者

travel：guidelines for prevention and control, 2nd ed., 2006
3) Centers for Disease Control and Prevention：Guidelines for the investigation of contacts of persons with infectious tuberculosis；recommendations from the National Tuberculosis Controllers Association and CDC. MMWR Recomm Rep **54**：1-47, 2005
4) 日本結核病学会予防委員会：インターフェロンγ遊離試験使用指針．結核 **89**：717-725, 2014
5) Sutherland I：The ten-year incidence of clinical tuberculosis following "conversion" in 2550 individuals aged 14 to 19 years. TSRU Progress Report. KNCV Tuberculosis Foundation, Hague, 1968

TEA BREAK
国療化研と砂原先生

砂原茂一先生（以下，砂原）は，1908年に三重県に生まれ，1944年に傷痍軍人東京療養所長，1947年に国立東京療養所長，1962年に国立療養所東京病院長に就任し，1978年に同院を退官，1988年に80歳で逝去された．砂原は精力的に進めた結核病学分野の業績のほかに，臨床薬理学分野，リハビリテーション分野でも功績を残した．

わが国の戦後における結核治療の変遷

20世紀の結核死亡率（人口10万対）の推移をみると，1908年206.1，1943年235.3，1947年187.2，1962年29.3，1978年7.2，1988年3.2と，この間に大幅な低下がみられた．一方，結核罹患率は全結核，活動性肺結核の順に，1962年403.2，356.6，1978年70.0，62.5，1988年44.3，40.7であった．ちなみに最新の2017年は，13.3，10.3（死亡率1.8）で，近い将来，日本は結核低まん延国に入るであろう[1]．

このように，戦後のわが国における結核の死亡率および罹患率の低下は著しい療法開始前は大気，安静，栄養の3要素が治療の支柱の時代で，その後に人工気胸術が盛んに実施された．化学療法薬は1944年のSM（S）に始まり，1946年PAS（P），1951年VM，1952年INH（H），同年PZA（Z），1955年CS，1956年TH，1957年KM（K），1951年EB（E），1962年CPM，1966年RFP（R），1968年EVMと相次いで開発された．治療法としてはSとPの併用療法の確立，これに強力な殺菌作用をもつHを加えて初回治療の3者併用療法が確立した．初回治療失敗時，二次薬の併用療法が行われ，胸郭成形術，肺切除術などの外科療法が化学療法の補強として実施された．しかし，Rの登場そしてHRを主軸とした6ヵ月の初期強化療法は，これまでの長期療法（しばしば長期入院）という日本の結核の治療を劇的に変えてしまった．日本の結核医療基準の歴史は，1952年のSPないしH単独療法に始まり，1963年のSHPの3剤併用を原則とした長期使用，一次薬と二次薬の分類，1971年のR採用とこれに続く1986年のHRを主軸とする6～12ヵ月療法，さらに1996年2HRZE（またはS）/4HR（E）の標準治療法の確立

と変遷・進化を遂げた．

国療化研と臨床研究

薬が効くかどうかの判定には，臨床対照実験しかない．1947年にBMRCは安静療法対SMの40日療法という，世界初の対照実験を実施した．1957年に砂原は全国の181の国立療養所を組織して国立療養所化学療法研究班（以下，国療化研）を誕生させ，初回治療，再治療例を対象とした本邦で初めての無作為割り付けによる結核化学療法の比較試験を開始した．

国療化研の主な内容は以下のとおりである[2]．すなわち，1次研究では，① S間欠＋P，② H間欠＋P，③ H毎日＋P，④ H間欠3者，⑤ H毎日3者の5種類の治療法を比較した．その後，国療化研は毎年新しい研究課題に取り組み，1975年（17次）までに治療方式は延べ85，症例数は8,000にのぼった．初期はSHP一次薬治療評価，その後は二次薬の位置付けと治療成績向上の試み（増量，多剤併用，化療方式切り替えなど）を行い，その後，強化療法（治療期間短縮）と間欠療法（主に経済性）を取りあげた．Rの登場後は，初回治療においてSHRおよびHPRがSHPより優れていること，再治療例での治療効果についてはRE＞RT＞ETの傾向があること，S，H，K耐性でも肺切除例で術後合併症が減少すること，などである．

1974年のBMRCの短期療法の報告を踏まえて，国療化研は1975年にSHRによる初回短期強力化学療法を実施した．治療法式は3SHR/S2HR（治療期間は培養陰性化後6ヵ月まで）である（19次・20次A研究[3]）151例が分析対象となり，治療期間は6～11ヵ月95％が8ヵ月以内で，治療後の培養陰性化率は2ヵ月後76％，3ヵ月後97％であった．治療終了後3年の観察で4例が再排菌し（再排菌率2.6％），1例がH不完全耐性であった．これらの臨床研究は内外で高く評価されたが，砂原はそのおおいなる牽引者であった．彼は，HRを主軸とする初回治療の成果をみて，結核から脳血管障害者のリハビリテーションへと方向を転換したようである．

なお，詳細は書籍『えごの実：砂原茂一先生自伝・遺稿集』，『ある病気の運命：結核との闘いから何を学ぶか』(東京大学出版会)を参照されたい．

1) 結核予防会(編)：結核の統計2018，結核予防会，東京，p.25，27，2018

2) 厚生省国療化学療法共同研究班：結核化学療法の対照試験，1970
3) 国立療養所化学療法研究会：肺結核の短期化学療法の評価(第1報)，(菌陰性化後6ヵ月治療の試み)—国療化研第19次・20次A研究—．結核 **54**：51-61，1979

5

結核の治療の基本

A　標準的な治療

結核の治療においては，患者個人の治癒と，そのことによる他者への結核菌の感染・伝播の防止の両方が重要である．結核の治療がうまくいけば，患者個人と社会全体の双方に利益をもたらすことになる．

結核は標準的治療法が厳密に定められ，世界的に受け入れられている数少ない疾患の1つである．多くの無作為化比較試験が行われ，現行のいわゆる短期化学療法が確立された[1]．米国などの結核罹患率が低い先進国では，専門家によって治療ガイドラインがつくられている[2]．わが国でも日本結核病学会治療委員会による提言に基づいて，厚生労働省が「結核医療の基準」を定めている．一方，世界保健機構（WHO）や国際結核・肺疾患対策連合（the International Union against Tuberculosis and Lung Diseases：the Union）は，結核高まん延地域である開発途上国を対象とした勧告を行っている[3]．といっても，先進国でも途上国でも結核標準治療の原則は共通で，以下のとおりである．

● 結核治療の原則

① 感受性のある薬剤を複数個（3剤以上）使用すること．
② 結核を治癒させるのに十分な期間にわたって治療を継続すること．
③ 患者が規則正しく服薬すること．

現代の結核薬物治療は1944年におけるstreptomycin（SM）の導入から始まった．この薬剤は最初の有効な抗結核薬で，単剤投与によって臨床症状や細菌学的所見の改善が得られた．しかし，単剤投与の継続で薬剤耐性菌の出現とそれに伴う再然・再増悪をきたすことも明らかとなった．同様の現象は，最も強力な抗結核薬であるisonia-

zid（INH）でもみられた[4]．その後，SM，para-aminosalicylic acid（PAS），INHによる併用化学療法の動物実験，臨床試験が行われた結果，耐性菌の出現を防ぐためには感受性がある薬剤を少なくとも2種類組み合わせて治療しなければならないという，第一の結核治療原則が見いだされた．

第二の治療原則は，結核の化学療法は臨床症状が改善した後にもかなり長い間継続しなければならないということである．体内の結核菌のなかには代謝活動が低下したいわゆる「持続生残菌」（persister）が少数存在しており，それを根絶するには長期間の服薬が必要である．早めに中断すると数ヵ月後ないし数年後に再発する恐れがある．従来の標準治療であったSM，PAS，INHによる3剤併用化学療法では18～24ヵ月の治療が必要とされていたが，rifampicin（RFP）の導入で9ヵ月へと，さらにpyrazinamide（PZA）の追加によって6ヵ月まで治療期間を短縮できた[1]．しかし，現在使用可能な抗結核薬の組み合わせでは，6ヵ月よりも短縮することには失敗している[5]．患者の服薬アドヒアランスを上げるためには治療期間が短いのに越したことはなく，新薬の開発を含めた新たな治療レジメンの開発が望まれる．

第三の原則は薬剤を結核患者が規則正しく服薬することで，この点については，「D.　治療継続とDOTS」において詳述する．

このような結核の併用化学療法における各薬剤の働きを考えるうえで，Mitchisonによる抗結核薬の薬効分類が役立つ[6]．それは，① 薬剤耐性結核の防止，② 早期殺菌作用（early bactericidal activity：EBA），③ 滅菌作用（sterilizing activity）の3種類の作用である．

5.　結核の治療の基本　**53**

a）薬剤耐性結核の防止

結核菌における薬剤耐性の出現は，プラスミドなどによる耐性遺伝子伝播によるものではなく，ゲノム遺伝子の突然変異によるものである．それぞれの薬剤に対して，ある確率（約10^{-6}〜10^{-8}）で耐性クローンが出現するので，薬剤を単剤投与すると耐性クローンを選択することになり，耐性結核が出現する．ゆえに併用化学療法が必要となる．

抗結核薬の耐性結核出現防止作用とは，多剤併用化学療法において，併用薬に対する耐性菌の出現を防ぐ作用のことをさす．これは抗結核薬の重要な作用の1つで，この能力は抗結核薬によってさまざまであるが，一般に後述する殺菌作用に優れる薬剤はこの作用が強いと考えられる．INHやRFPがこれに当てはまる．

b）早期殺菌作用（EBA）

治療初期に菌量減少をもたらす作用である．主に空洞などの結核病巣において活発に分裂増殖している菌を殺す作用と考えられる．抗結核薬のEBAは動物実験や臨床試験で測定される．喀痰塗抹陽性肺結核患者に対する臨床試験では治療初期に連続して喀痰を採取し，生菌数（colony forming units：CFUs）の減少速度を調べる．EBAが高い薬剤は臨床症状の速やかな改善，感染性の低下，耐性菌出現リスクの低下をもたらす．臨床試験の結果によると，EBAが最も高い薬剤はINHで，ある試験では投与開始後2日間で排菌数が約30分の1に減少したと報告されている．これに次ぐのはフルオロキノロンであった[7]．

c）滅菌作用（sterilizing activity）

結核病巣において，できるだけ速く菌を根絶ないしほぼ根絶する能力をさす．治療後期において，菌は徐々に殺菌されるが，滅菌作用の強さは，最後まで生き残るわずかな菌（持続生残菌）が除去される速度によって決まる．この作用が強い薬剤は治療終了後の再発率を低下させる．滅菌作用に優れるRFPとPZAが治療に組み入れられてから，6ヵ月間の治療で再発を防止できるようになった．両薬の高い滅菌作用は，乾酪壊死組織など通常は薬剤が到達しにくい病巣への浸透作用によるとの説が提唱されている[8]．滅菌作用は治療期間の短縮につながるので，現在では抗結核薬の作用のなかでも最も重要なものと考えられており，新薬の開発においても滅菌作用が強い薬剤が目標の1つとなっている．前述のようにRFPとPZAはこの作用が強い薬剤の代表である．

結核の標準治療は，初期強化療法期と維持期の2つの期間に分けられる．

① 初期強化療法期：殺菌作用を有する抗菌薬を組み合わせて投与し，増殖期にある菌を速やかに殺菌し，薬剤耐性の出現を防止することが目標．この目的に適した殺菌力のある薬剤は，INH，RFPである．さらに，PZAをこの期間に追加することで治療期間を9ヵ月から6ヵ月へ短縮できる．また，EBやSMはINHやRFPに対して耐性のクローンを除去するために使用される．

② 維持期：増殖速度が遅い持続生残菌の殺菌が目標．RFPとINHの2薬剤が使われる．

標準治療法

2008年4月に日本結核病学会治療委員会が結核医療基準の見直しを提言し[9]，2009年2月に「結核医療の基準」が全面改正された（平成21年度厚生労働省告示第16号）．その後，同委員会の提言[10, 11]に基づいて2014年と2016年に「結核医療の基準」が改正され，さらに，2018年1月には同委員会によって「『結核医療の基準』の改定—2018年」と題する見解が発表された[12]．

耐性結核が感染源であると想定される場合を除くと，初回治療においては，前述の「結核治療の原則」に基づく多剤併用短期化学療法が標準治療となる（表1）．

初期強化期にはINH，RFP，PZAにEB（またはSM）を加えた4剤で2ヵ月間治療を行う．維持期はRFP＋INHを4ヵ月継続し，全治療期間を6ヵ月（180日）とする．薬剤は1日1回を原則とする．用量は表2に示すとおりである．

a）治療開始時の薬剤選択について

RFPが使用できない場合にはrifabutin（RBT）で代用できる．また，EBとSMの選択については以下の事柄を念頭に置く．

① 抗菌力はSMのほうが勝るが，日本における薬剤耐性率はSMのほうがより高い（結核療法研究協議会による2007年調査[13]によれば，未治

54 I．肺結核症

表1　初回標準治療例の標準的治療法

原則として RFP, INH, PZA を用いた下記の治療を行う.

RFP+INH+PZA に EB（または SM）の4剤併用で初期強化期2ヵ月間治療後，維持期には RFP+INH を4ヵ月継続し，全治療期間を6ヵ月（180日）とする.

なお，下記条件がある場合には維持期を3ヵ月延長し，維持期を7ヵ月，全治療期間を9ヵ月（270日）とすることができる.

(1) 結核再治療例

(2) 治療開始時結核が重症：有空洞（特に広範空洞型）例，粟粒結核，結核性髄膜炎

(3) 排菌陰性化遅延：初期2ヵ月の治療後も培養陽性

(4) 免疫低下を伴う合併症：HIV 感染，糖尿病，塵肺，関節リウマチ等の自己免疫疾患など

(5) 免疫抑制剤等の使用：副腎皮質ステロイド剤，その他の免疫抑制剤

(6) その他：骨関節結核で病巣の改善が遅延している場合など

［日本結核病学会治療委員会：「結核医療の基準」の改訂—2018年．結核 **93**：61-68，2018 より許諾を得て転載］

療例では耐性率が SM 5.6％，EB 1.3％，既治療例では SM 12.3％，EB 2.6％）．特に，INH と SM の双方に耐性である例は0.6％と少数ではあるが，その他の薬剤の組み合わせに対する耐性よりは数倍多いことにも留意すべきだろう.

② 腎機能低下がある場合には SM の使用は避ける（ただし，血液透析下で腎機能の低下に配慮する必要がない場合は使用可能）.

③ 聴力低下がある場合には原則として SM の使用を避ける.

④ 視力障害がある場合には原則として EB の使用を避ける.

⑤ SM は注射薬であるため，週数回の通院を要する.

実際には⑤の理由を考慮して，EB が使用可能ならば通常は EB で開始する.

b) 維持期における EB（または SM）の使用について

上述したように，菌が RFP と INH の双方に感受性がある場合には，原則として維持期に EB（または SM）を使用する必要はない．これらの薬剤の長期間投与では副作用の危険が高まるので，維持期では RFP，INH の両剤に対する感受性が確認されたら EB（または SM）の投与を中止する．培養陽性で感受性検査結果が未着の場合には EB（または SM）を継続するのが安全である．また，排菌陰性で薬剤感受性が不明の場合には，治療開始2ヵ月以降の時点で臨床的改善が認められていれば中止してよい．なお，日本結核病学会の『結核診療ガイド』[14]や，米国の ATS/CDC/IDSA

のガイドライン[2]では初期強化期においても，RFP，INH の双方に感受性があることが判明した時点で EB（または SM）を中止することになっており，これに従ってもよい．また，ATS/CDC/IDSA のガイドラインは治療開始前に，RFP，INH に対して感受性があることがわかっている場合には RFP，INH，PZA の3剤で治療を開始するように勧めている.

c) 治療期間について

標準治療期間は6ヵ月間であるが，表1に示したように，再治療例，有空洞例（特に広汎空洞例）や粟粒結核・結核性髄膜炎，骨関節結核などの重症例，治療開始2ヵ月以降の培養陽性例，免疫低下を伴う合併症（糖尿病・HIV 感染・塵肺症など），免疫抑制薬の使用例（副腎皮質ステロイド薬やその他の免疫抑制薬，抗腫瘍薬など）では再発率が高いので，治療期間を3ヵ月延長してよい．なお，上記の項目のうち複数が当てはまっても，治療延長期間は原則3ヵ月でよい.

d) 間欠療法

間欠療法は海外では広く行われている方法である．特に DOT（直接服薬確認療法）を厳密に行う際に，毎日では手間や費用がかかりすぎるため，間欠療法を行うことが多い．わが国でも，外来治療において直接服薬確認が必要であると判断される例では実施を検討してよいと考えられる.

① 対象の条件：4剤による標準治療を開始して中断なく2ヵ月間の服薬を完了し，RFP，INH の両剤に感受性があることが確認された例を

5. 結核の治療の基本　**55**

表2 抗結核薬の標準投与量と最大量

効力によるグループ化	薬剤名	標準量 (mg/kg/day)	最大量 (mg/body/day)	日本で使用可能な剤形	備考
第一選択薬 (a) 最も強力な抗菌作用を示し，菌の撲滅に必須の薬剤	rifampicin[a] (RFP)	成人10 小児10〜20	600	カプセル	薬物相互作用が強い場合があるので，必要な場合には rifabutin で代える．
	rifabutin[a] (RBT)	5	300	カプセル	rifampicin が使用できない場合に選択できる．
	isoniazid (INH)	成人5 小児10〜20	300 300	錠，散，注射液	間欠療法の際には 10 mg/kg/day，1日最大量 900 mg．
	pyrazinamide (PZA)	25	1500	散	
第一選択薬 (b) 第一選択薬 (a) との併用で効果が期待される薬剤	ethambutol (EB)	15(20)	750(1,000)	錠	初期2ヶ月は 20 m/kg/day としてよいが，3ヵ月目以降も継続する場合には 15 mg/kg/day，最大量 750 mg とする．
	streptomycin[b] (SM)	15	750(1,000)	注射液	初期2ヵ月間は毎日投与してよいが，その場合最大量は 750 mg/day，週3回投与の場合は 1 g/day まで使用してよい．
第二選択薬 第一選択薬に比して抗菌録は劣るが，多剤併用で効果が期待される薬剤	levofloxacin[c] (LVFX)	8	500	錠，細粒，注射液	体重 40 kg 未満では 375 mg とする．多剤耐性結核の治療において必要な場合には適宜増量する[†]．小児・妊婦は禁忌．
	kanamycin[b] (KM)	15	750(1,000)	注射液	初期2ヵ月間は毎日投与してよいが，その場合最大量は 750 mg/day，週3回投与の場合は 1 g/day まで使用してよい．
	ethionamide[b] (TH)	10	600	錠	200 mg から漸増する．
	enviomycin (EVM)	20	1,000	注射液	初期2ヵ月は毎日投与，その後は週2〜3回とする．
	para-aminosalicylic acid (PAS)	200	12,000	顆粒	
	cycloserine (CS)	10	500	カプセル	
多剤耐性結核用薬 使用対象は多剤耐性肺結核のみ	delamanid (DLM)	―	通常量 200	錠	200 mg 分2 朝夕で使用する．
	bedaquiline (BDQ)	―	通常量 400/200	錠	投与開始後 14 日まで毎日 400 mg，投与開始 15 日目以降 200 mg を週3日(48〜72 時間あける)．

表は上から下に優先選択すべき薬剤の順に記載されている．ただし，delamanid と bedaquiline については，優先選択の順位づけはない．本表は結核薬として保険収載されている薬のみを記載したが，WHO ではこのほか，linezolid (LZD) および clofazimine (CFZ) を第二選択薬のなかに記載している．

[a] RFP と RBT は併用できない．RBT は RFP が使用できない場合に選択する．特に HIV 感染者で抗ウイルス薬投与を必要とする場合に RFP は薬物相互作用のために使用できない場合がある．
[b] アミノ配糖体は同時併用できない．抗菌力や交差耐性などから SM → KM → EVM の順に選択する．なお，KM と同等の薬剤として amikacin (AMK) があり結核菌に有効であるが，KM と完全な交差耐性があり，また結核に対する保険適用はない．capreomycin も結核に有効であるが，日本では販売されていない．
[c] LVFX は moxifloxacin (MFLX) と換えることができるが，MFLX は結核に対する保険適用はない．

PZA，EB，LVFX，CS については，腎機能低下時に投与間隔を長くすることを検討する必要がある．
アミノ配糖体は聴力低下があるとき，腎機能低下時にはできるだけ使用を避けるか減量する．ただし，腎透析時には使用できる．
[†] 米国胸部学会の指針では LVFX の用量は，500 mg〜1 g となっていることを参考にして，必要と判断された場合には日本の添付書用量を超えることを了解のうえ使用する．

56 Ⅰ．肺結核症

対象とする．副作用による中断例やHIV感染者では再発率が高いので間欠療法は行えない．

②治療方式：初期2ヵ月4剤の治療終了後，維持期においてRFPとINHの2剤を4ヵ月間，週3回服用する．なお，重症例では，初期強化期の第四の薬剤として，EBよりも抗菌力が強いSMを使用することが望ましい．治療期間は維持期4ヵ月で全治療期間6ヵ月を原則とするが，糖尿病合併例，広汎空洞型などは3ヵ月延長して9ヵ月とする．

③薬剤投与量：初期強化期間は毎日法と同じである．維持期においては，RFPは毎日法と同じ1日投与量，INHについては1回投与量を通常の2倍の10 mg/kg，1日最大量900 mgとする．

④DOTの実施：間欠療法においては，1回でも服薬を怠ると治療失敗につながるので，必ず直接服薬確認を行う．毎回，確認者の面前で服薬しなければならず，電話・FAX・電子メール・SNSでの確認や空包による確認を行ってはならない．服薬確認者は，医師・看護師・保健師・薬剤師など，または訪問看護・訪問介護者，その他のDOTについて訓練されたものなどとする．患者が服薬のために来診しなかった場合にはただちに必要な行動を起こせる体制を整えておく必要がある．

標準治療が行えない場合

薬剤耐性がある場合や合併症または副作用により薬剤が使用できない場合には，治療法を変更する必要がある．

a）RFP，INHが使えない場合

RFP，INHが使用できないのは，薬剤耐性例のほかに，肝硬変や慢性C型肝炎で高度の肝障害がある例や（詳しくは「6．特殊な状態や合併症がある場合の結核の治療」を参照），副作用のために使えない場合である（後記の副作用の項を参照）．これらの場合の治療は後述の耐性結核の治療に準ずる．

b）PZAが使えない場合

PZAを使用できず，RFP，INHは使用できる場合の治療は，従来の治療基準で標準B法として，標準治療の一部とされていたものに当たる．

この場合は，RFP，INHおよびEB（またはSM）の3剤で2ヵ月間の初期強化療法を行い，維持期はRFP，INHの2剤で7ヵ月間治療する．全治療期間は9ヵ月（270日）となる．

PZAを使用できない場合としては，PZA初回耐性例（まれとされる）のほかに，以下のものがある．

①肝硬変または慢性C型肝炎で肝障害がある場合．

②妊婦：わが国では妊婦への投与は禁忌とされている．一方，WHOはPZAの使用を勧めている[3]．また，米国ATS/CDC/IDSAのガイドラインではHIV合併例や重篤例では使用すべきとしている[2]．

③高齢者：80歳以上では肝障害の危険から，PZAを使用しないとする意見もある．

治療の実際

a）治療開始のタイミング

結核と診断されたら，ただちに治療を開始する．結核菌の検出のために最大限の努力をしなければならないが，臨床的に重症の結核が疑われる場合には，細菌学的に証明されていない時点においても速やかに治療を始めるべきである．また，結核が強く疑われる症例で細菌学的証明が得られない場合も同様である．

b）結核治療開始時にチェックすべき事項

結核の治療にあたっては，菌の薬剤感受性を知ることが重要であるが，従来の感受性検査では結果が判明するのに数週間かかることが多く，薬剤耐性遺伝子検査を併用することが望ましい．特にRFPに対する薬剤耐性遺伝子検査は有用である．

治療開始時点において，病変部位，排菌状況（特に喀痰塗抹検査所見），重症度，過去の治療歴（治療の有無と治療内容，服薬状況など）を把握する．問診で，合併症・既往症の有無（糖尿病，肝疾患，腎疾患，精神疾患，アルコール依存症，けいれん性疾患など）や服薬状況（特にRFPと相互作用がある薬剤の有無）などを聞く．検査としては，画像検査（胸部単純X線，胸部CT），血液検査（血算・凝固・生化学・肝炎ウイルス検査・HIV検査など）を行う．EB使用例では眼科的チェックを，SM使用例では聴力検査・平衡機能検査を行う．

5．結核の治療の基本　**57**

肺外結核では，胸部画像で明らかな異常がない場合でも喀痰検査で結核菌陽性となる例が少なくないとされているので[15]，治療開始時には必ず喀痰抗酸菌検査を行う．

c）薬剤処方時の注意点

薬剤の処方量は体重当たりの標準投与量と最大投与量から算出するが，実際にはなるべくカプセルや錠剤のような確実に内服しやすい剤形で処方する．また，年齢や腎機能・肝機能などを考慮して処方量を適宜増減する．特に，高齢者では肝機能・腎機能をはじめとする諸機能の低下がみられることが多く，薬剤投与量の減量も考慮する[16]．

腎機能低下や肝障害がある場合には投与量の減量が必要な場合がある（「6．特殊な状態や合併症がある場合の結核の治療」を参照）．ただし，アルコール性肝障害の場合には通常量の薬剤を投与しても禁酒のみで肝酵素の数値が改善することがしばしばである．栄養不良，アルコール依存症，糖尿病など末梢神経障害の危険があるときにはビタミンB6を併用する．

なお，標準治療でEBが使用できないときには，SMを投与するのが原則であるが，実際には注射薬を外来で継続するのが困難な場合も多く，levofloxacin（LVFX）などのフルオロキノロン系薬剤の内服で代用されることが多い[2]．

d）モニタリング

治療開始後は血液検査（生化学・血算・凝固能など）を定期的に行い，肝障害などの副作用の早期発見に努める．検査は治療開始2ヵ月間は入院中ならば1〜2週に1回行う（PZA内服中は毎週）．外来でもPZA内服中にはできれば毎週，少なくとも2週間に1回は行う．これと同時に，副作用時に起こりうる症状（嘔気・嘔吐，食思不振，発疹，発熱，手足・口唇のしびれ，視力低下，関節痛，眩暈など）を事前に患者に説明しておき，症状出現時には速やかに伝えられるようにする．EB使用中は定期的に眼科的診察を行い，SM使用中には聴力検査・平衡機能検査を1ヵ月ごとに行う．

副作用出現時または副作用が疑われるときの対応については，「C．減感作を含む副作用対策」を参照．安易にRFPやINHを中止せず，可能な限り投与を継続するのが肝心である．

肺結核患者に対する治療効果のモニタリングとして，喀痰抗酸菌検査（塗抹・培養）と胸部X線撮影を定期的に行う．喀痰検査は少なくとも月に1回は行う．培養陰性化するまではより頻回に行ってもよい（2週間に1回程度）．治療開始後2ヵ月の時点での培養陰性化の有無は治療期間にかかわってくるので必ず実施する．通常は喀痰塗抹陰性化の後に培養が陰性化するが，ときには逆になることもある．広汎空洞例の治療中にみられることが多く，死菌の排出を示すものと考えられる．この現象は治療後期にみられることもあり，決して治療の失敗を意味するものではない．PCRなどの核酸増幅法検査は死菌や菌由来の遺残DNAの排出により陽性になりうるので，その結果を治療効果判定に用いてはならない．胸部X線検査は2ヵ月に1回行う．治療終了時には胸部CTも行っておけば，以後の経過観察に役立つ．また，肺外結核の場合は感染部位によっては細菌学的な効果判定がむずかしいこともあり，画像所見によって効果判定を行うことが多い．

> 注）paradoxical reaction（初期悪化）について
> 治療中に既存の結核病巣の悪化や新病巣の出現が一過性にみられることがある．初期悪化またはparadoxical reactionと呼ばれる現象である．結核に対して過剰な炎症反応が起こることによると考えられ，空洞を伴う広汎な病巣や粟粒結核などの菌量が多いと思われる病変がある患者においてリスクが高い．肺野病変や肺外病変のいずれでもみられ，特に中枢神経結核では頻度が高い．治療開始の1〜2ヵ月後に出現することが多いが，肺外結核では出現時期が遅れることもある．paradoxical reactionにおいては，薬剤を変更せずに治療を継続すれば通常は病変の改善が認められるが，中枢神経病変のようにステロイドの投与が必要な場合もある．治療中に病巣の悪化や新病巣の出現がみられたら，paradoxical reactionと真の増悪との鑑別が必要である．可能な限り結核菌検査を行い，菌の陰性化または菌量の減少の有無をみる．

e）治療の継続と終了

結核治療では，服薬の継続が最も重要である．それぞれの患者に対して適切な服薬支援がなされなければならない．入院中にはDOTを行い，外来でも保健所を中心とした支援体制の構築が必要である．詳しくは「D．治療の継続とDOTS」を参

照のこと．治療終了時には喀痰検査で培養陰性を確認する．画像検査も前述のように行う．治療終了後の経過観察は，最初の1年は3ヵ月ごとに，その後は3～6ヵ月ごとに胸部X線撮影を行う．経過観察期間は通常2年間とするが，耐性結核や糖尿病などの合併症がある症例は必要に応じて延長する．

f）治療効果の判定

肺結核患者の治療終了時点での治療成績はWHOの方法に準じて以下のように分類される[3]．

①治癒：治療が完了し，かつ治療完了時を含めて少なくとも2回，結核菌培養陰性が確認されたもの．
②治療完了：治療が完了したが，①の基準を満たさないもの．
③治療失敗：治療期間中の開始後5ヵ月以降の時点で結核菌培養陽性となったもの．
④死亡：治療期間中の死亡．死因を問わない．
⑤脱落：連続2ヵ月以上治療を中断した場合．
⑥転出：治療中に他の医療機関または他の保健所管轄地域へ転出し，治療結果が不明のもの．

① 治癒と② 治療完了をあわせて，治療成功としている．

わが国では高齢者結核が多いので，治療中の死亡率が高いことが特徴である．2015年に治療開始した肺結核患者のうち，死亡者は患者全体の17％にのぼっている[17]．

治療の失敗

薬剤耐性がない肺結核症では，病変が広汎な場合でも標準治療を行えば90～95％の症例で治療開始3ヵ月以内に喀痰への排菌が陰性化するといわれている．この期間内に陰性化しなかった場合には，その原因を探る必要がある．治療へのアドヒアランス不良，薬剤耐性，薬剤の吸収不良，培養検査ミスなどが考えられる．直近の培養陽性菌株について薬剤感受性を再検査する．薬剤感受性遺伝子検査も有用である．

治療失敗は，前述のように，治療期間中の開始後5ヵ月以降の時点で結核菌培養陽性となることと定義されている（米国では4ヵ月以降の時点で陽性と定義される）．治療失敗と判断された場合には，ただちに上に挙げたような原因の有無を調べる必要がある．薬剤感受性検査は第一選択薬と第二選択薬の双方について行う．

薬剤耐性結核治療の詳細については，「7．耐性結核の治療と再治療をどうするか」を参照されたい．

再発

結核の再発とは，培養陰性化して治療終了（治癒）したのちに再び培養陽性化することや，再び活動性結核の臨床像を呈することをさす．高まん延地域では外来性再感染によって見かけ上の再発が起こることもあるが，わが国では以前と同一の菌による再燃が多数を占めているとされる．

再発は，治療中に結核菌の根絶が不十分だったことによると考えられ，広汎な病巣を呈した症例や排菌陰性化が遅れた症例（治療開始後2ヵ月以降に陰性化した症例）に起こりやすい．また，RFPが使われなかった症例でも再発のリスクが高い．

再発が疑われる場合には，診断確定に向けて十分な細菌学的検査を行う．特に薬剤感受性検査が重要で，薬剤感受性遺伝子検査の併用も有用である．再発結核の治療については，「7．耐性結核の治療と再治療をどうするか」を参照されたい．

治療中断

結核治療中にはさまざまな理由で治療中断が起こりうる．たとえば，他疾患の増悪，薬剤に対する副作用，アドヒアランス不良などである．中断した例で，治療を再導入するに際には，中止時点から再開するか，それとも最初からやり直すかを決めなければならない．一般に，中断した時期が早いほど，中断期間が長いほど，その影響が大きくなる．初期強化療法期には菌量が多く，耐性菌出現のリスクも高い．また，中断期間が長ければ菌の再増殖が懸念される．しかし，中断理由や患者の状況は多様なので，治療再導入に関する一定の方式は定められていない．一例として，ATS/CDC/IDSAのガイドライン[2]に記されている方法を表3に示す．東京病院でもこの方法に準ずることが多い．中断期間が長い場合には，治療再開時の細菌学的所見が特に重要で，培養や薬剤感受性試験の結果を参照する．長期の中断後に結核菌培養陽性となった場合には，治療を最初からやり直す．

5．結核の治療の基本 **59**

表3　治療中断時の対処法

治療中断時期	中断内容	対処法
初期強化治療期	中断期間14日未満	治療を継続して予定量を内服完了する（3ヵ月以内に初期強化治療期を完了できる場合）
	中断期間14日以上	治療を最初からやり直す
維持治療期	80％以上内服，治療開始時喀痰塗抹陰性	治療終了可能
	80％以上内服，治療開始時喀痰塗抹陽性	治療を継続して予定量を内服完了する
	80％未満内服，合計中断期間3ヵ月以下	連続中断期間が2ヵ月以下なら，治療継続して予定量を内服完了する
	80％未満内服，合計中断期間3ヵ月以上	治療を最初からやり直す

注）初期強化期は3ヵ月以内，維持期は6ヵ月以内に治療終了できなければ治療を最初からやり直すように米国や欧州では勧められている.

［文献2より和訳］

1) Fox W, et al：Studies on the treatment of tuberculosis undertaken by the British Medical Research Council tuberculosis units, 1946-1986, with relevant subsequent publications. Int J Tuberc Lung Dis **3**：S231-279, 1999
2) Nahid P, et al：Official American Thoracic Society/Centers for Disease Control and Prevention/Infectious Diseases Society of America Clinical Practice Guidelines：Treatment of drug-susceptible tuberculosis. Clin Infect Dis **63**：e147-195, 2016
3) World Health Organization：Treatment of tuberculosis：guidelines, 4th ed., World Health Organization, Genova, p.420, 2010
4) United States Public Health Service Tuberculosis Therapy Trials：long-term consequences of isoniazid alone as initial therapy. Am Rev Respir Dis **82**：824-830, 1960
5) Gillespie SH, et al：Four-month moxifloxacin-based regimens for drug-sensitive tuberculosis. N Engl J Med **371**：1577-1587, 2014
6) Mitchison DA：The action of antituberculosis drugs in short-course chemotherapy. Tubercle **66**：219-225, 1985
7) Diacon AH, Donald PR：The early bactericidal activity of antituberculosis drugs. Expert Rev Anti Infect Ther **12**：223-237, 2014
8) Prideaux B, et al：The association between sterilizing activity and drug distribution into tuberculosis lesions. Nat Med **21**：1223-1227, 2015
9) 日本結核病学会治療委員会：「結核医療の基準」の見直し— 2008年. 結核 **83**：529-535, 2008
10) 日本結核病学会治療委員会：デラマニドの使用について. 結核 **89**：679-682, 2014
11) 日本結核病学会治療委員会：「結核医療の基準」の見直し— 2014年. 結核 **89**：683-690, 2014
12) 日本結核病学会治療委員会：「結核医療の基準」の改訂— 2018年. 結核 **93**：61-68, 2018
13) Tuberculosis Research Committee（RYOKEN）：Nationwide survey of anti-tuberculosis drug resistance in Japan. Int J Tuberc Lung Dis **19**：157-162, 2015
14) 日本結核病学会：標準治療の実際（活動性結核）. 結核診療ガイド，日本結核病学会（編），南江堂，東京，pp.88-95, 2018
15) Parimon T, et al：Unexpected pulmonary involvement in extrapulmonar tuberculosis patients. Chest **134**：589-594, 2008
16) 豊田恵美子ほか：高齢者結核の臨床的検討. 結核 **85**：655-660, 2010
17) 疫学情報センター：結核年報2016 治療・治療成績. http://www.jata.or.jp/rit/ekigaku/toukei/nenpou/（2018年12月11日アクセス）

B　各薬剤の性質と副作用，相互作用

本項では，各抗結核薬の基本的な性質と副作用，相互作用について解説する．抗結核薬がもつべき作用として，① 活発に分裂増殖している菌を速やかに殺菌する作用（早期殺菌作用：EBA），② 代謝活動が低下した持続生残菌を根絶する作用（滅菌作用：sterilizing activity），③ 薬剤耐性菌の出現を防止する作用，の3種類があるが，これらについては「A．標準的な治療」で述べたとおりである．

● rifampicin（RFP）

RFPはリファマイシン系抗菌薬の1つで，抗結核薬の中で最も重要な位置を占めている．

a）作用機序

RFPは菌のRNAポリメラーゼの β サブユニットに結合し，DNA依存性のRNA合成を阻害することによって，その殺菌作用を発揮する．RFPに対する薬剤耐性は，このサブユニットをコードする rpoB 遺伝子の突然変異によるものが大部分で，変異はこの rpoB 遺伝子内のコドン507から533までの81塩基対からなるRFP耐性決定領域（rifampicin resistance-determining region：RRDR）に集中して認められている（RFP耐性菌株の95％以上を占める）．

b）薬物動態

RFPは内服後1.5〜4時間後に血清中濃度がピークに達する．食後に内服すると吸収は遅くなり，血清中濃度のピーク値（Cmax）は20％程度低下する．血中での蛋白結合率は高いが（80〜90％），肺・結核空洞などへの組織移行は良好で，血清中濃度を上回る濃度に達する．しかし，骨膿瘍病巣，膿胸腔や脳脊髄液への移行は不良である．主として，肝で代謝される．胆汁への移行をビリルビンと競合するため，一過性の高ビリルビン血症をきたすことがある．また，RFPには他の薬剤だけでなく自身の代謝を亢進させる作用があるため，内服開始一定期間後にAUC，Cmaxが約20〜40％減少する．

RFPは抗結核薬のなかで，患者ごとの血清中濃度のばらつきが最も大きい薬剤であり，TDM（治療薬物モニタリング）による投与量調節が望ましいとされる．Cmaxの目標値は $8\,\mu g/mL$ 以上とされる[1]．糖尿病，男性，アルコール過飲，栄養不良，HIV感染などがRFPの血清中濃度を下げる要因であると報告されている．

c）臨床効果

RFPの早期殺菌作用はINHの半分程度であるが，本薬剤の有用性はその滅菌作用にあり，6〜9ヵ月の内服で再発を防止することができる．もし，RFPに対する耐性が生じれば，結核治療における重大な障害となる．

耐性菌出現の防止作用に関しては，INHとRFPの2剤併用療法でINHに対する耐性菌の出現率を0.5％に抑えることができたとの報告がある．PZA，EB，SMなどの場合にはINH耐性菌出現率が2〜16％だったとされており，RFPの強力な耐性菌出現防止作用がうかがえる．

d）副作用

① 肝障害：血清中肝逸脱酵素値の軽度上昇はしばしばみられる現象である．薬剤性肝炎への進展はまれであるが，ときに重症化する．アルコールや他の肝細胞障害性薬剤（INH，PZAなど）との併用によって，肝障害のリスクが高くなる．また，胆汁うっ滞型の肝障害もみられる．

② 過敏性反応：まれに過敏性反応が起こり，インフルエンザ様症状（発熱，悪寒戦慄，関節痛，筋肉痛，鼻汁など）や急性腎不全，血小板減少症，DIC，アナフィラキシーショックなどが出現する．間欠療法時や内服中断後の再開時にみられることが多い．重症の過敏性反応では薬剤の再投与は不可である．

③ 皮疹：さまざまな程度の皮疹が認められる．内服継続が可能であることもまれではないが，休薬が必要な場合もある．

④ 胃腸障害：食欲不振，腹部不快感，悪心・嘔吐がしばしばみられる．症状の程度によっては減量や休薬が必要な場合がある．また，下痢が起こることもあり，症状が強いときには

偽膜性腸炎の可能性もある.

⑤血液障害:血小板減少症,好中球減少症,溶血性貧血がときにみられる.重症の血球減少症においては,RFPの再投与は禁忌である.

⑥腎障害:まれに,間質性腎炎や急性尿細管壊死(ATN)を起こすことがある.その際にはRFPの再投与は禁忌である.

⑦中枢神経症状:傾眠,不穏,易疲労感,頭痛,集中力欠如,行動変容などの症状がみられることがある.過量投与の場合に多い.

e)相互作用

RFPにはチトクロームP450 3A4(CYP3A4)をはじめとする肝薬物代謝酵素,P糖蛋白を誘導する作用があり,その結果として,多くの薬剤との相互作用が起こる.ほとんどの場合,その血中濃度を低下させて,それらの薬剤の効果を減弱させることになる.また,有害な代謝産物を増やすことによって薬剤の副作用を増強することもある.INHのhydralazineへの代謝を亢進させてその肝障害を増強するのが一例である.

RFPとの併用による効果減弱が懸念される薬剤としては,副腎皮質ステロイド,免疫抑制薬(ciclosporin, tacrolimus),抗凝固薬(warfarin, DOAC),経口糖尿病治療薬(SU剤,ビグアナイド系薬など),循環器系薬剤(カルシウム拮抗薬,ACE阻害薬,ARB,抗不整脈薬,ジギタリス,肺動脈性肺高血圧症治療薬など),抗菌薬(マクロライド系抗菌薬など),内分泌療法薬(甲状腺ホルモン製剤,経口避妊薬など),抗腫瘍薬(irinotecan, tamoxifen, チロシンキナーゼ阻害薬など),抗HIV薬を含む抗ウイルス薬,抗真菌薬(アゾール系薬剤)など多岐にわたる.また,RFPとの併用が禁忌の薬剤もあり,特に抗真菌薬のvoriconazole,抗HIV薬・C型肝炎治療薬の多く,肺動脈性肺高血圧症治療薬の一部などがこれに含まれている.

その他,RFPによって薬物代謝に影響を受ける薬剤が数多くあり,RFP投与時には相互作用の有無に注意する必要がある.

rifabutin(RBT)

RBTはリファマイシン系薬剤の1つである.結核菌に対するEBAはRFPよりかなり低いが,実際の結核治療においては,RBTはRFPと同等の効果を示している.RFPとの交差耐性はあるが,RFP耐性株の一部にはRBT感受性のものがある.また,薬物代謝酵素の誘導作用はRFPより少ない.そのため,HIV合併結核治療において使用されることがある.また,副作用のためにRFPが使用できない場合に代用されることもある.

副作用はRFPと同一ではなく,ぶどう膜炎や関節痛もある.また,血液障害(好中球減少症,血小板減少症など)の頻度はRFPよりも高い.

isoniazid(INH)

INH(isoniazid:isonicotinic acid hydrazide)は20世紀初めにすでに合成されていたが,結核の治療に用いられるようになったのは1952年からである.INHは抗酸菌(特に結核菌)に対して特異的に効果があり,強い抗菌活性をもっている.

a)作用機序

INHは受動的拡散によって容易に結核菌の細胞質内に入ることができ,結核菌がもつcatalase-peroxidaseであるKatGによって活性化を受けて抗菌活性を発揮するプロドラッグである.その作用機序は複雑で,いまだにその全容は解明されていないが,おおむね以下のように考えられている[2].

KatGによってINHはisonicotinyl-radicalに変えられ,これがNAD$^+$と反応してINH-NAD結合体が形成される.この結合体は結核菌の脂肪酸合成系の酵素である enoyl-ACP reductase(InhA)と強固に結合してその作用を阻害する.この酵素が阻害されることにより結核菌における脂肪酸伸長が妨げられ,特に細胞壁の構成成分であるミコール酸の生合成が障害されることで殺菌作用が現われるものと考えられている.なお,KatGの作用でINHはisonicotinyl-radical以外の種々の毒性のある代謝物にも変換されることが知られているが,それらの代謝産物とINHの殺菌作用との関連は明らかでない.

INH耐性に関与する遺伝子としては,以前からKatGをコードする*katG*遺伝子が知られている.*katG*に変異が生じるとINHの活性化が妨げられることによりINHに対する高度耐性が生じる.特にS315Tという点突然変異はKatGのINHへの結合を妨げることが知られていて,

INH耐性への関与が大きい変異である．報告によってその頻度は異なるが，この突然変異はINH耐性菌の25～90％に認められている．また，InhAをコードする*InhA*遺伝子のコード領域やプロモーター領域の変異によって，INHに対する低度～中程度耐性が生じる．この場合，TH耐性を伴うことが多い．この2つの遺伝子のほかにも，INH耐性との関連が示唆される遺伝子が数多く報告されている．これらの遺伝子がINH耐性にどの程度関与しているかについては，研究途上である．

b）薬物動態

INHは水溶性の小分子で，消化管から容易に吸収される．肝臓を通過する際の初回通過効果は大きいが，標準量を内服すればほとんどの組織や病巣において結核菌のMICを十分に超える薬物濃度が得られる．脳脊髄液への移行も良好である．最高血中濃度（Cmax）の目標値は3～5 μg/mLとされる[1]．

INHは肝臓で代謝される．薬物代謝酵素N-acetyltransferase-2（NAT2）によってアセチル化され，アセチルイソニアジドに変化した後にさらなる代謝を受ける．このNAT2の活性によってINHの血中半減期が規定される．*NAT2*には遺伝子多型があり，対立遺伝子の組み合わせによって次の3種類の表現型が発現される[3]．代謝が速いもの（rapid acetylator：RA），中間型（intermediate acetylator：IA），代謝が遅いもの（slow acetylator：SA）である．SA-typeのNAT2をもつ患者では，INHの投与によって末梢神経炎や肝障害などの副作用が出現しやすいとの報告がある．また，RA-typeにおいては，INHの血中濃度が低下するため，SA-typeよりも治療失敗率が高いとの報告もある．日本人などのモンゴロイドにおいては白人・黒人に比べてRA-typeの率が高い．

c）臨床効果

INHは分裂増殖している菌に対して最も効果があり，静止期の菌にはほとんど効かない．前述のように最もEBAが大きい抗結核薬であるので，患者の感染性を速やかに減らすことができ，併用薬剤に対する耐性菌出現のリスクも低下させる．

d）副作用

①神経障害：末梢神経障害やけいれん・精神症状・視神経炎などの中枢神経障害が用量依存性に出現することがある．これは種々の神経伝達物質の合成に必要なVit B6の代謝にINHが関係していることによる．slow acetylatorや栄養障害の患者においては，INHの神経障害のリスクが高まる．INHの神経障害の治療や予防の目的でVit B6が投与される．

②肝障害：一過性の肝逸脱酵素の上昇は10～20％の患者に認められ，害のないことが多いが，ときに重篤な薬剤性肝炎が起きる．肝障害のリスクは高齢者，女性，肝疾患合併患者，飲酒，肝障害を惹起しうる薬剤（特にRFP）を併用する場合などに高くなる．

③皮疹：アクネ様発疹，小丘疹など．栄養不良の患者ではペラグラ型皮膚炎がみられ，niacin投与で改善する．

④血液障害：溶血性貧血，血小板減少症，好中球減少症，まれにVit B6反応性鉄芽球性貧血，再生不良性貧血．

⑤ループス：服薬中の約20％に抗核抗体が認められるとされるが，そのうちの少数の患者に薬剤性ループスが出現することがある．

⑥腎障害：腎障害はまれで，ときに起こる間質性腎炎は薬剤中止によって通常は治癒する．

⑦胃腸障害：軽い胃腸障害はしばしばみられる．

⑧肺障害：薬剤性肺障害がまれに起こる．抗結核薬のなかでは薬剤性肺障害の原因薬剤となる頻度が最も高い．

e）相互作用

抗けいれん薬：INHはdiphenylhydranto-in，carbamazepine，diazepamの薬物代謝を阻害し，その作用・副作用を増強する恐れがある．TDMによる用量調節が必要となる．

抗凝固薬：warfarinの代謝を阻害する．ただし，RFPと併用する場合にはRFPによるwarfarin代謝促進効果のほうが前面に出る．

● pyrazinamide（PZA）

ビタミンB3の一種であるニコチンアミドに抗結核菌作用があることが，1954年に発見された．その後，PZAがニコチンアミドの誘導体のなかで最も抗結核菌作用が強いことが報告され，臨床

応用へとつながった．PZAは結核菌に対して強い減菌作用をもっているため，前述のようにRFPと本薬を併用することにより結核症の治療期間を最低6ヵ月にまで短縮できるようになった．

a）作用機序

PZAは受動的拡散で容易に結核菌体内へ移行し，結核菌の有するピラジナミダーゼ（PZase）によって活性体であるピラジン酸（pyrazinoic acid：POA）へ変換されるプロドラッグである[4]．PZA耐性の多くはピラジナミダーゼをコードするpncA遺伝子の突然変異によることが知られている．

PZAは，in vivoでは強い減菌作用があるのにもかかわらず，in vitroでは通常の培養条件においてはほとんど抗菌作用を示さず，酸性の条件下でのみ活性がある．そのため，PZAはin vivoでは炎症に伴う酸性環境中に存在する持続生残菌や食細胞内の生残菌に対して減菌作用を発揮していると一般的に考えられている[4]．PZA/POAの結核菌体内での作用に関してはさまざまな説が提唱されているが，まだ十分に解明されていない[5]．また，前述のPZAの作用環境に関しては，空洞などの炎症を伴った病巣や食細胞のファゴソーム内のpHは低くないとの反論もある．さらに，酸性環境がPZA/POAの作用発現に必要でないという説もあり，PZAの作用機序に関しては諸説紛々の状態である．

b）薬物動態

PZAは食事と関係なく吸収される．内服後1〜2時間でCmaxに達し，血中半減期が長いため血清中に長時間とどまる．25 mg/kgのPZAを内服すると20〜50 μg/mLのCmaxが得られる[1]．臨床効果を高めるためには35〜50 μg/mL以上のCmaxが必要との報告もあるが，Cmaxを高めるために用量を増加すると肝障害のリスクが高くなる．髄液への移行は良好である．

主に肝臓でPOAに代謝され，腎および肝から排泄される．腎排泄が主で，投与量の70％が尿中に排泄される．

c）臨床効果

PZAは増殖期にある菌よりも静止期にある菌への効果が高い．EBAは高くないが，強い減菌作用をもっている．感受性菌においては3ヵ月目以降

の投与の有用性を示すデータはないが，耐性菌では長期投与が有効であることが示されている[6]．

d）副作用

① 肝障害：最も重要な副作用は肝障害で，その発現率・重症度は用量依存性に増加する．したがって標準投与量（25 mg/kg）を超える量は投与しがたい．肝障害はときに重症化し，劇症肝炎に至ることもあるので，PZA投与中は肝機能を定期的にモニターする必要がある．また，投与中止後も遷延しやすいことに注意する．

② 高尿酸血症：PZA投与によって高率に高尿酸血症が出現する．これは，POAが尿酸の尿細管からの排泄を抑制することによる．また，PZA投与で関節痛が起こることがあるが，痛風とは部位・症状が異なることが多く，痛風が起こることはまれであるとされる．しかし，痛風患者に投与すると発作を誘発することが多いので，注意が必要である．一般には高尿酸血症が起こってもキサンチンオキシダーゼ阻害薬などの尿酸降下薬の併用は必要でないが，痛風患者では予防投与も考慮すべきである．

③ 胃腸障害：嘔気・嘔吐・食欲不振が比較的多くみられる．食事と同時に内服すると症状が軽減することがある．

④ その他：皮疹が出現することがある．まれに好中球減少症，血小板減少症もみられる．

● ethambutol（EB）

EBはD-arabinoseに類似した構造をもつ合成化合物である．1966年に結核治療薬として導入され，現在では結核の標準治療に用いられている．

a）作用機序

アラビノガラクタンの合成を阻害することによって，結核菌の細胞壁合成を阻害する作用をもつ．EB耐性菌はアラビノシルトランスフェラーゼをコードするembCBA遺伝子クラスターやその転写制御因子をコードするembR遺伝子に変異をもつものが多い．

b）薬物動態

内服後に約80％が吸収される．食事による影響は少ないが，アルミゲルと併用すると吸収が低

64　I．肺結核症

下する．内服後2~4時間後にCmaxに達し，Cmaxの目標値は2~6 μg/mLである[1]．組織移行はおおむね良好だが，髄液への移行は不良である．80%が代謝されずに腎から排泄される．一部は肝代謝を受ける．腎障害時には用量調節が必要である．

c）臨床効果

EBは増殖期にある結核菌にのみ作用するので，初期強化治療期に用いられる．前項で述べたように，EBはINHやRFPに対して耐性のクローンを抑えるために使用されるが，特に，未確認のINH耐性結核においてRFP耐性の出現を防ぐことが主たる投与目的である．

d）副作用

①視神経炎：中心性または周辺性の球後視神経炎が両眼性または片眼性に出現することがある．高用量で起こることが多く，通常は投与開始2ヵ月以降に出現する．早期に薬剤を中止すれば回復することが多い．患者に毎日セルフチェック（小さい字を読む等）を行うことを勧めるとともに，定期的な眼科受診が望ましい．
②末梢神経障害：まれに末梢神経障害がみられる．
③その他：皮疹，胃腸障害などがみられる．また，まれに腎障害や肝障害が起こる．

アミノ配糖体

streptomycin（SM），kanamycin（KM），amikacin（AMK），enviomycin（EVM）がある．ただし，わが国ではAMKに結核に対する保険適用はない．

SMは最初の有効な抗結核薬である．本薬剤の導入によって症状や細菌学的所見の改善がみられたが，単剤投与すれば薬剤耐性が誘導されることも判明し，これを克服するための努力の結果，現在の多剤併用療法が確立された．

a）作用機序

アミノ配糖体は結核菌のリボソームに結合して蛋白合成を阻害する．リボソーム蛋白やrRNAをコードする遺伝子の突然変異によって薬剤耐性が生じる．KMとAMKは耐性機序が同一で交叉耐性を有するが，SMはこれらとは機序が異なるため交叉耐性があるとは限らない．

b）薬物動態

アミノ配糖体は筋注または静注によって投与される．髄液への移行は不良である．主に腎で排泄され，50~60%が未変化体で排泄される．

c）臨床効果

増殖期にある結核菌に対して殺菌的に作用するが，EBAはあまり高くない．SMは初回標準治療ではEBと同様に，初期強化期において他の薬剤に対する耐性出現を防止する目的で，RFP，INH，PZAと併用する形で投与される．しかし，注射薬であることの不便さのゆえにEBに取って代わられており，むしろ，薬剤耐性や副作用のために標準治療薬が使用できない場合に頻用される．KM/AMK，EVMも同様に一次抗結核薬が使用できない場合にこの優先順位で使用される．

d）副作用

①聴力・平衡機能障害：用量依存性に聴力・平衡機能障害が起こる．聴力よりも平衡機能の方が障害を受けやすい．当初は可逆性だが，投与を継続すると永続的な障害となる．腎機能低下時や高齢者では障害が起こりやすく，定期的に聴力検査と平衡機能検査を行う．妊婦に投与すると児に永続的な聴力障害が起こることがある．
②腎障害：近位尿細管細胞への薬剤の蓄積が関与している．軽症では可逆性である．
③薬剤過敏反応：発熱，発疹がみられることがある．ショックなどの重症な過敏反応はまれである．

フルオロキノロン系薬剤

わが国ではlevofloxacin（LVFX）が2015年に結核に対する保険適用薬となったが，それより以前から臨床現場では頻用されていた．フルオロキノロン系薬剤のなかではLVFX，sparfloxacin（SPFX），gatifloxacin（GFLX），moxifloxacin（MFLX）などが結核菌に有効であるが，SPFXとGFLXは副作用などのため発売中止となった．

a）作用機序

フルオロキノロン系薬剤は結核菌のDNAジャイレースやトポイソメラーゼⅣの機能を阻害することにより殺菌的に作用し，EBと同等以上の

5. 結核の治療の基本　**65**

抗菌力をもつ．MFLXのほうがLVFXより結核菌に対する抗菌力が強い．

b）薬物動態

消化管での吸収は良好で，バイオアベイラビリティはLVFXでほぼ100％，MFLXでも約90％にのぼる．両剤とも髄液移行は良好である．LVFXは主に腎で排泄され，80〜90％が尿中へ未変化体で排泄される．また，MFLXは肝代謝，胆汁排泄が主な代謝経路である．したがって，腎障害時にはLVFXについては減量が必要だが，MFLXでは必要ない．

c）臨床効果

標準治療には組み込まれておらず，標準治療薬が，副作用や薬剤耐性などで使用できない場合に使用する．なお，標準治療においてEBが使用できない場合には原則としてはSMを投与すべきであるが実際にはSMが注射薬であることの不便さゆえにしばしばLVFXで代用されている．この場合に標準治療と同じ治療期間でよいかどうかについては臨床試験によるエビデンスがない．

d）副作用

① 消化器症状：食欲低下，嘔気・嘔吐，腹部不快感，下痢など．偽膜性腸炎も起こりうる．
② 精神・神経症状：頭痛，ふらつき，不眠，けいれんなど．まれに末梢神経障害．
③ 運動器系症状：2ヵ月以上の長期投与例で関節痛がみられることがある．腱炎も起こることがある．アキレス腱に多いが肩・手などでもみられる．
④ QT延長：さまざまなフルオロキノロン系薬剤がカリウムチャンネルをブロックすることによって，QT延長を起こすと報告されている．LVFXよりもMFLXのほうがこの作用が強い．高齢者や女性でQT延長のリスクが高いといわれている．QT延長症候群の患者では慎重に投与しなければならない．また，delamanid（DLM）やbedaquiline（BDQ）などのQT延長の危険がある薬剤と併用する際には注意が必要である．
⑤ 低血糖および高血糖：GFLXはこの副作用のために販売中止となった．LVFXやMFLXでは頻度は低いが，糖尿病患者や高齢者では注意が必要である．

⑥ その他：発疹，肝障害，腎障害など．

etionamide（TH）

THはINHと同じくイソニコチン酸の誘導体である．INHと同様に細胞壁の構成成分であるミコール酸の生合成を阻害する作用をもっている．結核菌の脂肪酸合成系の酵素であるenoyl-ACP reductaseをコードする*InhA*遺伝子やそのプロモーター領域の突然変異によってINHに対する弱い耐性とTHに対する耐性が同時に起こることがある．

THは増殖期にある結核菌に有効で，二次抗結核薬として使用されている．胃腸障害が起きやすいので，少量（100〜200 mg）から開始して，漸増する．

a）副作用

① 胃腸障害：嘔気，嘔吐，食欲低下，金属味覚，腹部不快感，下痢などがみられる．
② 肝障害：肝細胞障害型の肝障害が起こる．重症化することがあるので注意する必要がある．
③ 神経系障害：末梢神経障害，視神経障害，不安感，うつ症状などがみられることがある．
④ 内分泌障害：まれに女性化乳房，インポテンツ，無月経，甲状腺機能低下，低血糖，糖尿病のコントロール悪化などがみられることがある．
⑤ その他：過敏性反応，脱毛，光線過敏症，関節痛，血小板減少症など．

para-aminosalicylic acid（PAS）

PASは抗酸菌に対して静菌的に働く．かつて，SMとの併用によってSM耐性を防止できることが示され，結核の化学療法発展の歴史において大きな役割を果たしたが，現在は二次抗結核薬に分類されている．主に耐性結核に対して使用される．

副作用としては，胃腸障害，甲状腺機能低下，発疹，肝障害などがある．胃腸障害を予防するためには少量から漸増するとよい．

cycloserine（CS）

CSは細胞壁合成を阻害する作用をもつ．結核菌に対する抗菌力はあまり強くなく，二次抗結核

薬として使用されている.

副作用としては, 抑うつ, 不安, 錯乱, 精神病, けいれん, 脱力, 眩暈, 末梢神経障害などの精神・神経症状に注意しなければならない.

delamanid（DLM）

DLMはニトロ－ジヒドロ－イミダゾオキサゾール誘導体であり, 2014年にRFP以来, 約40年ぶりに新規承認された抗結核薬である. 多剤耐性肺結核が適応症で, その投与は, 製造販売業者が行うRAP（Responsible Access Program）に登録された医師・薬剤師のいる登録医療機関・薬局において, 登録患者に対して行うこととされている. これはbedaquilineも同様である. 詳細については, 「Ⅰ章-7. 耐性結核の治療と再治療をどうするか」および「Ⅰ章-9. delamanid・bedaquiline使用の実際」, 文献7)を参照されたい.

bedaquiline（BDQ）

BDQはATP合成酵素を阻害する作用をもち, 結核菌に対して強い抗菌活性を有する. 増殖期・非増殖期のいずれにも効果がある. 食物によって吸収率が増加するので, 食直後に服用する. 代謝は主に肝代謝で, CYP3A4による代謝を受ける. DLMと同様に多剤耐性肺結核が適応症である. 詳細については, 「Ⅰ章-9. delamanid・bedaquiline使用の実際」, 文献8)を参照されたい.

linezolid（LZD）

オキサゾリジノン系合成抗菌薬で, 蛋白合成阻害作用がある. 現在, わが国では結核薬として承認されていないが, 明らかな抗結核作用があり, WHOの2016年の薬剤耐性結核ガイドラインでは二次抗結核薬に分類されている[9]. 多剤耐性結核や超多剤耐性結核の治療薬として使用される.

用法・用量は成人では日に1回600 mgを内服または点滴静注する.

副作用としては骨髄抑制, 末梢神経障害, 胃腸症状（偽膜性大腸炎を含む）, 視神経障害, 代謝性アシドーシス, 肝障害などがあり, 長期投与で副作用が出現しやすい. 定期的に血算・血液生化学検査ならびに眼科的診察を行い, 副作用が認めら

れた場合には減量（600 mg → 300 mg）または投与中止する.

clofazimine（CFZ）

ハンセン病治療薬として販売されている薬剤で, わが国では抗結核薬としては未承認である. ただし, WHOの2016年の薬剤耐性結核ガイドラインでは二次抗結核薬に分類されており[9], ほかに有効な治療薬がほとんどない場合に使用される.

副作用としては, 皮膚・角膜・結膜への色素沈着, 光線過敏症, 皮膚乾燥, 消化器症状（腸閉塞・消化管出血・悪心・嘔吐・腹痛・下痢・便秘など）, めまい, 頭痛などがある.

---

1) Alsultan A, Peloquin CA：Therapeutic drug monitoring in the treatment of tuberculosis：an update. Drugs 74：839-854, 2014
2) Unissa AN, et al：Overview on mechanisms of isoniazid action and resistance in *Mycobacterium tuberculosis*. Infect Genet Evol 45：474-492, 2016
3) Azuma J, et al：NAT2 genotype guided regimen reduces isoniazid-induced liver injury and early treatment failure in the 6-month four-drug standard treatment of tuberculosis：A randomized controlled trial for pharmacogenetics-based therapy. Eur J Clin Pharmacol 69：1091-1101, 2013
4) Zhang Y, Mitchison D：The curious characteristics of pyrazinamide：a review. Int J Tuberc Lung Dis 7：6-21, 2003
5) Njire M, et al：Pyrazinamide resistance in *Mycobacterium tuberculosis*：Review and update. Adv Med Sci 61：63-71, 2016
6) Hong Kong Chest Service/British Medical Research Council：Five-year follow-up of a controlled trial of five 6-month regimens of chemotherapy for pulmonary tuberculosis. Am Rev Respir Dis 136：1339-1342, 1987
7) 日本結核病学会治療委員会：デラマニドの使用について（改訂）. 結核 92：47-50, 2017
8) 日本結核病学会治療委員会：ベダキリンの使用について. 結核 93：71-74, 2018
9) World Health Organization：WHO treatment guidelines for drug-resistant tuberculosis, 2016 update (October 2016 revision), WHO Document Production Services, Geneva, Switzerland, 2016

C　減感作を含む副作用対策

総論

a）薬剤有害反応

薬剤の副作用［正確には薬剤有害反応：adverse drug reaction（ADR）］は大きくA型とB型の2型に分類されている．A型は薬理学的作用に基づいて用量依存的に発生する反応で，健康人にも起こりうる．これに対して，B型は感受性のある人のみに起こり，既知の薬理学的作用からは予測不能の反応であり，用量非依存性とされている．B型の反応の多くは薬剤アレルギーに分類されるが，アレルギーによらないものもある．たとえば，薬剤アレルギーと同様の反応が起きても，免疫反応の関与が認められない場合があり，pseudo-allergic reaction to drugsなどと呼ばれている．本項では，薬剤アレルギー反応とpseudo-allergic reaction to drugsをあわせて薬剤過敏反応と総称することにする．重症の薬剤過敏反応にはアナフィラキシー，薬剤過敏症候群（drug-induced hypersensitivity syndrome：DIHS，またはdrug rash with eosinophilia and systemic symptoms：DRESS），Stevens-Johnson syndrome（SJS），toxic epidermal necrolysis（TEN）などがある[1]．

b）薬剤減感作療法

標準治療で用いられるRFP，INH，PZA，EBなどの抗結核薬に対する重大な副作用が起これば，一時的に休薬する必要がある．このような場合，他疾患では通常，代替薬の使用を考慮する．しかし，結核の場合には治療薬の種類が限られ，標準治療薬以外の二次抗結核薬は一般的に効果が弱く，副作用が多い傾向にある．特にINH，RFPの2剤にはRFPに対するrifabutin（RBT）を除けば適当な代替薬はなく，そのため副作用被疑薬の再投与を試みざるをえない場合が多い．

再投与の際には初回と同量を投与することもあるが，薬剤過敏性反応による副作用では薬剤減感作療法が有効な場合も多い．薬剤減感作療法は，薬剤過敏反応がある患者を，原因薬剤に対して有害反応を起こさない状態（脱感作状態）へと誘導する過程であり，薬物投与を少量から開始し，段階

的に増量することによって達成される[2]．

抗結核薬に対する過敏症の減感作療法として，1960年代から米国などで急速減感作療法（15分程度の投与間隔で急速に増量する方法）の報告が散見される．一方，わが国では国立療養所の結核診療医を対象として行われたアンケートに基づいて，1997年に日本結核病学会治療委員会から「抗結核薬の減感作療法に関する提言」が発表された[3]．この提言ではRFPとINHについて述べられていて，両剤とも初回投与量は25 mgとして，3日ごとに倍量へ増量する．INHでは13日目に目標の300 mgに到達し，RFPでは16日目に目標の450 mgに到達する．この提言に沿った減感作療法の成功率は高く，臨床現場で広く活用されている．ただし，開始量や増量間隔・増量の幅に臨床試験に基づいたエビデンスはなく，調節可能である．過敏症状が比較的重かった場合には，少量（たとえば1 mg）で開始するとよい．増量間隔は長いほうが安全で成功率が高いとされているが，間隔が長すぎると治療期間が延長してしまう．開始量が1 mgの場合には2日ごとに倍量にすることが多い．なお，減感作療法開始に際しては，抗結核薬が単剤投与にならないように，あらかじめ他の抗結核薬を複数投与してから行うことが望ましい．

近年，わが国でも急速減感作療法が実施されるようになってきている[4]．治療量まで速やかに増量できるので迅速に再治療に戻ることができる利点があるが，通常の減感作療法に比べて強い副反応のリスクもあり厳重なモニター下に行う必要がある．

各論

a）皮疹

しばしばみられる副作用で，すべての抗結核薬で起こりうる．薬剤過敏反応によるものが多く，蕁麻疹，丘疹状紅斑，固定薬疹，Stevens-Johnson syndrome（SJS），toxic epidermal necrolysis（TEN）など多彩な皮疹がみられる．軽度の場合は，抗結核薬を継続しつつ経過観察するか，抗ヒスタミン薬を投与して様子をみる．症状が高

度のときには抗結核薬を中止する．SJSやTEN
のような重症薬疹が発症した場合には死亡の危険
もあり，全薬剤を中止するとともに，ステロイド
パルス療法などを行う．原因薬剤の確定には再投
与試験しかなく，リンパ球刺激試験の結果はあく
までも参考所見にすぎない．

皮疹が軽快したら，結核の治療を再開する．通
常は標準治療薬を再投与するが，SJSやTENな
どの重症薬疹では再投与は禁忌で，他の抗結核薬
を用いる．薬剤の再投与に際しては，原因の可能
性が低いものから開始するが，原因不明の場合に
は重要な薬剤から順に再開する（RFP，INH，
PZA，EB）．再投与時には減感作療法が有効で
あることが多く，その場合，前述のように他の抗
結核薬を複数投与してから行うことが望ましい．
減感作がうまくいかなければ，開始用量を減らす
か，内服ステロイドを併用して再度減感作を試み
る．

b）薬剤熱

過敏反応による副作用で，RFPによるものの
頻度が高いが，SM，INH，EBなどでも起こり
うる．皮疹や好酸球増多など他の過敏症の所見が
あれば診断しやすいが，発熱のみの場合には，原
病の増悪，paradoxical reactionや他の感染の合
併との鑑別がむずかしいこともある．皮疹と同様
に一時的に休薬し，解熱してから再投与を図るこ
とが多く，その際には減感作がしばしば有効であ
る．

c）肝障害

肝障害をきたす薬剤有害反応（ADR）は，A型，
B型のいずれの場合もある．標準治療薬では
PZA，INH，RFPで，二次抗結核薬ではTH，
PAS，BDQ，LZDなどで起こりやすい．開始
1〜2ヵ月後までに起こることが多い．PZAによ
る肝障害は重症化しやすく，薬剤を中止してもさ
らに増悪することが多い．劇症化することもあ
り，プロトロンビン時間を含めた肝機能検査を継
続して行う．PZAを含む治療では，治療開始2ヵ
月までは毎週，その後は月に1〜2回，肝機能検
査を行う．また，INH，RFPに関しても治療開
始2ヵ月までは2週間に1回，その後も月に1回
は肝機能を検査する．

肝機能検査で異常値が出現した場合の対処法は
以下のとおりである[5,6]．

① 自覚症状がないときには，ASTまたはALT
が正常上限の5倍を超える場合に抗結核薬をすべ
て中止する．② 自覚症状（悪心・嘔吐・食欲不振・
胃部不快感など）を伴うときには，ASTまたは
ALTが正常上限の3倍を超える場合に抗結核薬
をすべて中止する．③ 総ビリルビン値が
2.0 mg/dLを超える場合にはAST，ALTの値い
かんにかかわらず中止する．

抗結核薬を中止した後には，肝機能異常は遷延
化（まれに劇症化）することもあるが，通常，自然
に回復する．肝機能が回復しないときには，薬剤
以外の原因による肝障害の可能性も考慮する．

肝機能検査値が改善に向かえば，治療の再開を
検討する．その時期は原病の重症度に応じて判断
する．余裕があれば検査値が正常化または治療開
始前の値に復するまで待つが，治療の緊急性が高
いときは検査値が十分に回復しないうちに再開せ
ざるをえない．治療再開時には，抗結核薬の単剤
投与を避けて，肝障害のリスクが低い薬剤（EB，
SM，LVFXなど）を1〜3剤開始してから，肝障
害性の薬剤を1剤ずつ再投与する．1週間後に肝
機能検査値の悪化がみられなければ，次の薬剤を
再投与し，これを繰り返す．

RFPは胆汁排泄においてビリルビンと競合す
るので胆汁うっ滞型の肝障害はRFPによること
が多く，その場合，RFPの再投与不能のことが
多い．INH，PZAの順で再投与する．

肝細胞性肝障害では，RFPから再投与し，
INH，PZAの順とする．もし，RFP，INH両方
の再投与に成功したら，PZAによる肝障害と考
えてこれを除いて治療を継続する．この場合，通
常，HREで治療する．また，ある薬剤の再投与
後に肝障害が再燃したら，その薬剤が原因と考え
て再々投与は行わない．使用可能な薬剤を3剤以
上投与して治療する．

なお，薬剤過敏反応による肝障害と考えられる
場合には，薬剤減感作療法を試みてよい．

d）胃腸障害

RFP，INH，PZA，フルオロキノロン系薬剤，
TH，PAS，LZDなどによることが多い．嘔気・
嘔吐・上腹部不快感・食欲不振・便秘・下痢など
の症状がある．これらは薬剤性肝障害によること
もあるので，肝機能検査が必要である．

胃腸症状が強い場合には，原因薬剤（しばしば
RFP）を分割投与したり，食直後に投与する．そ

れでも症状が続けば，一時休薬して症状が軽快した後に少量から再投与を試みる．胃腸症状のためにRFPが内服困難な症例では，RBTが内服可能のこともある．

e）腎障害

アミノ配糖体，RFP，INHなどによる．アミノ配糖体は用量依存性に腎障害や電解質異常を引き起こし，RFPは間質性腎炎や急性尿細管壊死を起こすことがある．また，まれにRFPに対する過敏性反応として，インフルエンザ様症状，DIC，血小板減少などとともに急性腎不全をきたすことがある．INHも間質性腎炎を起こすことがあるがまれである．腎障害が出現したら，ただちに原因薬剤を中止し，体液管理による腎保護に努める．薬剤以外の原因による腎障害（糖尿病性腎症，高血圧性腎障害など）との鑑別も必要である．薬剤中止により，ある程度，腎障害は改善するが，元のレベルまでには戻らないこともある．RFPによる急性腎障害では薬剤の再投与は一般に禁忌である．

f）血液障害

RFP，RBT，INH，LZDなどの投与で血球減少がみられることがあり，特にRBTやLZDで多い．RFPによるものがそれらに次いで多く，他の薬剤過敏症状を伴うこともある．三系統のいずれの血球減少も起こりうる．血球減少が出現したら，他の原因（腎不全，栄養障害など）による血球減少を鑑別する必要がある．抗結核薬による血球減少でも，投与継続して許容範囲内で下げ止まることもある．ただし，高度の血球減少が起これば全薬剤を休薬する．改善後に1剤ずつ再投与するが，再投与により血球減少が再発したらその薬剤は以後投与してはならない．

g）精神・神経障害
1）末梢神経障害

INHは用量依存性に末梢神経障害を引き起こす．栄養障害，糖尿病，腎障害，アルコール依存症，HIV感染，妊娠，甲状腺機能低下などがあれば出現しやすい．Vit B6が有効である．TH，CS，LZDでも末梢神経障害がみられることがあり，Vit B6に反応する可能性がある．特に，LZDは投与期間が長期になると高率に末梢神経障害がみられ，減量すると改善することがある

フルオロキノロン系薬剤やEBでもまれに末梢神経障害がみられ，この場合は投与を中止する．

2）中枢神経障害

中枢神経障害としては，精神症状・けいれんなどがある．抑うつ症状が，CS，TH，そしてまれにINHやEB投与時に出現する．重症で希死念慮を伴うような抑うつ症状の場合には薬剤を中止する．症状が改善したら，INHやEBについては再投与を試みてもよい．一方，軽いうつ症状の場合には，抗結核薬を継続しながら精神科的治療を行う．また，CS内服時に精神病様症状が出現することがあり，フルオロキノロン系薬剤やINHによる精神病様症状の報告もある．薬剤起因性けいれんがCS，フルオロキノロン系薬剤，INH，LZDなどで起こることがある．抗結核薬を中止するとともに抗けいれん薬で治療する．けいれん消失後に抗結核薬を1剤ずつ再投与するが，INH再投与時にはVit B6を併用する．

h）聴力・平衡機能障害

アミノ配糖体投与時に，聴力障害や平衡機能障害（嘔気・めまい・ふらつきなど）がみられることがある．障害は用量依存性に起こり，蓄積性がある．障害出現時には薬剤を中止する．障害早期には可逆性である．アミノ配糖体投与中には定期的に聴力検査・平衡機能検査を行う．

i）視力障害

EBだけでなく，LZD，TH，そしてINHでも視神経障害が起こることがある．これらの薬剤を投与しているときに視力症状が出現したら，投薬を中止して眼科を受診させる．障害早期では可逆性があるが，投与を継続すると永続的な障害を残す恐れがある．再投与は禁忌である．また，RBT投与時にぶどう膜炎が出現することがあるが，投与中止によって回復する．改善後に減量して再投与を試みる．EB内服中には定期的に眼科受診させるとともに，患者自身による視力チェックを行うことを勧める．毎日片眼ずつ小さい字などを読み，視力の変化に気付いたらすぐに連絡するようにする．高齢・腎機能障害・糖尿病などは視力障害出現のリスクとなるので注意が必要である．

j）運動器障害

筋痛や関節痛は抗結核薬投与中にしばしばみられ，PZA，フルオロキノロン系薬剤，INH，

RBT，TH，BDQなどで起こりやすい．これら
の症状が起こっても薬剤中止の必要はない．フル
オロキノロン系薬剤投与中に腱炎や腱断裂が出現
することがある．軽い腱炎では薬剤継続可能だ
が，重症では投与を中止しなければならない．

k）内分泌障害

　THやPASの投与時に甲状腺機能低下がみら
れることがある．この2剤を併用すると出現率が
高くなるので両薬剤を使用するときには，定期的
に甲状腺機能検査を行う．低血糖や高血糖がフル
オロキノロン系薬剤投与時に出現することがあ
る．GTFXで多くみられ，現在は発売中止となっ
ているが，他のフルオロキノロン系薬剤でも起こ
りうるので，注意する．

1) 相原道子：重症薬疹の診断基準：重症薬疹の鑑別のポ
イント（ガイドラインのワンポイント解説）．アレル
ギー **61**：1061-1066，2012
2) Scherer K, et al：Desensitization in delayed drug
hypersensitivity reactions – an EAACI position
paper of the Drug Allergy Interest Group. Allergy
68：844-852, 2013
3) 日本結核病学会治療委員会：抗結核薬の減感作療法に
関する提言．結核 **75**：697-700，1997
4) 佐々木結花：抗酸菌治療薬における急速減感作療法の
経験 — 第2報 rifampicin —．結核 **93**：441-445，
2018
5) Saukkonen JJ, et al：An official ATS statement：
hepatotoxicity of antituberculosis therapy. Am J
Respir Crit Care Med **174**：935-952, 2006
6) 日本結核病学会治療委員会：抗結核薬使用中の肝障害
への対応について．結核 **82**：115-118，2007

D 治療の継続とDOTS

治療の継続を危うくする要因

結核に対する治療効果を上げるには，治療薬の適切な処方と，確実な服用が必要である．服薬アドヒアランスの不良は治療不成功の主因の1つとなっている[1]が，これを左右する要因は多岐にわたり，複雑である（症状の程度，医療機関へのアクセス，服薬期間，副作用，医療スタッフとの信頼関係，患者の結核に対する理解度，医療スタッフの訓練度，公衆衛生機関の治療へかかわりなど）．したがって，服薬アドヒアランス不良は想定外の場面でも起こりうる．結核診療にあたる者は，それぞれの患者における治療中断や脱落のリスク要因を突き止め，対処するように努めなければならない．

服薬アドヒアランスの悪化要因として，服薬期間が長いこと，服用薬剤が多いこと，不快な副作用症状がしばしば出現すること，そして治療開始後，速やかに症状が改善し長期間服薬の必要性が実感されなくなること，などがある．そして，服薬中断・脱落のリスクが高い患者としては，① 活動性結核や潜在性結核感染（LTBI）の治療中断歴がある患者，他疾患の治療中断歴がある患者，② 身体的，精神的障害のある患者，③ 経済的に問題がある患者，住所不定者，④ アルコール依存，薬物依存のある患者，⑤ 自分が結核であることを受け入れない患者や治療の必要性を理解しない患者，などが挙げられる．

治療継続を可能とするための方策

このように服薬アドヒアランス不良のリスクは多岐にわたり，個々人においてさまざまな要因が関与している．したがって，それぞれの患者の状況に応じたケアを行う必要があり，患者中心の治療（patient-centered care）という概念が提唱されている．これは，結核の診断・治療にかかわる一切の行為の決定や実行に患者が積極的に関与する権利を尊重し，患者の好み・要望・価値観に応じた治療を提供するというものである．そして，治療継続のためのツールとしては，直接服薬確認療法（directly observed therapy：DOT）に代表される，医療関係者の監視下にある治療（supervised treatment）を行うことが推奨されている．

DOTとは，服薬の際に患者がすべての薬剤を嚥下することを服薬支援者が対面で確認する治療をさす．DOTはその実施のために多くの経済的および人的資源を必要とするが，有効な治療手段であると報告されている[2,3]．これに対して，患者が自ら薬剤を管理して服薬する方法は，self-administered therapy（SAT）と呼ばれている．

DOTS戦略について

1980年代から1990年代にかけてのDOTの成功を受けて，WHOは1995年に「DOTS戦略（directly observed treatment, short-course strategy）」を打ち出した．この戦略にはDOTの実施が含まれているが，それのみにとどまらず，① 政府が包括的な結核対策活動の維持に関与すること，② 主に有症状患者を対象として患者を発見すること，③ 少なくともすべての喀痰塗抹陽性患者に対してDOTを含む適切な患者管理のもとに標準短期化学療法を行うこと，④ すべての必要な抗結核薬が途切れずに規則正しく供給されるシステムを確立すること，⑤ 個々の患者の診断・治療結果と結核対策プログラム全体の運用実績を評価するための標準化された記録・報告システムをつくること，といった5要素からなる[4]．

この戦略によって，WHOは発見された喀痰塗抹陽性患者の85％を治癒させることと，すべての塗抹陽性患者の70％を発見することを目標とした．WHOは2005年まで続けたDOTS戦略に引き続いて，2006年から2015年まで「ストップ結核戦略（stop TB strategy）」を推進した．この戦略においても，「質の高いDOTSの拡大と強化」が第一に掲げられた．さらに2014年に策定された「世界結核戦略（end TB strategy）」では2035年までに結核死亡者数を2015年に比べて95％減らすことや結核罹患率を90％減らすことを目標として，① 統合された患者中心の治療と予防，② 大胆な政策と支援システム，③ 研究と技術革新の強化，を3本の柱としている[5]．

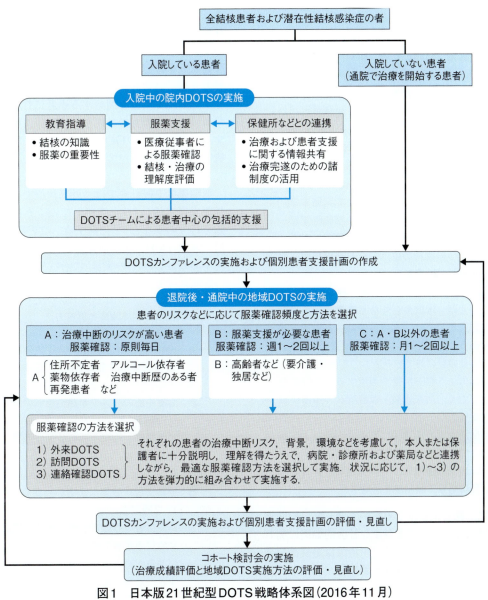

図1　日本版21世紀型DOTS戦略体系図（2016年11月）

［文献6をもとに作成］

わが国におけるDOTS戦略

わが国でも2002年3月に日本版21世紀型DOTS戦略が提言され，数度の改訂を経て現在に至っている[6]（図1）．当初は喀痰塗抹陽性患者を対象としたが，現行の日本版DOTSでは全結核患者および潜在性結核感染症の者を対象としている．そして，入院患者を対象とした院内DOTSの実施，外来患者に対する地域DOTSの実施，DOTSカンファレンスの実施および個別患者支援計画の作成・評価・見直し，コホート検討会の実施がうたわれている．

a）院内DOTS

入院した患者自身が服薬の重要性を理解したうえで確実かつ規則的な内服を習慣づけるために，院内DOTSを行う．その方法として，①教育指導，②服薬支援，③保健所などとの連携の3項目が掲げられた．その具体的な内容は日本結核病学会エキスパート委員会による「院内DOTSガイドライン」の「Ⅴ　院内DOTSの実際（基本的な方法）」の項目に述べられている[7]．要点は以下のと

おりである.

1. 対象：結核と診断された入院患者全員
2. 教育指導：結核の知識，服薬の重要性などについての十分な説明を行う.
3. 服薬支援：患者が飲み込むのを医療従事者が見届け，それを記録する. 結核患者の結核・治療の理解度に関する評価を行う.
4. 服薬回数：原則として1日1回とする. 退院後に忘れず服薬しつづけるために1回でまとめて服薬することが習慣化につながる.
5. 服薬時間：病院で時間を決めて実施する. 入院中の服薬時間と退院後の服薬時間が一致しない患者の場合，退院の見通しが立った時点で退院後の生活にあわせた時間に服薬するなど配慮する.
6. 実施期間：入院中の全期間を基本とする.
7. 薬の管理：退院が近くなった患者の薬の管理方法としては，患者の手持ちとする方法もある. 服薬時間に患者自身が薬を用意し，看護者の目の前で飲み込むのを確認する.
8. 記録方法：服薬手帳を活用する. 入院中だけでなく，外来通院・保健所への連携に役立てる.
9. 保健所などとの連携：患者の治療および服薬に関する情報をDOTSカンファレンスまたは個別の連携により関係機関と共有し，必要に応じて諸制度を活用する.

さらに，社会福祉士などを中心として，服薬継続の妨げになりうるさまざまな社会的要因に関して支援を実施する. そして，主治医は退院後を見据えて，個々の患者の特質・価値観・要望などに応じた診療方針を決定する.

b) DOTSカンファレンスおよび個別患者支援計画の作成

治療開始から終了に至るまでの患者に対する服薬支援を切れ目なく行うために，医療機関や保健所などの関係機関が協議する場としてDOTSカンファレンスを行う. 入院患者に対しては，保健所は主治医と担当看護師を交えた個別のDOTSカンファレンスをもち，退院後の確実な服薬支援方法を協議・検討したうえで，主治医の診療方針に基づいた個別患者支援計画を作成する. また，多くの患者を扱っている病院や保健所においては，月1回以上定例的に開催する方法も有効であ

る. 東京病院では2002年から毎月，東京病院保健所結核連携会議を開催し，保健所との連携を進めている. 退院後には，外来治療中の受診状況や服薬状況を確認し，かかわる職種が参加して個別患者支援計画の評価・見直しを定期的に行う. 同様に，通院で治療を開始する患者に対しても，保健所は個別患者支援計画を作成し服薬状況を確認する. この場合，DOTSカンファレンスを関係機関との地域連携パスや個別の連絡などで代用してもよい.

個別患者支援計画では，外来治療での具体的な服薬支援方法（いつ，誰が，どのように，服薬確認を行うのかなど）を計画する. この際，「日本版21世紀型DOTS戦略推進体系図」の「退院後・通院中の地域DOTSの実施」に沿って，地域DOTSの実施頻度と実施方法を定める[6].

地域DOTSの実施頻度と実施方法

① 実施頻度の選択：患者のリスクなどに応じて，服薬確認頻度を以下のA～Cより選択する.

　A：治療中断のリスクが高い患者の服薬確認・・・原則毎日
　　対象患者：治療中断のリスクの高い患者（前述「治療の継続を危うくする要因」参照）.

　B：服薬支援が必要な患者の服薬確認・・・週1～2回以上
　　対象患者：介護を必要とする在宅高齢者や独居高齢者で退院後の治療継続に不安があるため入院を余儀なくされている者など，治療中断のリスクが高いが，外来DOTSの実施が困難であると考えられる者を含む.

　C：A・B以外の患者の服薬確認・・・月1～2回以上
　　対象患者：施設などに入所している高齢者など，服薬確認が可能な生活環境にある者を含む.

② 実施方法の選択：服薬確認方法は，それぞれの患者の治療中断リスク，背景，環境などを考慮して，外来DOTS，訪問DOTS，連絡確認DOTSのうち最適な服薬確認方法を選択する. 状況に応じて，3つの方法を弾力的に組み合わせて実施する.

なお，当初の「日本版21世紀型DOTS戦略推進体系図」においては服薬確認頻度A，B，Cに対して外来DOTS，訪問DOTS，連絡確認DOTSがそれぞれ割り当てられていたが，現在の版では上記のように柔軟な対応を行うように改められている．

c）地域DOTS

確実な治療完遂のため，保健所は個別患者支援計画に基づいて服薬支援を行う．患者本人と面接して服薬支援について説明し，本人にとって最も適切かつ確実な服薬支援方法を決める．

外来DOTSは医療機関の外来，薬局，介護老人保健施設，保健所で行う．患者は看護師，保健師，薬剤師，医師などの目の前で服薬する．土日・祝日については，飲み終わった薬の包装を次の来所時に持参させるなど弾力的に確認する．訪問DOTSでは保健所の保健師などが患者を訪問して直接服薬を見届けたり，飲み終わった薬の包装を確認したりして，服薬を確認する．連絡確認DOTSでは，何らかの患者にとって最も適切かつ確実な方法で患者との連絡を取り，服薬状況を確認する．

d）コホート検討会

DOTS対象者全員の治療成績のコホート分析とその検討を行うために，年に2回以上行うとされている．地域DOTSの実施方法・患者支援の評価・見直しを行うとともに，地域の結核医療，結核対策全般に関する課題を検討する．重要な会議であるが，医療機関が各保健所の開催する会すべてに参加するのは現状では困難である．

● 治療継続とDOTSにおける課題

現在，わが国では前記の日本版DOTS戦略に沿った形で，結核患者に対する服薬支援が行われている．WHOの勧告では，結核の治療において保健医療従事者や訓練を受けた服薬支援者によるDOTの実施が勧められている．しかし，前記の実施頻度分類でB，Cの患者は厳密にはDOTではなくSATを受けることになる．理論的にはすべての患者に対してDOTを行うのが望ましいが，現実のマンパワー，財政ではその実行はむずかしく，現在の方法でできるだけの成果を上げるべく努力する必要がある．実際，先進国の低まん延地域ではSATはDOTに劣らない成績を上げているとの報告もある[8]．

また，近年DOTに代わる手段として，スマートフォンなどのテレビ電話機能を活用して保健医療担当者がリアルタイムに患者が服薬することを見届ける方法（video observed therapy：VOT）も行われるようになっている[9]．DOTに比べて少ない人員で実行可能な方法であり，わが国でも一部の保健所において実施されている．

結核患者が治療を継続し完遂までに至るためには，医療機関，保健所などの公的保健機関，行政の連携が必要である．この連携を確立せずに入院患者を退院させることは，他章で解説されている退院基準にも抵触し，厳に慎まなければならない．

---

1) Mitchison DA：How drug resistance emerges as a result of poor compliance during short course chemotherapy for tuberculosis．Int J Tuberc Lung Dis **2**：10-15, 1998

2) Weis SE, et al：The effect of directly observed therapy on the rates of drug resistance and relapse in tuberculosis．New Engl J Med **330**：1179-1184, 1994

3) Chaulk CP, Kazandjian VA：Directly observed therapy for treatment completion of pulmonary tuberculosis：consensus statement of the public health tuberculosis guidelines panel．JAMA **279**：943-948, 1998

4) World Health Organization, et al：Revised international definitions in tuberculosis control．Int J Tuberc Lung Dis **5**：213-215, 2001

5) World Health Organization：Implementing the end TB strategy：the essentials．WHO document production services, Geneva, Switzerland, 2015

6) 厚生労働省健康局結核感染症課：「結核患者に対するDOTS（直接服薬確認療法）の推進について」の一部改正について．健感発1125第1号，平成28年11月25日，2016

7) 日本結核病学会エキスパート委員会（旧保健・看護委員会）：院内DOTSガイドライン（改訂第2版）．結核 **90**：523-526，2015

8) Dale KD, et al：Recurrence of tuberculosis in a low-incidence setting without directly observed treatment：Victoria, Australia, 2002-2014. Int J Tuberc Lung Dis **21**：550-555, 2017

9) Chuck C, et al：Enhancing management of tuberculosis treatment with video directly observed therapy in New York City．Int J Tuberc Lung Dis **20**：588-593, 2016

E 潜在性結核感染症(LTBI)

WHOは，世界中で年間約1,000万人が結核を発病して130万人が結核で死亡し，世界人口の約3分の1が結核菌に感染しているものと推計している．無症状の結核感染者［潜在性結核感染症(latent tuberculosis infection：LTBI)感染者］はその生涯にわたりいつでも結核症を発病する可能性があり，将来の感染源となりうる．結核感染の鎖を断ち切るには活動性結核患者の早期発見・早期治療が最も大切ではあるが，それのみでは不十分で，LTBIを治療し発病を予防することも必要である．

わが国では1950年代初頭からPASを用いた結核感染者に対する発症予防的治療(「化学予防」)が行われ，それに続いてINHによる化学予防も行われた．また，欧米では1950年以降，INHを用いた大規模な臨床試験が行われ，LTBI治療が結核の発病予防に有効であることが示された．

LTBI治療の対象者(発病リスク因子による絞り込み)

結核根絶のためには，結核感染者のすべてに対して化学予防を行えばよいとも考えられるが，経済的に実行不可能である．また，発病リスクがあまり高くない人に副作用の危険性がある薬剤を投与することはリスクとベネフィットの点からも問題がある．そこで，発病リスクが高いと考えられる人を対象としてLTBI治療を行うことが勧められている[1]．

結核菌感染者のうち10％程度が一生のうちに結核を発病するといわれるが，感染後2年以内に発病する率が高い．そして，発病リスクとして，若年者(特に4歳未満の幼児)や塵肺症など表1に挙げるものがある[2〜4]．表1で相対リスクが高い者ほどLTBI治療の優先度が高い．中程度リスク群ではリスク因子が重複した場合に治療を考慮す

表1 結核感染者における活動性結核発病のリスク因子

リスク因子	相対リスク	文献
高リスク		
AIDS	110〜170	2
HIV感染	50〜110	2
臓器移植	20〜74	2
珪肺	30	2
血液透析が必要な慢性腎不全	10〜25	2
頭頸部癌	16	2
最近の結核感染(2年以内)	15	2
胸部X線で線維結節影(未治療の陳旧性肺結核病変)	6〜19	2
生物学的製剤	10	3
中等度リスク		
副腎皮質ステロイド(経口)	3〜8	3
コントロール不良の糖尿病	1.5〜5	3
幼児(0〜4歳)	2〜5	2
低体重	2〜3	2
喫煙	2〜3	2
胃切除	2〜5	4
副腎皮質ステロイド(吸入)	2.5	3
低リスク		
リスク因子がなく，胸部X線が正常所見のツ反またはIGRA陽性者	1	2

76　Ⅰ．肺結核症

る．また，医療従事者・高齢者施設職員など，発病リスクの高い人と接する機会の多い職業の人や集団生活のために発病した場合に大きな影響が生ずるような人においては，発病に伴う二次感染防止の観点からより積極的に治療を検討する．

結核感染の診断

結核発病のリスク因子を検討し，LTBI治療の候補者と考えられた人に対しては，結核感染の有無の判定を行う．今のところ結核感染診断のgold standardは存在せず，実行可能なのは結核菌の構成蛋白に対する免疫反応の有無を調べる方法［ツベルクリン反応（ツ反）とIGRA］である．これらが陽性の場合には結核発病のリスクが高くなることが知られている[5]．IGRAはツ反と異なり，BCG接種や非結核性抗酸菌感染の影響を受けることが少ないので，BCG接種が広く行われているわが国ではツ反よりも結核感染のスクリーニング方法として優れているとされる．IGRAのうち，T-SPOTとQFTのいずれを用いてもよい．なお，IGRA検査では偽陽性や偽陰性がまれでないことに注意する．

活動性結核の除外

結核発病リスクが高いと考えられる人がIGRA陽性であった場合には，活動性結核の可能性もあり，LTBI治療の開始前に，これを除外しておく必要がある．従来は胸部X線写真で異常所見が認められなければ，活動性肺結核が除外されるとしてきたが，実際には胸部X線写真では検出できない程度の病変が胸部CTで認められることもある．このような病変が活動性結核病巣だとすれば，抗結核薬単剤投与は薬剤耐性を誘導する危険性がある．したがって，活動性肺結核を除外するためにはLTBI治療予定者全員に対して胸部CT検査を行うことが望ましく，東京病院を含めて，そのような方針で対処している施設も少なくない[6]．しかし，放射線被曝や費用の問題もあり，日本結核病学会予防委員会・治療委員会の指針では，LTBI治療を行う時点で発病している可能性が高いと考えられる者に対してCT検査を行うことを勧めている[4]．

LTBIの治療

活動性結核が除外されたら，LTBI治療を開始することになる．治療の目的は非顕性感染状態から活動性結核への進展の確率を減らすことで，単剤（多くても2剤）で治療を行う．これは，LTBIでは体内の生菌数が少ないので耐性出現は起こりにくいと考えられるからである．

a）LTBI治療に用いられる薬剤

1）INH

INHによるLTBI治療に関して，20以上の無作為対照試験（RCT）が行われている[7]．発病防止効果は平均して約60％だったが，治療期間中に処方された薬剤をほとんど服薬できた者に限って解析すると効果は90％にのぼった．INHの内服期間に関しては，画像上陳旧性陰影がある者に対して行われたRCTで3ヵ月，6ヵ月，12ヵ月の内服期間が検討され，3ヵ月では21％，6ヵ月では65％，12ヵ月では75％の発病率減少効果が認められた．そして，解析対象を処方された薬剤の少なくとも80％以上を内服した者に限ると，12ヵ月治療群では有効性が92％に上昇したが，6ヵ月内服群に対する上積み効果はわずかだった．この結果から，英国などではINHの6ヵ月内服が勧められている．一方，米国での臨床試験からは，内服期間は9〜10ヵ月が最適と考えられた．現在，米国・カナダでは9ヵ月治療が推奨されている．わが国の「結核医療の基準」では，LTBI治療におけるINHの内服期間は6ヵ月または9ヵ月とされている．

2）RFP

RFPに関しては，臨床試験はINHほど多くない．9ヵ国の施設が参加し，4ヵ月のRFP内服と9ヵ月のINH内服を比較した大規模無作為対照試験の結果が2018年に報告された[8]．7,000人近い治療対象者を2群に分けて前記のLTBI治療を行ったところ，両群で活動性結核発病率に差はなかった．RFP群は治療完遂率が高く，重篤な副作用の頻度が低かった．この結果はRFPによるLTBI治療の有用性を示すものといえる．

3）INHとRFPの選択について

INHのほうがLTBI治療における使用経験が多いため，米国でもわが国でもINHのほうが推奨度が高く，RFPはINHの代替療法と位置づけられている．

5. 結核の治療の基本 **77**

表2　LTBI治療の現行ガイドライン

制定機関(年)	薬剤感受性と推定できるLTBIの推奨治療	多剤耐性と推定されるLTBIの推奨治療
厚労省　結核医療の基準(2018)	6INHまたは9INH INHが使えないとき：4RFPまたは6RFP	経過観察
WHO(2018)	6INHまたは 9INHまたは RPT+INH 週1回3ヵ月(DOT施行下)または INH+RFP 3〜4ヵ月または RFP 3〜4ヵ月	多剤耐性結核患者の接触者のうち発病リスクが高い者に限ってLTBI治療を考慮する．それ以外は治療を行わずに経過観察する．
CDC(2000)	9INH(連日または週2回) 6INH(連日または週2回) 4RFP連日 RPT+INH 週1回3ヵ月(DOT施行下) (HIV陽性の場合は9ヵ月が望ましい)	記載なし
UK NICEガイドライン(2016)	65歳未満の濃厚接触者またはHIV感染者： 　6INH(pyridoxine併用)または 　INH+RFP 3ヵ月(pyridoxine併用) 35歳未満の肝障害が懸念される濃厚接触者： 　INH+RFP 3ヵ月(pyridoxine併用) HIV感染者または臓器移植レシピエント： 　6INH(pyridoxine併用)	記載なし
カナダ結核治療基準(2013)	9INH(第一選択) 代替レジメン： 　6INH 　INH+RFP 3〜4ヵ月 　RPT+INH 週1回3ヵ月(DOT施行下) 　間欠治療は連日治療が行えない場合にのみ 　推奨する(INH 6〜9ヵ月週2回または 　INH+RFP 3ヵ月週2回 DOT施行下)	INH耐性結核の接触者：4RFPで治療 RFP耐性結核の接触者：9INHで治療 MDR-TBの接触者：緊密なモニタリング下に 　9LVFXまたは9MFLX

［文献3をもとに作成］

b) ガイドラインでの推奨

INH・RFP単剤のほかに，英国・カナダ・WHOのガイドラインではINH，RFP併用療法を3〜4ヵ月間行う治療レジメンも勧められている．これを6〜9ヵ月のINH単剤治療と比較した臨床試験では，有効性や副作用に差がなかったという結果が示されている．しかし，RFPにはINHの肝毒性を増強する作用があることに留意する必要がある．諸外国で推奨されているINHとrifapentineを併用して，3ヵ月間週1回内服(計12回)する治療は，INH単剤と比べて有効性は同等で，治療完遂率は高いとの報告がある．間欠療法であるので，DOTの実施が必須である．わが国ならびに諸外国でのLTBI治療ガイドラインを表2に示す．

c) 治療開始に際しての注意点

LTBI治療を開始するかどうかを決めるにあたっては，対象者が治療によって受けるであろう利益と不利益を勘案する．発病リスクが高いと考えられる人でも，年齢や併存疾患によっては治療を行わないほうがよい場合もある．たとえば，肝疾患，腎疾患，精神障害，アルコール依存症などがあるとINHで重篤な副作用が起こる危険がある．また，対象者が治療を完遂することができるかどうかについても考慮する必要がある．服薬アドヒアランスが低ければLTBI治療を行っても十分な効果は期待できない．また，治療開始時には

78　Ⅰ．肺結核症

治療継続の重要性や副作用出現時の対応などについて十分に患者教育を行う.

d) 標準的な治療法

結核医療の基準に従って,原則としてINHを6ヵ月または9ヵ月投与する.INHが使用できない場合はRFPを4ヵ月または6ヵ月投与する.

薬剤の処方量は体重当たりの標準投与量と最大投与量から算出するが,実際には確実に内服しやすい剤型で処方することが望ましい.また,年齢や腎機能・肝機能などを考慮して処方量を適宜増減する.

薬物の副作用とその対策については,前項(「B. 各薬剤の性質と副作用,相互作用」,「C. 減感作を含む副作用対策」)を参照されたい.LTBI治療においては無症状の人が対象となっているので,重篤な副作用の出現を極力防がなければならず,十分に副作用のモニタリングを行う.治療開始時に肝機能・腎機能などのベースライン検査を行い,その後は有症状時と定期(治療開始当初は2週間に一度,1ヵ月後以降は1〜2ヵ月に一度)に検査を行う.

e) 特別な条件での治療

① INHからRFPに薬剤変更した場合:副作用等のためにINHからRFPに薬剤変更した場合には,INH内服日数/180＋RFP内服日数/120が1となるまで内服するのが妥当と考えられる[4].

② 減感作療法中の治療:減感作療法中の治療は治療期間に算定しない.

③ 中断後の治療復帰:治療中断後に再開する場合は規定の日数の2倍以内に内服終了すれば有効と考えられ,中断後であってもこれが可能な見通しがあれば,再度の内服を勧める.ただし,再度中断の可能性が高い場合は,治療中断として経過観察する[4].

④ INH,RFPが使えない場合:初発患者が多剤耐性結核の場合や治療対象者に副作用が起こったために,INH,RFPの双方が使えない場合について,わが国の治療指針ではLTBI治療は推奨されていない[4].WHOのガイドラインでも従来は多剤耐性結核の接触者について,LTBI治療よりも経過観察を勧めていたが,2018年の改訂でMDR-TB患者の同居者のうち発病リスクが高い者(幼児,免疫抑制療法を受けている患者,HIV感染者など)に限ってLTBI治療を考慮してよいとした[5].表2に各種ガイドラインでの勧告を掲げる.

● 治療継続と服薬支援

LTBI治療もDOTSの対象である.医療機関はLTBI治療を開始するときに,結核発生届と公費負担申請書を保健所に提出し,保健所はこれを受けて,服薬支援計画を作成する.保健所は医療機関と連携して,治療完遂を目指し服薬継続のための支援を行う.

---

1) US Preventive Services Task Force：Screening for latent tuberculosis infection in adults：US preventive services task force recommendation statement. JAMA **316**：962-969, 2016

2) Lobue P, Menzies D：Treatment of latent tuberculosis infection：an update. Respirology **15**：603-622, 2010

3) Fox GJ, et al：Preventive therapy for latent tuberculosis infection-the promise and the challenges. Int J Infect Dis **56**：68-76, 2017

4) 日本結核病学会予防委員会・治療委員会：潜在性結核感染症治療指針.結核 **88**：497-512, 2013

5) World Health Organization：Latent tuberculosis infection：updated and consolidated guidelines for programmatic management. WHO Pubrications, 2018

6) 結核療法研究協議会内科会：日本における潜在性結核感染症治療の状況.結核 **93**：447-457, 2018

7) Haley CA：Treatment for latent tuberculosis infection. Microbiol Spectrum **5**：TNMI7-0039-2016, 2017

8) Menzies D, et al：Four months of rifampin or nine months of isoniazid for latent tuberculosis in adults. New Engl J Med **379**：440-453, 2018

6 特殊な状態や合併症がある場合の結核の治療

2017年の新登録結核患者は16,789人であり，うち65歳以上の占める割合は66.7％と[1]，結核患者における高齢者の占める割合は年々増加している．高齢者はいろいろな病態を合併しており，結核治療においても合併症を考慮した治療が必要になる．

ここでは薬剤の使用に注意が必要になる腎機能障害，肝機能障害のほか，結核患者に合併が多い糖尿病，中高年の男性結核患者にときに認める塵肺，妊娠時の結核治療について解説する．

● 腎機能障害

加齢に伴う腎機能障害や糖尿病性腎症は結核患者に合併することの多い病態である．慢性腎不全のために血液透析を受けている患者の活動性結核発病の相対危険度は10〜25倍[2,3]，腎移植を受けた患者のそれは37倍とされており[4]，腎不全は結核発症のリスク因子である．このような状況下，腎障害を有する患者に対する適切な治療薬の選択と使用方法を理解しておくことが求められている．

標準治療で使用される結核薬のうちINH，RFPはほとんどが肝臓で代謝され[5]，基本投与量の変更は必要ない．ただし，INH投与時は腎機能障害患者では末梢神経障害の予防のためpyridoxine（Vit B6）の投与を行う必要がある．PZAも多くは肝臓で代謝され一部が腎臓で代謝されるので[6]，ある程度以上の腎機能障害がある患者では減量が必要である．EBは80％が腎から未変化のまま排泄されるとされ[7]，腎機能障害患者では減量を要する．アミノグリコシド系薬剤は腎機能障害をきたす可能性があり，腎機能障害を有する患者には基本的に使用を避けるべきである．いずれのアミノグリコシド系薬剤も約80％が腎臓から未変化のまま排泄され，透析でも排除されるので，耐性や忍容性の問題から使用しなくてはいけない患者や血液透析患者では，減量して使用することが可能ではある．

結核菌への効果は濃度依存性であるため，これらの薬剤の減量は投与量の減量ではなく投与間隔の延長により行う[8,9]．透析患者への投与については透析日の透析後に行う．

腎障害時のEB，PZA，LVFXの減量の詳細については，eGFR＜30 mL/minの例については各ガイドライン同様であるが，＞30 mL/minの症例についてはデータが十分ではない．日本の結核診療ガイド[10]では減量して毎日投与としているが，ATS/IDSAのガイドライン[8]では常用量で投与し，血中濃度を確認するとしている．両ガイドラインの示す投与量を表1にまとめた．

標準治療以外で使用する薬剤についてはLVFXは腎機能低下例では減量が必要であるが，MFLXは常用量での投与が可能である[8]．

● 肝機能障害

肝硬変患者では細網内皮系の機能不全のため免疫能が低下しており，結核罹患率が通常よりも高い[11]．また，肝硬変患者では肺外結核の割合が高いとする報告も多く[12,13]，診断が遅れないように注意する必要がある．

肝硬変ではなくともウイルス性肝炎，アルコール性肝炎などの肝疾患が基礎疾患にある場合，抗結核薬による薬剤性肝障害が起こりやすい[8]．背景に肝疾患がある患者の治療薬の選択に際には，各薬剤の肝機能への影響をよく理解しておく必要がある．

肝機能障害を起こす可能性がある薬剤としては，INH，RFP，PZA，TH，PASがあり，EBやLVFXなどのニューキノロン系薬による肝障害は，前記の5剤に比較して少ない．

INH：INHは肝で代謝され，その代謝産物であるヒドラジンは肝障害の原因となる．年齢が高いほど肝障害が生じる確率は上昇するが，その発生率は2％未満であり，最近の複数のメタ解析によれば0.6％未満である[14]．またINHでは無症状

80　I．肺結核症

表1　腎障害時の抗結核薬用法・用量

	日本結核病　学会				ATS／IDSA***	
	正常時	Ccr 30 mL/min以上	Ccr 30 mL/min未満	透析時	正常時	Ccr 30 mL/min未満，透析時（透析後投与）
INH	5 mg/kg	正常時と同じ	正常時と同じ	正常時と同じ	5 mg/kg	300 mg/day を毎日
RFP	10 mg/kg	正常時と同じ	正常時と同じ	正常時と同じ	10 mg/kg	600 mg/day を毎日
EB	15 mg/kg	毎日減量	正常時量を隔日または週3回	透析後正常時量	40〜55 kg　800 mg 56〜75 kg　1,200 mg 76〜90 kg　1,600 mg	20〜25 mg/kg/回を週3回
PZA	25 mg/kg	毎日減量	正常時量を隔日または週3回	透析後正常時量	40〜55 kg　1,000 mg 56〜75 kg　1,500 mg 76〜90 kg　2,000 mg	25〜35 mg/kg/回を週3回
SM/KM/AMK	15 mg/kg 3回/week	使用は勧めない	使用は勧めない	透析後正常時量	15 mg/kg/day または 25 mg/kg/3回/week	15 mg/kg/回を週2〜3回
LVFX	1日量500 mg*	＜Ccr 50減量**	正常時量を隔日または週3回	透析後500 mg*	500〜1,000 mg	750〜1,000 mg/day を週2〜3回
TH	10 mg/kg				15〜20 mg/kg（250〜500 mg×1〜2回）	250〜500 mg/day を連日
PAS	200 mg/kg				8〜12 g（4 g×2〜3回）	4 g を1日2回を連日
CS	10 mg/kg				10〜15 mg/kg（250〜500 mg×1〜2回）	500 mg/回を週に3回

用法に特に記載のないものは1日1回投与.
　*体重40 kg未満では375 mgとする.
　**結核患者における検討のデータはなく，添付文書による.
***Ccr 30〜50 mL/minの患者では専門家により通常量が用いられるが，投与2時間と6時間の血中濃度を測定し，投与量の最適化を図る.

でトランスアミナーゼ値が軽度上昇し，自然に低下することがある．日本結核病学会治療委員会は「結核治療中の肝障害への対応について」において，肝機能異常値が出現しても自覚症状がない場合，AST または ALT 値が基準値上限の5倍以下（おおむね150 IU/L）であれば，肝機能検査を1週間ごとに繰り返し，上昇傾向がなければ抗結核薬はそのまま続ける，としている.
RFP：RFP による肝障害は胆汁うっ滞型が多く，そのほかアレルギー機序による肝細胞障害型がある．RFP 開始初期に症状なくビリルビンのみ上昇を見ることや[14]，トランスアミナーゼ値が上

昇することがあるが[11]，これらは治療継続のままでも自然に軽快する.
PZA：肝細胞障害性に肝障害を起こし，ときに重篤な状態になる．結核病学会治療委員会では，① 肝不全，非代償性肝硬変，またはそれに準じた状態，② AST または ALT 値が基準値上限の3倍以上（おおむね100 IU/L以上）である慢性活動性C型肝炎の場合は，PZA の使用を避けるのが安全である，としている[15].
　INH による薬剤性肝障害の発生頻度は単独では0.6％前後であるが，RFP と併用時にはその頻度が2.55％に上昇したとされる[16]．結核の治療

においては多剤併用が必須であるが，それに伴い肝障害の頻度が増すことに留意する必要がある．結核治療開始前から肝障害のある患者では，その障害の程度によっては肝細胞障害性抗結核薬の使用を控える．結核診療ガイド[10]では肝硬変，慢性活動性肝炎ではINH，PZAの使用は慎重にすべきで，可能であればPZAは使用せず，非代償性肝不全ではINH，PZAとも使用しないほうが安全，としている．さらに，重症肝不全の場合はINH，PZAに加えRFPも使用せず，肝毒性がないSM，EB，および肝障害の可能性の低いLVFXの3剤による治療を検討する，としている．肝不全の患者の結核治療については専門病院に薬剤選択や治療期間について相談するほうがよい．AIS/IDSAのガイドラインで示される肝障害のある患者における治療薬と治療期間は下記のとおりである．

- 2種の肝細胞障害性の薬剤を含む：
  — INH＋RFP＋EB 2ヵ月 → INH＋RFP 7ヵ月
  — RFP＋EB＋PZA（＋NQ）6ヵ月
- 1種の肝細胞障害性の薬剤を含む：
  — RFP＋EB＋NQ＋SM/KM（CS）12〜18ヵ月
- 肝細胞障害性の薬剤不使用：
  — SM/KM＋EB＋NQ＋CS 18〜24ヵ月

糖尿病

糖尿病患者では好中球や単球，マクロファージの機能低下，IFN-γ，IL-10，IL-12などのサイトカインの産性低下[17]，動脈硬化や微小血管症による好中球の炎症組織への到達障害[18]など，いろいろな要素が重なり，結核に対しても易感染性となる．平成28年の新規登録結核患者のうち，全年齢での糖尿病合併率は14.2％であった[1]．一般人口と比較した場合，結核患者では明らかに糖尿病の有病率が高く，平成26年のデータでは全年齢で2.3倍で，年齢別にみると30〜59歳では4.6倍であった[19]．糖尿病患者は糖尿病でない人に比較して3倍ほど結核を発病しやすいと考えられ[20]，糖尿病患者では結核の発症に注意する必要がある．

近年のメキシコからの報告では，糖尿病合併結核では非合併例に比較して空洞化が起こりやすく，治療開始後の喀痰塗抹陰性化が遅れ，治療失敗例，治療後の再発が起こりやすく，治療導入後の結核死が非合併例より多い傾向のあることが報告されている[20]．

結核診療ガイドでは，「免疫低下を伴う合併症：HIV感染，糖尿病，塵肺，関節リウマチ等の自己免疫疾患など」として，標準治療の維持期の3ヵ月延長を勧めている[10]．インスリン製剤と抗結核薬の間には相互作用はないが，各種経口血糖降下薬と抗結核薬との間には表2に示すような相互作用がある．

妊娠合併結核

妊娠の際にはTh1炎症誘発性反応が抑制されるため，結核を発病しても症状が現われにくい．しかし，出産後にこの抑制がなくなり，症状や所見が増悪する[21]．

妊娠時に使ってはならない標準治療薬は第8脳神経障害の危険があるSMのみで，PZAの使用は日本結核病学会と米国の胸部学会は勧めていないが，WHOではその使用を勧めている．日本では妊娠合併結核はINH＋RFP＋EB 9ヵ月を選択する．妊娠はチトクロームP450を誘導するため，薬剤性の肝障害が起きるリスクは上昇する．

授乳中の女性では抗結核薬のうち一次薬の使用であれば母乳中に移行する薬剤の量は少なく乳児に害はないため，授乳を止める必要はない[3]．ただし妊婦や授乳中の女性ではINHの末梢神経障害のリスクが上昇するので，INH使用中はpyridoxine（Vit B6）を併用する必要がある．

塵肺合併結核

塵肺，なかでも珪肺では結核の合併が起こりやすく，珪肺患者の20〜25％が生涯のうち，どこかで肺結核を発病するとされる[22]．珪肺患者では吸入されたシリカは肺胞マクロファージにより貪食されるが，その際に肺胞マクロファージの細胞膜は傷害され，細胞性免疫および，液性免疫ともに異常をきたす[23]．さらに，線維性病変や結節性病変などにより肺局所での血流障害が起こり，そのため結核の治癒機転が遅れることになるものと考えられている．

潜在性結核（LTBI）の治療指針でも珪肺は活動

表2　経口血糖降下薬と抗結核薬相互作用

分類	一般名	商品名	相互作用
ビグアナイド薬	metformin	メトグルコ グリコラン	**血糖降下作用を減弱する** PZA：機序不明. INH：INHによる炭水化物代謝阻害が考えられている.
チアゾリジン薬	pioglitazone	アクトス	**血糖降下作用を減弱する** RFP：併用すると CYP2C8 が誘導され pioglitazone の AUC が54％低下するとの報告. 必要な場合には増量する.
DDP-4阻害薬	sitagliptin vildagliptin alogliptin	グラクティブ ジャヌビア エクア ネシーナ	記載なし
スルホニル尿素薬	glimepiride gliclazide glibenclamide	アマリール グリミクロン オイグルコン ダオニール	**血糖降下作用を増強する** LVFX：機序不明. **血糖降下作用を減弱する** PZA：機序不明で血糖コントロールがむずかしいとの報告. INH：糖質代謝の障害による血糖値上昇および耐糖能異常. RFP：肝代謝促進（CYP誘導）
速効型インスリン 分泌促進薬	nateglinide mitiglinide	スターシス ファスティック グルファスト	**血糖降下作用を増強する** LVFX：機序不明. **血糖降下作用を減弱する** PZA：機序不明で血糖コントロールがむずかしいとの報告. INH：糖質代謝の障害による血糖値上昇および耐糖能異常. RFP：肝代謝促進（CYP誘導）.
α-グルコシダーゼ 阻害薬	voglibose miglitol acarbose	ベイスン セイブル グルコバイ	記載なし 記載なし 記載なし
SGLT2阻害薬	ipragliflozin dapagliflozin	スーグラ フォシーガ	記載なし 記載なし

性結核を発症しやすいリスク要因の1つに挙げられており[24]，また，塵肺に合併した結核の治療は標準治療を3ヵ月間延長するように勧められている[10].

1) 疫学情報センター：結核年報 2017. http://www.jata.or.jp/rit/ekigaku/toukei/nenpou/（2019年5月1日アクセス）
2) Chia S, et al：Risk of tuberculosis in dialysis patients：a population-based study. Int J Tuberc Lung Dis **2**：989-991, 1998
3) 佐々木結花ほか：血液透析患者における結核発病の現状. 結核 **77**：51-59, 2002
4) National Collaborating Centre for Chronic Conditions, et al：Tuberculosis：clinical diagnosis and manage-

ment of tuberculosis, and measures for its prevention and control. National Institute for Health and Clinical Excellence, London, U.K., 2011
5) Malone RS, et al：The effect of hemodialysis on isoniazid, rifampin, pyrazinamide, and ethambutol. Am J Respir Crit Care Med **159**：1580-1584, 1999
6) Lacroix C, et al：Pharmacokinetics of pyrazinamide and its metabolites in healthy subjects. Eur J Clin Pharmacol **36**：395-400, 1989
7) Lee CS, et al：Disposition kinetics of ethambutol in man. J Pharmacokinet Biopharm **8**：335-346, 1980
8) Nahid P, et al：Official American Thoracic Society/ Centers for Disease Control and Prevention/Infectious Diseases Society of America Clinical Practice Guidelines：Treatment of drug-susceptible tubercu-

6. 特殊な状態や合併症がある場合の結核の治療　**83**

losis. Clin Infect Dis **63**：e147-e195, 2016

9）Ashman N, et al：Guidelines for the prevention and management of *Mycobacterium tuberculosis* infection and disease in adult patients with chronic kidney disease. Thorax **65**：557-570, 2009

10）日本結核病学会：結核診療ガイド，南江堂，東京，2018

11）Kumar N, et al：Antitubercular therapy in patients with cirrhosis：challenges and options. World J Gastroenterol **20**：5760-5772, 2014

12）Cho YJ, et al：Clinical characteristics of tuberculosis in patients with liver cirrhosis. Respirology **12**：401-405, 2007

13）Gonzalez OY, et al：Extra-pulmonary manifestations in a large metropolitan area with a low incidence of tuberculosis. Int J Tuberc Lung Dis **7**：1178-1185, 2003

14）Saukkonen SS, et al：An official ATS statement：Hepatotoxicity of antituberculosis therapy. Am J Respir Crit Care Med **174**：935-952, 2006

15）日本結核病学会治療委員会：抗結核薬使用中の肝障害への対応について．結核 **82**：115-118, 2007

16）Steele MA, et al：Toxic hepatitis with isoniazid and rifampin：a meta-analysis. Chest **99**：465-471, 1991

17）塚口勝彦ほか：肺結核患者CD4+αβT細胞と単球によるIFN-γ，IL-12，IL-10産生と糖尿病との関連の検討．結核 **72**：617-622，1997

18）佐藤則之ほか：糖尿病における易感染性の原因：好中球殺菌能を中心として．糖尿病 **37**：321-325，1994

19）国内結核 Stop TB Partnership：結核について．http://www.stoptb.jp/about/japan.html（2018 年 12 月 1 日アクセス）

20）Jimenez-Corona ME, et al：Association of diabetes and tuberculosis：impact on treatment and post-treatment outcomes. Thorax **68**：214-220, 2013

21）Mathad JS, et al：Tuberculosis in pregnant and postpartum women：epidemiology, management, and research gaps. Clin Infect Dis **55**：1532-1549, 2012

22）Cowie RL：The epidemiology of tuberculosis in gold miners with silicosis. Am J Respir Crit Care Med **150**：1460-1462, 1994

23）Uber CL, McReynolds RA：Immunotoxicology of silica. Crit Rev Toxicol **10**：303-319, 1982

24）日本結核病学会予防委員会，日本結核病学会治療委員会：潜在性結核感染症治療指針．結核 **88**：497-512, 2013

7 耐性結核の治療と再治療をどうするか

耐性化の機序とその対策

　結核菌の耐性化のメカニズムは，突然変異と自然選択である．10^{-8}の危険で耐性菌が出現するrifampicin（RFP），10^{-6}の危険のisoniazid（INH）などは耐性菌の発生頻度が低い薬であり，10^{-3}の危険のethionamide（TH）などは耐性菌の発生頻度が高い薬といえる．空洞内には10^8個以上の菌が存在するので，感受性菌の患者でも耐性菌は少数存在し，その薬1剤での治療では，感受性菌が死滅し耐性菌が生き残り，その患者の結核菌はすべて耐性菌で置き換えられてしまうことになる．これを耐性獲得あるいは耐性化という．

　結核の治療に1剤治療は禁忌であるが，弱い抗結核薬では耐性化の危険があり，菌の減少も遅いので，2剤治療でも耐性獲得の危険性は高い．通常，INHとRFPを含む強力な治療でも2剤以上の感受性薬が必要であり，抗菌力の劣る薬剤による治療ではより多くの薬が必要となる．

　INHとRFPを含まないレジメンによる治療の場合は，感受性であり，かつ臨床的に無効との判断がされていない有効薬剤4剤もしくは5剤による治療が標準となる．臨床的に無効な薬とは，感受性はあるが，その薬を長期間使用しても菌陰性化せず，臨床的には結核菌に効いていないと思われる薬のことを示す．ただし，肺外結核など菌量が少ない場合は有効薬剤が3剤であっても治療効果を期待できる場合もある．

　感受性検査結果判明後の耐性結核治療の原則は結核病学会治療委員会の結核医療の基準の見直し[1]に記載されており（表1〜3），WHOの多剤耐性結核治療指針[2]は表4のとおりである．耐性結核に使用する薬では有害事象が標準治療よりさらに頻繁に発生し[3]，有害事象を念頭に置いた治療が必要となる．また，INHとRFP耐性の多剤耐性結核の治療に失敗すると，失敗時に使用した薬も耐性化し，後の結核治療はより困難になる．専門的な医療機関における治療を必要とする所以である．

耐性を推定した治療の意義

a）耐性を推定した治療の必要性

　INHとRFP両剤の治療により，多くの結核は治癒する．しかし，患者の結核菌がINH耐性の菌の場合，INHとRFPの2剤治療はRFP 1剤治療と実質的には同じであり，RFP耐性となる危険が高い．ところが，現在の日本では結核治療の開始時には薬剤耐性が不明であることが多く，よって，治療を開始するときには耐性の危険を予測しておかなければならない．そこで，標準治療ではINH，RFP，pyrazinamide（PZA）およびethambutol（EB）もしくはstreptomycin（SM）の4剤による治療を行う．感受性菌であればINH＋RFP＋PZAの3剤治療で十分であるが，4剤目を加えているのは，INH耐性であってもRFPを耐性化させる危険を減らすためである．EBもしくはSM 1剤のみ感受性の場合にその薬のみ加えることはEBもしくはSMの耐性化をもたらす危険があるが，EBもしくはSMのみ感受性の結核菌はまれなのでその危険は少ない．

　一方，薬剤感受性検査結果が判明した時点での感受性は，必ずしも検査実施時のそれと同じである必要はないといえる．INH，RFP，EB耐性でPZA感受性と後に判明した結核菌に，EBを含む4剤治療を行い，2ヵ月後にHRE耐性と判明した時点では，すでにPZAについて耐性化が生じていた，という例がある．薬剤感受性検査判明時に治療前の薬剤感受性検査結果に従って治療を開始すると，すでに耐性化したPZAを誤って感性と判断して投与することとなり，PZAを含む4剤で治療しても有効薬剤は3剤治療となってしまい治療に失敗する危険が増大する．このような薬剤感受性検査結果判明までに発生する耐性化の危険度は，感受性検査にどのくらいの日数かかるかによって異なる．よって，結核の治療を開始する際には，感受性検査を推定し，また，検査結果が判明した時点では，それに加えて経過中に耐性化が起こっていないかを推定しておく必要がある．

7. 耐性結核の治療と再治療をどうするか　**85**

表1　INH耐性RFP感受性の場合

① PZA が投与可能な場合

　RFP，PZA の2剤に LVFX，SM（または KM または EVM），EB の中から使用できる2剤以上を選び合計4〜5剤を使用する．ただし，SM（または KM または EVM）の投与は最大6カ月間とする．INH が耐性または副作用のために使用できなくなるまでの治療期間も含めて，RFP と PZA を含む感受性（有効）薬剤3剤以上の使用期間が6カ月以上，その後3カ月以上 RFP を含む感受性（有効）薬剤2剤以上の合計9カ月，かつ菌陰性化後6カ月以上の治療を行う．

② PZA が投与できない場合

　RFP に LVFX，SM（または KM または EVM），EB の合計4剤で6カ月，その後 RFP，EB の2剤で治療する．ただし，SM（または KM または EVM）の投与は最大6カ月間とする．INH が耐性または副作用のために使用できなくなるまでの治療期間も含めて，RFP を含む感受性（有効）薬剤3剤以上の使用期間が6カ月以上，その後6カ月以上 RFP を含む感受性（有効）薬剤2剤以上の合計12カ月，かつ菌陰性化後9カ月以上の治療を行う．

［日本結核病学会治療委員会：「結核医療の基準」の改訂—2018年．結核 **93**：61-68，2018より許諾を得て転載］

表2　RFP耐性INH感受性の場合

① PZA が投与可能な場合

　INH，PZA の2剤に LVFX，SM（または KM または EVM），EB のうちから2剤以上を選択し，合計4〜5剤を6カ月使用する．その後 LVFX，INH，EB の中の2〜3剤で治療する．RFP が耐性または副作用のために使用できなくなるまでの治療期間も含めて，INH と PZA を含む感受性（有効）薬剤3剤以上の使用期間が6カ月以上，その後 INH を含む感受性（有効）薬剤2剤以上の継続期間を含め，全治療期間は菌陰性化後18カ月とする．

② PZA が投与できない場合

　INH，LVFX，SM（または KM または EVM），EB の4剤で6カ月まで継続し，その後 INH，LVFX，EB の3剤で治療する．RFP が耐性または副作用のために使用できなくなるまでの治療期間も含めて，INH を含む感受性（有効）薬剤4剤の使用期間が6カ月以上，その後12カ月以上 INH を含む感受性（有効）薬剤3剤を継続し全治療期間は菌陰性化後18カ月とする．

［日本結核病学会治療委員会：「結核医療の基準」の改訂—2018年．結核 **93**：61-68，2018より許諾を得て転載］

表3　INH，RFP耐性結核の場合

　優先順位に従って感受性がある薬剤を順次選択し変更する．たとえば，RFP と INH のみに耐性である場合には，PZA，LVFX，EB，SM（または KM または EVM），TH のうちの4〜5剤が選択される．多剤耐性であって，これらのうち使用できる薬剤数が不足する場合には，DLM，BDQ など多剤耐性結核薬も選択できる．SM（または KM または EVM）の使用は原則として最大6カ月間とするが，その他の薬剤はできるだけ継続し，治療期間は菌陰性化後18カ月間とする．

［日本結核病学会治療委員会：「結核医療の基準」の改訂— 2018 年．結核 **93**：61-68，2018より許諾を得て転載］
優先順位：優先度の高いものから，リファンピシン，リファブチン，イソニアジド，ピラジナミド，ストレプトマイシン，エタンブトール，レボフロキサシン，カナマイシン，エチオナミド，エンビオマイシン，パラアミノサリチル酸，サイクロセリン，デラマニド，ベダキリンの順．

表4　WHOの推奨する耐性結核に対する薬剤

Group A	fluoroquinolones（levofloxacin, moxifloxacin, gatifloxacin）
	linezolid, bedaquiline
Group B	cycloserine/terizidone, clofazimine
Group C	pyrazinamide ethambutol, high-dose isoniazid：
	delamanid
	ethionamide/prothionamide
	amikacin/streptomycin
	para-aminosalicylate, imipenem-cilastatine ＋ amoxicillin-clavulanate
	meropenem ＋ amoxicillin-clavulanated

WHO では上記の薬の Group A 3剤，ついで，Group B の2剤，を優先し，耐性などで使用できない場合には，Group C の薬剤を用いて，合計5剤用いることを推奨している．

［文献2をもとに作成］

86　Ⅰ．肺結核症

表5　再治療開始時の原則

前回の菌	前回の治療経過	再治療開始薬
感受性	順調に陰性化	標準治療
耐性有	順調に陰性化	前回と同じ感受性と推定し治療
	陰性化に難渋	前回の耐性＋前回使用薬剤耐性化の危険を考慮し治療
感受性不明	標準治療で順調	標準治療
	非標準治療順調	前回と同じ治療
	古く記憶にない	標準治療 （INH耐性の危惧するとき→INHに加えINH耐性時でも有効と思われる薬4剤）
	難渋した	前回使用薬剤耐性の危険を考慮した治療

耐性の予測は，接触歴と結核治療歴によって行う．つまり，耐性結核との接触者は耐性結核である可能性が高く，結核治療歴がある者では治療歴がない者に比して耐性結核が多い．通常，薬の耐性化には1ヵ月以上かかるので，1剤治療であっても1ヵ月であれば耐性化の危険は低いといえるがゼロではなく，感受性の迅速な把握が望ましい．より多くの薬剤に対して耐性遺伝子を喀痰から調べる方法が普及することにより，この遅れが短くなり，治療薬決定がより簡単に行われることが期待される．

b）耐性を推定する ─治療歴のある場合の結核治療開始時の治療

治療歴のある場合の結核治療の考え方の原則を表5に示す．初回治療，以前の結核治療が成功の場合，以前の結核治療が失敗の場合，の順に薬剤耐性の頻度が高くなる．

c）耐性を推定する ─耐性結核との接触者

耐性結核との接触者では，耐性結核であることが多い．また，耐性結核の家族や職場[4]や病院[4]などの接触者での結核発病は同じ耐性のパターンであることが多く，耐性結核の多い地域で感染を受けた者は耐性結核の頻度が高いことが知られている．多剤耐性結核の接触者の場合，潜在性結核感染治療が困難であり，接触者も経過観察とされることが多く，発病の早期発見が特に重要である[4]．また，耐性結核が多い地域で結核感染を受けた者については，結核まん延国では耐性結核の頻度が日本より高い．たとえば，初回治療の多剤

耐性結核の頻度は日本では0.4％であるが，中国では5.7％，その他の多くの東アジア，東南アジアの国々では2〜4％程度，旧ソ連地域では10％を超えている．よって，多剤耐性結核の多い地域の出身者，あるいはこの地域で感染を受けたと思われる者については，薬剤感受性検査が必須で，かつ，なるべく迅速に結果を得る必要がある．喀痰での抗酸菌塗抹と核酸増幅法陰性の症例においては，胃液検査，気管支鏡検査などで治療開始時に菌を確保しておきたい．

d）Xpert® MTB/RIF

2016年からXpert® MTB/RIFが臨床の場で用いられるようになった．これは，喀痰の核酸増幅法検査の際に，RFP耐性遺伝子を調べる検査である．RFP耐性の可能性が高い者や，RFP耐性結核の接触者に対して用い，RFP耐性結核と判明したら，感染源と同じ感受性と想定して治療を行う必要がある．また，以前の治療歴からRFP耐性が疑われる場合に用いてRFP耐性結核と判明したら，以前の治療歴から想定される耐性薬剤を避けて十分な数の有効な結核薬を用いた治療を行う．一方，RFP耐性と判明し，以前の治療歴や接触歴からは他の薬への感受性が予測できないときは，他の多くの薬も耐性の可能性もあり，専門家への相談が必要である．

4剤標準治療開始後，耐性とわかった場合の対処法

頻度の高いINH耐性について筆者がとってい

る方法を記載する．重要なことは，治療開始後，薬を追加するまで培養検査を定期的に行い陽性となったら感受性検査を行うことである．

a）INH，RFP，PZA，EB（またはSM）で治療を開始し，2ヵ月以内にINHのみ耐性とわかった場合は？

RFP，EB，PZAの3剤はINH耐性判明時でも感受性維持と推定される．原則と同じく上記の薬のうち未使用薬を追加し合計4～5剤として，表1の治療を継続し合計9ヵ月かつ菌陰性化の後，6ヵ月以上の治療．

b）INH，RFP，PZA，EB（またはSM）で治療を開始し2ヵ月たって，INH，RFP（もしくはEBを加えて）治療としてから，INHのみ耐性とわかった場合は？

RFP耐性化の危険を考え，最後の培養陽性検体で薬剤感受性検査をやり直す（治療開始時の感受性判明時の時点でわかっている培養陽性最終検体で感受性検査をすると同時に，その感受性検査を行った検体より後に採取した検体で培養陽性となった場合は，後に培養陽性となった検体でも，薬剤感受性検査を行う）．2剤治療ならRFP耐性化の危険がかなり高い，3剤治療なら耐性化の危険はより低いがRFPとEB耐性化の危険があることを念頭に置き，表1の薬のうち未使用薬を追加し合計5剤（もしくはさらにTHを追加して6剤）として，培養，薬剤感受性検査結果を待つ．RFPへの耐性獲得がなければ，INHのみの耐性として治療を継続する．

多剤耐性結核の治療の原則における結核病学会の勧告とWHOの指針のずれ

多剤耐性結核治療の原則は表3（結核病学会），表4（WHO）のとおりで少々異なる点がある．例として，INHとRFPのみ耐性の場合を挙げる．結核病学会勧告もWHO指針もキノロン系薬を最も重要な薬として使用している．日本では，結核薬として承認されているキノロン系薬はlevofloxacin（LVFX）であるが，WHO指針ではmoxifloxacin（MFLX）も記載されている．同薬は日本では結核薬としては承認されていないが，抗結核薬として有用であり，有害事象などでLVFXが使用できない場合，LVFX耐性MFLX

感性の場合の候補薬剤となる．キノロン系薬のほかは，結核病学会勧告に従うと注射薬，EBとPZAとethionamide（TH）となるが，WHO指針では，linezolid（LZD），bedaquiline（BDQ），cycloserine（CS），clofazimine（CFZ）となる．これは，抗結核薬としてLZDとCFZが承認されていないこと，BDQについての新たな知見，薬剤感受性検査の信頼度への疑義，既使用薬剤あるいは広く使われている薬剤では感受性と結果が出ても耐性クローンの割合を無視できない，というWHOの勧告の考え方が，結核病学会勧告との差異を生んでいるものと思われる．筆者は基本的には以前使用しても感受性のあるEBは，再発時の治療としては有用薬剤と考えてよいと考えるが，EBを使用しても陰性化しなかった臨床的EB無効例では，感受性検査で感受性であっても，臨床的には無効であり使用薬剤の4～5剤目の薬剤とカウントすることについては妥当ではないと考える．

なお，WHO指針にあって結核病学会勧告にない薬剤としては，prothionamide（PTH），LZD，CFZ，カルバペネム系薬（imipenem/cilastatinもしくはmeropenem）とオーグメンチン（AMPC/CVA）の併用が挙げられている．PTHはETHとほぼ同効果かつ交叉耐性のある薬で，1990年代までは日本でも販売されていた薬である．LZD，CFZとカルバペネムについては別項で示す．また，WHOでは，kanamycinとcapreomycinが指針から外れている．結核治療効果が多変量解析ではむしろ有害であるという結果が出たためであるが，amikacinとstreptomycinについては，kanamycinなどの明らかな有害との結果は明示されておらず，結核薬としてリストに残ることとなった[5]．

9ヵ月ないし1年治療

2012年のvan Deunらの行った，gatifloxacin（GTFX）を含んだ9ヵ月治療[6]により85%の治療成功という画期的な報告をもとに行われたものであり，途上国では，価格，短期化による治療中断の減少などのメリットがあるため，キノロン耐性例を除く症例に対して，各国で導入されつつある．これまで9～12ヵ月治療の成功報告においては，いずれもCFZを含む治療が行われており，同薬の評価がまだ定まっておらず，日本では抗結

I．肺結核症

核薬に含まれていないため，9〜12ヵ月治療も推奨されていない．現在，WHOは，9〜12ヵ月治療でよい治療成績を挙げている地域では9〜12ヵ月治療を続けることを承認している．また，LZD，BDQ，delamanid（DLM），MFLX，CFZなど注射薬を用いない9ヵ月治療についてのさまざまな治験が現在進行中である．

● 新たに承認された薬および手に入るが未承認の薬

結核治療は1970年代以来のRFP，1980年代以来のofloxacinなどフルオロキノロン系薬，の登場以降長く新たな系統の薬が登場せず治療の改善がみられてこなかった．21世紀に入り，一般抗菌薬として承認され結核に対しても有用と評価されるようになったLZD，結核薬として開発され日本で承認されたDLM，BDQ，ハンセン病の薬として開発され結核に対して有効性の評価が行われつつあるCFZなどの薬が新たに使用されるようになったが，まだ，その結核に使用する際の位置づけは流動的である．結核病学会ではでDLMとBDQについては位置づけを行っているが，定期的な見直しを要する，としており，その他の薬については位置づけを行っていない．また，結核薬として保険収載されていない薬は公費負担の対象外で有害事象発生時も救済制度の対象とはならない．

a）delamanid（DLM）

DLMについての詳細は，本書「I-9-A．delamanidの実際」に記載されているが，現在は多剤耐性肺結核を唯一の適応症としている．つまり，INH耐性で副作用のためRFPが使えない例などには使用することができないし，多剤耐性であっても肺結核を有しない肺外結核は適応外である（肺結核と肺外結核の合併は適応症であり，INHとRFP耐性であればrifabutin使用例も対象となる）．

b）bedaquiline（BDQ）

BDQについての詳細は本書「I-9-B．bedaquilineの実際」に記載されているが，現在はDLMと同じく多剤耐性肺結核を唯一の適応症としている．

c）rifabutin（RBT）

結核薬としては承認されているが，現在の結核病学会の勧告およびWHOの指針のいずれにおいても，RBTは基本的には多剤耐性結核には推奨されていない．多剤耐性結核の多くの場合にRBTも耐性であるが，なかにはRBT感受性の菌株も存在する[7]．したがって，RBTの感受性検査，および，リファマイシンの耐性遺伝子であるrpoBの遺伝子解析でRBT感受性と判定される場合は，RBTをINHおよびRFP耐性結核の治療に用いてよいと思われる．治療期間については，RBTでRFPの代替が可能，という見解に立つと，RBT以外に3剤の薬を併用できた場合，6ヵ月〜1年の治療で十分となる．

d）linezolid（LZD）

結核薬としての有効性[8]は確立しており，WHOはLZDをETH，CSと並んで多剤耐性結核に使用する抗結核薬として推奨しているが，日本ではまだ抗結核薬として承認されていない．抗結核薬としての強力さという面からみると，きわめて強力な薬剤であるが，血球減少，末梢神経障害，視力障害などの有害事象が多く，抗結核薬として承認されておらず，外来治療では5％負担ではなく高額である．日本においては，多剤耐性結核のうち抗結核薬として承認されている薬のみでは治癒が困難な例において試みられる第一選択の薬と考えられる．

e）clofazimine（CFZ）

ハンセン病治療薬であるが，9ヵ月治療[5]の際に併用された薬剤である．中国からのCFZを含む多剤耐性結核治療とこれを含まない多剤耐性結核治療の比較試験についての報告[9]では治療成功がCFZを含む群で高かったとされており，WHOは，LZD，ETH，PTH，CSと並んで多剤耐性結核に使用する薬として推奨している．有害事象として頻度が高いのは，皮膚の色素沈着で赤くなることと食思不振があり，低頻度の有害事象としては腸閉塞，脾臓梗塞，血栓塞栓症が知られている．日本では抗結核薬として承認されておらず，皮膚着色などの有害事象もあり頻用されていない．

f）moxifloxacin（MFLX）

9ヵ月治療トライアル[6]はgatifloxacin（GTFX）

を用いて行われたが，GTFXが耐糖能異常の原因になるとして多くの国では用いられなくなっており，一方，MFLXがLVFXより結核菌に対しては強力な抗結核薬として，現在進行中の多剤耐性結核の9〜12ヵ月治療が用いられることが多い．日本では抗結核薬として承認されておらず，LVFX耐性MFLX感受性例が多くないこともあり頻用されていない．

g）カルバペネムとクラブラン酸の併用

多剤耐性結核の治療成績の比較[5]では，imipenem/cilastatinもしくはmeropenemとクラブラン酸を併用した者は，併用しなかった者に比して，有意に結核成功が多かった．使用量については，WHOはimipenem 1 gを12時間ごとまたはmeropenem 1 gを8時間ごと，およびクラブラン酸は125 mg（つまり，オーグメンチン250RS配合錠1錠分）を8ないし12時間ごとの投与としている．

● 外科治療を考慮した治療の組み立て

外科治療についての詳細は，本書「I-10．最近の結核の外科治療」に記載されているが，使用可能な薬が少なく，菌のコントロールがつかない場合，空洞を含む肺葉あるいは，区域切除は今日においても選択される治療法である．使用できる有効な薬剤が3剤以下で空洞を有する病変の場合，外科療法が治療開始時には可能であっても病変が広がった後には不可能となることがあり，当初から外科治療を考慮してその時期を逃さないように努める必要がある．

耐性結核の対策としては，以下の論点が重要である．
・まず，治療歴を把握し，感染の場を推定して治療開始時の耐性を予測する．
・なるべく早期に薬剤感受性検査結果を把握し，それに基づいた治療の変更を行う．
・有効な薬剤数が少ない場合は，結核薬として承認されていない薬を含んだ治療を行う．

・有効薬剤数が少ないという事態を把握した時点においては，外科治療を念頭に置いた治療計画を立てる．

また，INHとRFP耐性の多剤耐性結核においては，治療失敗は耐性獲得につながるので専門家の意見を求めたほうがよい．意見を尋ねる場としては，地域において多剤耐性結核診療数の多い医療機関，結核研究所などが挙げられる．なお，本項では結核薬として承認されていない薬についても記載したが，保険診療上は許可されない場合もあり，その時点でのエビデンスを把握しながら対処する必要がある．

---

1) 日本結核病学会治療委員会：「結核医療の基準」の改訂．結核 **93**：61-68，2018
2) World Health Organization：Rapid communication：Key changes to treatment of multidrug and rifampicin resistant tuberculosis, https://www.who.int/tb/publications/2018/WHO_RapidCommunicationMDRTB.pdf（2018年12月1日アクセス）
3) 佐々木結花ほか：多剤耐性結核治療における副反応の現状と対策．結核 **92**：11-19，2017
4) 小林弘美ほか：血液透析施設における超多剤耐性結核の集団感染．結核 **88**：477-484，2013
5) The collaborative group for the meta-analysis of individual patient data in MDR-TB treatment 2017：Treatment correlates of successful outcomes in pulmonary multidrug-resistant tuberculosis：an individual patient meta-analysis. Lancet **392**：821-834，2018
6) Van Deun A, et al：Short, highly effective, and inexpensive standardized treatment of multidrug-resistant tuberculosis. Am J Respir Crit Care Med **182**：684-692, 2010
7) 近松絹代ほか：多剤耐性結核菌におけるRifampicinとRifabutinの交差耐性の検討．結核 **84**：631-633，2009
8) Lee M, et al：Linezolid for treatment of chronic extensively drug-resistant tuberculosis. N Engl J Med **367**：1508-1518, 2012
9) Tang S, et al：Clofazimine for the treatment of multidrug-resistant tuberculosis：prospective, multicenter, randomized controlled study in China. Clin Infect Dis **60**：1361-1317, 2015

8 生物学的製剤と結核

生物学的製剤とは

2000年以降，難治性の免疫性炎症性疾患の画期的な治療薬として生物学的製剤が次々と発売され脚光を浴びている．生物学的製剤とは，疾患を惹起する炎症性サイトカインなどの作用を阻害する治療薬で，多くはヒト免疫グロブリンを材料として生物工学的につくられたものである．

保険適用となった製剤は，2002年のCrohn病（CD）や2003年の関節リウマチ（RA）に対するinfliximabに始まり，その後も増え続け，2018年の時点で16種にのぼる．阻害部位別に挙げると，TNF阻害薬，IL-6受容体阻害薬，IL-12/23阻害薬，T細胞共刺激分子阻害薬，B細胞のCD20阻害薬，T細胞のCD25阻害薬，IL-1β阻害薬，IL-17阻害薬，IL-23/p19阻害薬，$\alpha4\beta7$インテグリン阻害薬がある（表1）．適応疾患は製剤によって異なるが，次第に拡大しつつあり，RA・CD以外に強直性脊椎炎（AS）・Behçet病（BD）・潰瘍性大腸炎（UC）・尋常性乾癬（PV）・関節性乾癬（PA）など多岐にわたる．

生物学的製剤の投与により，これら難治性疾患において著明な効果がもたらされるようになった反面，免疫システムをつかさどるサイトカインが阻害されるため，さまざまな副作用も報告されている．特に，外来病原体に対する防御機能の障害により日和見感染が起こりやすくなり，重症化しやすいという重大な欠点がある．TNF阻害薬において副作用として報告されている感染症としては呼吸器感染症がおよそ半数を占め，うち細菌性肺炎が最も多く，次いで，ニューモシスチス肺炎，結核，非結核性抗酸菌症などが挙げられる[1]．

結核の防御免疫

tumor necrosis factor（TNF）は結核の初感染および潜伏感染における防御免疫に重要な役割を果たすサイトカインであり，特に結核菌を封じ込め，その増殖と伝搬をコントロールする肉芽腫の形成と維持に必須である（図1）[2]．結核菌を貪食した食細胞から放出されたTNFは炎症性サイトカインやケモカインの産生，接着分子の発現を通して，肉芽腫形成に必要な感染局所への単球・マクロファージ（Mϕ）・エフェクターT細胞のリクルートメントを誘導する．また，TNFは樹状細胞（dendritic cell：DC）の成熟や結核菌感染Mϕのアポトーシスも誘導する．Mϕのアポトーシスは結核菌の殺菌を誘導し，アポトーシスをきたしたMϕがDCに取り込まれると適応免疫応答が誘導される．さらにinterferon-γ（IFN-γ）と共同してMϕの結核菌殺菌活性を高める[3]．

一方，菌貪食Mϕにより活性化されたCD4$^+$T細胞が分化したTh17細胞，Th22細胞なども結核防御免疫応答に関与している（図2）[3]．IL-23の存在下で分化したTh17細胞は，IL-17，IL-17F，IL-21，IL-22を産生するが，IL-22はTh22細胞からも産生され，Mϕを活性化して結核菌の増殖を抑制する．IL-17を介した好中球の結核菌感染局所への浸潤や活性化は，結核菌の殺菌・IFN-γ産生Th1免疫応答の始動・肉芽腫形成などに重要な役割を果たしていると考えられるが，一方，IL-17産生が過剰な場合は組織破壊，空洞形成などを引き起こし，結核の病態悪化の原因となる[3]．

防御免疫は複雑なネットワークを形成しており，さらに多数のサイトカイン・T細胞・B細胞が巻き込まれているものと推測される[3]．したがって，TNF阻害薬はもとより，すべての生物学的製剤に結核の発症を誘発するリスクがあるものと考えて対処すべきである．

関節リウマチにおける結核発症のリスク

生物学的製剤導入以前から，RAでは一般人口に比べ結核発症のリスクが高いとされていた．その理由として，RA患者の最多層が高齢者で結核既感染者が多いことや，ステロイドやさまざまな

8. 生物学的製剤と結核 **91**

表1 阻害部位別にみた生物学的製剤とその適応疾患

生物学的製剤			適応疾患
TNF阻害薬	infliximab	IFX	関節リウマチ・強直性脊椎炎・Behçet病・Crohn病・潰瘍性大腸炎・尋常性乾癬・関節性乾癬・膿疱性乾癬・乾癬性紅皮症・川崎病
	etanercept	ETN	関節リウマチ・若年性特発性関節炎
	adalimumab	ADA	関節リウマチ・Crohn病・強直性脊椎炎・Behçet病・潰瘍性大腸炎・化膿性汗腺炎・尋常性乾癬・関節性乾癬・膿疱性乾癬・若年性特発性関節炎・非感染性ぶどう膜炎
	golimumab	GLM	関節リウマチ・潰瘍性大腸炎
	certolizumab	CZP	関節リウマチ
IL-6受容体阻害薬	tocilizumab	TCZ	関節リウマチ・若年性特発性関節炎・Castleman病
IL-12/23阻害薬	ustekinumab	UTK	関節リウマチ・若年性特発性関節炎・Crohn病
T細胞共刺激分子阻害薬	abatacept	ABT	関節リウマチ・若年性特発性関節炎
CD20阻害薬	rituximab	RTX	CD20陽性のB細胞性リンパ増殖性疾患・多発性血管炎性肉芽腫症・顕微鏡的多発血管炎・ネフローゼ症候群・慢性特発性血小板減少性紫斑病・腎移植や肝移植におけるABO血液型不適合移植例に対する免疫抑制治療
CD25阻害薬	basiliximab		腎移植後の急性拒絶反応
IL-1β阻害薬	canakinumab		クリオピリン関連周期熱性症候群・高IgD症候群・TNF受容体関連周期性症候群・家族性地中海熱・若年性特発性関節炎
IL-17阻害薬	secukinumab		尋常性乾癬・関節性乾癬・膿疱性乾癬・強直性脊椎炎
	ixekizumab		尋常性乾癬・関節性乾癬・膿疱性乾癬・強直性脊椎炎
	brodalumab		尋常性乾癬・関節性乾癬・膿疱性乾癬・強直性脊椎炎
IL-23/p19阻害薬	guselkumab		尋常性乾癬・関節症性乾癬・膿疱性乾癬・乾癬性紅皮症・掌蹠膿疱症
α4β7インテグリン阻害薬	vedolizumab		Crohn病・潰瘍性大腸炎

抗リウマチ薬の影響が考慮されていた．Yamadaらは生物学的製剤発売直前時期に行った研究で，RA患者における結核の併発率は0.08％であり，相対危険率は一般人口の3.21倍と報告した[4]．結核罹患率が日本と同程度（2000年度で0.021％）のスペインでも4.5倍という報告がある[5]．

かなり早くからinfliximab（IFX）が市販されていた欧米での報告をみると，2001年Keaneらは，投与患者147,000例中，結核発症は70例（0.05％）であり，低まん延国の欧米における結核罹患率に比べはるかに高率であったと警鐘を鳴らした．うち半数以上が播種性結核を含む肺外結核で，IFX治療開始半年以内の早期発症であったことから，主に内因性再燃によるものと判断された[6]．以降，欧米では潜在性結核のスクリーニングが導入

され，ツベルクリン反応（ツ反）陽性者に対する発症予防治療などにより結核発症低減の成果があがっているという[5]．

生物学的製剤発売後のわが国の状況

欧米の報告を受け，わが国で初めての生物学的製剤であるIFXにおいては，市販後5,000例まで全例調査を行うなど厳重体制をとったが，1,000例までに6例（0.6％），2,000例までに11例（0.55％）と，当時の結核罹患率およそ0.02％に比べて高率の発症が認められた．そこで急遽，危険因子と判明した結核の既往や家族歴・陳旧性結核の画像所見・ツ反強陽性などを生物学的製剤投与前のスクリーニング資料でチェックし，また，

92 Ⅰ．肺結核症

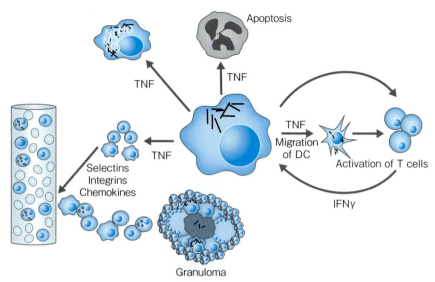

図1 結核菌感染に対する細胞性免疫反応におけるITF-αの主要な役割
DC：dendritic cell, IFN：interferon.
[Stenger S：Immunological control of tuberculosis：role of tumour necrosis factor and more. Ann Rheum Dis **64** Suppl 4：iv24-iv28, 2005 より許諾を得て転載]

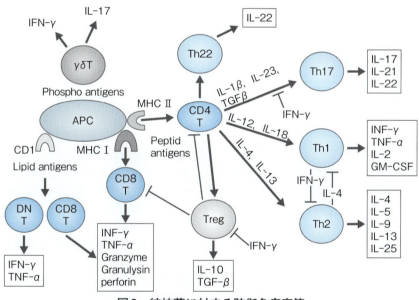

図2 結核菌に対する防御免疫応答
[赤川清子：結核の免疫. 結核 **87**：61-70, 2012 より許諾を得て転載]

潜在性結核と判断した患者に予防内服するなどの対策を講じたところ，後の3,000例における結核発症は3例（0.1％）までに低下した．後発の生物学的製剤についても同様の予防策が講じられるようになり，経過順調とされている[1]．しかしながら，松本はJADER (Japanese Drug Event Report Database) を用いた独自調査で，結核の発症や死亡例数に減少はみられず，経年変化もみられなかったと報告しており[7]，今後さらに症例を蓄積して慎重に分析する必要があるものと思われる．

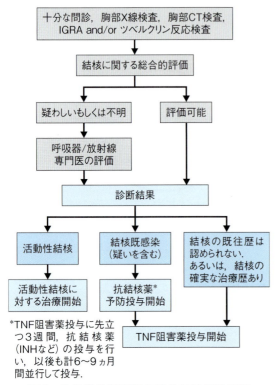

図3 生物学的製剤投与時の結核予防対策
[日本呼吸器学会生物学的製剤と呼吸器疾患・診療の手引き作成委員会:生物学的製剤と呼吸器疾患 診療の手引き,日本呼吸器学会,東京,p.56,2014より許諾を得て転載]

予防対策

2014年,呼吸器学会はリウマチ学会・結核病学会・感染症学会の協力のもとに『生物学的製剤と呼吸器疾患 診療の手引き』を作成し,生物学的製剤投与時の結核予防対策をフローチャートとして示した(図3)[8].投与前スクリーニングの効力を発揮するには,CT検査で胸部病変の見落としを防ぐこと,ツ反よりもBCGの影響を受けないIGRA検査を施行することが望ましい.活動性結核と判明した場合は,生物学的製剤の治療は避けて抗結核療法を開始する.潜在性結核と判断した場合は,生物学的製剤開始の3週前から6～9ヵ月間はINH(またはRFP)を予防投与する.

いまだ結核の中まん延レベルにあるわが国においては,たとえスクリーニングで問題なく,生物学的製剤を開始できたとしても,後に結核に感染する可能性がある.また,結核完治後であっても,生物学的製剤投与中は免疫能が低下しているた

め,再感染の可能性もありうる.さらに,INH予防内服後の結核発症も少なくない.すなわち,生物学的製剤投与患者においては,常に結核発症のリスクがあることを前提に,慎重に経過を観察する必要がある.

結核発症時の対応

生物学的製剤投与患者では,結核は突然に発症し,急速進展・重症化しやすく,また,他の日和見感染や原疾患の悪化などとの鑑別がむずかしい場合があることを十分認識していなくてはならない.

結核診断後はただちに抗結核療法を開始するが,生物学的製剤についてはただ単に中止すると原疾患を増悪させる可能性があるのみならず,結核病態に対するparadoxical reactionを招いてさらに結核を重症化させる可能性がある.実際,死亡例を検討すると,paradoxical reactionが死因と判断される例が目立つとされている[1,7].

対策としては,まず生物学的製剤をステロイドに変更することが挙げられる.しかしながら,原疾患のコントロールが乱れる場合やRFPとの相互作用でステロイド投与量の調整に難渋する場合があること,またステロイド自体の副作用が問題となることもあり,ことは簡単でない.

次に生物学的製剤の継続投与も選択肢の1つと考えられる.松本は,生物学的製剤継続例は中止例に比べ画像改善や菌陰性化の点で優れていたと報告している.また,先に結核を発症して抗結核療法を行い化療修了後に初めて生物学的製剤を投与した症例に比べても優れていたと報告している[7].これは,生物学的製剤が抗結核療法に不利に働くのではないかという危惧を覆し,むしろ有利に働く可能性を示している.しかしながら,継続投与については症例数が少ないこともあり,今後症例を重ねて慎重に検討すべき課題である.

東京病院で経験した症例の検討(表2)

製薬会社の開示する資料から生物学的製剤で発症した結核患者の詳細を知ることはむずかしいので,東京病院で経験した患者15例について検討した.基礎疾患はRA 11例,CD 3例,UC 1例,性別ではRAは女性9例,男性2例,CD・UCは男性のみ,結核発症時年齢はRAは39～78(平均

表2　生物学的製剤の使用による結核（東京病院の症例）

症例	原疾患	性別	年齢	肺結核	肺外結核	ARDS	ツ反/IGRA	原因製剤	投与期間	他の使用製剤
1	RA	F	78	bⅢ2	胸腹膜炎			IFX	8（M）	
2		F	68		粟粒	＋	ツ反（±）	IFX	9	
3		M	51	bⅢ2	胸腹膜炎			IFX	72	
4		F	69		粟粒	＋	ツ反（−）	IFX	18	TCZ（発症後3M）
5		F	73		粟粒		ツ反（＋）	ADA	30	
6		F	39	ⅠⅢ1	リンパ節炎			ETN	60	
7		F	69	bⅢ1	胸腹膜炎			IFX	48	
8		F	62		粟粒・カリエス			ETN	24	
9		F	71	bⅢ2				ADA	9	IFX（6M）・TCZ（4M）
10		M	56		粟粒			TCZ	2	
11		F	75	bⅢ2			IGRA（＋）	CZP	10	ETN（9Y）
12	CD	M	61		粟粒・胸腹膜炎			IFX	36	
13		M	28		粟粒			IFX	24	
14		M	24		粟粒			IFX	3	
15	UC	M	54		粟粒・リンパ節炎			IFX	10	

68）歳，CD・UC は 24〜61（平均38歳）であった．罹患臓器は重複を含め，RA では肺結核6例，粟粒結核5例，胸腹膜炎3例，リンパ節炎1例，脊椎カリエス1例，CD・UC では全例粟粒結核で，胸膜炎1例，リンパ節炎1例であった．肺結核例では空洞形成例はなく，散在性の浸潤性病変が主体であり，非好発部位にも病変がみられた．なお，症例13では IFX 中止後に paradoxical reaction としてリンパ節炎による気管支病変がみられている[9]．粟粒結核の2例（症例2・4）で急性呼吸窮迫症候群（ARDS）をきたしたが，ステロイドパルス療法などで改善している．結核診断後，全例で生物学的製剤は中止され，ステロイドや他の抗リウマチ薬などに切り替えられていた．全例で死亡はなく軽快している．RA では3例で複数の生物学的製剤が使用されていた．原因薬を1剤に絞ると，RA では IFX 5例，ETN 2例，ADA 2例，CZP 1例，TCZ 1例，CD・UC では全例 IFX であり，IL-6受容体阻害薬 TCZ の1例（RA）以外は全例 TNF 阻害薬であった．原因薬の投与期間

は RA では 2〜72ヵ月で，薬剤別では IFX が8・9・18・48・72ヵ月，ETN が 24・60ヵ月，ADA が9・30ヵ月，CZP が10ヵ月，TCZ が2ヵ月，CD・UC では IFX が3・10・24・36ヵ月であった．治療前〜結核発症前のツ反ないし IGRA 施行が明らかな者は RA の4例のみで，うち症例5・11の2例は陽性で INH を予防内服していた．

症例11を呈示する．17年前に間質性肺炎（interstitial pneumonia：IP）合併の RA と診断．10年前に ETN を開始され，6年前に IP の評価のため東京病院に紹介された．CT で結核性病変は見当たらなかったが，結核感染テストの QFT が陽性であった．ETN 長期投与中ではあったが，6ヵ月 INH 予防内服とし，半年ごとに CT で経過を追った．10ヵ月前に ETN から TCZ に変更されたが，6ヵ月前の CT では変化はみられなかった．今回定期検査時に自覚症状はないが，CT で中葉舌区主体に散在する浸潤影を認めた（図4）．気管支洗浄液の TB-PCR は陰性であったが，1週

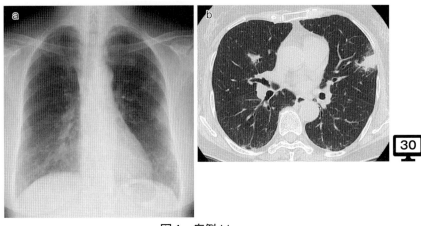

図4　症例11
a：胸部X線像．b：CT像．(肺野条件：中肺野の高さ)

培養が陽性で，結核菌と同定された．全感受性菌であり，bⅢ2の肺結核として化療して順調に改善した．RAは，コントロール良好なことから生物学的製剤休薬とNSAIDsなどの治療となった．その後，次第にRAの症状が増強したため，1年後にETN再開したところ症状は改善した．

以上をまとめると，東京病院における経験症例においても既報と同様に肺外結核が多く，粟粒結核が過半数を占めていた．肺結核例のCT画像では空洞や散布巣を伴わない散在性斑状影が多く，肉芽腫の形成不全が疑われた．生物学的製剤開始から発症までの期間は，半年以内の短期は2例と少なく，むしろ年単位の症例が半数を占めた．したがって，内因性再燃でない症例もかなり含まれているのではないかと思われる．予防内服した2例に結核の発症がみられた．ARDSをきたした粟粒結核などの重症例もあったが，ステロイドパルス療法などが有効であった．死亡例はなく，15例全例で経過は良好であった．

なお，呈示した症例11は，TNFレセプター抗体のETNでは長期間発症せず，TNF抗体のCZPに変更後，比較的短期のうちに発症しており，阻害部位の違いが発症に差をもたらしたものと思われた．

TNF阻害薬をはじめとする生物学的製剤の適応疾患は拡大し，本剤を用いた治療が急速に普及してきている．結核予防対策として投与前スクリーニングはもちろん重要であるが，投与開始後は結核発症のリスクが常にあるという意識のもと慎重に経過をみる必要がある．結核発症例では，肺外病変が多く，急速進展・重症化しやすいが，診断と治療が適切であれば予後は悪くない．なお，肺結核については，散在する浸潤影など，非典型例が多く，診断に注意を要する．

1) 渡辺　彰：生物学的製剤と抗酸菌症．結核 91：677-684，2016
2) Stenger S：Immunological control of tuberculosis：role of tumour necrosis factor and more. Ann Rheum Dis 64 Suppl 4：iv24-iv28, 2005
3) 赤川清子：結核の免疫．結核 87：61-70，2012
4) Yamada T, et al：Increased risk of tuberculosis in patients with rheumatoid arthritis in Japan. Ann Rheum Dis 65：1661-1663, 2006
5) Gomez-Reino JJ, et al：Treatment of rheumatoid arthritis with tumor necrosis factor inhibitors may predispose to significant increase in tuberculosis risk：a multicenter active-surveillance report. Arthritis Rheum 48：2122-2127, 2003
6) Keane J, et al：Tuberculosis associated with infliximab, a tumor necrosis factor α-neutralizing agent. N Engl J Med 345：1098-1104, 2001
7) 松本智成：生物学的製剤による結核発症時の結核治療とparadoxical response．結核 90：707-713，2015
8) 日本呼吸器学会生物学的製剤と呼吸器疾患・診療の手引き作成委員会：生物学的製剤と呼吸器疾患 診療の手引き．日本呼吸器学会，東京，pp.49-58，2014
9) 赤司俊介ほか：インフリキシマブ投与中に粟粒結核を発症し，インフリキシマブ中止により気管支結核様の増悪を認めた1例．気管支学 37：672-677，2015

9

delamanid・bedaquiline使用の実際

A　delamanidの実際

rifampicin（RFP）の開発後，半世紀が経過し，耐性結核が増加するなか，新たな抗結核薬の登場が望まれていた．delamanidは日本で開発された新薬で，その効果が確認されつつある．ここでは自験例を含めて本薬の使用法と注意点を解説する．

delamanidは結核治療を目的として開発された新規ニトロ-ジヒドロイミダゾ-オキサゾール誘導体である．その抗菌作用は細胞壁のミコール酸の合成阻害によるものであり，既存の抗結核薬との交差耐性はみられない．isoniazid（INH）と同等程度の抗菌作用を有するとされている．適応症は多剤耐性肺結核に限定されている．

本薬の副作用については複十字病院でこれまで多剤耐性肺結核症例・超多剤耐性肺結核症例に対するdelamanidの使用経験では，わずかに心電図上QTc延長がみられたが，不整脈の出現も含めて明らかな自覚症状はみられなかった．その他，消化器症状を含めて中断に至るほどの明らかな副作用はみられなかった．delamanidを使用した症例のなかで外科切除術を追加した症例もあったが，中断例も含めて全症例で培養陰性化が得られた．有効な感受性薬剤数が少ない場合，外科的治療の適応の検討も必要となるが，既存薬で使用できる薬剤が少ないときには，delamanidの使用を検討する必要がある．

delamanidの臨床試験の概要

多剤耐性肺結核を対象とした臨床試験[1]において，WHOのガイドラインに沿った標準的な二次薬の組み合わせにdelamanidを併用した群と，併用しなかった群の治療開始2ヵ月後の菌陰性化率を比較したところ，有意差をもってdelamanid使用群で陰性化率が高かった．また液体培地

培養陰性化率を，delamanidを使用しなかった群，delamanid 100 mgを1日2回使用した群，200 mgを1日2回使用した群で比較したところ，それぞれ29.6 ％，45.4 ％，41.4 ％であり，100 mg 1日使用群と200 mg 1日使用群の間に差は認められなかった（図1）が，delamanid使用群において培養陰性化率が高かった．

本薬は2012年，欧州において多剤耐性結核の治療薬として申請され，2014年4月に承認された．日本でも2013年3月に申請され，2014年7月に多剤耐性肺結核の治療薬として承認された．

臨床試験における副作用

臨床試験[1]では，胃腸障害，頭痛・不眠など神経系の症状が20 ％以上にみられたが，プラセボ群との有意差は認められなかった．副作用のうちプラセボ群と有意差が認められたのは心電図上のQT延長であり，プラセボ群3.8 ％に対し，100 mg 2回群9.9 ％，200 mg 2回群で13.1 ％であった．いずれも不整脈などの臨床兆候は認められなかった．

複十字病院における臨床成績

国内で承認されてから複十字病院で多剤耐性肺結核（multidrug-resistant pulmonary tuberculosis：MDR-TB）12例，超多剤耐性肺結核（xtensively-resistant pulmonary tuberculosis：XDR-TB）3例に対してdelamanidを使用した[2]．男性が11例で平均年齢は53.3歳（24～72歳），女性が4例で28.3歳（20～32歳）であった．出身国は日本が8例，中国が5例，フィリピンが1例，アフガニスタンが1例であった．

表1にそれぞれの症例のdelamanid開始時の

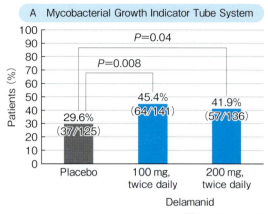
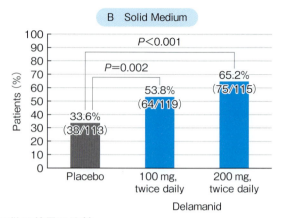

図1　delamanidの併用効果の比較
Aは液体培地，Bは個体培地での培養成績．いずれにおいても併用群で有意の陰性化率がみられた．
[Glaer MT, et al：Delamanid for multidrug-resistant pulmonary tuberculosis. N Engl J Med **366**：2151-2160, 2012より引用]

表1　複十字病院におけるdelamanid開始前の耐性薬剤数（INH低濃度耐性を含む）

		MDR-TB（12例）	XDR-TB（3例）
耐性薬剤数	2剤（INH，RFPのみ）	1例（前医の結果）	
	3剤	1例	
	5剤	3例	
	6剤	6例	1例
	7剤	1例	1例
	9剤	1例	1例

表2　delamanid使用症例の実際

高感受性結核薬	2剤＋DLM＋LZD	1例
	3剤＋DLM＋LZD	5例
	3剤＋DLM＋INH高用量	1例
	4剤＋LZD	2例
	4剤＋INH高用量	1例
	4剤＋DLM＋MEPM＋AMPC/CVA	1例
	5剤＋DLM	1例
	5剤＋DLM＋LZD	3例
計		15例

入院後，delamanidの使用に至った平均期間は3.8ヵ月（0.5〜15ヵ月）
DLM：delamanid，LZD：linezolid，INH：isoniazid.

耐性抗結核薬数を示す．MDR-TBの症例でINH，RFPの2剤のみ耐性の症例は，前医での薬剤感受性検査の結果であり，複十字病院では抗酸菌培養検査で陽性所見が得られなかったため薬剤感受性検査を施行することができなかった．ただし当院に入院するまでの治療経過において，さらにいくつかの抗結核薬で薬剤耐性を獲得していることが推測されたためdelamanidを使用するに至ったものである．当然のことながら，XDR-TBに薬剤耐性数が多い傾向にあった．

delamanid追加時の治療薬は表2に示すとおりである．ここにみるように，15例中11例にdelamanidに加えてlinezolid（LZD）が追加された．

delamanidの使用期間は6ヵ月未満で終了した症例が3例存在した．1例が難治性気胸合併による死亡中断，1例が白血球減少による骨髄抑制

の疑いで中断，1例は退院に伴って終了した症例であった．delamanid を 6 ヵ月で予定終了した症例が 2 例あり，その他の 10 例は 6 ヵ月を超えて治療継続した．

副作用としては，1例で 0.484 ms，1例で 0.464 ms の QTc 延長がみられた．いずれにおいても不整脈の出現も含めてあきらかな自覚症状はみられず，中止にはいたらなかった．ほかには前述のように1例で白血球減少による骨髄抑制がみられた．この症例は LZD を併用していたが，LZD とともに delamanid も中止した．その他に消化器症状を含め，中止に至るほどの明らかな副作用はみられなかった．

今回の 15 症例のなかで内科的治療のみを行ったのは 9 例で，外科的切除術を併用した症例が 6 例存在した．

これらの delamanid の使用例では中断例も含めて，全例で使用期間内に培養陰性化が得られた．培養陰性となるまでの期間は 1.17 ヵ月（0.5 ～2 ヵ月）であった．上述のように治療中断に至ったのは 2 例で，1例は難治性気胸合併による死亡中断，もう 1 例は前述の LZD と併用による白血球減少による骨髄抑制の疑いでの中断であったが，どちらも中断時に培養陰性化が得られていた．

delamanid 使用の原則

日本結核病学会治療委員会では，delamanid を多剤耐性肺結核の治療薬として使用する際に，当面は以下の原則によって使用の適否を判断するとしている[3]．

1) 既存の抗結核薬に薬剤耐性および副作用の点から 4～5 剤目として使用できる薬剤がない場合は，delamanid は使用されるべきである．

2) 既存薬で 5 剤が使用可能である場合，delamanid を使用すべきかどうかについてはまだ結論が出ておらず，使用を否定するものではない．

3) 既存薬で使用できるものが 1～2 剤の場合，2～3 剤目として delamanid を使用することについては，使用を否定するものではないが，耐性化の危険を考慮し慎重な扱いを要する．

4) 結核医療の基準に記載されず，結核薬としての有効性について結核病学会治療委員会で推奨していない薬の併用については使用可能であるが，上記の既存薬としては基本的には数えない．ただし，過去に日本で承認されたことのある薬である prothionamide（ethionamide もしくは prothionamide 感受性例），capreomycin（capreomycin 感受性例），およびサイアザイド（Tb1，過去同薬未使用例），および日本で承認されたことのない薬であるが linezolid 未使用例での linezolid，の使用は，上記既存薬と同様有効薬と考えてよいものと考える．clofazimine，AMPC/CVA，meropenem などについては，使用根拠に乏しく結核病学会は推奨していない．

delamanid 使用に際しての施設要件[3]

1) 使用する施設に関して精度が高い薬剤感受性検査が実施または利用できる．
2) 確実な患者支援（DOTS）を行っている．
3) 院内感染対策ができている．
4) 多剤耐性結核治療に十分な治療経験をもつ医師がかかわる．

delamanid の用法，用量

添付文書に記載される用法・用量は〔1回 100 mg を 1 日 2 回，朝夕食後に経口投与〕である．また臨床試験においては 6 ヵ月を超えて使用していない．V. Skripconoka らの検討[4]では，表 3 に示すように，delamanid を 2 ヵ月以内で終了した症例と 6 ヵ月以上使用した症例を比較して検討したところ，2 ヵ月以下の群の治療失敗率が 11.4 ％に対して 6 ヵ月以上使用した群において 16.7 ％と高かったものの，治癒率は 2 ヵ月以内の群で 48.5 ％であったのに対して 6 ヵ月以上使用した群において 57.3 ％と高かったとしている．本剤を長期に使用する場合は，リスクとベネフィットを考慮して投与の継続を慎重に判断する必要がある．

表3 delamanid 2ヵ月以下投与例と6ヵ月以上投与例の比較

	6ヵ月以上	2ヵ月以下
治癒	57.3%	48.3%
完了	17.2%	6.6%
失敗	16.7%	11.4%
中断・転出	7.8%	25.3%
死亡	1.0%	8.3%

［文献4をもとに作成］

delamanid 使用継続の条件[3]

delamanid 使用開始してから3ヵ月を経過しても菌陰性化が得られない場合には耐性化のリスクが高いので，投与を継続することが適当であるか否かについて，改めて専門家の判断を求める必要がある．

多剤耐性結核の治療に delamanid と併用する主な抗結核薬

a) bedaquilin（詳細は「I-9-B. bedaquilin の実際」参照」

新規抗結核薬 bedaquilin が2012年に欧州で承認され，続いて，米国，韓国，ロシアでも承認された．日本においても2018年7月承認された．bedaquilin は，結核治療を目的として開発された結核菌体のATP合成酵素の活性阻害を標的とするジアリルキノリン系薬で，Johnson & Johnson 社により開発された．MDR-TB に対して，推奨基本レジメンに bedaquilin を追加し24週間治療を行った結果，プラセボ群と比較して120週時点の評価で，培養陰性化がより速やかに高率に認められたことが報告された[5]．投薬容量依存的ではなく殺菌活性発現濃度の保持時間（time above MIC：TAM）依存性を示す特異な性質を有する化合物で，結核菌のみならずMAC（*Mycobacterium avium-intracellulare* complex）を含む幅広い非結核性抗酸菌種に対して *in vitro* で強力な殺菌作用を示す．そのため，将来の非結核性抗酸菌症に対しての新薬としても期待されている．2種類の新薬の併用効果に期待がもたれたが，動物モデルを用いた実験においては，bedaquilin とニトロイミダゾールは相互に拮抗作用を示して併用効果は認められなかった[6]．一方で，臨床においても問題なく使用できたとする報告もある[7]．delamanid と bedaquilin のヒトにおける併用効果を確認するための臨床試験が進行中である．

規抗結核薬の位置づけ：多剤耐性肺結核薬である bedaquilin と delamanid のいずれかを使用する場合，いずれを使用すべきか？現在のところ決まった方針はない．ただし，bedaquilin では肝障害の頻度が高いことから，肝障害を有する症例においては delamanid を優先する．また，bedaquilin の代謝物の半減期が長いことから，bedaquilin に引き続いて delamanid を使用した場合，同時使用でなくても QT延長の危険が高まる危険がある．一方，delamanid に引き続いて bedaquilin を使用する場合については，治験の経験の積み重ねはないが delamanid の半減期および代謝物の半減期を考慮し，特に10日ほどの早期においては，QT延長に注意する必要がある．

b) linezolid

linezolid（ザイボックス）は，オキサゾリジノン系完全合成抗菌薬であり，2001年4月，vancomycin 耐性腸球菌（VRE）感染症治療薬として承認され，さらにメチシリン耐性黄色ブドウ球菌（MRSA）などの薬剤耐性菌に対しても感受性菌と同程度の抗菌活性が示され使用されている．その後 linezolid は結核に対しても有効性が示された．6ヵ月治療で菌陰性化しなかった超多剤耐性結核41例のうち，除外した2例を除いて linezolid を使用したところ，ただちに治療を開始した19例中15例（79％）で4ヵ月以内に菌陰性化が得られ，2ヵ月遅れて始めた20例中7例で菌陰性化が得られたことで，その有効性が示された[8]．ただし，本薬では骨髄抑制，腎障害，代謝性アシドーシス，偽膜性腸炎，視神経障害などの副作用が報告されており，特に骨髄抑制が多く，併用にあたっては十分な注意が必要である．

c) levofloxacin（LVFX）

levofloxacin（LVFX）は，細菌性肺炎および非定型肺炎いずれにも広く用いられているフルオロキノロン系抗菌薬である[9]．結核についても WHO の結核治療ガイドライン[10]をはじめ，米国胸部疾患学会[11]，その他の世界の結核診療ガ

100　I．肺結核症

イドラインにおいて，薬剤耐性または副作用のために標準治療ができない場合の必須の薬剤として記載されている．日本でも in vitro の成績で，多剤耐性結核においてはその使用が治療成績の改善に有用であったと報告されている[12]．国内でも日本結核病学会が主体となって，2003年に「結核医療の基準の見直し-第2報」[13]，および2008年に「結核医療の基準」の見直し-2008年[6]のなかでLVFXを抗結核薬として記載し，2010年には「結核治療におけるレボフロキサシンの使用方法について」[14]を発表した．しかし，その時点で結核に対する適応は承認されなかったため，日本結核病学会治療委員会が中心となって2012年に結核に対するLVFXの使用実態調査を行った[15]．調査は全国の施設から集めた1,304人を解析対象とし検討を行った．それによると，LVFXを使用した理由としては，先行薬の副作用のためが59.8％と最多であり，次いで薬剤耐性が24.6％，結核治療前からある合併症のためが8.9％であった．他の抗結核薬が耐性のため使用した菌陽性結核で94.1％に菌陰性が得られ，先行薬の副作用のため使用した症例では93.0％で菌陰性化した．一方で多剤耐性結核では86.0％，INHとRFPの副作用があるために使用した症例では91.1％で菌陰性化が得られ，全症例では91.9％で菌陰性化が得られたとしている．LVFXの副作用は5.0％にみられ，主なものは関節痛，腎機能障害，発疹，発熱，肝機能障害であった．以上の経過をもとにして，日本においても2015年に抗結核薬として承認された．

まとめ

WHOが2016年にアップデートした薬剤耐性ガイドライン[10]では，抗結核薬がグループ化されている（「I-7. 耐性結核の治療と再治療をどうするか」表4参照）．耐性結核の治療開始にあたっては少なくとも5剤，すなわちpyrazinamideを含めてGroup Aのフルオロキノロン系薬より1剤，Group Bのアミノグリコシド系薬より1剤，Group Cの二次抗結核薬より少なくとも2剤をそれぞれ選択するとしている．delamanidはbedaquilinとともにD2グループに属しており，Group AからGroup Cの薬剤を十分に選択できないときに追加する薬剤とされていた．その後，2018年8月に改定が行われ[16]，主な変更点とし

ては，Longer MDR-TB regimens と Shorter MDR-TB regimen と2通りのレジメンに分けている．Longer MDR-TB regimens では，抗結核薬を3つにグループ化してそれぞれの症例に応じて最低5種類の抗結核薬を18～20ヵ月間治療を行うとしている．Group A は優先すべき抗結核薬として，Group B ではさらに追加する抗結核薬として，一方で Group C はそれぞれの症例のレジメンを成立させるための抗結核薬としてそれぞれ Group 化している．今回の改訂で前述した bedaquilin，linezolid，levofloxacin は優先すべき薬剤として Group A に挙げられているが，delamanid は症例の蓄積が十分ではないとのことで Group C にとどまっている．今後わが国が中心となって症例を蓄積して治療効果を実証していくことになるが，その際には新たな delamanid 耐性をつくらないように細心の注意を払っていかなければならない．

1) Lee M, et al：Linezolid for treatment of chronic extensively resistant-drug tuberculosis. N Engl J Med **367**：1508-1518, 2012
2) 奥村昌夫，吉山　崇：デラマニドの使用経験．結核 **91**：699-702，2016
3) 日本結核病学会治療委員会：デラマニドの使用について（改訂）．結核 **92**：47-50，2017
4) Skripconoka V, et al：Delamanid improves outcomes and reduces mortality in multidrug-resistant tuberculosis. Eur respire J **41**：1393-1400, 2013
5) Diacon AH, et al：Multidrug-resistant tuberculosis and culture conversion with Bedaquiline. N Engl J Med **371**：723-732, 2014
6) Tasneen R, et al：Stealizing activity of novel TMC-207 and PA-824 containing regimens in a murine model of tuberculosis. Antimicrob Agents Chemother **55**：5485-5492, 2011
7) Lachatre M, et al：Bedaquiline plus delamanid for XDR tuberculosis. Lancet Infect Dis **16**：294, 2016
8) Lee M, et al：Linezolid for treatment of chronic extensively drug-resistant tuberculosis. N Engl J Med **367**：1508-1518, 2012
9) 日本呼吸器学会呼吸器感染症に関するガイドライン作成委員会：成人市中肺炎ガイドライン，日本呼吸器学会，東京，p.40，2007
10) World Health Organization：WHO treatment guidelines for drug-resistant tuberculosis 2016 update, WHO Document Production Services, Geneva, Switzerland, 2016
11) American Thoracic Society, CDC and Infectious Dis-

eases Society of America：Treatment of tuberculosis. Am J Respir Crit Care Med **167**：603-662, 2003

12）多田敦彦ほか：多剤耐性結核に対する ofloxacin, levofloxacin の *in vitro* 抗菌活性と臨床効果． 結核 **81**：337-344, 2006

13）日本結核病学会治療委員会：「結核医療の基準」の見直し―第2報． 結核 **78**：497-499, 2003

14）重藤えり子：結核治療におけるフルオロキノロン剤およびその他の保険適応外薬剤使用の現状―アンケート

調査より． 結核 **85**：757-760, 2010

15）日本結核病学会治療委員会：結核に対するレボフロキサシンの使用実態調査結果． 結核 **87**：599-608, 2012

16）World Health Organization：Rapid communication：Key changes to treatment of multidrug-resistant tuberculosis, https://www.who.int/tb/publications/2018/WHO_RapidCommunicationMDRTB.pdf（2018年12月1日アクセス）

B　bedaquilineの実際

bedaquiline（BDQ）は Tibotec 社（現在は Jansen Pharmaceutical 社）が創製したジアリルキノリン系の新規構造骨格を有する抗酸菌に対する薬である．抗酸菌の ATP 酸合成酵素を特異的に阻害することにより，増殖期および休眠期の結核菌に対して高い抗菌活性を示す．2012年に米国 FDA（United states food and drug administration），2014年に欧州 EMA（European medicines agency）で抗結核薬として承認された．日本における治験は終了し2018年7月から日本でも使用できるようになった．

BDQ は，isoniazid（INH）と rifampicin（RFP）両剤耐性である多剤耐性肺結核症を対象病態としている．これは，多剤耐性肺結核のみで治験を行ったことを背景としているが，一方，RFP，rifapentine と併用した場合に BDQ の血中濃度が下がる[1]ことにもよる．

投与方法は，BDQ 100 mg 錠剤を初めの2週間は4錠ずつ，その後は2錠ずつ週3回ので1日1回投与となる．全量服薬確認を行う場合，1日1回の確認でよく，特に2週間目以降は週3回で済むため対面服薬確認を行ううえでは都合がよい．

有効性についての治験成績

ランダム化比較試験（RCT）の治療成績では，24週時点での培養陰性化率は BDQ を含まない多剤耐性結核の最適レジメンの58％に対して同薬を含む治療では79％，120週の時点で含まない治療の44％に対して含む治療の62％と，いずれも BDQ を含む群のほうが有意に高い菌陰性化率を示した[2]．

その後の知見も含めてまとめた WHO 文書[3]およびその根拠となった5ヵ所の報告をまとめた分析（WHO ホームページ）[4]でも同様に，24週後の菌陰性化については79.7％（317/391），治療終了18～24ヵ月後の治癒率63.8％（223/351）と良好な結果が得られている．

既存の抗結核薬との交叉耐性は報告されていなかったが，WHO が多剤耐性結核の Group B の薬（「Ⅰ-7．耐性結核の治療と再治療をどうするか」表4参照）として結核薬に含んだ clofazimine

とは交叉耐性があるとされている．

有害事象

5グループの報告をまとめた537例の検討[4]では，BDQ を含んだ治療により2,622の有害事象が報告されており，頻度の高いものは胃腸障害（367/2,622），代謝障害（224/2,622）などであった．重篤な有害事象（死亡，生命の危険がある，入院を要する，後遺症を残す）は7％（42/565例，48事象）でみられ，頻度が高かったのは，呼吸障害（12/48），心不全（8/48），肝障害（7/48）であった．

これまでの BDQ の治験[2]では，QT 延長と肝障害が有害事象として報告されているが，QT 延長については537症例の検討[4]でも QTcF を検討しており，QTcF が500 msec 以上となったのは4.7％（24/511例）であった．ベースラインと比較し最も延長した時期に QTcF が60 msec 以上延長した例が15％（76/511），30～60 msec 延長例が34％（172/511），0～30 msec 延長例が47％（238/511）であった．6ヵ月以上の使用例は限られており，フランスの32例の報告しかないが，そのなかで，6ヵ月以上の治療により QTcF が500 msec となった例はみられなかった．米国 CDC の報告[5]では，24週の投与期間で BDQ 群での QT 延長は偽薬群より長く，その後は差が縮まる，とされている．確かに差は縮まり有意差はなくなるが，clofazimine 使用など他の QT 延長をきたす薬剤を使用しているためか，治療開始後1.5年，BDQ 使用終了後1年の時点でも QT 延長はみられており，有意差はないが若干 BDQ 群のほうが QT 延長幅が大きい．この QT 延長は BDQ の代謝物が関与しているが，代謝物の半減期は月単位と長いため QT 延長は薬を中止してもすぐには改善しないのである．

治験報告[2]では，BDQ 群が非 BDQ 群に比して死亡が有意に多いことが報告されたが，南アフリカにおける耐性結核の electronic drug resistant tuberculosis register における多数の患者での検討（BDQ 使用群1,556，非使用群25,095例）では[3,4]，粗死亡率は BDQ 群7.6％，非 BDQ 群

9．delamanid・bedaquiline使用の実際　**103**

18.2％であったが，MDRの程度（他の薬の耐性の有無），HIV，年齢，性，治療歴，治療開始年，治療期間，地域，で補正した多変量解析の結果，死亡に関する補正危険比（adjusted hazard ratio）は0.5（95％信頼区間は0.41～0.61）となり，BDQ使用群のほうが有意に死亡を減らすことが報告された．しかしながら，WHOの専門家会議[3]では，死亡に関する不安が解消したとはいえない，と結論されている．

使用ガイドライン

BDQはWHOが推奨する長期（日本で通常行われている）多剤耐性結核治療患者に以下のような点に注意のうえ用いることを推奨されている[6]．

* WHOが最近推奨する多剤耐性結核の9～12ヵ月化学療法（「Ⅰ-7. 耐性結核の治療と再治療をどうするか」参照）を行っている患者には該当しない．
* 治療失敗しつつあるレジメンにBDQを追加してはならない．
* 患者が妥当な説明と同意のプロセスの後にBDQを使用するような過程を保健当局は設定すべきである．
* HIV治療のARVにおける薬物間相互作用は注意すべきであるが，BDQはすでに，多くのARV（nevirapine-, lopinavir/ritonavir- and rilpivirine or raltegravir-based regimens）と南アフリカなどで併用されている．BDQと併用注意すべきARVとしては，相互作用のあるefavirenz，QT延長のあるlopinavir/ritonavirなどが挙げられる．BDQは肝P450代謝酵素（cytochrome P450 enzyme 3A, or CYP3A）で代謝されるのでBDQとARVの相互作用による有害事象の増加，効果の減少には注意すべきで，綿密なモニターを要する．
* 使用期間は6ヵ月で，投与量は最初2週間は400 mgを毎日，その後は週3回，200 mgとし，20ヵ月の多剤耐性結核長期化学療法の開始時に併用するが，6ヵ月を超えるBDQ使用については知見は限られており6ヵ月を超える長期使用を保証するものではない．
* 18歳以下の若年者についても情報が乏しい．

* BDQを導入するにあたっては，安全性のモニタリングと管理を能動的に行う必要がある．
* 合併疾患，特に心疾患と肝疾患のモニタリングと管理が行われなければならない．QT延長と不整脈の検査，モニターは必須である．
* 現在，BDQの感受性検査は確立しておらず，BDQのMIC（minimum inhibitory concentrations）のモニターは必須である．
* WHO勧告に従い，他の結核薬への耐性のモニターを行わなければならない．

多剤耐性におけるBDQの優先順位については，WHOではlevofloxacin，linezolidと並び最も高いものと評価している[7]．

使用方針

日本におけるBDQの使用指針はdelamanid（DLM）と同じく，多剤耐性肺結核で，既存の抗結核薬では十分な数の治療薬とならず，また，BDQ以外にもある程度の有効な抗結核薬があるため治療失敗耐性化の危険が少ない者である[8]．さらに使用を制限するしくみはDLMと同じである．linezolid，DLMおよびBDQの感受性検査が得られていない，ことを前提とすると，その他の治療歴および二次薬の薬剤感受性検査結果が得られている場合，有害事象などを含めて，感受性でかつ副作用が許容範囲内で使用できる薬剤数がBDQなしで3～4，BDQを加えると4～5になる者が最もよいBDQ使用対象となる．

現在，欧州では薬剤規制当局の許認可上ではBDQとDLM両方が使用可能となっている．しかしながら，両剤併用については十分な知見がないが，併用症例28例の報告などでは，併用により共通するQT延長の有害事象の増加はみられていない[9]．米国NIHは南アフリカで両剤併用の可否の検討の治験を行っており，おそらく，必要に応じて両剤併用すべきであろう．

DLMとBDQが両者を使える場において，両剤感受性かつ，両剤を併用しない場合の選択肢として，どのような場合にDLMを優先し，どのような場合にBDQを優先するか，については，WHOの指針では，BDQを優先することとなっているが，これは，BDQのほうが強力であることの証拠が多いためで，DLMが明らかに劣っている薬，という証拠はない．

BDQの耐性化

　BDQあるいはDLMの治験における失敗は，それぞれ1剤ずつ用いたことによるものであることは明確である．逐次薬剤を追加したために，linezolid，BDQ，DLMの全剤耐性化が起こったことが報告されている[10]．新薬が登場しても，逐次耐性化すれば「いたちごっこ」であり，それを避けるためには，各抗結核薬への感受性を把握しつつ，有害事象を適切に管理することにより，新しく登場した薬を有効活用することが必要である．

---

1) Winter H, et al：Evaluation of the pharmacokinetic interaction between repeated doses of rifapentine or rifampin and a single dose of bedaquiline in healthy adult subjects. Antimicrob Agents Chemother **59**：1219-1224, 2015

2) Diacon AH, et al：Multidrug-resistant tuberculosis and culture conversion with bedaquiline. N Engl J Med **371**：723-732, 2014

3) World Health Organization：Report of the Guideline Development Group Meeting on the use of bedaquiline in the treatment of multidrug-resistant tuberculosis A review of available evidence（2016），World Health Organization, 2017, http://apps.who.int/iris/bitstream/10665/254712/1/WHO-HTM-TB-2017.01-eng.pdf（2018年12月1日アクセス）

4) Lawrence Mbuagbaw：Review of available evidence on the use of bedaquiline for the treatment of multidrug-resistant tuberculosis：Data analysis report, McMaster University, 2017, http://www.who.int/tb/publications/2017/Appendix_GDGReport_Bedaquiline.pdf（2018年12月1日アクセス）

5) CDC：Provisional CDC Guidelines for the Use and Safety Monitoring of Bedaquiline Fumarate（Sirturo）for the Treatment of Multidrug-Resistant Tuberculosis. MMWR Recomm Rep **62**：1-12, 2013

6) World Health Organization：The use of bedaquiline in the treatment of multidrug-resistant tuberculosis：interim policy guidance, WHO Document Production Services, Geneva, Switzerland, 2013

7) Van Deun A, et al：Short, highly effective, and inexpensive standardized treatment of multidrug-resistant tuberculosis. Am J Respir Crit Care Med **182**：684-692, 2010

8) 結核病学会治療委員会：ベダキリンの使用について．結核 **93**：71-74，2018

9) Ferlazzo G, et al：Early safety and efficacy of the combination of bedaquiline and delamanid for the treatment of patients with drug-resistatn tuberculosis in Armenia, India and South Africa, a retrospective cohort study. Lancet Infect Dis **18**：536-544, 2018

10) Bloemberg GV, et al：Acquired Resistance to Bedaquiline and Delamanid in Therapy for Tuberculosis. N Engl J Med **373**：1986-1988, 2015

10 最近の結核の外科治療

A 肺結核症の外科治療

現代の結核治療の主座が化学療法にあることは言をまたない。抗結核薬が導入される前は1施設で年間400例近くの肺切除が行われていた時代もあったが、最近では手術件数は減少し、手術施設も少なくなった。日本胸部外科学会によると、2013年の国内の肺結核関連手術件数は367件（99件の肺結核肺切除術と268件の結核腫切除術の合計：後者は肺病変に対する診断目的切除により、病理学的に抗酸菌感染と診断されたもので非結核性抗酸菌感染症も含まれている）と減少の一途をたどっている[1].

現代における肺結核の外科治療の適応

このような状況下で、現代の結核治療に対するガイドラインにおいても、外科治療の記載は最小限にとどめられている。しかしながら、耐性結核や重篤な併発症のために外科処置を必要とする若干の結核症例があることも事実である。国内外のガイドライン[2,3]での肺結核に対する外科治療の記載を整理して確認したい（表1）.

表の内容から、現代における肺結核の外科治療の意義は下記内容に大別できる。

①肺結核への治療の補助的手段（多剤耐性結核、副作用や社会的要因で治療が中断される感染性結核、その他）
②肺結核の合併症（喀血、気胸、気道狭窄、荒蕪肺、気管支拡張症、アスペルギルス感染など）に対するもの

対象症例の多くは結核患者数の減少に伴いますます減っていくと考えられるが、世界的視野でみると、結核医療の課題として今後も残るであろう、上記の①に焦点をしぼって詳しく記載する。

表1　肺結核の外科治療に関する各種ガイドラインのまとめ

薬剤耐性結核に対するガイドライン2008年版（2008）WHO	・化学療法とあらゆる補助的手段（外科的、栄養学的、および社会的支援）を適切に利用したうえでCategory Ⅳ（慢性排菌）かつ限局性の早い時期. ・少なくとも2ヵ月の術前化学療法と12～24ヵ月の術後化学療法が必要. ・経験のある外科医と適切な術前検査および周術期感染対策が可能な施設以外では行うべきでない.
結核医療の基準平成28年厚生労働省告示第16号（平成28年1月29日一部改正公布）	・一般方針として、（1）結核の治療は化学療法によることを原則とし、必要があると認められる場合、（2）周術期における有効な抗結核薬併用を前提として行う. ・化学療法によって結核菌培養検査で陰性となることが期待できない場合、もしくは陰性となっても再発の可能性が高い場合、または喀血などの症状が改善しない場合、に肺結核の外科的療法の実施を検討する.
結核診療ガイド（2018）日本結核病学会	・肺結核の外科治療は、①多剤耐性結核、主病巣が限局しており切除可能である場合、②大量の喀血を繰り返す場合、コントロール困難な気胸など、必要と考えられる場合に検討する. （適応については専門家と相談が必要.）

106　Ⅰ.肺結核症

世界における多剤耐性結核の動向と外科治療

WHOはEnd TB Strategy[4]において2035年までに結核罹患率を90％減少させることを目標として掲げている．そのためには減少率を2015年の年間1.5％減から2020年までに4～5％減に，2025年までに10％減とできるか否かが重要である．この目標達成のため各国に課せられた指標の1つが，結核治療成功率90％以上にすることである．

そのような状況下，「薬剤耐性結核」の存在がこの目標達成をはばむ非常に重要な課題の1つとして強調されている．抗結核薬に耐性をもった結核菌は抗結核薬の登場とともに出現してきたが，とりわけisoniazidとrifampicinの両剤に耐性を獲得した多剤耐性結核（MDR-TB）は1990年代から，さらにfluoroquinoloneと二次注射薬（kanamycinなど）にも耐性を獲得した超多剤耐性結核菌（XDR-TB）が2000年以降注目されるようになった．WHO統計2018によると，2017年の世界のTB罹患数1,000万人，年間TB死亡数は130万人であり[5]．このうち推計55万8千人がMDR-TB（rifampicin耐性が10万人），うち8.5％がXDR-TBであった．MDR-TBの治療成功率は55％と低く，死亡率は26％，XDR-TBに至っては治療成功率わずか34％で，41％以上が死亡という惨憺たるものである．

MDR-TBの割合が高率の国はインド・中国・旧ソ連などで，これらの国々ではその発生予防と治療成功率の向上が喫緊の課題となっている．そのために適切な診断法の普及，新規薬剤の導入や治療の短期化も積極的に進められているが，副作用も多く，高額な医療費となるため，多剤耐性結核の化学療法は難行することが多い．そうしたなか，大量の菌が存在する粗大病変を切除し，使用可能な感受性薬剤のみで病状をコントロールしやすくする外科治療が有効な補助的療法として改めて評価されるようになった．

1991年以来，薬剤耐性結核に対する外科治療成績は世界中の多くの単施設から多数報告されているが，その優位性を示すエビデンスレベルの高い無作為試験はなく，治療ガイドライン上の記載も限られていた．そのような状況において，全結核症例に対する耐性結核の割合が高い国を多くかかえるWHO欧州支部は，MDR-TBに対する外科治療の有効性を改めて評価する必要に迫られ，2011年に"The consolidated action plan to prevent and combat MDR and XDR TB"を承認[6]，そのなかに外科治療の有効性を評価することが盛り込まれることになった．この流れを受け，同時期より外科治療のreviewやmeta-analysisが相次いで報告され，また，2014年にWHO欧州支部自身もreviewをExpert opinion[7]として発信している（表2）．冒頭に述べたMDR-TBおよびXDR-TBの低い治療成功率と比較すると，これら外科治療の成績が良好であることがわかる．一方，手術に伴う危険については手術死亡率0～5％，合併症発生率0～39％が許容範囲内とされている[7]．なお，複十字病院におけるMDR-TBに対する56例の肺切除療法の治療成績[8]はわが国を代表するものとして，表2すべての文献に取り上げられている．

多剤耐性結核に対する外科治療の実際

WHOガイドラインに「結核の外科治療は経験が豊富な施設でのみで行われるべき」との記載があるが，これには主に3つの理由がある．

まず，外科治療は適切な化学療法がベースに組まれていることを前提とするが，多剤耐性肺結核においてはそれが非常に困難だからである．限られた薬剤を長期的な視野でさまざまな事情を考慮しつつ組み合わせて有効な術前化学療法を行うこと，および手術適応とその時期を見極めること，などは非常に高度な専門的判断を必要とする．また，切除検体も重要で，培養結果から術前治療の効果が判定され，その薬剤感性試験結果をもとに術後の化学療法の内容や期間が適切であるかの確認が必要である．術後の化学療法継続期間に関しては，WHO欧州支部は術前排菌陽性のMDR-TBでは18ヵ月，XDR-TBでは24ヵ月，術前排菌陰性のM/XDR-TBでは6～8ヵ月を推奨している．手術はあくまで補助的なものであり，適切な術前および術後の化学療法が完遂されてはじめて良好な治療成績と合併症の回避が望めるのである．

第二に多剤耐性結核に対する手術では現代の呼吸器外科の主な対象疾患である肺悪性腫瘍に対する手術とは異なる戦略・手術手技がしばしば求められることである．本症では菌の耐性化に伴って

表2　多剤耐性結核に対する外科治療成績に関するreviewおよびmeta-analysis

著者	掲載誌(発刊年)	対象文献数(報告年)	治療成功率中央値(CI)	非外科治療の治療成功率との比較 OR(CI)
Xu HB	J Antimicrob Chemother(2011)	15(1991〜2010)	84(78〜89)	—
Kemper RR	Lancet Infect Dis (2012)	18 case series (1995〜2010) 8 cohort studies (2004〜2009)	89.5(47〜100) XDR-TB 85	—
Marrone MT	Int J Tuberc Lung Dis (2013)	24(1975〜2012)	短期 92(88.1〜95) 長期 87(83〜91)	2.24(1.68〜2.97)
WHOヨーロッパ支部	(2014)		88〜92	—
Fox GJ	Clin Infect Dis(2016)	18[*]	—	3.0(1.5〜5.9)

[*]非外科治療の8文献とindependent patient data meta-analysisで比較.

肺炎や胸膜炎，リンパ節炎などの炎症が胸腔内において繰り返されており，その結果，血管鞘，リンパ節の被膜，気管支外膜などの膜構造が互いに癒着する，気管支動脈の発達，病変の胸壁や隣接肺葉への非常に強固な癒着，などの変化が少なからず起こっており，そのため手術操作がしばしば非常に困難となる．術中・術後の合併症(出血，気管支断端瘻，肺瘻，遺残腔問題，膿胸など)のリスクも高く，切離ラインの設定や筋弁の利用などさまざまな工夫が必要となる．

　第三に周術期の感染対策の必要性が挙げられる．この観点からも術前の十分な化学療法は必須であるが，手術に際しては前室付きの陰圧換気管理された手術室，医療者の防護(図1)や次章に述べる麻酔の工夫が必要である．術後は喀痰塗抹検査の陰転化まで患者を陰圧室隔離とし，また切除検体の扱いにも留意する必要がある．

耐性結核の頻度と肺手術の今後

　2015年時点の日本における耐性結核の頻度は初回治療例中0.4％程度，既治療例中3.7％程度であり[9]，世界平均のそれぞれ3.9％，21％[1]と比較すると低い．現在，日本の年間発生MDR-TB患者数は新規結核登録数と感受性試験実施率から100人強程度，うち約75％が肺結核と推定される．結核療法研究協議会外科科会によると

2012年までの傘下施設のMDR-TBに対する肺手術件数は年間10例前後程度であった[10]．一方，国内では結核患者数の減少と結核医療の不採算や入院期間短縮のため，結核病床の休止・廃止が続いている．厚生労働省は残る結核病床の有効利用と質の確保のため，地域結核医療提供体制の再編成を提示している(2011年改正「結核に関する特定感染予防指針」)[11]．このなかでMDR-TBなどのために外科的治療を必要とする患者は「高度専門施設」に集約する，とされた．既述のように多剤耐性結核の治療成功のためには適切な診断・治療に加え，専門的な知識や技術・適切な対応を可能とする設備が必要だからである．現在，国内では近畿中央胸部疾患センターと複十字病院の2施設が「高度専門施設」に指定された．この2施設に年間約10人程度の肺結核の外科治療適応例が集約されることで医療資源の効率的な分配と治療レベルの維持が図られている．

　近年，複数の新規抗結核薬が約半世紀ぶりに登場した．これらの薬剤を併用することにより，今後，国内外の外科治療適応症例は減少するものと予想される．複十字病院においてもdelamanid登場後その使用により，明らかに外科治療を回避できたと考えられる症例も存在する．しかし，一方では限局性ながら肺組織の非常に高度な破壊を呈している症例もあり，また，薬剤副作用や低い

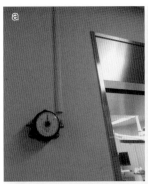
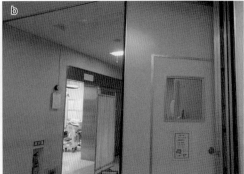
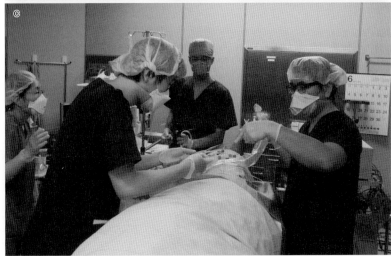

図1　多剤耐性結核症例の手術後
上段は前室つきの陰圧管理された手術室で下段は手術室内術前準備中の風景．すべてのスタッフがN95マスクを装着する．

服薬アドヒアランス，および経済的理由などからも，外科治療を必要とする症例が依然として存在していることも確かである（図2）．

肺結核，特に多剤耐性肺結核に対する外科治療はこのように縮小しつつあるものの，患者個体のみならず国際化した現代社会全体に対していまだ重要な役割を担っているといえる．

1) Kawano H, et al : Thoracic and cardiovascular surgery in Japan during 2013 : annual report by The Japanese Association for Thoracic Surgery. Gen Thorac Cardiovasc Surg **63** : 670-701, 2015
2) World Health Organization : Guidelines for the programmatic management of drug-resistant tuberculosis, emergency update 2008, World Health Organization, Geneva, Switzerland, 2008
3) 日本結核病学会（編）：結核診療ガイド，南江堂，東京，2018
4) World Health Organization : The End TB Strategy : Global strategy and targets for tuberculosis prevention, care and control after 2015, World Health Organization, Geneva, Switzerland, 2015
5) World Health Organization : Global tuberculosis report 2018, http://www.who.int/tb/publications/global_report/en/（2018年12月1日アクセス）
6) World Health Organization Europe : Consolidated action plan to prevent and combat multidrug- and extensively drug-resistant tuberculosis in the WHO European region 2011-2015, http://www.euro.who.int/__data/assets/pdf_file/0007/147832/wd15E_TB_ActionPlan_111388.pdf（2018年12月1日アクセス）
7) World Health Organization Europe : The role of surgery in the treatment of pulmonary TB and multidrug-and extensively drug-resistant TB, http://www.euro.who.int/__data/assets/pdf_file/0005/259691/The-role-of-surgery-in-the-treatment-of-pulmonary-TB-and-multidrug-and-extensively-drug-resistant-TB.

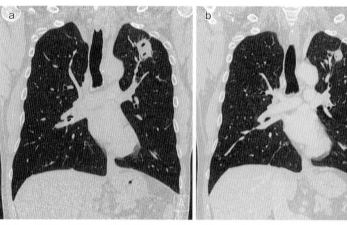

図2　49歳，男性，既喫煙者，MDR-TB(INH, RFP, SM, PZA, PAS 耐性)
aは複十字病院へ紹介時のCTで，bは1年後のCT．残る感受性薬4剤に加えてBDQも投入されたが，神経障害や肝障害などの副作用で治療は難航した．空洞はようやく結節化しつつあるものの，適切な内科治療の継続が困難と判断して，左上葉切除術を施行．
(肺の条件；冠状断)

pdf?ua=1(2018年12月1日アクセス)
8) Shiraishi Y, et al：Aggressive surgical treatment of multidrug-resistant tuberculosis. J Thorac Cardiovasc Surg **138**：1180-1184, 2009
9) 結核予防会(編)：結核の統計2016, 結核予防会, 東京, 2016
10) 結核療法研究協議会外科会：外科治療症例に関する調査研究 平成23年度療研研究報告書, p.31, 2012
11) 厚生労働省健康局結核感染症課：結核に関する特定感染症予防指針の一部改正について，健感発0516第1号，2011

TEA BREAK
胸郭成形術とその功罪

手術療法を直達療法と虚脱療法に分ける．虚脱療法には，すでに20世紀初頭から局所麻酔(伝達麻酔)下に始まった胸郭成形術(形成術ではない)や人工気胸術，また合成樹脂(球)充填術など，歴史的なものがある．虚脱療法の詳細は本文の外科療法の項に記載がある．たとえば，1950年以前の合成樹脂(球)充填術などは合成樹脂(球)を胸膜外に充填する．しかし，しばしば充填物が胸膜を穿破して胸膜腔内に落ち込んだり化膿したりして，結局，再手術，充填物摘出のやむなきに至ることが多かった．

気管内麻酔が普及するようになるまでは，直達療法(肺切除術)が行われることは少なく，伝達麻酔下の胸郭成形術が専らであった．適応は肺上葉，または下葉S^6の結核性空洞である．最も盛んだったのは1940年代で胸膜腔内に入らず，血流の豊富な肋間筋層までの処理で済むため，創が化膿しても肺内に影響することは少なかった．1939年に東京都下の清瀬に開設された傷痍軍人東京療養所では，1940年から戦後間もなくの1946年までに318例の胸郭成形術が行われた．略治軽快が170例(53％)，死亡が61例(19％)，その他であって，当時としては容認された治療法であった．典型的な術式としては，2～3週間の間隔で一次と二次に分け，一次手術としては第Ⅰ肋骨を含め第Ⅴ肋骨まで，二次手術ではさらに第Ⅶ肋骨までを切除する．このとき，肋骨骨膜は剝離して残す．二期に分ける理由は出血を含む手術

侵襲が大きく，また呼吸抑制に慣らすためである．後方は脊椎の横突起に接するあたりまでで，東京病院では横突起は残した．空洞を越えて1肋骨下までと教えられたが，全長を切除するのは第Ⅱ肋骨までで，その下は水平になるように前方を残す．上記のように第Ⅶ肋骨までとなることが多い．しかし，細かい術式は各病院で違った．かつて結核療養所が10数ヶ所あった清瀬では，道を歩く姿や肩の落ち方を見ただけでどの病院の手術患者かわかったという．

その他，慢性膿胸症例の膿胸腔縮小術としても行われる．また結核の肺切除術が行われるようになってからも，遺残死腔に感染が続発したり，さらに切断した気管支断端が化膿して気管支瘻をつくることが懸念されると，2～3週間後に二次的に肺切除後胸郭成形術が行われた．また，肺アスペルギルス症に空洞切開術を施した場合にも，小規模の胸郭成形術を行い，肋間筋を空洞内に充填することがある．

しかし，抗結核薬や気管内麻酔が導入されてからは直達療法の1つである肺切除術が主流になって，胸郭成形術はほとんど顧みられなくなった．肺切除術の例数が最も多かったのは1957年であった．その後は抗結核薬による内科療法が主流となる．

手術自体は比較的安全であるとはいえ，胸郭成形術の欠点は呼吸機能を低下させることである．さらに，加齢により呼吸不全の度を加えていく．

TEA BREAK
人工気胸とは

抗結核薬がなかった頃の結核の治療は大気安静と食餌療法であった．自然治癒に任せたことになる．当時の患者は肺に結核の空洞が出現することを恐れた．新患にX線写真を提示すると，「先生，空洞がありますか」と聞かれた．空洞もあると答えると，患者の顔色はさっと青ざめる．排菌が誘導気管支から垂れ流しとなり，病状は拡大進展し，やがて死に至るという恐怖に取りつかれるのである．全身麻酔の開発以前には，手術は局所麻酔下だから開胸して肺切除を行うことは非常にむずかしい．そこで排菌を阻止するために誘導気管支を閉鎖する目的で，虚脱療法としての人工気胸術や，胸郭成形術が行われた．

虚脱療法に対するのが直達療法で，肺切除術や空洞切開術のことを指す．同時に1960年頃に一部で行われたのが気管支遮断術という方式で，これは手術手技としては直達して行うものであるが，空洞の誘導気管支を切離して縫合し，空洞を閉鎖せしめることを目的とした．虚脱療法と同じ発想である．

胸郭成形術も人工気胸術も，ともにその歴史はすでに19世紀末に始まる．人工気胸術は，最初は胸膜炎の疼痛緩和の目的で胸腔に空気を注入したが，やがて1935年頃から治療として行われるようになり，抗結核薬の登場以前の20世紀前半に盛んに行われた．1950年代には保健所でもこれを行っていたのを見た．気胸針の刺入には，患側を上にした側臥位をとらせ，両上肢を挙上させて肋間を拡げる．そして局所麻酔下に，先端が鈍で側孔が開いている気胸針を，肋間の神経・動静脈を損傷しないように肋骨の上縁から胸腔内に刺入，量を測りながら空気を胸膜間に注入した．この逆の操作をすれば脱気となる．当時用いられた人工気胸器は，筆者の勤務した病院にももう見当たらない．最後にこれを購入したのは1970年頃であったと思う．ただし，これは人工気胸のためではなくて自然気胸の脱気に用いた．

同様な手技として気腹療法というのもあった．これは500 mLから1,000 mLの空気または酸素を腹腔内に注入して横隔膜を挙上させ，下葉の空洞を虚脱させようとするものである．これも筆者は1960年頃まで目撃した．

しかし，人工気胸も気腹も適当な間隔で繰り返し実施するため，なかには漿膜の癒着を起こしたり，しばしば胸水が貯留したりして，目的とした虚脱をつくれなくなることがあった．そこに感染が起きれば胸膜は肥厚し，慢性膿胸となり，また臓側胸膜の肥厚は癒着とも相まって，肺に鎧を着せたような状態をつくり，呼吸のための肺膨張を妨げ，呼吸不全を招来する．往時の結核性膿胸，すなわち肺結核治療後の慢性膿胸は，その1/3は人工気胸後のものであった．

索状の癒着であれば，硬性の胸腔鏡で直視下にこれを焼灼切離することも行われた．当時のことだから局所麻酔下である．筆者の友人には，焼灼術の後に出血で血胸を起こし，輸血で助かった人もいた．

B　結核性膿胸の外科治療

結核性膿胸の定義

　膿胸とは，胸膜の炎症により胸腔内に貯留した滲出液が肉眼的に膿性のものをいう．細菌性膿胸の定義や対応はACCP（American College of Chest Physicians）のガイドライン[1]，およびBTS（British Thoracic Society）のガイドライン[2]に示されており，そこには結核性胸膜炎のまれな病態として結核性膿胸も記載されている．わが国では1975年の日本結核病学会の「結核性膿胸の取扱いに関する見解」において，肺結核症の経過中ないし治療中に胸腔内に貯留した液が膿性あるいは膿様性になったものを結核性膿胸としている[3]．外科的につくられた胸膜外の腔，すなわち胸郭成形術によりつくられた肋骨外の腔，胸膜（骨膜）外充填術のためにつくられた胸膜外の充填腔も胸腔として扱われる．

結核性膿胸の分類

　「結核性膿胸の取扱いに関する見解」において，結核性膿胸は種々の因子により分類されており[3]，これをもとに表1にまとめて示す．病理学的な滲出期と線維素膿性期の一部はおおむね臨床的な急性期に，線維素膿性期の大部分と器質化期はおおむね慢性期に相当する．

結核性膿胸の罹患原因

　結核性膿胸の罹患原因としては人工気胸術[4]および胸膜炎[5]が多く，その他に手術もしくは肺結核空洞の穿孔などが挙げられる．

a）人工気胸術後の遺残腔からの膿胸発生

　結核に対する化学療法が出現する1950年代までは肺結核の治療として人工気胸術が盛んに行われており，人工気胸術後の遺残腔に数年から数十年後に膿胸を発症する例が多かった．現在では人工気胸術を受けた患者の高齢化とともに，これに起因した膿胸は激減している．起炎菌は一般細菌が多い．

表1　膿胸の分類

1. 臨床病期からの分類
    急性膿胸：発症から3ヵ月未満のもの.
    慢性膿胸：発症から3ヵ月以上経過したもの.

2. 発生原因からの分類
    原発性膿胸
    後発性膿胸：結核に対する手術に継発したもの.

3. 膿中の菌検索所見からの分類
    結核菌陽性膿胸
    化膿菌陽性膿胸
    結核菌・化膿菌陽性（混合性）膿胸
    無菌性（菌陰性）膿胸

4. 臨床症状とX線所見からの分類
    有瘻性膿胸：気管支瘻，肺瘻，胸壁瘻を有するもの.
    無瘻性膿胸：瘻のないもの.
    潜在性膿胸：X線所見上異状あるも症状なしのもの.
    顕性膿胸：有症状のもの.

5. X線所見からの分類
    全膿胸：肺尖から横隔膜に及ぶもの.
    部分膿胸：上記に及ばない部分的なもの.

6. 病理学的病期からの分類
    滲出期：貯留液の細胞成分が少なく希薄なもの.
    線維素膿性期：貯留液が濃厚で多量の線維素を含むもの.
    器質化期：器質化が進み，胼胝が形成されるもの.

［文献3をもとに作成］

b）胸膜炎からの膿胸発生

　結核性胸膜炎から膿胸に移行する場合と，胸膜炎が治癒した後，数年から数十年経過して膿胸になる場合とがある．結核の標準化学療法が普及した後は，この病態による膿胸は減少しているが，現在でも大量の胸水貯留を伴う胸膜炎には遺残腔を残さないよう，早期にドレナージなどの処置を施す必要がある．起炎菌は結核菌のほか，一般細菌も多い．

c）手術関連膿胸

　肺結核に対する外科療法には肺切除術，胸郭成形術，骨膜外充填術などがあるが，術後の合併症

10.　最近の結核の外科治療　**113**

として膿胸が起こることがある．肺切術後の気管支瘻の発生や，胸郭成形腔および充填腔への二次感染が主な原因である．

d）肺結核空洞の穿孔による膿胸合併

まれに肺結核の空洞が胸腔内に穿孔し，急性膿胸を併発することがある．

結核性膿胸の診断

膿胸を合併すると，臨床症状として発熱や胸痛がみられ，胸水量が多くなると肺圧迫による呼吸困難が現われる．気管支胸膜瘻があれば，大量の膿性痰を喀出する．

膿胸の診断は，臨床症状に加え，胸部身体所見ならびに胸部画像検査における胸水貯留像により，有瘻性の場合は液面像を認める．結核や胸膜炎の既往，およびそれに対する人工気胸術や外科手術の既往を十分に聴取することも必要不可欠である．胸腔穿刺により膿性胸水を証明して，診断は確定する．穿刺液の培養による起炎菌の同定と薬剤感受性の確認も必要である．

結核性膿胸の治療

全身療法に局所療法を併用するが，急性期と慢性期とで治療法が異なる．内科的治療のみで治癒せず慢性化したものが外科療法の適応となる．

a）急性膿胸の治療

急性期には全身症状が高度のため，まずは一般的な呼吸器感染症に対する全身療法が必要である．結核性胸膜炎から引き続いて発症した急性膿胸では抗結核薬の投与を続け，混合感染が疑われれば一般の抗菌薬を併用する．結核性胸膜炎治療後や人工気胸後の潜在性膿胸からの急性増悪例では，一般細菌の感染によるものがほとんどであり，結核菌が検出されなければ抗結核薬の投与は必要ない．

急性膿胸における局所療法の目的は，排膿により物理的に膿胸腔を縮小することである．排膿は胸腔穿刺あるいは胸腔ドレナージによるが，ドレナージは穿刺に比べ有効性が高い．排膿により解熱を期待でき，肺の圧迫による呼吸困難は軽減する．無瘻性膿胸では急性期にドレナージを開始すれば，肺が再膨張する可能性が高い．有瘻性膿胸

では混合感染の可能性や健常部への膿胸内容吸引の危険があるため，応急処置としてドレナージが第一選択となる．

急性期から慢性期に移行する線維素膿性期では，線維の析出により膿胸腔は多房性となり，ドレナージの効果は低い．このような場合は，胸腔鏡下に膿胸腔内の線維性膜を掻爬・除去することによってドレナージ効果を高める[6]．また，近年，急性膿胸に対して胸腔内にウロキナーゼなどの線溶系薬剤を注入することにより胸水の排液を促す繊維素溶解療法を行って手術を回避できたとする報告が散見される[7]．ACCPのガイドラインでは一部の膿胸症例に対して，胸腔鏡手術と並んで線維素溶解療法が推奨されている[1]．

b）慢性膿胸の治療

膿胸が慢性化する原因としては，治療開始の遅れのほかに，不適切なドレナージ，肺瘻および気管支瘻の存在，胸壁への穿破などがある．慢性化すると胸膜は線維化して肥厚し，ドレナージによる肺の再膨張は困難になる．結核菌感染が残っている場合は抗結核薬投与の継続が必要である．

慢性膿胸は原則的に外科療法の適応である．外科療法の最大の目的は感染巣の除去で，膿胸腔の摘出，膿胸腔縮小術，あるいは充填術などを適宜組み合わせて行う．肺内病巣が明らかな例では同時に肺の切除も要する．全身状態と耐術能を評価したうえで，外科療法を考慮する．

1）肺剝皮術

膿胸腔の肥厚した胼胝を胸壁ならびに肺から剝離し，膿胸腔を完全に摘除する方法で，これにより圧排された肺の再膨張が期待できる．無瘻性，あるいはごくわずかな肺瘻・気管支瘻を有する症例で，膿胸腔内に大きい病巣を認めない場合が適応となる．肺の再膨張により，術後の呼吸機能が改善する場合が多い[8]．結核性胸膜炎後の膿胸では肺内病巣を伴わない無瘻性膿胸が多く，本術式のよい適応である．

2）胸膜肺全摘術あるいは胸膜肺葉切除術

慢性膿胸に対する胸膜肺切除術は，膿胸腔を肺とともに切除するというものである．膿胸腔とともに肺葉切除を施行すれば胸膜肺葉切除術であり，患側肺全切除を要すれば胸膜肺全摘除術となる．患側肺の全体が荒蕪肺に至っている場合や呼吸機能低下が著しければ胸膜肺全摘除術の適応となり，膿胸腔が限局しており，かつ十分に機能が

保たれている肺葉があれば胸膜肺切除術の適応となる.

胸膜肺切除術においては胸膜の癒着が高度であり,手術侵襲度は高い.治療の奏効率は80〜95%程度と報告されているが[9,10],難度の高い手術である.

3）腔縮小術

膿胸腔内の気瘻を処理し,滅菌して死腔を潰すことにより膿胸の根治を図る術式である.膿胸腔を摘出しないため,胸膜肺切除術に比べて,過量出血や過侵襲が少ない.滅菌操作としての膿胸壁の掻爬と洗浄,気瘻閉鎖と閉鎖部の被覆,および死腔をつぶすための膿胸壁の切除,広背筋弁や大網の胸腔内充填[11],胸郭成形などを適宜組み合わせた複合術式となる.膿胸腔内の感染が高度のときは充填された腔内の感染が再燃する可能性があるので,開窓術後に行われることが多い.

エアプロンページ法も腔縮小の変形で,胸壁を肋骨だけ残して内方へ落とし込み,膿胸腔の死腔を潰す術式である[12].プロンページ腔の感染と広範囲エアプロンページにおける晩期の多発肋骨骨折が問題とされている.

4）開窓術

開窓術とは,膿胸を胸壁に開放してドレナージする方法である.慢性膿胸で胸腔ドレナージを行っても感染がコントロールできない症例や,有瘻性膿胸で気管支瘻もしくは肺瘻からの吸引性肺炎が持続する症例,感染による高度の慢性消耗性状態にあり根治手術のリスクが高いと予測される症例が適応される.開窓術は対症療法であり,肋間神経ブロックと局所麻酔でも手術可能であることから,全身状態が不良な症例においては救命処置となりうる[13].

術式としては肋骨を2〜3本,約10cm程度除去し,皮膚を胸腔内に唇状瘻状に折り込んで壁側胸膜に縫合固定する.ガーゼを毎日交換することで胸腔内の浄化を図る.ただし,胸膜の癒着が完成していないと大気圧により患肺が虚脱し,根治術後に肺の十分な再膨張を得られない可能性がある.

膿胸腔が浄化されて全身状態が改善すれば,筋肉充填術または胸郭成形術などの根治術が可能となるが,それには数ヵ月から数年を要する.このように長期にわたって必要となる開窓術後のガーゼ交換を,どこで誰が行うかを算段することが重要である.また低肺機能や感染の制御が不能なら閉創に至らないこともありうることを患者本人に十分理解してもらう必要がある.

慢性有瘻性結核性膿胸に対する開窓術後の治療成績について,閉創できた症例は27%で,52%は開窓したままの状態であり,開窓後6ヵ月以内に死亡した症例が21%であったと報告されている[14].70歳以上の高齢者で呼吸機能が極度に低下した症例では開窓術を行っても死亡率が高く,安易な開窓術の選択は慎むべきとされている.

近年,膿胸の開窓術後に局所陰圧閉鎖法の1つであるvacuum assisted closure（VAC）療法が有用であったと報告されている[15].結核性膿胸に関しては,有瘻性膿胸が多いことからVAC療法の適応はむずかしいが,運よく無瘻性の慢性膿胸であれば,本法を用いることでより侵襲度の高い外科手術を回避できる可能性があり,試みる価値はあると考えられる.症例を図1に示す.

結核性に限らず,膿胸患者の背景や全身状態は多彩である.加えて近年では結核既治療患者の高齢化に伴い,年齢要因のために治療が困難になることも多い.膿胸の治療には定石がなく,病態を総合的に判断し,既存の技術をいかに丁寧に組み合わせていくかが重要である.新しい治療技術が導入されつつある現代においても,膿胸の治療は呼吸器外科医とって大きな問題であり続けている.

---

1) Colice GL, et al：Medical and surgical treatment of parapneumonic effusions：an evidence-based guideline. Chest **118**：1158-1171, 2000
2) Davies CW, et al：BTS guidelines for the management of pleural infection. Thorax **58** Suppl 2：ii18-ii28, 2003
3) 日本結核病学会治療委員会：結核性膿胸の取扱いに関する見解. 結核 **50**：215-219, 1975
4) 宇野　顯,關口一雄：結核性膿胸の治療成績. 日胸外会誌 **4**：48-64, 1955
5) 荒井他嘉司：膿胸. 外科診療 **28**：686-694, 1986
6) Klena JW, et al：Timing of video-assisted thoracoscopic debridement for pediatric empyema. J Am Coll Surg **187**：404-408, 1998
7) Misthos P, et al：Early use of intrapleural fibrinolytics in the management of postpneumonic empyema. A prospective study. Eur J Cardiothorac Surg **28**：599-603, 2005
8) 荒井他嘉司：慢性全膿胸に対する肺剝皮術. 日胸外会誌 **36**：793-794, 1988
9) 安野　博：膿胸の治療 治療法の変遷. 胸部外科 **42**：

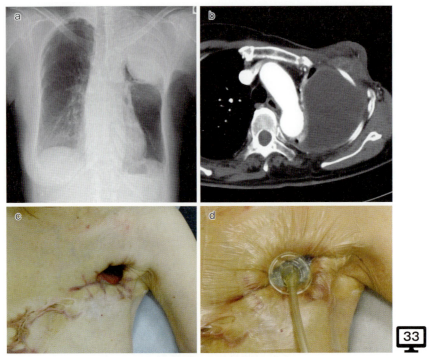

図1 膿胸開窓術後のVAC療法症例

80歳代,女性.
肺結核の治療として,50年前に肺虚脱療法が施行された.遺残腔にMycobacterium aviumの感染をきたして無瘻性膿胸となったため開窓術を施行し,VAC療法を開始した.

70-80, 1989
10) 結核療法協議会:最近における膿胸の外科療法. 1983年度研究報告書, pp.40-50, 1984
11) 北野司久ほか:有瘻性慢性膿胸に対する有茎性大網法について. 日胸臨 49:879-889, 1990
12) 飯岡壮吾ほか:慢性膿胸の外科療法成績 特に"近中法"の手術適応について. 日胸外会誌 32:1936-1942, 1984
13) 吉田 勤, 白石裕治:手術のtips and pitfalls 膿胸に対する開窓術. 日外会誌 117:225-228, 2016
14) 葛城直哉ほか:胸部外科の指針 慢性有瘻性結核性膿胸に対する開窓術. 胸部外科 58:175-183, 2005
15) Palmen M, et al:Open window thoracostomy treatment of empyema is accelerated by vacuum-assisted closure. Ann Thorac Surg 88:1131-1136, 2009

TEA BREAK
膿胸と悪性リンパ腫

結核性胸膜炎や人工気胸術後にみられる慢性膿胸は，結核後遺症の1つであるが，この膿胸患者の膿胸壁やその周囲（肺，胸膜，胸壁）にはさまざまな悪性腫瘍が続発することが知られている[1]．これらの悪性腫瘍のなかで最も多いのは悪性リンパ腫（膿胸関連リンパ腫）であり，塩原ら[2]の最初の症例報告，Iuchiらの原著[3]，Nakatsukaらの106例のレビュー[4]など，その報告はほぼわが国に限られている．

膿胸関連リンパ腫の臨床的特徴としては，高齢者，男性に多いこと，多くは結核に対する人工気胸術の経験を有し，かつ術後20年以上経過していること，病変は膿胸内にも発生するものの基本的には膿胸壁近傍に発生することが多いこと，胸痛や胸壁の腫瘤触知をきたしやすいこと，などが挙げられる[4]．検査所見は非特異的で，胸部X線写真だけではもともとの膿胸陰影のため病変の認識が困難で，その局在を把握するにはCTやMRIが必要である（図1）．CT読影においては慢性膿胸の石灰化した壁を破壊する病変の有無に気をつけるべきである．

病理学的には，膿胸関連リンパ腫の大半はdiffuse lymphoma, large cell typeのB-cell lymphoma[4]で，そのリンパ腫細胞にはEpstein-Barr virus (EBV) のさまざまな遺伝子産物が存在することがFukayamaら[5]によって明らかにされ，膿胸という慢性炎症の状態下にあるリンパ球にEBVが持続感染した結果，リンパ腫が発生すると考えられる．これに対し，肺原発リンパ腫の多くを占めるmucosa-associated lymphoid tissue (MALT) 由来肺リンパ腫が小型のlymphoid cellの単調な増殖からなり，EBVの関与はない[6]ことが示されている．以上のように同じ胸腔内節外性リンパ腫であっても，膿胸関連リンパ腫と肺リンパ腫は病因論的に異なった性質を有しているのである．

膿胸関連リンパ腫の治療には外科療法，化学療法，放射線療法があるが，予後はあまり良好ではなく，5年生存率は20％程度[4]とされる．しかし，個々の症例でリンパ腫進展の程度，年齢や膿胸（結核後遺症）の状態など，患者の基礎状態によっ

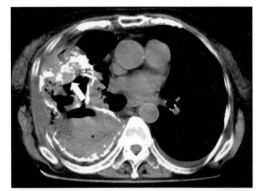

図1 膿胸関連リンパ腫のCT画像
慢性膿胸の石灰化した壁が腹側で破壊されており，同部位から膿胸腔内に突出する腫瘤（矢印）がみられる．

て治療法の選択や経過が大きく異なっており，切除可能例では5年生存率が85％に達するという報告もある[7]．なお，本症は近年，人工気胸歴を有する患者層がいよいよ減ってきたため，経験される機会が急速に減少している．

---

1) 田村厚久ほか：慢性結核性膿胸患者にみられる胸部悪性腫瘍．結核 **79**：301-307，2004
2) 塩原順四郎ほか：陳旧性穿孔性結核性膿胸と共存した原発性肺細網肉腫の1例．日胸臨 **29**：115-123，1970
3) Iuchi K, et al：Non-Hodgkin's lymphoma of the pleural cavity developing from long-standing pyothorax. Cancer **60**：1771-1775, 1987
4) Nakatsuka S, et al：Pyothorax-associated lymphoma：a review of 106 cases. J Clin Oncol **20**：4255-4260, 2002
5) Fukayama M, et al：Epstein-Barr virus in pyothorax-associated pleural lymphoma. Am J Pathol **143**：1044-1049, 1993
6) Tamura A, et al：Does an Epstein-Barr viral infection influence the pathogenesis of a primary pulmonary B-cell lymphoma? Lung **173**：385-387, 1995
7) 中島由槻ほか：慢性結核性膿胸壁由来の悪性リンパ腫に対する胸膜肺全摘除術の11例．日胸外会誌 **44**：484-492，1996

C　結核患者の麻酔はどうするか

　近年，化学療法の進歩により肺結核症例で全身麻酔下での外科療法を行う機会は少なくなってきた．しかし，多剤耐性肺結核や，喀血・気胸のコントロールが困難な場合，慢性膿胸や膿瘍形成など化学療法の効果が期待できない場合では全身麻酔下での外科療法が必要となる．また，脊椎結核や腸結核による腸閉塞・腸穿孔など，手術しなければ生命の危機となる場合もある．本項では，このような症例に対してどのような点に注意して麻酔管理を行うべきかを述べる．

● 術前管理

　手術適応となる症例は，背景に高齢，低肺機能，低栄養など種々の不都合な要因を抱えていることが多い．呼吸器合併症のリスク評価を徹底し，リスクが高い場合は，術前に可能な限り呼吸リハビリテーションを行うことが大切であり，また，喫煙者では禁煙指導を徹底する必要がある．

a) リスク評価

　術後に呼吸器合併症を惹起するリスク因子を評価するために，呼吸機能を分析した報告は数多くあるが，一定の基準が得られていないのが現状である．術前の呼吸機能検査成績のみではなく，全身状態，手術時間などの多くの因子を総合的に考慮して評価する必要がある．

1) 身体所見

　呼吸困難の程度（Hugh-Jones 分類），喘鳴の有無，痰の量を把握し，胸部X線写真やCT画像を見て肺のコンプライアンスを推測する．

2) 1秒量

　以前は，術後呼吸器合併症の発生に関して，1秒量1.5〜1.0 Lでは注意が必要，1.0〜0.7 Lでは呼吸不全が必発し，0.7 L以下では生命の危険大で緊急手術のみにすべきとされていた[1]．しかしながら，現在では肺合併症は1秒量のみでは予測できないと考えられている[2]．全身状態を含めた評価を行い，リスクが高い場合には手術時間や麻酔時間を短縮する工夫が必要である．

表1　陰圧空調システム手術室の使用基準

1) 肺結核の場合
・喀痰　診断病名が肺結核で培養・PCR・T-spotのいずれかが陽性である．
・喀痰検査上は飛沫・培養ともに陰性だが化学療法中（治療が終了していないもの）である．

2) リンパ節結核
・リンパ節内の結核菌に活動性の可能性がある．

3) 腸結核の場合
・病変部の結核菌に活動性の可能性がある．
・肺結核も合併している場合で1) に該当する．
・腸結核が疑われるがまだ確定診断がついていない．

b) 術前禁煙と呼吸リハビリテーション

　喫煙者は非喫煙者に比して周術期の合併症のリスクが明らかに高い[3]．術前の禁煙期間と合併症の減少効果に関して定まった評価はされていないが[4, 5]，できる限り早期での禁煙が大切である．また，慢性閉塞性肺疾患（COPD）を合併する低肺機能症例に対する術前呼吸リハビリテーションは呼吸機能の改善に有用とされている[6]．適切な手術時期に留意しつつ，十分な呼吸器リハビリを行えるように外科医・理学療法士・麻酔科医は密な連携を心がける必要がある．

● 手術室での感染防御策

　術後には免疫能が低下して結核の病状が急速に悪化することがあるので，手術が必要な場合も，化学療法を優先し，感染性が消失した後に手術に臨むことが望ましい．しかし，緊急手術や化学療法の効果が期待できず手術となる場合もある．感染性がある場合は，CDCガイドライン[7]に従って陰圧空調システム手術室を使用し，標準予防策および空気感染予防策を行う必要がある．特に，手術室では全身麻酔に伴う気管内挿管および抜管操作や，術中肺操作によって病変部から結核菌が飛散するため，結核菌に曝露する危険性は高い．表1に複十字病院における陰圧空調システム手術室の使用基準を示す．

　手術は前室付きの陰圧室で行うのが望ましく，

118　Ⅰ．肺結核症

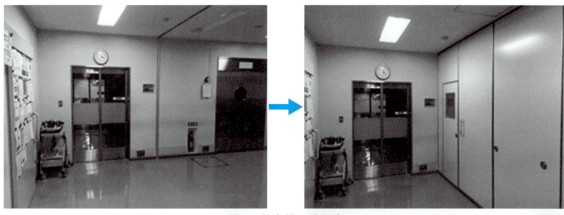

図1 前室付き陰圧室
陰圧室使用の際は気密性の高いパーテーションを用いて前室を設けることができる(右).

複十字病院では陰圧室を使用する際には気密性の高いパーテーションを用いて前室を設けることができる(図1).陰圧室に出入りするスタッフは全員N95マスクを着用し,着用後には必ずフィットテストを行っている.手術終了後には20分間の陰圧期間後に清掃を行う.汚染した再使用器具はウォッシャーディスインフェクターで処理した後に滅菌などの必要な処理を行う.手術中使用したディスポーザブル物品は速やかに密閉可能なゴミ箱に廃棄して箱を密閉する.器具としてはなるべくディスポーザブル製品を使用すべきで,現在では喉頭鏡,気管支鏡までディスポーザブル製品が発売されており,可能であればこれらを使用する.麻酔回路汚染を防ぐため,人工鼻フィルターはBB25(日本ポール社製)を使用している.この人工鼻フィルターは結核菌を99.99%以上除去できるので[8],人工呼吸器の回路交換・清掃は必要ない.その他,麻酔カートやモニター器材(直接の汚染がないもの)は各施設で行っている通常の清掃・洗浄でよい.

麻酔管理

気管挿管や術中の喀痰吸引操作,抜管操作の際には結核菌に暴露される可能性が高いので,これらの操作はなるべく速やかに行う.

a)自発呼吸→陽圧呼吸→分離肺換気へ

麻酔導入に伴い,自発呼吸から陽圧換気へ移行する.さらに分離肺換気により換気側の肺には高い気道内圧が加わりやすい.特に肺結核患者では肺の脆弱性が増しており,高い気道内圧は,肺の圧損傷を生じさせる可能性が高い.そこで,肺コンプライアンスならびに気道抵抗に注意した換気法(最大気道内圧15 cmH$_2$O)を心がけ,低換気による高二酸化炭素血症はある程度容認する.また,無換気側肺へのシャント血流により換気血流不均衡が生じ,動脈酸素分圧は低下する.術前に肺血流シンチグラフィーを行っていれば,分離肺換気の際にどの程度の換気血流不均衡が生じるかの指標が得られる.

また分離肺換気中は無換気側の気管チューブは脱気のために大気解放するが,術中排菌を抑えるために複十字病院では解放側にも上述の人工鼻フィルターを装着している(図2).

b)術後の疼痛対策

開胸手術(胸腔鏡下手術を含む)は最も大きな痛みを伴う術式であるが,多くの合併症をもっている結核患者にこそ,積極的な術後疼痛緩和を図る必要がある.疼痛を軽くして,早期のリハビリテーションを行うことは肺合併症を軽減するうえでも大変重要である.硬膜外麻酔は現在多くの施設で行われている術後鎮痛法であるが,凝固障害(抗凝固薬服用中)や免疫抑制状態にある患者などでは施行できないこともあり注意が必要である.現在では,硬膜外麻酔と同様の鎮痛効果をもつ傍脊椎ブロックも行われるようになっている.複十字病院では硬膜外麻酔と比べて術後の尿閉,悪心・嘔吐や低血圧といった合併症が少ないため[9],傍脊椎ブロックを第一選択としている.

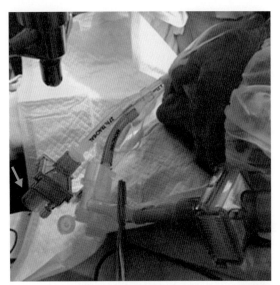

図2 人工鼻フィルター
術中排菌を抑えるため開放側にも回路用フィルターを装着している（矢印）

---

1) 諏訪邦夫：肺機能検査．臨床外科 **46**：545-550，1991
2) 萩平　哲：低肺機能患者の全身麻酔の適応—術前呼吸機能からみた全身麻酔の可否（肺の手術と肺以外の手術について）．呼吸器内科 **19**：411-417，2011
3) Turan A, et al：Smoking and perioperative outcomes. Anesthesiology **114**：837-846, 2011
4) Moller AM, Villebro N：Intervention for preoperative smoking cessation (Review). The Cochrane Library Issue **1**：1-16, 2009
5) Findlay JY：Is there an optimal timing for smoking cessation? Evidence-based practice of anesthesiology, 2nd ed., Fleisher LA (ed.), Saunders Elsevier, Philadelphia, U.S.A., pp.55-59, 2009
6) Nici L, et al：American Thoracic Society/European Respiratory Society statement on pulmonary rehabilitation. Am J Respir Crit Care Med **173**：1390-1413, 2006
7) Guidelines for preventing the transmission of *Mycobacterium tuberculosis* in health care facilities. Centers for Disease Control and Prevention. MMWR Recomm Rep **43**：1-132, 1994
8) Speight S, et al：Efficacy of a pleated hydrophobic filter as a barrier to *Mycobacterium tuberculosis* transmission within breathing systems. Centre for Applied Microbiology and Research, Wiltshire, U.K., 1995
9) Gulbahar G, et al：A comparison of epidural and paravertebral catheterisation techniques in post-thoracotomy pain management. Eur J Cardiothorac Surg **37**：467-472, 2010

11 肺外結核はどう診断し，どう治療するか

A　肺外結核にはどのようなものがあるか

定義

結核予防法では 1996 年以降，国際疾病分類（ICD）にあわせて，肺外結核を「肺あるいは気管支結核以外の臓器を主要罹患臓器とする結核症および粟粒結核」と規定した．分類上，肺結核と肺外結核が合併したときには肺結核とするが，粟粒結核（多量の結核菌が短期間に，あるいは繰り返し血流に入り，全身に散布性病変が形成されるもの）は肺病変の有無を問わず肺外結核とする．

結核予防会より編集・発行されている『結核の統計』において，肺外結核は 18 の罹患部位（咽頭・喉頭結核，粟粒結核，結核性胸膜炎，結核性膿胸，肺門・縦隔リンパ節結核，他のリンパ節結核，結核性髄膜炎，腸結核，脊椎結核，他の骨・関節結核，腎・尿路結核，性器結核，皮膚結核，眼の結核，耳の結核，結核性腹膜炎，結核性心膜炎，その他の臓器の結核）に細分されている．

発症機序

結核菌の侵入門戸は一般的に肺であり，結核菌が肺胞まで到達すると肺胞マクロファージの貪食を受けて，細胞内で殺菌される．しかし，その一部の結核菌は細胞内で増殖して初発感染巣を形成するとともに，リンパ流に乗って所属リンパ節へ運ばれ，初期変化群のリンパ節病巣が形成される．この際に感染が制御されずに発病するのが一次結核症であり，一度自然治癒した病巣内の休眠している結核菌が相当時間経過した後に宿主の免疫低下に伴って再び活性化して発病に至るのが二次結核症（内因性再燃）である．

肺外結核は，リンパ行性，血行性および管内性の進展機序で拡がった菌がある部位で病巣を形成した状態で，罹患臓器ごとに病変の特徴がある．

肺外結核症で最も多いのは結核性胸膜炎であり，その場合，結核菌は初感染巣からリンパ行性に胸膜に運ばれて病巣を惹起する．内容としては，宿主の遅延型過敏反応としての胸水貯留をきたす「特発性胸膜炎」と二次結核症としての肺結核症の肺病変の胸膜への直接的波及で生じる「随伴性胸膜炎」が多いが，さらに，血行性に胸膜に病変を形成するために生じる胸膜炎も存在し，その場合，心膜，腹膜などの複数の漿膜が冒される場合もある．

また，管内性に菌が散布されることで病変が形成されるものとして，腸結核，咽頭結核あるいは中耳結核がある．腸結核では排菌量の多い肺結核患者で大量の結核菌が飲み込まれ，リンパ濾胞が発達していて，回盲弁の存在により内容物が停滞しやすい回盲部に病巣が形成されることが多い．その場合，リンパ濾胞炎から腸粘膜の潰瘍形成に至る．

疫学

『結核の統計』の資料をもとに，肺結核および肺外結核の罹患率の推移を示したのが，図 1 である．肺外結核の罹患率は肺結核と同様に着実に減少しているが，肺結核の減少スピードに比べると肺外結核のそれは緩やかなため，全活動性結核における肺外結核（肺結核ならびに複数臓器の肺外結核合併例も含む）の割合はむしろ上昇傾向にあり，最近の 5〜6 年は 20〜22％ で推移している．なお 1997 年から 1998 年にかけて肺外結核の罹患率および全活動性結核におけるその割合が急激に上昇したようにみえるのは，肺外結核の定義変更によるものである．1996 年の ICD 分類の変更以前は，本邦においては便宜上，胸膜炎，膿胸，肺門リンパ節結核，粟粒結核なども肺外結核ではな

11.　肺外結核はどう診断し，どう治療するか　121

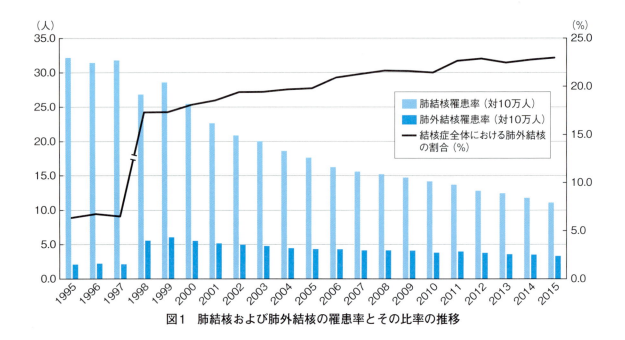

図1 肺結核および肺外結核の罹患率とその比率の推移

く肺結核に含まれていた．これらの疾患が肺外結核と規定されたため，1998年以降の統計で肺外結核が急速に上昇したようにみえるのである．

1926年生まれ以降の10年ごとの世代別コホートにおける肺結核と肺外結核（リンパ節結核，骨・関節結核，腎結核および結核性髄膜炎）の罹患率の推移を詳細に検討したOhshimaらの研究[1]によると，肺結核ではいずれの世代のコホートも罹患率は急速減少期にある一方，リンパ節結核，骨・関節結核および腎結核では罹患率が高齢世代では急速減少期から静止期（下がり止まり期）に移行し，壮年世代ではすでに静止期にあり，また結核性髄膜炎ではいずれの世代でも静止期にあるとされている．肺外結核の減少傾向が鈍化・静止状態にある現象を支持するデータといえる．

本邦において肺外結核の罹患率減少が肺結核と比較して鈍化している理由の分析は困難であるが，その一因として，HIV感染症に合併する結核では肺外結核の割合が高いことが挙げられる．笠井らはHIV感染症に合併した結核41例のなかで，肺結核のみでの発症は18例で，23例（結核症全体の56％）に肺外結核の発症を認めたと報告しており[2]，図1に示した本邦の結核症全体における肺外結核の割合（結核症全体の20〜22％）と比較して明らかにその割合が高いことがわかる．またNaingらのHIV感染症と肺外結核の相関についてのメタアナリシスでは[3]，CD4陽性Tリンパ球数が100/μL以下の症例で肺外結核が有意に多いと報告している．

肺外結核の罹患部位別の頻度に関しては，2015年以前の過去5年間における結核の統計による分析では多い順に，胸膜炎，他（肺門および縦隔リンパ節以外）のリンパ節結核，粟粒結核，腸結核，脊椎結核，結核性腹膜炎，結核性髄膜炎となっている．図2に2015年における肺外結核の罹患部位別（結核病類に依存）新登録者数を男女別に示す．上位5結核病類病態が肺外結核全体の約8割を占めている．新登録患者数における肺結核の男女比（男／女）1.67と比べて，肺外結核全体における男女比は1.31と発症における性差の影響が肺外結核全体としては緩和されている．結核病類別でみてみると，結核性胸膜炎・膿胸・心膜炎ならびに性器結核では男性に発症しやすい傾向があるが，一方で頸部リンパ節結核を主体とした他のリンパ節結核・粟粒結核・皮膚結核ならびに咽頭・喉頭結核は女性に発症しやすい傾向がある．肺外結核における性差の理由は明らかでない．

● 治療

肺外結核に対する治療手段としては，①化学療法，②副腎皮質ホルモン剤および③外科療法の3つを常に考慮する．

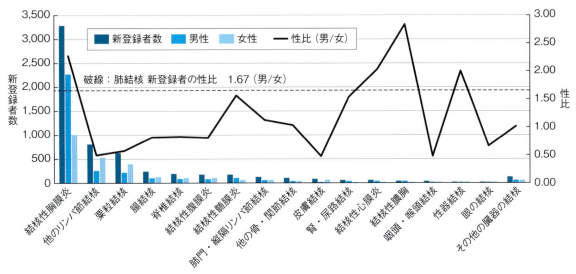

図2 2015年における肺外結核の結核病類別 新登録者数

a）化学療法

日本結核病学会治療委員会より公開されている「結核医療の基準」の改訂—2018年に基づいて，原則としてRFP＋INH＋PZAにEB（またはSM）の4剤併用で初期強化期2ヵ月間の治療後，維持期はRFP＋INHを4ヵ月継続し，全治療期間6ヵ月（180日）とする．妊娠中，肝硬変あるいはトランスアミナーゼ100 U/L以上の慢性肝炎，痛風症例，超高齢などでPZAが使用できない場合には，RFP＋INHにEB（またはSM）の3剤併用で初期強化期2ヵ月間の治療後，維持期はRFP＋INHを7ヵ月継続し，全治療期間9ヵ月（270日）とする．ただし，粟粒結核や結核性髄膜炎などの重症結核や，骨関節結核で病巣の改善が遅延している場合では，維持期の化学療法期間を3ヵ月延長する．以上が「標準的治療法」である．また，薬剤耐性あるいは副作用のために標準治療が行えない場合には，「結核医療の基準」の改訂—2018年における標準治療が行えない場合の治療法に準じて感受性を有すると想定される抗結核薬を4剤以上選んで併用療法を開始し，その後は長期投与が困難な薬剤を除いて治療を継続する．

b）副腎皮質ホルモン剤

結核性髄膜炎・脳結核，結核性心膜炎，粟粒結核で急性呼吸不全を呈している例では，副腎皮質ホルモン剤の使用を考慮する．前2者に関しては，それぞれ別項を参照されたい．

c）外科療法

薬剤耐性のない肺外結核では標準治療が有効に働くので，外科治療の適応は限定されている．ただし，化学療法不応例・膿瘍形成例では，病巣切除あるいは病巣廓清およびドレナージが必要になることがある．腸結核においては，腸管狭窄に伴うイレウスや腸管穿孔は手術適応である．腸結核において化学療法開始の当初は腹部症状がなくても，治療開始1ヵ月以降で急に腹部症状が出現して手術が必要となるのをしばしば経験する．結核性胸膜炎および膿胸，リンパ節結核，心膜炎，脳・髄膜結核，骨・関節結核の外科療法に関しては，それぞれ別項を参照されたい．

その他の肺外結核

本項では，別項で記載のない，皮膚結核，耳の結核（中耳結核）ならびに結核性腹膜炎について詳述する．

a）皮膚結核

皮膚結核には2つの類型，すなわち真性皮膚結核と結核疹が存在する．前者は結核菌が外来性感染あるいは内因性再燃により皮膚に病変を形成するもので，基本的には病変部に結核菌の存在を確認できるものをいう．一方，後者は皮膚以外の臓器に活動性結核の病巣があり結核菌に対するアレルギー反応として皮膚に病変を形成するもので，

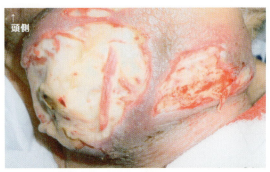

図3 頸部の巨大なリンパ節膿瘍の自潰により生じた皮膚腺病の一例

基本的には皮膚病変部に結核菌の存在を確認されないものをいう（しかし近年，結核疹でも皮膚病変からの検体でPCR法による検査で結核菌群陽性となったとの報告が散見される）．皮膚結核の詳細な疫学的研究は少ないが，Hamadaら[4]によると，1906年から2002年における単一施設の皮膚結核1,324例の検討では，皮膚結核の総数は1906年〜1935年は低下傾向であったが，1936年〜1955年（第二次世界大戦中〜後）は増加傾向となり，1956年以降は低下傾向に転じたという．皮膚結核における真性皮膚結核と結核疹の割合に関しては，1946年以降は結核疹の発症数が真性皮膚結核のそれを上回っており，真性皮膚結核のなかでは皮膚腺病，尋常性狼瘡，皮膚疣状結核の頻度が高く，結核疹の中では硬結性紅斑，壊疽性丘疹状結核疹の頻度が高いと報告されている．

皮膚腺病は，皮膚の下床にあるリンパ節，骨・関節，精巣上体などの活動性結核性病巣が連続性に皮膚に波及して病変を形成するものである．真性皮膚結核である皮膚腺病の確定診断は皮膚病変からの結核菌の検出によるが，抗酸菌培養が陰性であることも多い．Umapathyら[5]は，皮膚腺病の組織培養で23例中11例（47.8%）において培養陰性であったと報告している．しかしながら，抗酸菌同定ならびに薬剤感受性の確認の意味で抗酸菌培養は非常に重要であり，皮膚結核が疑われる症例の皮膚生検を行う際にはホルマリン固定とともに組織の抗酸菌検査用の検体を採取することが肝要である．

皮膚結核に対する化学療法は，「標準的治療法」で開始し，状況に応じてドレナージ，デブリーマンなどの外科的治療を併用する．

図3は，頸部の巨大なリンパ節膿瘍の自潰により生じた皮膚腺病の一例で，右頸部膿の検査で抗酸菌塗抹（1+），結核菌群PCR陽性の結果を得て，細菌学的に結核症と診断した．くも膜下出血後遺症の影響でPerformance Status 4の状態にありかつ嚥下困難もあったため，経鼻胃管よりisoniazid + rifampicin + ethambutolの化学療法を開始するとともに，右頸部開放創に対して，黄白色の乾酪壊死物質のデブリーマンを適宜行った．治療に伴い図4の頸部単純CTに示すように，リンパ節膿瘍ならびに開放創の縮小がみられた．

b）中耳結核

中耳への結核菌の感染経路としては，血行性，リンパ行性，経耳管性，経外耳道感染の様式が考えられる．中耳結核に肺結核などの他臓器結核が合併するときは，血行性感染様式を，上咽頭結核と中耳結核が合併する例[6]やアデノイドと中耳に結核病巣が同時期に確認された小児例は経耳管感染を想起させる．また，耳鼻咽喉科の医療施設において中耳結核を慢性中耳炎と誤診し，長期にわたる局所処置を介して集団発生に至った事例の存在[7]からは，経外耳道感染の存在も指摘されている．

中耳結核は比較的年齢の低い（20〜50歳代）女性に多く，耳漏・難聴の症状で受診することが多い．当初から中耳結核であるにもかかわらず鼓膜穿孔のある慢性中耳炎などの難治性中耳炎とみなされ，フルオロキノロン系点耳薬の介入により改善・悪化を繰り返したdoctor's delay症例もたびたび報告されている．結核病巣の鼓室から内耳への進展に伴い，めまいや顔面神経麻痺が認められる場合もある．

本邦では，中耳結核の臨床診断基準として平出の診断基準が用いられることが多い（表1）．小島ら[6]も論文中で指摘しているように，①，③および⑦の項目は早期診断には有用でなく，今日では⑥に関しても乳幼児を除きIGRAが感染診断には有用である．したがって難治性中耳炎では，常に結核を念頭に置き，結核感染の有無を確認するためのIGRAや耳漏の抗酸菌検査（塗抹・結核菌群核酸増幅法・培養・同定および抗酸菌薬剤感受性検査）および鼓室〜外耳道における肉芽の生検で中耳結核の有無を積極的に診断する必要がある．また，これとともに，主として肺結核や上咽頭結核の多臓器の結核の併存に関しても喀痰抗酸菌検査，画像検査および喉頭ファイバーなどで精

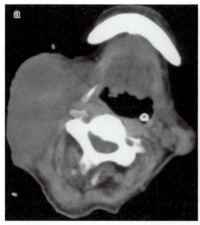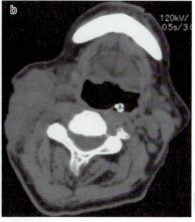

図4 頸部単純CT
a：抗結核薬開始前，b：抗結核薬開始2ヵ月後．軟部条件CT（頸部）

査することが肝要である．治療に関しては，「標準的治療法」で開始し，鼓膜穿孔や耳漏の持続，難聴悪化などの難治例においては鼓室形成術や乳突削開術などの外科的手術を検討すべきである．

c）結核性腹膜炎

結核性腹膜炎の感染経路としては，① 初感染時の菌血症により腹膜に形成された病巣からの発症，② 活動性肺結核からの全身性血行性散布（晩期まん延型血行性結核），③ 腸結核や卵管などの隣接臓器からの連続的波及が考えられる．

Sanaiらによる結核性腹膜炎のシステマティックレビューによると[8]，結核性腹膜炎の主な症状としては腹水貯留73％，腹痛64.5％，体重減少61％，発熱59％の順に多く，診断の根拠となる検査の感度は，腹水中のリンパ球比率の有意の上昇（68.3％），腹水中ADA上昇（＞30 U/L；94％），抗酸菌塗抹陽性（2.9％），抗酸菌培養陽性（34.7％），腹腔鏡下の腹膜生検（93％）とある．腹水の抗酸菌培養検査は結核菌の薬剤感受性検査をみるうえでも重要であるが，結核性腹膜炎で細菌学的診断を得るのは困難ということになる．画像検査としては腹部骨盤CTが有用であり，結核性腹膜炎では，腹水に加えて均一な腹膜の肥厚や腸間膜肥厚が認められ，これに対して癌性腹膜炎では結節状播種や不規則な腹膜の肥厚が認められる．また肺結核の存在を疑わせる（陳旧性結核も含め）胸部X線所見の異常を約4割に認める．

治療に関しては，「標準的治療法」で開始し，薬剤感受性検査の結果で耐性が判明した場合には，

表1 中耳結核の臨床診断基準

① 各種の抗菌薬に抵抗
② 鼓膜から外耳道にかける肉芽腫の増生
③ 骨導聴力の低下
④ 既往，現病歴に肺結核の存在
⑤ 小児では耳周囲リンパ節の腫脹
⑥ ツ反の強陽性
⑦ 顔面神経麻痺の存在

7項目のうち3項目あてはまれば疑診．5項目以上で確診．
※最終的に病理学的診断あるいは細菌学的診断が必要．

「結核医療の基準」の改訂―2018年の標準治療が行えない場合の治療法に基づいて化学療法薬剤の内容と治療期間を変更する．適正な化学療法が行われた場合には，治療開始後数週間〜数ヵ月の範囲で症状の改善や腹水の減少・消失といった良好な反応が認められる．頻繁な腹水ドレナージやイレウスのために開腹術が必要となる症例はまれである．

---

1) Ohshima N, et al：Chronological decrease of tuberculosis incidence rates by organ classification based on a birth cohort study in Japan, 1975-2005. Kekkaku 88：1-7, 2013
2) 笠井大介ほか：HIV感染症患者に合併した結核に関する検討．日呼吸会誌 4：66-71, 2015
3) Naing C, et al：Meta-analysis：The association between HIV infection and extrapulmonary tuberculosis. Lung 191：27-34, 2013
4) Hamada M, et al：Epidemiology of cutaneous tuber-

culosis in Japan : a retrospective study from 1906 to 2002. Int J Dermatol **43** : 727-731, 2004

5) Umapathy KC, et al : Comprehensive findings on clinical, bacteriological, histopathological and therapeutic aspects of cutaneous tuberculosis. Trop Med Int Health **11** : 1521-1528, 2006

6) 小島博已ほか：最近の中耳結核症例の検討．耳鼻展望 **51** : 33-42, 2008

7) 宮下　弘ほか：結核性中耳炎の8例について．耳鼻臨床 **85** : 365-372, 1992

8) Sanai FM, Bzeizi KI : Systematic review : tuberculous peritonitis-presenting features, diagnositic strategies and treatment. Aliment Pharmacol Ther **22** : 685-700, 2005

TEA BREAK
開発途上国の結核

WHO Global Tuberculosis Report によると，2017年には世界の新規発生結核患者は1,000万人，結核死亡はHIV合併患者30万人を含めて160万人と推定されている．結核死亡は，世界の死因のTOP 10の1つとなっている．rifampicin/多剤耐性結核は推定55.8万例とされている．一方，結核高負担国は2016年に従来の22ヵ国から30ヵ国に増え，さらに多剤耐性結核の高負担国とHIV重複結核の高負担国が加わった（それぞれには重なりがあるため，国によっては3種類すべての高負担国になっている）．

現在，世界の結核に対して，2014年にWHOの総会で採択されたThe End TB Strategy（結核終息戦略）による対策が進められている．この戦略の3つの柱は，「統合された患者中心の結核治療（ケア）と予防」，「骨太の政策と支援システム」，「研究と技術革新の強化」である．最初の2つの柱については，わが国において高まん延の時代から行われた対策の経験が生かせるものであり，日本の役割が求められている．具体的には結核の早期発見のためのX線技術や患者中心の服薬支援，ユニバーサル・ヘルス・カバッレッジの達成などである．また，日本で開発された新しい診断薬（LAMP法，耐性遺伝子診断法など）や治療薬（delamanid）の活用が期待される．

治療薬の剤型は日本と海外では異なっており，日本ではそれぞれの単剤のままで処方されるが，海外では一般的には標準治療として強化期に使われるHREZ 4剤が1つの錠剤となっており，また，維持期にはHR剤が1つになったFDC（fixed dose combination）が一般的である．薬剤感受性の結核の標準治療レジメンはHREZのみであり，日本でのB法すなわち治療開始時にHRE 3剤での治療は存在しない．薬剤耐性結核に関しては，2010年に核酸増幅法とrifampicin耐性遺伝子を喀痰検体から全自動で検査できるXpert® MTB/RIFがWHOで承認され，世界中で広く使われている．rifampicin耐性の結核は多剤耐性結核として扱い，同じ治療をしている．2012年の米国におけるbedaquilineの承認以降，途上国も含めて世界的に新薬が用いられるようになっており，WHOが2018年にアップデートしたガイドライン WHO treatment guidelines for multidrug- and rifampicin-resistant tuberculosis（2019年3月現在 Pre-final text のみ入手可）では，longer regimen と shorter regimen を紹介している．longer regimen は，グループA（levofloxacin/moxifloxacin, bedaquiline, linezolid）の3種類すべてとグループB（clofazimine, cycloserine/terizidone）から最低1種類の最低4種類から開始し，bedaquiline終了後は3種類を継続となっている．グループAの3種類が使用できない場合はグループBを使用し，それでも4種類にならない場合は，グループC（ethambutol, delamanid, pyrazinamide, imipenem-cilastatin, meropenem, amikacin (streptomycin), ethionamide/prothionamide, p-aminosalicylic acid）を使用する．治療期間は18〜20ヵ月が推奨されている．一定の条件を満たせば9ヵ月治療（4-6 Km-Mfx-Pto-Cfz-Z-H (high-dose) -E / 5 Mfx-Cfz-Z-E：kanamycin, moxifloxacin, prothionamide, clofazimine, pyrazinamide, high-dose isoniazid, ethambutol）となる．ただし2019年3月現在，上記の薬剤のなかで日本では結核薬として保険適用になっていない薬剤が含まれているため，このレジメンによる治療は日本では行われていない．

HIV合併結核に関しては，アフリカでは対策が進んでいる．WHOが推進している結核患者中のHIV検査の実施率は向上し，HIV患者に対するisoniazidの予防投与の実施率は国によっては90％を超えるようになってきている．

11. 肺外結核はどう診断し，どう治療するか **127**

B　増えている粟粒結核

　結核罹患率の低下とともに，「結核は過去の病気」との間違った認識をされることがしばしばある．しかしわが国における罹患率は欧米諸国と比べ依然高い水準にあり，呼吸器感染症において結核を鑑別に置くことは非常に重要である．なかでも粟粒結核は診断の遅れが時に致命的になることもある病態であるため，早期診断・早期治療がとりわけ重要である．超高齢社会のわが国において，粟粒結核患者の増加が予想される．本項では粟粒結核の基本的なことから治療までを概説する．

粟粒結核とは

　粟粒結核は血行性播種性結核症で，細菌学的あるいは病理学的に，少なくとも2臓器以上に活動性結核病巣を認め，びまん性の粟粒大あるいはこれに近い大きさの結節性散布巣を呈する病態である．初感染に引き続き初期変化群の肺門リンパ節が強く侵され，縦隔リンパ節にも炎症が波及して静脈角リンパ節まで達し，ここから結核菌が静脈血中に侵入し，全身に播種して起こる「早期まん延型」と，初感染の後，ある程度時間が経過した後に，慢性孤立性臓器結核（肺，腎，骨，頸部リンパ節，性腺などの結核）の結核病巣において毛細血管や細静脈が侵されて，結核菌が直接侵入し血行性に播種する「晩期まん延型」に分けられる．なお，最近は既感染者が再度結核菌に感染して発病する外来性再感染発病の存在も指摘されている．侵される臓器としては，肺，肝臓，脾臓が最も多いが，腎臓，骨髄，脳など全身にわたる．このように多くの臓器が侵されるため，診断の遅れが致命傷ともなりかねない．したがって，早期発見が大切であるが，侵された臓器により症状が多彩であるため早期診断が困難であることも事実である．なお，わが国の粟粒結核は画像上，陰影が肺に存在していても血行性に肺胞外間質を侵す病態であるため肺外結核に分類される（図1）．

疫学

　2017年の統計では，687例の粟粒結核症例が登録されている[1]．人口10万人に対する発症頻度としては0.5であり，結核罹患率が低下傾向にあるわが国において粟粒結核罹患率は低下せず，結核症全体におけるインパクトは年々高まっている（図2，3）．これには高齢化社会，抗リウマチ薬や抗癌薬など新規薬剤治療に伴う免疫抑制状態や，HIV感染者の増加などが影響している可能性がある．

診断

　過去の報告をみると，粟粒結核症における症状としては，発熱や呼吸器症状が多い．その他では食欲不振，倦怠感，体重減少などが挙げられるが，これらは特徴的というよりもむしろ一般的な症状

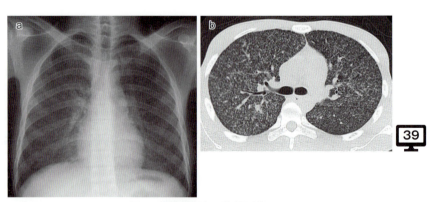

図1　粟粒結核の胸部画像
大きさのそろった小粒状影がランダムに分布．

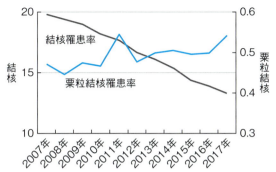

図2 結核罹患率と粟粒結核罹患率の経時的変化
2007〜2017年における結核と粟粒結核の罹患率の推移を示す（人口10万人対）.

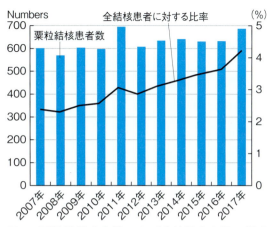

図3 粟粒結核患者数および全結核患者数に対する比率の経年変化
2007〜2017年におけるわが国の粟粒結核の推移を示す.

であり，診断に難渋するケースがある（表1）．実際，病理学的に粟粒結核症と確認された940例が生前臨床的に粟粒結核症と診断されていた例は11.6％にすぎなかったとの報告もある[5]．診断のむずかしさを物語るものとして，ある著名人が多くの医師の診断を受けたにもかかわらず長い間粟粒結核との診断がつかなかったという報告もある[6]．胸部画像にて粟粒大の陰影の散布が認められれば診断に至る可能性が高まるが，肺の散布性病変が指摘できない症例も散見されるためにIsemanは「粟粒結核」ではなく「播種性結核」という病名を推奨している[7]．

検査所見としては，肝機能障害，特にAlP高値例が多く，特徴的といえる（表2）．Muntらは本症の約3割に[8]，Aarnialaらは約8割に[9] AlP高値例を認めると報告しており，この上昇は肝臓の結核病変を反映するものといわれている．血清アルブミン値の低下，末梢血リンパ球数の低下も約半数に認められる[2]．栄養状態不良，免疫力低下が粟粒結核発症のリスクになりうることを示唆している．

なお，眼底検査で網膜の小結節がみられることがあり診断の一助になりうるので，粟粒結核を疑う症例では，積極的に眼底検査を試みることを推奨する[10]．

治療・予後

粟粒結核の治療は，他の結核の場合と特に大きな違いはない．感受性菌であれば肺結核と同様の治療でよい[11]．中枢神経病変を合併する場合，治療期間の延長を推奨する報告もある[12]．

表1 粟粒結核でみられる症状

Symptom	永井[2], 1998	Maartens[3], 1990	Kim[4], 1990
Fever and/or night sweats	97	96	89
Anorexia	26	92	78
Weight loss	14	92	66
Weakness or malaise	26	92	
Respiratory (cough, dyspnea, etc.)	53	72	55
GI (abdominal pain, nausea, etc.)	6	21	
Headache or central nervous system	19	25	5

（％）

昨今，HIV感染や生物学的製剤投与に伴う免疫力低下が誘因となり粟粒結核を発症する例もみられ，そのような症例では治療のアプローチが複雑になってくる．特にリウマチ治療薬であるetanerceptはレセプター製剤であり，結核感染によってTNFが過剰に増加した状態で（添付文書上禁忌という理由で）すぐにetanerceptを中止すると，今まで抑えられていたTNFが逆に増えることになりかえって急激な免疫反応を起こすリス

表2 粟粒結核症例でみられる検査所見の異常

Laboratory finding	永井[2], 1998	Maartens[3], 1990
Anemia		52
Hyponatremia		78
Elevated AlP	68	83
Elevated ESR > 50		68
ALB < 3.0	48	

(%)

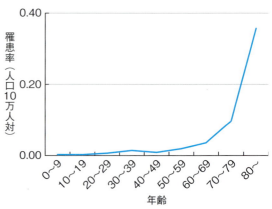

図4 2017年における粟粒結核年齢別罹患率
2017年におけるわが国の粟粒結核の発生率は高齢者に圧倒的に多い.

クがあると警鐘を鳴らしている報告もある[13]. なお，胸部画像上の粒状影に関しては，治療開始5ヵ月から7ヵ月の間に消失する例が多い[2].

予後に関しては，診断・治療開始のタイミングにより，また患者が高齢であるか否か，他に合併症があるか否かにより大きく変わってくる．国内における死亡率の報告では，9.5 %[2]から52.3 %[14]と差がある．なお，粟粒結核に伴うARDSは致命的という報告もなされており[15]，画像上の粟粒影だけでなく浸潤影を伴う症例には注意が必要である．

粟粒結核患者は高齢者ほど多いことが報告されている[1]（図4）．結核罹患率は今後も低下していくことが予想されるが，高齢化社会が進むわが国においては相対的に粟粒結核患者の増加が懸念される．前述のように粟粒結核は特徴的な症状に乏しく，早期発見がむずかしいが，高齢者疾患の鑑別に粟粒結核を念頭に置くことがすべての臨床医に求められている．

1) 結核予防会（編）：結核の統計2018，結核予防会，東京，2018
2) 永井英明ほか：粟粒結核症の臨床的検討．結核 **73**：611-617, 1998
3) Maartens G, et al：Miliary tuberculosis：rapid diagnosis, hematologic abnormalities, and outcome in 109 treated adults. Am J Med **89**：291-296, 1990
4) Kim JH, et al：Miliary tuberculosis：epidemiology, clinical manifestations, diagnosis, and outcome. Rev Infect Dis **12**：583-590, 1990
5) 堀越裕一ほか：日本病理剖検輯報（1967〜1976）の集計による粟粒結核症の検討―特に発症および死亡要因について．結核 **58**：15-20, 1983
6) Lerner BH：Revisiting the death of Eleanor Roosevelt：was the diagnosis of tuberculosis missed? Int J Tuber Lung Dis **5**：1080-1085, 2001
7) Iseman MD：A clinician's guide to tuberculosis, Lippincott Williamas & Wilkins, Philadelphia, 2000
8) Munt PW：Miliary tuberculosis in the chemotherapy era：with a clinical review in 69 American adults. Medicine（Baltimore）**51**：139-155, 1972
9) Aarniala BS, Tukiainen P：Miliary tuberculosis. Acta Med Scand **206**：417-422, 1979
10) 日本結核病学会（編）：結核診療ガイド，南江堂，東京，2018
11) American Thoracic Society. Medical Section of the American Lung Association：Treatment of tuberculosis and tuberculosis infection in adults and children. Am Rev Respir Dis **134**：355-363, 1986
12) Oktay MF, et al：Follow-up results in tuberculous cervical lymphadenitis. J Laryngol Otol **120**：129-132, 2006
13) Matsumoto T, Tanaka T：Continuation of anti-TNF therapy for rheumatoid arthritis in patients with active tuberculosis reactivated during anti-TNF medication is more beneficial than its cessation. J Infect Dis Ther **3**：35-37, 2015
14) 青柳昭雄：発病要因に関する臨床的検討．結核 **48**：375-377, 1973
15) Homan W, et al：Miliary tuberculosis presenting as acute respiratory failure：treatment by membrane oxygenator and ventricle pump. Chest **67**：366-369, 1975

C 結核性胸膜炎，膿胸

疫学

結核性胸膜炎は，わが国では，従来，肺結核のなかに含まれていたが，1997年より国際的な分類に従い肺外結核として扱われるようになった．わが国における新登録者数をみると，全結核患者の新登録者総数16,789人のうち肺外結核は3,778人，結核性胸膜炎は2,868人であり，全結核患者の17.1％に及ぶ[1]．結核性胸膜炎は肺外結核のなかでは最も頻度が高く，結核がまん延していた時代には10〜20歳代の年齢層に多く分布していたが[2]，現在では60歳以上，特に70〜80歳代にピークがあり，男性に多くみられる．HIV陽性患者では，より高頻度に結核性胸膜炎がみられるといわれている[3]．最近の動向として，関節リウマチにおけるTNF-α阻害薬使用による結核性胸膜炎が増えている[4]．また，季節性変動について言及した報告によると，肺結核は4月頃に増え始め7月頃にピークを迎えるが，結核性胸膜炎はそれより少し早く，3月頃に増え始め4〜6月に多いとされている[2]．

病態

結核性胸膜炎は胸水貯留で発症する初感染（特発性）胸膜炎群と，肺結核に伴う随伴性胸膜炎群とに分けると理解しやすい．前者は胸膜直下に形成された結核初感染病巣あるいは肺内微小病変が，臓側胸膜に破綻することにより生じると考えられ，胸部X線写真では肺野陰影をほとんど認めることがなく，かつては特発性胸膜炎といわれた[5]．

東京病院呼吸器センターで過去10年間に行った局所麻酔下胸腔鏡検査症例およそ500例のうち，結核性胸膜炎は25％と高い頻度を占めていた．その内視鏡所見では，初感染胸膜炎のおよそ8割と高率に壁側胸膜に細かい粒状の隆起性病変がみられ（図1），その隆起性病変を生検すると9割程度に類上皮細胞肉芽腫が認められ，Ziehl-Neelsen染色で7割程度に抗酸菌を確認できた[6]．生検組織検体の一部を細かくつぶし，MGIT培地に接種して培養（いわゆる「つぶし培養」）して

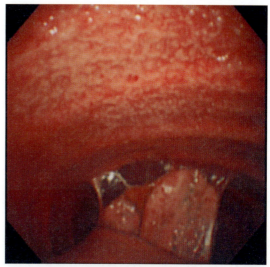

図1 結核性胸膜炎の胸腔鏡写真
壁側胸膜に多数の隆起状結節を認める．

みると，抗酸菌培養陽性率は82％ときわめて高い[7]．このことから，臓側胸膜を飛び出した結核菌が胸水を介して胸腔内にまんべんなく浮遊してマクロファージに貪食され，壁側胸膜に胸水が吸収される際に，結核菌貪食マクロファージをもとに多数の肉芽腫が形成されるものと推測される．従来，胸水の抗酸菌培養陽性率が2割程度と低率[8]であったことから，初感染胸膜炎では炎症の単純な波及というよりも，結核の遅延型過敏反応が胸腔内に起こって胸水が急速に貯留するものと考えられてきた[9]．しかしながら，内視鏡所見は，急速な胸水貯留の機序として，壁側胸膜に分布する多数の肉芽腫が胸水の吸収阻害に関与している（胸水の吸収は壁側胸膜よりも臓側胸腹でなされる）可能性を示唆している．一方，随伴性胸膜炎では，ほとんどの例に臓側胸膜と壁側胸膜の間に線維素線維性の癒着がみられ，壁側胸膜にびまん性の隆起をみることは少なく，肉芽腫は線維性に肥厚した壁側胸膜のなかに埋もれた状態で認められた[6]．なお，東京病院での過去3年における結核性胸膜炎の胸水TB-TRC陽性率は20％，胸水培養陽性率は55％であった．

このように初感染群と結核随伴性群の結核性胸膜炎とでは異なった病態を示しており，青年発症

の胸水貯留例はほとんどが初感染に引き続く前者の群であると考えられる. 結核性胸膜炎はかつてこのタイプのものが圧倒的に多かったが, 最近では高齢層にもピークがあり, これらの多くは内因性再燃による肺結核に随伴するタイプと考えられた[10]. しかしながら, 現代においては高齢者においても外来性再感染例や初感染例を経験することがあり, 一概に年齢で両者を区別することはむずかしくなっている.

診断

結核性胸膜炎の診断は, 胸水貯留による呼吸困難や発熱・炎症反応亢進などの臨床症状と検査所見および胸部X線所見で結核性胸膜炎を疑うことから始まる. 診断は, ① 胸水中または胸膜生検材料の結核菌塗抹ないし培養陽性, ② 胸水中の結核菌PCR陽性, ③ 胸膜生検で肉芽腫が証明され胸水の性状が結核性胸膜炎に矛盾しない, ④ 喀痰培養陽性で胸水の原因となる結核以外の疾患と認めない, ⑤ 原因不明の胸膜炎で胸水の性状から結核性胸膜炎が示唆される, などによりなされる. 結核菌の証明という見地では確定診断は①のみであり, 多くの場合, 胸水培養陽性により確定診断となる. 一方, 胸腔鏡により得られた生検組織による「つぶし培養」は, 高い陽性率を示し, 薬剤感受性を含めた細菌学的な診断を確実にできる点からもきわめて有用である[11]. 結核性胸膜炎の胸水は, 色調は黄色透明ないし混濁しており, 滲出性である. pHは7.30〜7.40ないしそれ以下のことが多く, 胸水LDHは高値が多い. 胸水グルコース値は50 mg/dL以下の低値を示すことがある. 細胞成分ではごく早期の好中球増加を除き, 通常, リンパ球優位である. 胸水ADA活性は43〜50 U/Lをカットオフ値として感度95%に達し, 臨床診断上の目安となる[12]. 東京病院のデータでは活性は24.5〜145.4 U/Lの間に分布していた[11]. また, Arigaらは胸水中のリンパ球を結核菌特異抗原のESAT-6またはCFP-10で刺激し遊離するINF-γ量を測定し, すべての結核性胸膜炎例で高値を示していたことを報告している[13].

治療

強力な抗結核薬が登場する以前の結核性胸膜炎

の自然治癒例を観察した成績では, 5〜6年以内に約半数が肺結核を発症したとされる[14]. したがって, 排菌が確認されていない結核性胸膜炎であっても肺結核に準ずる化学療法は必須である[15]. 胸水塗抹や喀痰塗抹検査などで結核菌を証明できれば問題ないが, これが陰性であっても臨床的に結核診断に矛盾しなければ抗結核薬による治療を開始することとなる. 東京病院では診断の確定と薬剤感受性検査を視野に入れ, 可能なかぎり胸腔鏡検査を施行してから抗結核薬を開始している.

治療は日本結核学会の『結核診療ガイド』[16]が示す標準治療に準じて, HREZ (INH/RFP/EB/PZA) を2ヵ月間に続いてHRを4ヵ月間の投与, あるいはHREの2ヵ月間に続いてHR7ヵ月間の投与を行う. 免疫能低下例や糖尿病合併例などでは内服治療をさらに3ヵ月延長する必要がある. 結核性胸膜炎の大きな問題点は治療後の胸膜肥厚性癒着の存否であり, 厚壁の全周性胸膜癒着は拘束性換気障害の原因となるが, 結核性胸膜炎発症時において将来の胸膜肥厚を予測することは困難である. 東京病院での検討では, 胸膜癒着を生じる因子として胸水中の菌量は関係なかったが, 胸水グルコース濃度の低下や赤沈・CRPの上昇など炎症反応の強い例で胸膜癒着を起こす傾向にあった[17]. また, 初感染胸膜炎の群においては初期胸水のドレナージで胸膜肥厚を抑制することができたが, 随伴性胸膜炎の群ではドレナージと胸膜肥厚に関連はなかった. すなわち, 胸膜癒着がすでに存在する症例では胸水ドレナージを行っても胸膜肥厚を残し, 拘束性障害を生じる可能性があるが, 急速に胸水が貯留してくる例では胸水ドレナージが胸膜肥厚防止に有効であることが示唆された[6].

---

1) 結核予防会(編)：結核の統計2018, 結核予防会, 東京, 2018
2) 相澤豊三ほか：肋膜炎ノ統計的観察. 結核 **2**：291-318, 1942
3) Madkour MM, et al：Pleural tuberculosis. Tuberculosis, Madkour MM (ed.), Springer, Berlin, pp.349-357, 2004
4) 石井 聡ほか：インフリキシマブ投与中に発症した結核性胸膜炎の診断に局所麻酔下胸腔鏡が有用であった1例. 結核 **88**：633-636, 2013
5) Koniger H：Beitragezur Klinil und Therapieder tuberculosen Pleuritis：I. Über die Wirkung der Pleuri-

tis auf die Grundkrankheit. Ztschr f Tuberk **17**：521,
1911

6) 益田公彦：胸膜結核治療ガイドラインの提案. 結核
83：746-749, 2008

7) 益田公彦：結核性胸膜炎と胸腔鏡検査. 日呼会誌 **51**
増刊号：51, 2013

8) 久世文幸, 泉　孝英：結核性胸膜炎. 結核, 第2版,
医学書院, 東京, pp.188-191, 1992

9) Paterson RC：The pleural reaction to inoculation
with tubercle bacilli in vaccinated and normal guin-
eapigs. Am Rev Tuberc I：353-371, 1971

10) Antoniskis D, et al：Pleuritis as a manifestation of
reactivation tuberculosis. Am J Med **89**：447-450,
1990

11) 益田公彦ほか：結核性胸膜炎における局所麻酔下胸腔
鏡検査の意義. 結核 **82**：444, 2007

12) Diacon AH, et al：Diagnosis tools in tuberculous
pleurisy：a direct comparative study. Eur Respir J
22：589-591, 2003

13) Ariga H, et al：Diagnosis of active tuberculous sero-
sitis by antigen-specific interferon-gamma response
of cavity fluid cells. Clin Infect Dis **45**：1559-1567,
2007

14) Roper WH, Waring JJ：Primary serofibrinous pleural
effusion in military personnel. Am Rev Tuberc **71**：
616-634, 1955

15) Iseman MD：A Clinician's guide to tuberculosis, Lip-
pincott Williams & Wilkins, Philadelphia, p.159, 2000

16) 日本結核病学会(編)：結核診療ガイド, 南江堂, 東京,
p.87, 2018

17) 長山直弘ほか：結核性胸膜炎における胸膜肥厚発生に
関連する因子. 結核 **74**：91-97, 1999

D　あなどれないリンパ節結核

リンパ節結核は古くから知られる結核症の一病型で，その診断および治療にはさまざまな変遷があった．古代ギリシアでは“ヘロドトスの魂の隔離”と呼ばれ，中世の英国においては王が触れると治る“King's evil”といわれた．治療法としては10世紀にはAlbucasisがその著書で切除を勧めている．頸部リンパ節腫大を甲状腺腫と混同された時代もあり，17世紀にはジギタリスが，18世紀にはルゴール液が治療に用いられていた．疾患として確立されたのは，1882年Robert Kochが細菌学的に結核菌群を同定してからのことである[1]．

リンパ節結核と同様の病状を呈する病態として非結核性抗酸菌（non-tuberculous mycobacteria：NTM）による胸腹炎も知られる．特に小児では，非結核性抗酸菌，なかでも *M. scroflaceum* によるものが多いとされているが，成人のリンパ節結核ではほとんどはヒト型結核菌によるものである．疫学的にみると，その発生は20～30歳代の若年者に多く，男女比1：2と女性に多い．世界的な分布としてはアジアに多いとされる[1~3]．

2017年のわが国のリンパ節結核新規登録患者数は919人で全結核患者のおよそ5％を占め，肺外結核のなかでは胸膜炎の次に多い．結核全体では肺結核に比べて減少が少なく，今後さらに重要度が増すと予想されている[3]．なおHIVのリンパ節病変は臨床像が異なるので，173頁，「HIVと結核」を参照されたい．

病態生理と臨床症状

リンパ節結核は，結核菌が肺内のいわゆる初感染巣から，リンパ路に流入して全身に拡大するのに伴う病変と考えられる．このようなリンパ節“病変”はそのほとんどが自然治癒するが，菌がリンパ節内に潜伏して後に再発する可能性があるので，リンパ節結核の多くは，自然治癒した部位の結核の再燃と判断される．再燃の頻度は年齢，人種，性別，基礎の免疫状態により異なるとされている[2]．

発症初期のリンパ節病変は弾性硬の孤立性腫瘤を形成し，圧痛はない．さらに腫大が進むと周辺組織を圧迫し，リンパ節自体の乾酪壊死や線維化をきたす．通常，腫瘤は数週かけて徐々に腫大し無痛性であるが，二次的な細菌感染や皮膚への穿破に伴い有痛性となることがある．腫脹部位により，表在リンパ節（頸部・腋窩・鼠径など），深部リンパ節（肺門・縦隔・腹腔など）病変に分類され，症状は病変の発生部位に左右される．

深部リンパ節結核では，20％程度の患者に発熱，食思不振，全身倦怠感，体重減少，疼痛などを認めるが，いずれも本症に特徴的な所見というわけではない．腫大した肺門・縦隔リンパ節が気道内腔に穿破すると，気管支・肺結核様の症状を呈するようになる（図1）．

表在リンパ節結核の9割以上は頸部に発症する．全身症状に乏しいことが多いが，病変部位に乾酪壊死をきたすと瘻孔を形成する．最近，瘻孔形成は減少したが，診断時に1割ほどの症例にみられると報告されている[2]．

診断

リンパ節腫大症例の鑑別診断には，感染症（非結核性抗酸菌，ウイルス，真菌など），悪性腫瘍（リンパ腫，肉腫，転移性リンパ節腫脹など），炎症性疾患（サルコイドーシスなど），非リンパ節性腫脹（唾液腺腫脹，甲状腺腫など）などが挙げられる．本症の診断に結びつく所見としては非侵襲的検査所見と侵襲的検査所見がある．前者としては，① 結核患者との接触歴，② 血液の炎症反応亢進，③ ツベルクリン反応などの感染検査の陽性，④ 画像所見などが挙げられ，後者としては，穿刺針吸引（fine needle aspiration：FNA）や針生検，切除生検などの方法による腫大リンパ節の⑤ 細胞診所見，⑥ 生検所見，がある．

a）非侵襲的検査

ツベルクリン反応はBCGが義務づけられていない国では90％以上が陽性を示し，有効な検査法とされるが，わが国ではBCGによる偽陽性が多いことに留意する必要がある．それに代わる感染診断としてQFT・T-SPOTなどのIFN-γ Release Assay（IGRA）が有用である[4]．画像検査

134　Ⅰ．肺結核症

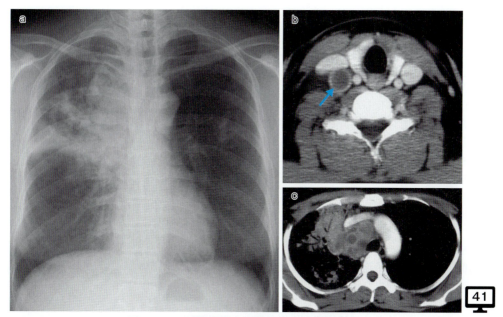

図1 リンパ節結核を発症した30歳女性
a：胸部X線写真．右縦郭の著明な拡大と右上肺野に浸潤影を認める．
b：頸部造影CT．右頸部にring enhancementを示すリンパ節腫脹（矢印）を認める．
c：胸部造影CT（軟部条件）．ring enhancementは明瞭ではないが，多発するlow density areaを伴う縦郭リンパ節腫脹と，エアブロンコグラムを伴う肺病変を認める．
急激な咳嗽で発症．咳嗽は縦郭リンパ節の気管内穿破に由来する．右頸部にも弾性硬のリンパ節を触知した．

としては造影CTがきわめて有用で，腫大リンパ節の外周が造影効果により高濃度，内部が低濃度という特徴的な所見（ring enhancement）がみられることが多い．悪性疾患で用いられるPET-CTも検査部位を選ぶ参考になり，治療効果の判定にも有用とする報告もある[5]．一方，胸部X線写真については，異常所見を示すのは3割程度で，その多くが石灰化などの陳旧性変化にとどまることから，単独で判断材料にするのはむずかしい[1,2,6]．

b）侵襲的検査

リンパ節の生検については，表在リンパ節へのアプローチは比較的容易であるが，深部リンパ節病変の場合はこれが困難なことが多い．後者では気管支鏡・縦隔鏡・腹腔鏡などを用いて行うが，ときに開胸・開腹など侵襲の大きい外科的生検を要することもある．

採取検体は抗酸菌の塗抹・核酸検査（PCR法ほか）・培養・（培養陽性ならば）感受性試験に供し，鑑別に細菌・真菌培養と細胞診に提出する．

本症における上記検査での抗酸菌培養の陽性率は低く，FNAやリンパ節生検で10～80％と報告によりばらつきがみられるが，PCR陽性を含めても40％程度とされる．そのため，本症の大半は画像・IGRAなど補助診断によって総合的に診断される．リンパ節生検に関しては，培養陽性・確定診断率が80％という報告もあるが，悪性疾患を検討して行われることが多い検査のため（その段階で結核を疑わないため）か，抗酸菌培養が提出されていないことが多い[2,7～11]．診断率を高めるためには，結核の可能性を疑い，リンパ節生検時には病理検査だけでなく，検体の一部を生理食塩水中でつぶしたり，あるいは細断して浮遊細胞液状とした一連の検体を抗酸菌検査に提出することが重要である．なお，近年，喀痰検査に用いられるGeneXpert® MTB/RIFはリンパ節組織検体でも感度83.1％，特異度93.6％とされており，本症でも新たな検査法として期待できる[12]．

治療

　治療の原則は化学療法であり，標準治療に準じたINH・RFP・EB（SM）・PZA 4薬での6ヵ月治療が米国胸部疾患学会で推奨されている．ドレナージ法は，すでに潰瘍化したり，瘻孔を形成している場合に行うことはあるが，それ以外では慢性的な瘻孔を形成するリスクが高く，推奨されていない．外科手術は補助療法として行われるべきで，腫大リンパ節の局所症状が強い場合や形成外科目的，および耐性菌のときに考慮する．ステロイド薬の使用は長期的なメリットがないため適応がない[2,7,13〜15]．

　大半の症例は化学療法のみで治癒するが，ときに治療期間中，あるいは治療終了後かなり経過してから，リンパ節の再腫大や新しいリンパ節腫大が出現することがある．しかし，この場合，抗酸菌塗抹陽性であっても培養法で結核菌が検出されることはまれである．多くは治療の失敗や再発ではなく，何らかの抗原刺激による反応性リンパ節腫大と考えられている．治療初期の場合は初期悪化，治療終盤以降の場合は晩期悪化と呼ばれ，それぞれリンパ節結核の20％，10％に観察されたという報告がある．治療期間を延長してもリンパ節の再腫大率が低下しないことから，治療延長や再開をする必要はないとされている[1,2,7,11,13,14,16]．

　なお，リンパ節結核では，抗酸菌検査を施行していない例のほかに，塗抹陽性にもかかわらず菌の培養を行わないため，感受性不明になる例が多いという現状がある．このような例において，リンパ節が再腫大した際の対処法の判断にはむずかしいものがあるが，感受性菌と考えて治療方針は変更せず，慎重に経過観察すべきである．

---

1) Sloane MF, et al：Mycobacterial lymphadenitis. Tuberculosis, 2nd ed, Rom WN, Garay SM (eds.), Lippincott Williams & Wilkins, Phiadelphia, pp.489-495, 1995
2) Powell DA：Tuberculous lymphadenitis. Tuberculosis and nontuberculous mycobacterial infections, 4th ed, Schlossberg D (ed.), WB Sauders, Philadelphia, pp.186-194, 1999
3) 結核予防会（編）：結核の統計2016, 結核予防会, 東京, p.61, 2018
4) Kim KH, et al：The Efficacy of the interferon-γ release assay for diagnosing cervical tuberculous lymphadenitis：a prospective controlled study. Laryngoscope **126**：378-384, 2016
5) Vorster M, et al：Advances in imaging of tuberculosis：the role of 18F-FDG PET and PET/CT. Curr Opin Pulm Med **20**：287-293, 2014
6) Lam PK, et al：Diagnosis of pulmonary and extrapulmonary tuberculosis. Reichman and Hershfield's Tuberculosis：a comprehensive, international approach, 3rd ed, Raviglione MC (ed.), Informa Healthcare, London, pp.155-182, 2006
7) Wei YF, et al：Clinical features and predictors of a complicated treatment course in peripheral tuberculous lymphadenitis. J Formos Med Assoc **107**：225-231, 2008
8) Mudduwa LK, Nagahawatte Ade S：Diagnosis of tuberculous lymphadenitis：combining cytomorphology, microbiology and molecular techniques‐a study from Sri Lanka. Indian J Pathol Microbiol **51**：195-197, 2008
9) Geldmacher H, et al：Assessment of lymph node tuberculosis in northern Germany：a clinical review. Chest **121**：1177-1182, 2002
10) Fontanilla JM, et al：Current diagnosis and management of peripheral tuberculous lymphadenitis. Clinical Infect Dis **53**：555-562, 2011
11) Chahed H, et al：Paradoxical reaction associated with cervical lymph node tuberculosis：predictive factors and therapeutic management. Int J Infectious Dis **54**：4-7, 2017
12) Denkinger CM, et al：Xpert MTB/RIF assay for the diagnosis of extrapulmonary tuberculosis：a systematic review and meta-analysis. Eur Respir J **44**：435-446, 2014
13) Blumberg HM, et al：American Thoracic Society/Centers for Disease Control and Prevention/Infectious Diseases Society of America：treatment of tuberculosis. Am J Respir Crit Care Med **167**：646-650, 2003
14) van Loenhout-Rooyackers JH, et al：Shortening the duration of treatment for cervical tuberculous lymphadenitis. Eur Respir J **15**：192-195, 2000
15) Omura S, et al：A clinical review of 38 cases of cervical tuberculous lymphadenitis in Japan‐the role of neck dissection. Auris Nasus Larynx **43**：672-676, 2016
16) Yu SN, et al：Late paradoxical lymohnode enlargement during and after antituberculosis treatment in non-HIV-infected patients. Int J Tuberc Lung Dis **19**：1388-1394, 2015

E　ときに致命的となる結核性心膜炎

　結核性心膜炎はまれな肺外結核であり，結核全解剖例の0.4〜1.1％，肺結核症例の約1〜2％にみられるとされる[1]．「結核の統計」によると，2017年度の本邦結核症新登録者16,789人における結核性心膜炎の割合は73人，すなわち0.43％であり，結核症における本症の発症頻度は低い（結核予防会編，2018）．しかしながら，近年サハラ以南のアフリカ，東南アジアなどの地域ではHIV感染症のまん延に伴い結核症の発症数は増加傾向にあり，それら地域での心嚢液貯留の原因病態として，結核性心膜炎が上位を占めている．実際，南アフリカ共和国での大量心嚢液貯留患者233例を対象とした検討では，162例（69.5％）が結核性心膜炎と判明し，そのうち半数の81例はHIV感染者であったとされている[2]．今後，結核中まん延国である本邦においてもHIV感染症の増加とともに結核性心膜炎が増加する可能性があり，心嚢液貯留患者の診療においては本症の可能性を念頭に置いて必要な検査を行うことが重要である．

結核性心膜炎の発病様式

　結核菌の心膜への波及は，気管支周囲リンパ節あるいは気管周囲リンパ節を含む縦隔リンパ節からの菌の逆行性播種や一次結核病巣からの血行性播種によるものが多いが，内因性再燃による結核性心膜炎再発の機序もありうるとされる．

症状および身体徴候

　結核性心膜炎に伴う症状としては，発熱，盗汗，全身倦怠感および体重減少などの非特異的な全身症状と，呼吸困難，胸痛，息切れ，浮腫および頻脈などの心不全症状がある．突発する重篤な心膜痛などの急性心膜炎に典型的な症状を示さないことが多く，心嚢液貯留が潜行性に生じ，心タンポナーデをきたさないで大量心嚢水貯留の状態になることもある．身体徴候としては，右心不全所見が主体である．南アフリカでの心嚢液貯留患者88例と収縮性心膜炎患者67例の検討[3]では，両群の身体徴候には重なるものが多かった（表1）．

表1　心嚢液貯留患者88例と収縮性心膜炎患者67例における身体徴候

	心嚢液貯留 （$n=88$）	収縮性心膜炎 （$n=67$）
洞性頻脈	68（77） （うち発作性 Af3例）	47（70） （うち持続性 Af2例）
有意な奇脈	32（36）	32（48）
頸静脈波の先鋭化	74（84）	67（100）
心尖拍動	53（60）	39（58）
心膜ノック音	—	14（21）
心陰影の拡大	83（94）	17（25）
心音の減弱	69（78）	51（76）
Ⅲ音	—	30（45）
Ⅱ音の吸気時断裂	—	24（36）
心膜摩擦音	16（18）	—
肝腫大	84（95）	67（100）
腹水	64（73）	60（89）
浮腫	22（25）	63（94）
心タンポナーデ	3（3）	—

値は数（％）．Af：心房細動．　　　　　［文献3より作成］

検査・診断

a）胸部X線検査

　本症症例の90％以上で心胸郭比（CTR）の拡大を認め（半数以上がCTR≧75％），約40％に胸水，約30％に活動性肺結核の所見を認めたという報告がある[4]．

b）心電図

　結核性心膜炎では非特異的なST-T変化がみられることが多い．低電位（四肢誘導＜5 mmおよび前胸部誘導＜10 mm）は大量の心嚢液の存在を示しており，心電図上低電位がみられない場合に

11．肺外結核はどう診断し，どう治療するか　**137**

表2　結核性および特発性心膜炎の所見

	結核性心囊液貯留（A群）	ウイルス性/特発性心囊液貯留（B群）
心囊液貯留	平均32 mm	平均27 mm
平均心膜厚	4.3 mm	2.1 mm
心膜腔内滲出物の頻度	96 %	46.6 %
滲出物の厚み	平均4.5 mm	平均2.8 mm

結核性心膜炎では特発性心膜炎より滲出物が多く膜肥厚がより高度である.

は心タンポナーデの発症はないとされている[5].

c）心臓超音波検査

　Georgeらは，結核性心囊液貯留患者27例（A群）とウイルス性/特発性心囊液貯留患者15例（B群）の心臓超音波所見を比較した成績を示している（表2）[6]．心膜および心膜腔内滲出物の厚さはB群に比べてA群で統計学的に有意に厚く，心膜腔内滲出物の存在する頻度も有意に高かった（$p < 0.05$）．このように，心臓超音波検査は非侵襲的に心囊液貯留の程度を確認でき，表2に示すような所見に基づいて心囊液貯留の原因を推測できる．ただし，確定診断には，以下に示すように心囊液検体での結核菌の確認ないし心膜生検検体での結核菌/類上皮細胞肉芽腫の確認が必要である．

d）結核性心膜炎の直接診断法

　結核性心膜炎が疑われる症例では基本的には全例で心囊穿刺が推奨される．しかしながら，患者の状況により診断的心囊穿刺が不可能な場合もあり，画像検査で他臓器の結核が疑われる場合には，喀痰，胃液ならびに尿などの検体での抗酸菌検査を優先する．

　結核性心膜炎の心囊液の外観は，80％で血性である．血性心囊液貯留がみられたときは，医原性（カテーテルインタベンション・ペースメーカ挿入），悪性腫瘍，急性心筋梗塞合併症，尿毒症，穿通性外傷後などとともに結核を鑑別に挙げる必要がある．

　結核性心膜炎での心囊液および心膜生検検体の抗酸菌培養，結核菌群PCRおよび心膜生検病理組織所見での感度に関する報告は，表3に示すと

おりである．結核性心囊液の抗酸菌培養陽性までの日数に言及した報告は皆無だが，2001～2008年に東京病院で経験した6症例では，心囊穿刺を施行した5例全例で抗酸菌培養陽性であったが，陽性判明までに2～4週間を要した．迅速な判断が必要な心膜炎という病態を考慮した場合，培養検査は診断に寄与するものの，培養された菌株に対する薬剤感受性検査の意義のほうがより重要である．結核菌群PCRについては4例で陽性（感度80％）であり，迅速診断法としての意義は大きい．なお，PCR法は血液，胸水などの検体では阻害物質の影響を受ける可能性があることが知られており，精度管理には十分な注意が必要である．

e）結核性心膜炎の補助的診断法

　結核性心膜炎の補助的診断法として，心囊液検体におけるADA活性の測定が有用である．本症の診断におけるADA値に関する報告は多く，30～72 U/Lが結核性心膜炎を示唆する値として提示されているが，カットオフ値としては一般に40 U/Lが採用されており，その場合の本症での感度は83～100％，特異度は72～97％である．ただし，細菌性心膜炎，癌性心膜炎との鑑別においては特異度が低下すること，ならびに結核治療導入後には偽陰性率が上昇する可能性があることが報告されており注意が必要である．

　結核患者では結核菌に対する抗原特異的T細胞が出現し，さらに結核性漿膜炎の患者では炎症局所（すなわち胸腔，腹腔，心膜腔）に同細胞が集積して多量のIFN-γが分泌される．Burgessらは結核性心膜炎患者19例を含む大量心囊液貯留患者30例において心囊液のIFN-γを測定し，結核性心膜炎患者の心囊液IFN-γの中央値は1,000 pg/Lを超え他疾患に比べて有意に高く（$p < 0.0005$），結核性心膜炎の診断に関して心囊液のIFN-γのカットオフ値を200 pg/Lとした場合の感度および特異度は100％であったと同測定の有用性を報告している[7]．また，結核菌特異的分泌蛋白抗原刺激下での末梢血におけるIFN-γ遊離試験（interferon-γ release assay：IGRA）であるQuantiFERON®-TBゴールドプラスおよびT-SPOT®.TBが保険適用となっている．有賀らは，IGRA系を応用した体腔液でのassay系を確立し，結核性漿膜炎患者28例（結核性胸膜炎26例，結核性心膜炎/腹膜炎各1例）および非結核性体腔液貯留患者47例において検討

表3 心嚢液および心膜生検検体の抗酸菌培養，結核菌群PCR法および病理組織所見の感度

発表者（発表年）	患者数	心嚢液抗酸菌培養の感度（%）	心膜抗酸菌培養の感度（%）	心嚢液結核菌群PCR法の感度（%）	心膜結核菌群PCR法の感度（%）	結核に合致する心膜病理所見の感度（%）
Strang JI（1988）[3]	198	56	22	—	—	53 *
Koh KK（1994）[16]	14	7	—	—	—	64
Cegielski JP（1997）[17]	16	81	93	15	80	87
Lee JH（2002）[18]	12	58	—	75	—	42
Becit N（2005）[19]	37	81	—	81	—	86
Reuter H（2006）[20]	162	56	—	30	—	44

＊：ネクロプシーを含む.

を行った．それによると，結核菌特異的分泌蛋白抗原刺激後のIFN-γ値とバックグラウンドのIFN-γ値の差2.35 IU/mLをカットオフ値とした場合，結核性漿膜炎の診断に関する感度は96.4％，特異度は97.8％で，同法は結核性漿膜炎の特異性の高いかつ迅速な診断法であると報告している[8]．Bianらは，結核性心膜炎確定例24例および結核が除外された心膜炎38例，合計62例に対して心嚢液および末梢血両者でT-SPOT[®].TBを実施し，心嚢液での感度92％・特異度92％，末梢血での感度83％・特異度95％であり，また結核性心膜炎患者において末梢血のIFN-γ陽性スポット数中央値が66/単核球106個に対して心嚢液でのIFN-γ陽性スポット数中央値は172と結核病巣の存在する心膜腔で免疫反応がより亢進している傾向にあったと報告している[9]．結核性心膜炎の補助的診断法としては，現在のところ心嚢液ADA活性の測定が主に用いられているが，特異性を考慮すれば今後は心嚢液のIGRAが主体となるものと考えられる．

治療

a）化学療法

2002年に発表されたATS/CDC/IDSAの結核治療のガイドラインでは，結核性心膜炎は肺外結核の一項目として取り上げられ，RFP + INH + EB + PZA 4剤による2ヵ月の初期強化治療とRFP + INH 2剤による4ヵ月の維持期治療の合計6ヵ月の標準化学療法が推奨されている[10]．本邦でも日本結核病学会治療委員会は2018年に「結核医療の基準」の改訂を行い，初回治療患者の標準治療に関しては，原則としてRFP + INH + PZAにSM（またはEB）の4剤併用で2ヵ月間治療した後，RFP + INHで4ヵ月治療するとしている[11]．なお，薬剤感受性が不明かつ症状の改善が明らかでない場合には，薬剤感受性の判明および臨床的改善の確認までSM（またはEB）を継続するとしている．薬剤耐性，副作用などのために上記標準治療の導入が不適切あるいは不可能な場合の化学療法については，別項を参照されたい．

b）副腎皮質ステロイド薬

結核性心膜炎患者に対する副腎皮質ステロイド併用の是非に関しては議論のあるところである．結核性心膜炎治療に関する最新のCochrane intervention review[12]によると，2017年3月までにmeta-analysisの対象となるランダム化および準ランダム化比較試験と呼べる論文は7試験10編が存在している．すべてサハラ砂漠以南のアフリカからの報告で，合計登録患者数は1,959例にのぼり，患者全体の54％がHIV陽性であった．その結果では，HIV陰性患者においては，全死亡の相対危険度0.80，95％信頼区間0.59〜1.09，n = 660であり心膜穿刺の反復の必要性については相対危険度0.85，95％信頼区間0.70〜1.04，n = 492と，副腎皮質ステロイド投与群でプラセボ群に比べて低い傾向がみられたが，統計学的有意差は認められなかった．また，心膜炎による死亡に関しては，有意差をもって副腎皮質ス

テロイド投与群でプラセボ群に比べて低かった（相対危険度0.39，95％信頼区間0.19〜0.80，$n=660$）．一方，HIV陽性患者においては，全死亡（相対危険度0.91，95％，信頼区間0.34〜2.42，$n=575$），心膜炎による死亡（相対危険度1.07，95％信頼区間0.45〜2.54，$n=517$）および心嚢穿刺の反復の必要性（相対危険度1.02，95％信頼区間0.89〜1.18，$n=517$）に関して副腎皮質ステロイド投与群とプラセボ群の比較で統計学的有意差は認められなかった．ちなみに，Mayoshiらは，プラセボ群と比較して副腎脂質ステロイド投与群におけるHIV関連腫瘍発症リスクの増加（ハザード比3.27，95％信頼区間1.07〜10.03，$p=0.03$）を報告し[13]，HIV合併結核性心膜炎患者における副腎皮質ステロイド薬投与の負の側面についても指摘している．

さらに，日本結核病学会「結核医療の基準」の改訂−2018[11]においても，「結核性心外膜炎においては，全例へのステロイドの使用は機能的および生命予後の改善に違いがなかったとの報告があり勧めないが，炎症反応が強い場合など個別には使用してよい」と結核性心膜炎に対しては症例を限定して副腎皮質ステロイド薬を使用することを認めている．

以上を踏まえ，結核性心膜炎に対する副腎皮質ステロイド薬の使用は，適切な抗結核薬治療と心嚢ドレナージに対して反応性の乏しい症例や心嚢液貯留を繰り返す症例など心膜炎としての炎症が強く，遷延する症例に限定して行うことが望ましいと考える．特にHIV陽性患者における同薬の使用に関しては，感染症専門医などへのコンサルトが必要である．

c）心嚢ドレナージを主とする外科的治療

本症における外科的な処置としては，診断目的の心嚢液採取，大量心嚢液貯留による心タンポナーデの予防および解除を目的とした経皮的心嚢穿刺ならびにドレナージチューブ留置がある．一方，心膜生検が必要な場合には剣状突起下心膜開窓術が施行され，また，心嚢液再貯留予防を目的として胸膜心膜開窓術や胸腔鏡下心嚢開窓術が行われることもある．心膜切除術は結核性収縮性心膜炎に対して行われるが，抗結核薬開始後4〜8週経過した時点でも血行動態の改善が認められない場合に施行することが推奨されている．Çinarらは心膜切除術を施行した慢性収縮性結核性心膜炎患者70例の予後因子に関する検討を行い，術前24ヵ月（中央値，幅8〜72ヵ月）の有症状期間があり，周術期死亡率は8.6％で，腹水の存在ならびに有症状期間が周術期死亡の予測因子であったと報告している[14]．すなわち，重篤な右心不全徴候の出現がない状態で，なおかつ右心不全症状出現から比較的早期のタイミングを逃さずに心膜切除術を行うことが周術期死亡の減少につながる可能性がある．心膜切除術の術式に関して，Chowdhuryらは，心膜切除術を施行した収縮性心膜炎患者395例（うち結核性心膜炎351例）について全心膜切除術を施行した338例と部分心膜切除術を施行した57例で比較検討を行い，後者と比較して前者は最終観察時点での生存率が高く，NYHA旧心機能分類のⅠ/Ⅱ度（身体活動制限軽度）の比率が統計学的に有意に高かったとし，全心膜切除術の有益性を報告している[15]．

● 予後

抗結核薬による化学療法により，結核性心膜炎における生存率は劇的に改善した．抗結核薬のない時代には死亡率は80〜90％であったが，現在ではHIV陰性患者での死亡率は8〜17％，HIV陽性患者でのそれは17〜34％と報告されている[5]．

---

1) Fowler NO：Tuberculous pericarditis. JAMA **266**：99-103, 1991
2) Reuter H, et al：Epidemiology of pericardial effusions at a large academic hospital in South Africa. Epidemiol Infect **133**：393-399, 2005
3) Strang JI：Tuberculous pericarditis in Transkei. Clin Cardiol **7**：667-670, 1984
4) Strang JI, et al：Controlled clinical trial of complete open surgical drainage and of prednisolone in treatment of tuberculous pericardial effusion in Transkei. Lancet **332**：759-764, 1988
5) Mayosi BM, et al：Tuberculous pericarditis. Circulation **112**：3608-3616, 2005
6) George S, et al：Echocardiography in differentiating tuberculous from chronic idiopathic pericardial effusion. Heart **90**：1338-1339, 2004
7) Burgess LJ, et al：Cytokine production in patients with tuberculous pericarditis. Int J Tuberc Lung Dis **6**：439-446, 2002
8) Ariga H, et al：Diagnosis of active tuberculous serositis by antigen-specific interferon-γ response of

cavity fluid cells. Clin Infect Dis **45**：1559-1567, 2007

9）Bian S, et al：Diagnostic value of interferon-γ release assays on pericardial effusion for diagnosis of tuberculous pericarditis. PLoS One **11**：e0165008, 2016

10）Blumberg HM, et al：American Thoracic Society/ Centers for Disease Control and Prevention/Infectious Diseases Society of America：treatment of tuberculosis. Am J Respir Crit Care Med **167**：603-662, 2003

11）日本結核病学会治療委員会：「結核医療の基準」の改訂－2018年．結核 **93**：61-68, 2018

12）Wiysonge CS, et al：Interventions for treating tuberculous pericarditis. Cochrane Database Syst Rev：CD000526, 2017

13）Mayosi BM, et al：Prednisolone and *Mycobacterium indicus pranii* in tuberculous pericarditis. N Engl J Med **371**：1121-1130, 2014

14）Çinar B, et al：Chronic constrictive tuberculous pericarditis: risk factors and outcome of pericardiectomy. Int J Tuberc Lung Dis **10**：701-706, 2006

15）Chowdhury UK, et al：Pericardiectomy for constrictive pericarditis：a clinical, echocardiographic, and hemodynamic evaluation of two surgical techniques. Ann Thorac Surg **81**：522-530, 2006

16）Koh KK, et al：Adenosine deaminase and carcinoembryonic antigen in pericardial effusion diagnosis, especially in suspected tuberculous pericarditis. Circulation **89**：2728-2735, 1994

17）Cegielski JP, et al：Comparison of PCR, culture, and histopathology for diagnosis of tuberculous pericarditis. J Clin Microbiol **35**：3254-3257, 1997

18）Lee JH, et al：Comparison of polymerase chain reaction with adenosine deaminase activity in pericardial fluid for the diagnosis of tuberculous pericarditis. Am J Med **113**：519-521, 2002

19）Becit N, et al：Subxiphoid pericardiostomy in the management of pericardial effusions: case series analysis of 368 patients. Heart **91**：785-790, 2005

20）Reuter H, at al：Diagnosing tuberculous pericarditis. QJM **99**：827-839, 2006

F むずかしい脳・髄膜結核

厚生労働省の統計[1]によれば，2017年に新登録された結核患者総数16,789人のうち結核性髄膜炎は164人（1.0％）であり，肺結核の13,469人，粟粒結核の687人に比べかなり少ないが，決してまれではない病態であることがわかる．年齢別にみると，20歳未満では3人ときわめて少なく，かつて（近代的化学療法普及以前でBCGワクチン接種開始前）その多くを占めていた4歳以下の乳幼児[2]の発症は1人のみである．一方，成人では年代ごとに増加し，80歳代が44人と最も多い．結核罹患率の確実な減少にもかかわらず，髄膜炎発生数は横ばいないし微増傾向にあり，高齢者に占める割合が確実に上昇している．また，2016年における髄膜および中枢神経系の結核による死亡者は20人[1]を数えており，髄膜炎は今日でもなお最重症の結核とみなされている．

脳結核は髄膜炎とともに頭蓋内結核として扱われることがある．厚生労働省の統計には示されていないが，脳結核の発症数はさらに少なく，まれとされている．しかし，佐々木らは粟粒結核16例に対して無差別に脳MRIを施行し，結核腫のみ6例，髄膜炎を伴う結核腫6例の計12例（75％）と頭蓋内結核を高率に認め，うち結核腫のみの6例では全例無症状であったと報告[3]しており，潜在性脳結核が決してまれでない可能性を示した．

発生機序

頭蓋内結核は血行性に散布された結核菌が髄膜や脳実質に達して発症するものと考えられており，粟粒結核に伴う例が実際に多い．しかし，非併発例や，画像上明らかな肺病変を欠く例も存在する[2,4]．

最近の髄膜炎の発症者が粟粒結核と同様に高齢者に多いのは，加齢による免疫力の低下とともに悪性腫瘍や重篤な基礎疾患を合併する機会の増加が上乗せされ，結核菌の晩期血行性播種を招きやすくなったためと推測される．

結核性髄膜炎は亜急性髄膜炎の1つで，病理学的には脳底部を主体とした部位に滲出性炎症を呈し，血管炎を伴いやすい．さらに，フィブリンの析出などで癒着が生じると髄液の循環障害によっ

て水頭症を，また，脳底動脈の閉塞性動脈内膜炎や汎動脈炎による多発性脳梗塞をきたしやすい．脳神経症状や，脊髄根症状が生じることもある[5]．

一方，脳結核は，脳底部を主体とした髄膜付近の脳実質に多発性結節性病変としてみられることが多く，成人ではテント上，小児ではテント下が好発部位とされている[6]．髄膜炎合併例が多いので，髄膜病変から波及して生じると考えられているが，髄膜炎を欠く例や，髄膜と離れた部位に孤立結節として存在するものもある．

臨床像

結核性髄膜炎の症状としては，発熱，倦怠感，不機嫌，注意力散漫などの前駆症状の後の，頭痛，意識障害，悪心・嘔吐などの髄膜刺激症状が多い．なお，意識障害は急速に増悪することが多い[5]．他覚的には項部強直，Kernig徴候，乳頭浮腫がみられる．進行すると，さまざまな脳神経症状，脊髄神経根症状が出現しうる．

脳結核では，病変存在部位による局所症状がみられるが，合併髄膜炎の症状に修飾されて症状が不明瞭なことも多い．筆者らは，複視，視野欠損，てんかん，失見当識，平衡失調などの症状を呈した症例を経験しているが，無症状例もある．

髄液検査

臨床的に結核性髄膜炎を疑った場合，まず眼底検査でうっ血乳頭と肉芽腫性病変の有無をみる．続いて髄液検査，圧と髄液の外観をみる．軽～中等度の圧亢進（100～200 mmH$_2$O）が多いとされる[2]．外観は透明ないし軽度混濁で，ときにキサントクロミーを呈する．放置するとフィブリンの析出によるクロットができやすいのが特徴である[5]．

細胞数はさまざまな程度に増加するが，多くは500/μL以下で1,000/μLを超えることは少ない[3]．単核球優位であるが，急性期は好中球優位となるので注意を要する[5]．蛋白濃度はさまざまな程度に上昇する．糖とクロール値は低下しやすいが，低下しない例も少なくない[4]．アデノシンデアミナーゼ（ADA）値の上昇がしばしばみられ

142 Ⅰ．肺結核症

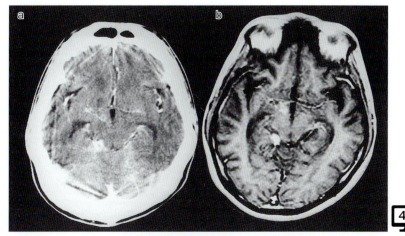

図1 肺結核に髄膜炎を併発した26歳男性
a(造影CT)：中脳周囲の特に迂回槽が高度に造影される．
b(ガドリニウム造影T1強調MRI)：aとほぼ同様の所見である．

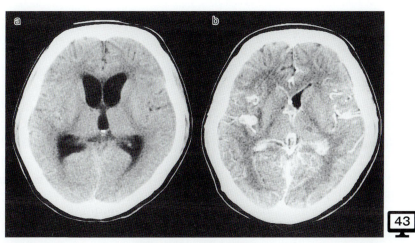

図2 図1と同一症例
a：化療にて改善していたが，3ヵ月後に頭痛，嘔吐が出現．単純CTで，脳室の拡大がみられる．
b：右側脳室にVPシャントを造設し，3ヵ月後の造影CTで脳室は縮小しているが，脳膜壁が全体的に造影され，髄膜の炎症が強いことがわかる．また右側頭葉にリング状に造影される多発性の結核腫が存在する．

るが，特異性は高くない[5]．

確定診断は髄液中に結核菌を証明することによるが，従来の塗抹検査での陽性率は低い．培養検査の結果を待つが，陽性率は必ずしも高くない[4,5]．大量の髄液が採取できる脳室穿刺では陽性率が高い[3]が，施行できる症例は限られる．PCR法を用いた迅速診断は検出率が必ずしも高くないのが難点である[5]．

画像所見

結核性髄膜炎の脳CT所見としては，脳底部異常造影像(図1a)，脳室拡大像(図2a)，脳梗塞像がみられすい[7]．単純CT写真では髄膜炎部位は確認できない(図2a)が，脳槽部に肥厚や癒着をきたすとその部の画像が不明瞭となりやすい．脳梗塞は内包や基底核領域に多い．

脳結核では，病変のStageによって多彩なCT

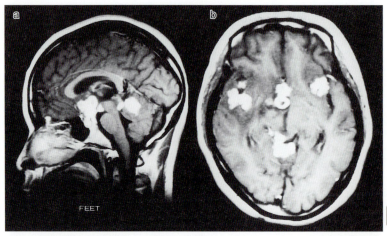

図3 粟粒結核，髄膜炎は治療で改善したが，9ヵ月目に視野狭窄で発症した脳結核の23歳女性．
ガドリニウム造影T1強調MRI(a：矢状断像，b：横断像)：脳底部中心に多数の結節性病変が造影され，周囲には浮腫のため低信号を示す部位もある．鞍上部付近にはリング状に増強された病変がみられる．

所見を呈するとされる．初期は，単純CTでは等～低濃度を示し，造影すると均等に増強され，周囲に広範な低濃度領域を伴う．病変が進行すると，単純CTでは同等ないしやや高濃度を示し，造影するとリング状に増強される．周囲の浮腫は次第に消退し，慢性期には病変部は石灰化するとされている[8,9]．

髄膜炎の脳MRIでは，CTの場合と同様に，ガドリニウムによって脳底部が異常に造影される所見(図1b)と，T1強調で低信号，T2強調で高信号を示す脳梗塞像が確認されやすい[7]．

脳結核でMRIはその威力を十二分に発揮する[5,10]．病変はT1強調画像では等信号を示し，ガドリニウムによって異常に造影される(図3)．T2強調画像では病変は低信号を，周囲は浮腫のため高信号を示す．低信号を示す病変の中心部に，ときにbright central coreと称される高信号域を認めることがあり，乾酪壊死の液状成分に相当するとされる[10]．このようにMRIではCTでは描出されにくい脳幹部の病変も明らかになる．

画像検査は，それだけで頭蓋内結核の診断ができるわけではないが，診断の精度を高めるのにきわめて有用である．髄膜炎を伴わない単発脳結核を疑う症例では，脳腫瘍，脳サルコイドーシス，トキソプラズマ症などとの鑑別が必要である．

治療

治療は，肺結核に対する標準的化学療法で開始してよいが，個々の症例の状態や経過により適宜変更すべきである．薬剤の髄膜腔への移行度は種類によりかなり異なるが，活動性炎症時にはいずれも良好とされている．isoniazid(INH)とpyraziamide(PZA)は移行は良好で，かつ結核菌に殺菌的に作用するので最も有効である．ethionamide(ETH)は移行はよいが，静菌的であるので二次的に選択すべき薬剤である．rifampicin(RFP)，ethambutol(EB)，streptomycin(SM)は本来は強力な化学薬であるが，非炎症時にはほとんど髄腔に移行しない[5]．したがって，髄膜炎が改善した後の脳結核では治療方針の十分な見直しを要する．治療期間については1年前後との意見が多いが[5,6,9]，後述する脳結核におけるparadoxical progression[6]など，複雑な経過を示す例もあり，終了時期は個々の症例の状況により慎重に判断すべきである．

副腎皮質ステロイド薬の投与は，髄液の調整，水頭症の防止，脳浮腫のコントロールに有効と考えられ[5,6,9]，生存率の改善に寄与すると判断されている[11]．初期の段階で投与を開始し，比較的短期間で切り上げる[11]のが一般的であるが，易感染性などの副作用[4]や中止による症状の増悪

などもありうるので注意を要する.

外科的治療としては，水頭症に移行した場合はVPシャント造設が必要である[4]．治療抵抗性の脳結核では，外科的切除を考慮することがある[4,6]．

● 予後

予後不良の因子としては，乳幼児，高齢者，高度の意識障害[5]，治療開始の遅れ[4]などが挙げられる．2017年発行の厚生労働省の統計[1]で単純計算すると，結核性髄膜炎の死亡率は20人/164人で12％となるが，諸家の報告では30％前後[2,5,11]が多い．重篤例ばかりをまとめたVerdonら[4]は50％と報告している．完全に治癒しない例はかなりあり，片麻痺，知能障害などの明らかな後遺症が20〜30％に残るといわれている[2,5,11]．

脳結核における問題点は，治療中あるいは終了後にかなりの頻度で病変の数や大きさに増悪がみられることである．paradoxical progression[5]，paradoxical reaction[12]などと呼ばれ，化学療法により全身状態は改善しているのに中枢神経症状が悪化したり，新たな病変が出現するものである（図2，図3参照）．その機序については一種の初期悪化現象（結核菌に対するホスト側の免疫過剰応答）が考慮されていたが，今日的には結核合併のHIV患者に施行したhighly active antiretroviral therapy（HAART）で生じるimmune reconstitution inflammatory syndrome（IRIS）と類似した現象と考えられる[12]．結核の治療を変更する必要はないとされ，多くは次第に軽快する．しかし，薬剤の病変部への到達不良や結核耐性化による真の増悪を否定できない場合もあるので，慎重に判断しなければならない.

---

1) 結核予防会（編）：結核の統計2018，結核予防会，東京，2018
2) 小西池穣一，海野雅澄：国立療養所における肺外結核の実態と化学療法（結核性髄膜炎・中枢神経系結核について）—国療化研第26次B研究報告—．結核 **60**：509-515，1985
3) 佐々木結花ほか：粟粒結核症例における中枢神経結核の合併について．結核 **75**：423-427，2000
4) Verdon R, et al：Tuberculous meningitis in adults：review of 48 cases. Clin Infect Dis **22**：982-988, 1996
5) 黒岩義之，長友秀樹：結核性？真菌性髄膜炎．日内会誌 **85**：705-710，1996
6) Afghani B, Lieberman JM：Paradoxical enlargement or development of intracranial tuberculomas during therapy：case report and review. Clin Infect Dis **19**：1092-1099, 1994
7) 野崎博之ほか：結核性髄膜炎の臨床的検討：画像所見を中心として．結核 **72**：139-146，1997
8) 野崎博之ほか：当院で経験した頭蓋内結核症6例のCT所見：特にその経過を中心にして．結核 **67**：383-392，1992
9) Labhard N, rt al：Cerebral tuberculosis in the immunocompetent host：8 cases observed in Switzerland. Tubercle Lung Dis **75**：454-459, 1994
10) 久保田昭彦ほか：結核性髄膜炎に伴う脳幹部結核腫のMRI所見について．臨床神経 **32**：849-852，1992
11) Thwaites GE, et al：Dexamethasone for the treatment of tuberculous meningitis in adolescents and adults. N Engl J Med **351**：1741-1751, 2004
12) Das A, et al：Cerebral tuberculoma as a manifestation of paradoxical reaction in patients with pulmonary and extrapulmonary tuberculosis. J Neurosci Rural Pract **3**：350-354, 2012

G 骨・関節結核の診断と治療—結核性脊椎炎を中心として—

骨・関節結核は，適切な診断がどの時点で下されるかによって，その予後が大きく異なる疾患である．MRI（magnetic resonance imaging）の臨床現場への導入により，それ以前に比べると，本症の診断確定時期は早くなってきてはいるが，治療経験をもつ医師が多くないことなどから，いまだに早期診断に関しては課題が多い．診断の遅れは，患者側の要素（patient's delay）と医療者側の要素（doctor's delay）の両要素によるが，両者へのさまざまな角度からの啓蒙を行うことが重要である．

骨・関節結核の疫学とその歴史的変遷

基本的に本症の感染経路は血行性がほとんどで，肺結核に続発することが多い．「結核の統計」によると，2005年の肺外結核のうち，結核性脊椎炎（脊椎カリエス）の占める割合は2.9％，結核性脊椎炎以外の骨・関節結核は2.5％とされており，年間の新規登録患者数は，人口10万人に対して結核性脊椎炎が0.18人，その他の骨・関節結核が0.16人である．

国立病院機構村山医療センターの統計では，結核性脊椎炎がその他の骨・関節結核に比して圧倒的に多い．当院での結核性脊椎炎の手術件数は，1996～2005年の10年間では109件であった．その30年前（1966～1975年）に比して約4分の1となっているが，化学治療などの進歩もその理由の1つと考えられる[1]．ただし，2005年以降では手術件数に減少傾向はない．発症年齢としては，高齢者の罹患が増えつつあり，肺結核の罹患歴があり，高齢になってから脊椎病変の発生を認めるケースが少なくない．一方，結核の罹患歴のない若年者の結核性脊椎炎例も散発的にみられる．

結核性脊椎炎の発生高位としては胸椎，腰椎の順で頻度が高く，頸椎は比較的まれである[2]．

結核性脊椎炎以外の骨・関節結核では，1996～2005年の10年間の当院での手術例は，股関節結核16件（うち1件は仙腸関節結核を合併），膝関節結核7件，脛骨結核1件の計24件であった．

紙幅制限の関係もあり，本稿では，主に結核性脊椎炎について概説する．

結核性脊椎炎の病態

結核性脊椎炎では，病巣は椎体の終板近傍から拡がることが多いが，椎体中央部から拡がることもある．一方，脊椎の後方要素の椎弓などに発生するいわゆる後部脊椎結核はまれである．罹患初期には椎間板の栄養障害などにより椎間腔が狭小化し，その後，徐々に隣接する椎体部分の骨組織が乾酪壊死と呼ばれる病態になり，時間の経過とともに周囲に膿瘍が形成される．他方，脊椎前方要素の椎体高も減少し，椎体の圧壊が生じると，脊椎のalignmentにも影響を与え，局所の後弯を呈するようになる．

結核性脊椎炎の臨床症状と身体所見

本症では微熱や倦怠感を訴えることが多いが，発熱の程度は化膿性脊椎炎のように高熱になることはまれで，両者の鑑別点となる．局所所見としては，罹患高位の疼痛があり，しばしば同部位の棘突起部に叩打痛を認める．これら両所見に関しても，化膿性脊椎炎のほうが結核性脊椎炎よりも顕著であることが多く，この点も両者を鑑別する際のポイントの1つである．

結核性脊椎炎ではほとんどのケースで膿瘍が形成されるが，炎症所見の乏しい膿瘍であるのが特徴で，結核性脊椎炎に伴う膿瘍は冷膿瘍と呼ばれることもある．このように高度の炎症所見や顕著な発熱などの臨床的なエピソードに乏しいことが多いことから，本症では診断までにしばしば時間を要することになり，診断がついた時点ではより大きな膿瘍を認めることが多い（図1）．

重力の影響で膿瘍は尾側に拡がり，流注膿瘍と呼ばれる病態になるが，この状態では，しばしば皮下に腫瘤を触れる．この腫瘤は波動性を伴うことが多く，またときに有痛性である．

胸椎高位では前縦靱帯の下の部分に膿瘍を形成することが多いが，同高位では解剖学的に支持組織が比較的豊富でstabilityが高いこともあり，大きな膿瘍を形成することはまれである（図2）．また，胸椎高位では肋骨を介して皮下に波動性の腫瘤を形成することがあり，これらは歴史的には

146 I．肺結核症

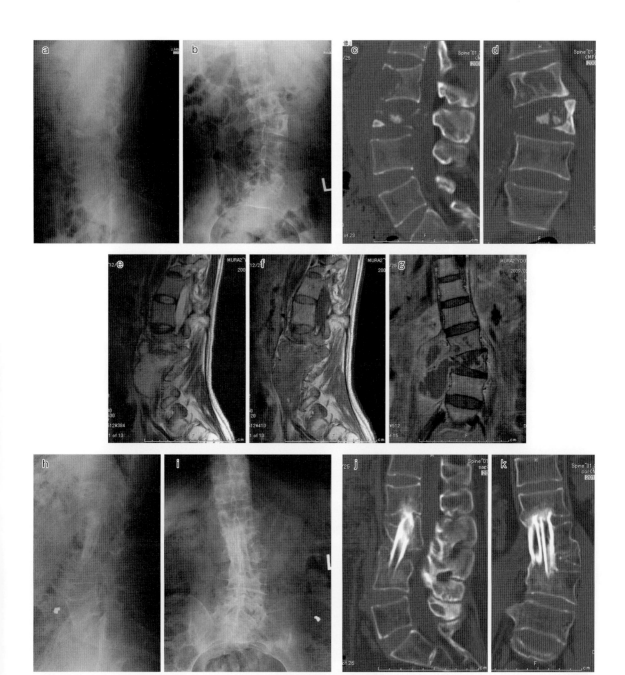

図1 結核性脊椎炎の画像

38歳男性．腰椎高位の結核性脊椎炎（手術施行例）．併存症として多発性硬化症を有していた．移植骨として片側の腓骨（2本に分割）を用いて，病巣掻爬＋腰椎前方固定術（L1-L4）を行った．
[**手術前**]
（単純X線）a：側面像，b：正面像．
（単純CT再構成）c：矢状断像，d：冠状断像．
（MRI）e：T2強調矢状断像，f：T1強調矢状断像，g：Gd-DTPA造影冠状断像．
[**手術後（3年経過時）**]
（単純X線）h：側面像，i：正面像．
（単純CT再構成）j：矢状断像，k：冠状断像．

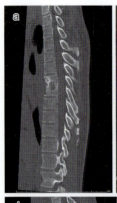
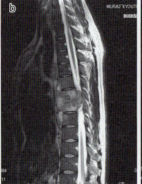
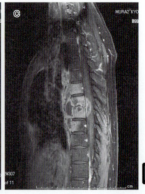
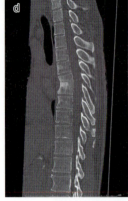
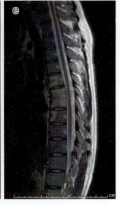

図2 結核性脊椎炎の画像

33歳男性．胸椎高位の結核性脊椎炎(手術施行例)．併存症はなし．移植骨として腸骨を用いて，病巣搔爬＋胸椎前方固定術(Th6-Th7)を行った．
[手術前]
a：単純CT再構成矢状断像．
(MRI)b：T2強調矢状断像，c：Gd-DTPA造影矢状断像．
[手術後（1年経過時）]
d：単純CT再構成矢状断像，e：MRI T2強調矢状断像．

肋骨カリエスと呼ばれることもあった．

腰椎高位では腸腰筋の筋腹内に膿瘍を形成することが少なくない．腸腰筋膿瘍が存在するときには，疼痛やmass effectなどのために股関節の伸展が制限されて，軽度屈曲位となることがあり，この所見は脊椎カリエス症例の特徴的な姿位で，psoas positionと呼ばれてきた．

腰椎部の膿瘍は，ときに鼠径部や臀部に瘻孔をもつ流注膿瘍を形成する．結核性脊椎炎の長期罹患例では，腸瘻，気管支瘻など内臓器と交通性の瘻孔を形成することがあるが，近年は，画像診断技術の進歩などで，より早期に診断がつき，治療開始が極端に遅くなるケースは減ってきたため，瘻孔形成例の数は減少した．

本症に由来する脊髄への圧迫による四肢の麻痺は歴史的にPottの麻痺と呼ばれ，膿や病的肉芽の圧迫によるもの，破壊された椎体後壁の圧迫によるもの，椎体破壊に伴う後弯によるものなど，いくつかのパターンがある[3]．同麻痺は高位としては胸椎，頸椎高位に多く，腰椎高位では神経根の圧迫による疼痛や知覚障害を認めても，馬尾の圧迫により運動麻痺に至ることはまれである．

結核性脊椎炎の診断のための臨床検査所見

肺結核の既往の存在(陳旧性病巣を含む)，腎結核や関節結核等の他の肺外結核の存在は，結核性脊椎炎の診断根拠の1つとなりうる．より直接的な診断方法としては，病巣の生検や膿瘍の穿刺で検体を採取し顕微鏡検査や膿培養を行う方法がある．他疾患との鑑別に関しては，主には化膿性脊椎炎など他の感染性脊椎炎との鑑別が重要である．臨床検査上の鑑別のポイントは以下に挙げる[4]．

感染性脊椎炎の頻度別内訳としては，化膿性脊椎炎が最も多く，それに次ぐのが結核性脊椎炎で，この2疾患でその大半を占める．

化膿性脊椎炎では，血液検査で発症早期から白血球数の増加・白血球分画の左方移動や赤血球沈降速度(赤沈)値亢進，CRP値の上昇が認められることが多い．特にCRP値は感染の程度や治療効果などに比較的鋭敏に反応し，これらの判定に有用で，頻用されている．結核性脊椎炎では，化膿性脊椎炎に比べるとCRP値や赤沈値の上昇は

緩徐であり，白血球の上昇は認められないことのほうが多い．

ツベルクリン反応やQFT法などのインターフェロンγ遊離試験（IGRA）のような感染検査の結果も診断の参考になる．とりわけIGRAではBCGの影響を受けることなく結核感染の有無を評価可能という利点がある．IGRAは30～40歳代の患者層においてはきわめて精度の高い検査とされているが，小児，高齢者における精度は十分ではない点に注意が必要で，特に高齢者では陰性になりやすい傾向があり，陰性であっても結核感染を否定することはできない．

当然のことながら他臓器の結核病巣の有無が重要で，とりわけ肺病変の有無が問題になる（別項参照）．結核性脊椎炎の疑いのある際には，胸部X線検査とともに喀痰塗抹検査を施行する．手術を施行した場合は，手術中に得られた膿瘍に関しても，迅速に結果が得られる塗抹検査は有用である．ただし，塗抹検査では結核菌と非結核性抗酸菌の区別や死菌と生菌の区別が不能などの限界もある．一方，結核菌培養の培地としては本邦では小川培地が頻用されてきたが，結核菌は増殖速度が遅いため，コロニー形成には少なくとも3週間，場合によっては8週間程度を要する．

近年，PCR（polymerase chain reaction）法が用いられることが多くなった．PCR法では，水漏れなどによる偽陽性や検体への血液の混入による偽陰性の問題もあり，注意が必要である．また，人工的にDNAを増幅させるため，死菌と生菌の区別が不能である．瘻孔から排膿される菌は死菌が多く，培養検査で結核菌が検出されないことが多いが，PCR法では，従来の細菌学的検査に比して，感度が高く，死菌でも検出される可能性があり，結核菌の同定率は高い．薬剤感受性試験などのためには，必ず，塗抹・培養検査をあわせて行うことが重要である．培養株を用いるDDH（DNA-DNA hybridization）法もあり，その利点は，MAC以外の本邦でみられるほとんどの非結核性抗酸菌をカバーしていることである．

その他の感染性脊椎炎としては，真菌性脊椎炎などがある．真菌感染症に対する血清学的診断法として，接合菌を除く真菌共通の細胞壁多糖成分であるβ-1,3グルカンをsurrogate markerとする検査法があり，その高値が真菌性脊椎炎を疑う契機となることもある．手術で採取した検体に対する培養検査で確定診断に至り，採取検体からの

病原真菌の菌種同定には形態観察が重要である．その際，菌株をなるべく早く胞子類が豊富に産生される条件で培養するなどの工夫も重要である．

骨・関節結核の診断のための画像検査

a）結核性脊椎炎

本症の画像診断は，主として脊椎X線写真，CT，MRIなどの所見を基に総合的に行う[2]．

脊椎X線写真では，結核性脊椎炎の罹患初期には椎体にびまん性の骨萎縮像を認めるだけのことが多いが，その後，徐々に骨破壊像や椎間板腔の狭小化がみられるようになることが多い．化膿性脊椎炎に比べると，骨破壊がより高度であり，また，椎間板腔の狭小化がやや少ない傾向にあるという特徴がある（図1）．脊椎の感染症では一般的に骨破壊とともに修復機転が働いてある程度の骨新生が認められるが，結核性脊椎炎では化膿性脊椎炎に比して反応性の骨新生像が少ないという特徴もあり，両者の鑑別の際に重要な点である．膿瘍の存在も，ある程度の大きさになると軟部組織の腫脹像として脊椎X線でも検出できる．本症では傍脊柱部や腸腰筋の膿瘍に伴う腫脹像が脊椎X線で認められることもある．また，粒状の石灰化陰影が認められることもある．さらに時間が経つと，周囲から遊離した島状の腐骨や後弯変形を認めることもあり，これらの所見も化膿性脊椎炎との鑑別にある程度は役立つ．

CTでは骨病変，石灰化，腐骨，膿瘍などの所見が脊椎X線写真よりも明瞭に描出され，横断像，矢状断像，冠状断像のいずれもが有用である．

MRIでは，骨組織や軟部組織の病態，特に軟部組織の病態に関する詳細な情報が得られる．本症では，特に膿瘍の拡がりの評価の観点において，MRIは大きな意味をもつ（図1, 2）．MRIでは，脊椎X線で明らかな異常所見が認められない初期病変も検出可能で，通常，これらの病変は，T1強調像で低信号，T2強調像で高信号を呈する．骨破壊が進行すると信号強度にばらつきがみられるようになり，椎体の破壊に伴ってできた腐骨や反応性の骨病変がT2強調画像で低信号領域として捉えられることもあり，特にT2強調像ではしばしば高信号域と低信号域が混在してみられる．Gd-DTPAによる造影MRIでは椎体の病巣部や膿瘍の辺縁境界部分が辺縁増強効果（rim enhancement）として認められ，これらは結核性脊

椎炎に特徴的な所見である．ただし，化膿性脊椎炎でも同様の増強効果が認められることもある．膿瘍部の所見としては，基本的にはT1強調像で低信号，T2強調像で高信号を呈するが，壊死物質などを含んでいることが多いため，化膿性脊椎炎と比べると所見はやや不均一である．化学治療開始後に治癒期となると，膿瘍はT1強調像で低信号，T2強調像で高信号として全体的に均一な像を呈するという特徴もある．

一方，転移性脊椎腫瘍との鑑別点としては，転移性脊椎腫瘍の場合，通常，病変は椎間板には及んでいないこと，膿瘍が認められないこと，椎弓根の破壊が認められること，また，椎体後壁の膨隆像が認められる場合が多い点などが挙げられる．

結核性脊椎炎の診断と病態の評価という観点からすると，MRIが開発される以前から存在したさまざまな画像診断法に比べると，MRIは前述したような利点を有するが，結核性脊椎炎は基本的には骨の病変であり，その診断と病態の評価においては他の診断ツール，特にCT所見とあわせた画像診断が重要である．臨床所見や血液所見も参考にして，総合的に診断し，治療計画を立てる必要がある．

b）その他の骨・関節結核

結核性脊椎炎と同様に，骨破壊，膿瘍，石灰化などの所見が認められ，X線写真，CT，MRIなどの所見を基に総合的に画像診断を行う．

結核性脊椎炎の治療

本症に対する治療は，抗結核薬による治療，すなわち化学治療が基本であるが，骨破壊の程度が強い症例や脊髄圧迫による愁訴を認める場合などでは手術による治療を併用する場合もある[5,6]．

a）化学治療

結核性脊椎炎に対する化学治療は，肺結核に対する治療に準じて行うが，以下に，われわれが通常，行っている化学治療の内容について述べる．

耐性菌の発生予防の観点からも初回投与から多剤併用療法を行っている．生検など検体の所見で薬剤感受性が判明している場合は，その結果を参考にして薬剤内容を決めるが，標準的な投与法としては isoniazid（INH），rifampicin（RFP），ethanbutol（EB），pyrazinamide（PZA）の4剤

で開始する．

化学治療の期間としては，通常，約6ヵ月を目安としており，手術を行った場合は，手術後，約6ヵ月〜1年の間，投与を継続する．化学治療の期間の詳細に関しては，身体所見，画像所見，血液検査所見などから総合的に判断している．

INHの副作用としての末梢神経障害の予防目的で，pyridoxalをINHを投与している間は併用している．

b）手術治療

手術治療の施行を検討する際には，肺病変の評価が重要である．すなわち，活動性の肺病変が存在する際には，全身麻酔管理を行う際の陽圧呼吸により，肺胞が損傷して喀血などの呼吸器合併症を誘発する可能性があるため，基本的に肺病変の治療が一段落してから，すなわち排菌がないことが確認されてから手術を行うことが多い．

手術適応に関しては，Pottの麻痺や脊髄に対する圧迫病変の有無，骨破壊の程度，膿瘍や瘻孔の有無などを鑑みて，総合的に判断する．結核性脊椎炎は全身性の消耗性疾患で，術前に衰弱傾向にあることも少なくないが，しばしば術後に全身状態が著しく改善する．膿瘍部を含めた病巣の掻爬・洗浄で，抗結核薬がより広範囲に拡がるようになるという利点もある．したがって，全身の衰弱傾向が顕著であるという理由で手術を行わないという判断は必ずしも賢明とは限らない．

手術の主目的は，病巣の廓清と破壊された脊椎前方要素の再建であり，そのための術式としては通常，掻爬・洗浄術と自家骨移植による脊椎前方固定術を行う[5,6]．

膿瘍による脊髄圧迫が原因と考えられる上肢や下肢の麻痺を認める症例に対して，近年，脊椎前方進入手術を行う技術をもちあわせていない病院などで，姑息的に後方進入による後方除圧（椎弓切除術など）が施行されているケースが散見される．この方式ではすでに前方要素が破綻している脊椎の後方支持組織に対しても侵襲を加える形になり，術式選択としては賢明ではない．さらに，後に四肢の麻痺が進行したり，前方固定術を追加しても後方支持組織も破綻しているため，骨癒合が得られず偽関節となったりするケースが少なくない．これらを鑑みても適切な術式を選択する必要がある．

掻爬・洗浄術と自家骨移植による脊椎前方固定

術を行う際には，脊椎の前方，または側方から進入する形になるが，当院では，胸椎高位では胸膜外アプローチ，腰椎高位では腹膜外アプローチで手術を行っている．特に胸椎高位の結核性脊椎炎では，もともと呼吸機能が低下している症例が多く，また，病巣と肺の癒着が認められるケースが少なくないなどの理由，および，術後管理の観点から胸膜外アプローチは利点が大きい．

手術施行時における膿瘍に対する処置は以下のように行っている．まず，病巣中心部分に効率よく，また侵襲がより少ない形で到達するためには経膿瘍的に展開を行うことが重要であり，その際に，膿瘍壁を切開して排膿と洗浄を行う．膿瘍壁を摘出する必要はなく，膿瘍壁には血管などが癒着していたり埋没していたりすることが少なくないので，展開は腫瘍や腐骨などの掻爬と骨移植に必要な範囲で行う．

骨移植の範囲は，骨破壊の程度などに応じて決めるが，1椎間の固定を行う症例では移植骨を設置する範囲での廓清と母床の作製を行い，2椎間以上の固定を行う症例では，通常，間にある椎体を亜全摘して，その頭尾側の椎間板の廓清も十分に行って母床を作製する．

骨移植を行う際の材料に関しては，1椎間の固定や2椎間の固定でも腸骨の長さで足りる症例では腸骨を用いることが多い．また，3椎間以上の固定や2椎間の固定で腸骨の長さで足りないような症例では腓骨を用いることが多い．

後療法は，胸腰椎高位では，手術後，約3〜6ヵ月の間，硬性装具（コルセット）を装着し，頸椎高位では，頸椎カラー（フィラデルフィアカラーなど）を約3〜6ヵ月の間，装着する．ただし，上位胸椎高位の症例では，装具による外固定力が低いためもあり，装具の装着期間を短めとするか，装具を使用しない場合もある．装具完成までの間，体幹ギプスによる固定を行う場合もあるが，痩せ型や骨突出の顕著な症例では，十分な褥瘡の予防対策をとる必要がある．

結核性脊椎炎に伴う後弯症

結核性脊椎炎では，脊椎の前方要素である椎体の破壊に伴って後弯変形を認めることが少なくなく，椎体の破壊が顕著な例では亀背と呼ばれる高度な後弯変形を認める場合もある[7]．

後弯変形の程度は，罹患高位によって異なる．

一般的には，高度な後弯は胸椎高位で多いが，胸腰椎移行部や頸椎でも高度な後弯を認めることがある．一方，腰椎部や腰仙椎移行部では高度な後弯はまれである．10歳以下の小児期における胸椎罹患例では，脊椎の前方要素の椎体部分の感染が沈静化した後も椎体の成長障害で後方要素との成長差による二次的な後弯変形が起こることがあり，後弯が高度になると，加齢とともに脊髄への圧迫による症状を訴えるようになる．また，高度の後弯は整容上の問題のみならず，胸郭の変形による拘束性の呼吸機能障害につながることもある（図3）．

画像診断技術の向上や治療の進歩により，結核性脊椎炎に伴う高度の後弯を呈する症例は減少してきた．結核性脊椎炎に対して，前述したような椎体の病巣の掻爬と骨移植による脊椎前方要素の再建を行うことにより二次的な後弯変形を予防できる．

結核性脊椎炎に伴う脊髄麻痺の対処

本症に伴う脊髄麻痺の原因としては，膿・炎症性肉芽・腐骨などによる脊髄への直接的な圧迫，椎体破壊によるinstability，局所後弯による脊髄への圧迫などがある[3]．脊髄麻痺に対しては，早期に手術を行うことが望ましいが，診断の遅延などの理由により，手術の施行が比較的遅くなった場合でも，病巣掻爬と脊柱再建が適切な形で行われれば，ある程度の麻痺の改善につながるとされている[3,5,6,8]．Wattsらは，脊髄麻痺を認めてから9ヵ月以内に手術が行われれば，比較的良好な改善が得られるとし，また，当院における解析でも6ヵ月以内に手術が行われれば比較的良好な改善が得られることが示されている[8]．

近年，画像診断技術の向上などから長期放置例は減少しているが，脊髄麻痺が出現してから相当時間が経過した症例に対しても，これらを念頭に置いたうえで治療を行うことが重要である．

結核性脊椎炎に対する手術施行時におけるinstrumentationの適応

感染性脊椎炎に対する手術施行時におけるinstrumentによる固定性の補強（instrumention）に関しては，感染の拡がりを助長する可能性もあるため，長らく，禁忌とされてきた．

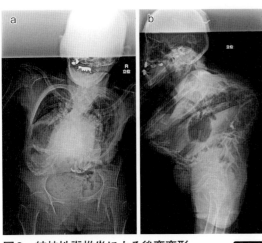

図3 結核性脊椎炎による後弯変形
74歳女性．小児期に罹患した結核性脊椎炎に関連する顕著な後弯変形を認め，後弯変形に由来する呼吸機能障害のために酸素投与を受けている．
(X線写真脊柱立位全長) a：正面像，b：側面像．

感染性脊椎炎に対するinstrumentationを併用した手術は，1967年にHarringtonが前方固定術後に後方からのinstrumentationを併用した手術の報告をしているが，当時，この方法が広く普及するには至らなかった．

Ogaらは，結核菌が一般細菌などに比較して癒着する傾向が少なく，biofilmの形成能に乏しいため，手術の際にinstrumentationを併用しても，十分な病巣掻爬と化学療法を行えば，感染の拡がりを助長する可能性は低いとしている[9]．また近年，結核性脊椎炎に対する手術を行う際に，instrumentationを併用し，早期離床，外固定の簡略化，骨癒合率の向上，後弯変形の予防に有効であったとの報告がなされてきている[10]．

これらを鑑みてわれわれは，手術後，偽関節となった症例や骨癒合が遷延して移植骨の吸収が認められてきたような症例，移植骨の沈み込みなどのために後弯化傾向を認めた症例では，instrumentationも併用した後方固定術を併用する場合もある．また，偽関節になる可能性が高いことが判明している腰仙椎移行部などでは，初めから前後合併手術として，後方にinstrumentを併用しておく場合もある．

感染性脊椎炎に対する手術施行時におけるinstrumentionの併用に関しては，感染の拡がりを助長する可能性もあるため，必要最低限とするのが原則であるが，主病巣の部位から離れた脊椎の後方部分に上記のような際に用いることは理にかなっていると考えている．ただし，本症では，免疫力が低下している場合が少なくない事実を鑑みてinstrumentの併用は必要最低限とするのが原則である．

結核性脊椎炎に対する治療は，化学治療の進歩とともに劇的に進歩したが，不適切な形で手術治療が行われると大きな機能障害につながる可能性がある．画像診断技術の進歩に伴って，結核性脊椎炎が早期に診断され，早期に治療されるケースが増えてきている．一方，頻度が高い疾患ではないことも一因となって，正確な診断がつかずに放置されていたり，不適切な治療がなされていたりするケースもいまだ，少なからず散見される．本症の早期診断と適切な治療はきわめて重要な課題であり，その意味で本稿がその一助となれば幸いである．

---

1) 大谷　清：脊椎カリエス ―過去30年間の手術症例から―．日整会誌 **71**：153-160, 1997
2) 斎藤正史：脊椎カリエス．日脊会誌 **10**：419-434, 1999
3) Hudgson AR, et al：The pathogenesis of Pott's paraplegia. J Bone Joint Surg **49-A**：1147-1156, 1967
4) 金子慎二郎ほか：脊椎疾患の病態と臨床検査．臨検 **55**：1533-1540, 2011
5) Ito H, et al：A new radical operation for Pott's disease. Report of ten cases. J Bone Joint Surg **16**：499-515, 1934
6) Hudgson AR, Stock FE：Anterior spine fusion for the treatment of tuberculosis of the spine. J Bone Joint Surg **42-A**：295-310, 1960
7) 大谷　清：結核性脊椎炎高度亀背の手術的治療に関する問題点．臨整外 **13**：377-386, 1978
8) 大谷　清：今日における結核性脊椎炎の麻痺とその手術療法．臨整外 **5**：6-14, 1970
9) Oga M, et al：Evaluation of the risk of instrumentation as a foreign body in spinal tuberculosis. Clinical and biologic study. Spine **18**：1890-1894, 1993
10) 鎧　邦芳ほか：結核性脊椎炎におけるinstrumentation手術．MB Orthopaedics **9**：77-86, 1996

T E A   B R E A K
喘息と結核

結核の感染は，結核菌への曝露により起こるが，潜在性結核から結核を発症する危険因子として，陳旧性結核の存在，HIV感染，抗TNF-αや免疫抑制薬による治療，コントロール不良の糖尿病，慢性腎不全，胃切除後，低体重低栄養などが挙げられている．では，喘息は結核にかかわる疾患であろうか．

喘息の病態と治療

成人喘息は気道の慢性炎症と種々の程度の気道狭窄と気道過敏性の亢進，そして，臨床的には繰り返し起こる咳，喘鳴，呼吸困難で特徴づけられる．気道狭窄は，自然に，あるいは治療により可逆性を示す．気道炎症には，好酸球，T細胞，マスト細胞などの炎症細胞，気道上皮細胞，線維芽細胞をはじめとする気道構成細胞，および種々の液性因子が関与する．持続する気道炎症は，気道の傷害とそれに引き続く気道構造の変化（リモデリング）を惹起し，非可逆性の気流制限をもたらし，気道過敏性を亢進させる．なお近年，喘息の多様性についての研究が進み，好中球が気道炎症で主体をなすものや，炎症所見と呼吸器症状が乖離するものなどの存在が示され，クラスター解析により多様なフェノタイプが客観的に捉えられ，副腎皮質ステロイド（corticosteroid：CS）に抵抗する群の特徴についても明らかになってきた．しかし，喘息の過半数は好酸球優位の炎症であることから，喘息をコントロールする長期管理において，吸入副腎ステロイド（ICS）を弱い治療から強い治療までの4段階すべての治療ステップで，わが国の喘息ガイドライン（JGL）は推奨している．そして，これまでのICSの普及は，喘息死の減少を含む喘息の予後改善に大いに貢献している．

喘息と結核

a）喘息の病態と結核

通常みられる喘息の特徴は，COPDと異なり組織の破壊を伴わず，閉塞性換気障害は可逆性であることから，コントロールが良好であれば易感染性を認めることはない．しかし，コントロールが不良・不十分な状態では，まず気道のクリアランスが損なわれ感染防御に不利な状態になる．したがって，コントロールの悪い状態では結核に限らず細菌やウイルスによる気道感染のリスクは高くなる[1]．ただし，中まん延国とはいえ，わが国は日常生活で結核菌に曝露される機会は幸いにも他の細菌やウイルスよりもまれであり，感染のチャンスは多くない．

b）喘息の治療と結核

すでに述べたように喘息の長期管理薬として，ICSが中心的な役割を演じている．ICSの普及に当たっては易感染性が心配され，これまでに検討されてきた．低まん延国のカナダからの報告では，ICS使用者全体で結核の発症の危険度が1.33で少し高く，高用量のICSでは1.97と著明に高いことから中用量までのICSを中心に併用薬を用いて治療することを推奨している[2]．また，わが国と同様に中まん延国の韓国からの報告では，韓国全体の1,341,229人のビッグデータを用いて結核を発症した4,139人と背景因子のマッチした対照20,583人の解析から結核の発症に関する危険度が用量依存性にまた累積投与量に比例して増加することが明らかにされている．韓国では10万人当たり97人の発症率で，わが国の13人よりもはるかに多いが，低まん延国で得られるデータとの大きな違いは，潜在性結核の発症にICSが関与することを含んでいることで，real-lifeを反映していると考えられる．結論としては，長期にわたる高用量ICSの投与は可能な限り回避し，また止むを得ず継続する場合には結核を発症する危険度が高いことを意識しながら診療することの必要性が強調されている[3]．結核はまん延度に左右されるが，非結核性抗酸菌（NTM）については非感染性に自然界から獲得することから生体の防御力により影響を受けると考えられる．NTMと喘息の関係についての報告もみられているが，喘息ではCOPDのようにICSがNTMの発症を高める危険性があるという結論には至っていない[4,5]．

---

1) O'Byrne PM, et al：Risks of pneumonia in asthmatic patients taking inhaled corticosteroids. Am

J Respir Crit Care Med **183** : 589-595, 2011
2) Brassard P, et al : Inhaled corticosteroids and risk of tuberculosis in patients with respiratory diseases. Am J Respir Crit Care Med **183** : 675-678, 2011
3) Lee CH, et al : Use of inhaled corticosteroids and the risk of tuberculosis. Thorax **68** : 1105-1113, 2013
4) Andréjak C, et al : Chronic respiratory disease, inhaled corticosteroids and risk of non-tuberculous mycobacteriosis. Thorax **68** : 256-262, 2013
5) Brode SK, et al : The risk of mycobacterial infections associated with inhaled corticosteroid use. Eur Respir J 50 : pii, 1700037, 2017

12 院内感染，医療従事者への拡がりをどう防ぐか

　日本の結核の罹患率は結核対策により低下し，2017年の結核罹患率は10万対13.3となった[1]．しかし，欧米先進国の結核罹患率が5前後である状況と比較すれば依然として結核罹患率は高く，日本は結核の中まん延国である．したがって，臨床現場では常に結核患者に遭遇する機会はあり，結核についての正確な知識と院内感染対策は必要である．

　近年，結核の病院内における集団発生がしばしばみられており，要因としては，高齢者を中心に塗抹陽性結核患者数の発生件数が増加したこと，免疫機能が低下した病態（悪性腫瘍，糖尿病，腎透析，免疫抑制薬使用，臓器移植など）の患者が増加したこと，結核未感染の若い職員が多いこと，結核患者の受診の遅れと医師の診断の遅れがあること，施設の構造や設備が感染防止に不適切でしかも密閉された空間が多くなったこと，気管支鏡検査，気管挿管や気管切開，ネブライザーなど咳を誘発する処置が増加したことなどが挙げられている．

　一方，結核は患者数の減少とともに過去の疾患とみなされるようになり，結核に対する関心は国民の間だけでなく医療従事者の間においても薄れてきた．有症状結核患者が発症時から医療機関を受診するまで2ヵ月以上を要した「受診の遅れ」は20.8％(2017年)を占め，有症状結核患者が医療機関を受診後に結核診断がつくまで1ヵ月以上を要した「診断の遅れ」は21.7％(2017年)を占めている[1]．医療機関における集団感染事例(同一の感染源が，2家族以上にまたがり，20人以上に結核を感染させた場合をいう．ただし，発病者1人は6人が感染したものとして感染者数を計算する)は毎年報告されている(図1)[2]．このような状況において，職員および患者への結核の院内感染を防ぐためには，厳格な結核感染対策とその周知徹底が必要である．

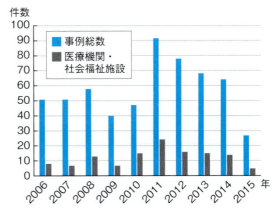

図1　わが国の結核集団感染事例

［文献2より作成］

● **結核の感染と発病**

　気道系の感染症では，咳やくしゃみなどの飛沫を吸入することにより感染する「飛沫感染」と，飛沫の水分が蒸発して病原体のみとなり，空中に浮遊した飛沫核を吸入することにより感染する「飛沫核感染(空気感染)」がある．飛沫は水分を含み重いので，感染源から2m以内の範囲にただちに落下し，広範囲に感染が及ぶことはない．飛沫感染の代表はインフルエンザである．飛沫核はほとんど病原体のみとなるので軽いため，空中に浮遊する時間が長く，空気の流れによっては広い範囲に病原体が達する可能性がある．結核，麻疹，水痘が代表的な飛沫核感染症である．

　結核菌が吸入されて肺胞に達し，肺胞マクロファージに貪食されると結核感染が成立する．飛沫核が気道の線毛に捕捉されると排除されるため，飛沫核を吸入したからといってただちに結核感染が成立することはない．飛沫核を吸入した人の25～50％に感染が成立するといわれている(図2)[3]．結核感染が成立すると，ツベルクリン反応(ツ反)やインターフェロンγ遊離試験(IGRA)が陽性となる．結核感染が成立しても，臨床症状，X線所見，細菌学的検査などにより活動性結核を

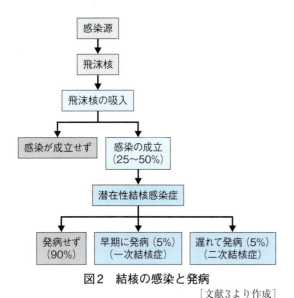

図2　結核の感染と発病
［文献3より作成］

示す所見がない状態を潜在性結核感染症(latent tuberculosis infection：LTBI)という．

　排菌者とどの程度の期間接すると感染するかは，排菌量，咳の強さ，接する側の免疫機能などで修飾されるため正確なデータはないが，従来の院内感染の事例をみると，排菌者との接触が数時間以内という短時間にもかかわらず感染が成立している例もある．したがって，短時間でも感染が成立する可能性は常にあることを認識していなければならない．患者が塗抹陽性痰を喀出している間は，培養のみ陽性の場合と異なり菌量が多いので，結核の感染力は強い．塗抹陽性：培養陽性：培養陰性の結核患者の感染性は，およそ10：2：1と考えられている[4]．塗抹陽性者に対しては，結核感染を広めないための公衆衛生的対応が必要である．

　感染が成立したとしても，将来的に全例が発病するわけではない．2年以内に約5％の人が発病し，さらに約5％の人が一生の間に発病する，すなわち，感染が成立して約10％の人が発病する程度である(図2)．しかし，これは健康な人についての発病リスクであり，HIV感染やAIDS，臓器移植患者(免疫抑制薬使用者)といった免疫機能が低下した人では発病するリスクは高くなる[5]．

医療従事者の結核感染リスク

　結核感染を引き起こすリスクを計算し「感染単位」として表す手法がある[6]．それによると結核患者が飛散させる1時間当たりの感染単位数は，治療中の菌陽性患者，1.25単位，事務所で集団感染を起こした感染源，13単位，喉頭結核の患者，60単位，気管支鏡検査実施中の患者，249単位とされている．気管支鏡検査は結核感染リスクがきわめて高いので，検査室の十分な換気，N95マスクの装着など徹底した対策が必要である．

　以前より検査技師の結核罹患リスクは高いといわれており，古いデータ[6]では医師や看護師の約4倍の結核発病リスクがあるとされていた(表1)．しかし，これは結核罹患率が高く院内感染対策が不十分な時代でのデータである．複十字病院のデータ(2003〜2010年)[7]では，職種別のIGRA陽性率をみると，医師は4.3％，看護師は10.3％，看護助手は9.5％，診療放射線技師は20.0％，検査技師は11.4％の陽性率であった．検査技師の陽性率は看護師と同等であり，以前よりも結核感染のリスクは減少していると思われる．

　検査技師の結核感染リスクの減少については，検査室での感染対策の普及，特に安全キャビネットの使用による効果が大きいと考えられる．全国の臨床検査室へのアンケート調査(2004年)[8]によると，423施設中26施設(6.1％)から28事例の結核感染事故(22例が結核発症)が報告されている．これらの感染事例における安全キャビネットの使用状況をみると，28事例中25例で使用されていなかった．感染の原因としては，操作中の飛沫感染が10例，菌株取り扱い時6例，感染防止操作の未熟が6例であった．安全キャビネットが使用されていれば，ほとんどの感染を防ぐことができたと考えられる．

結核の院内感染対策の基本[6,9,10]

　病院内での結核感染・発病を防ぐためには，以下の基本的な結核院内感染対策が必要である．

a) 院内環境からの結核菌の除去

　最も重要な結核院内感染対策は，結核患者を早期に発見し院内環境から結核菌を除くことである．結核の速やかな診断と効果的な治療で，結核の感染伝播の鎖を断ち切ることが可能となる．肺結核を疑って検査をすすめるべき症例は，15日以上長びく咳を訴える患者，抗菌薬に反応の悪い不明熱，1年以内に結核菌塗抹陽性患者と接触し

た人，他疾患の治療中に咳，発熱が出現し治りがたい患者などである[11]．肺結核を疑った場合には検痰（3日間連続検痰）を行い，抗酸菌検査を確実に行う．呼吸器症状が長引いている場合は，胸部X線写真を必ず撮ることが重要である．日本は結核の中まん延国であるので，胸部異常影のある症例は全例喀痰の抗酸菌検査を行うべきである．

外来は診断の確定していないさまざまな患者が集まる所なので，結核菌を排菌している患者が初診で訪れる可能性は常にある．患者の主訴が長引く咳・痰の場合，外来看護師は速やかに患者にサージカルマスクを与えるか，患者に購入してもらう．できれば，外来に室内を陰圧に保てる待合室と個室外来を設け，患者をそこに案内する．外来担当医師はこれらの患者を優先して診察し，速やかに胸部X線写真や喀痰検査などを指示する．

入院あるいは外来患者の喀痰塗抹検査が陽性の場合は，院内感染対策委員会に報告し，対応・方針を速やかに決定する．結核専門医療機関への転送が可能であれば，ただちに手続きをとる．患者の病状により移動が困難な場合や受け入れ先が満床の場合には，院内で対応しなければならないこともある．その場合は室内を陰圧に保つことのできる個室に入院あるいは転室する．陰圧個室のない病院では，とりあえず個室に移動するが，その部屋の換気が他の部屋に流れることのないことを事前に確認しておく必要がある．結核専門医療機関へ移送・転院が困難な場合は，所管保健所に報告し協議する．なお，結核専門医療機関でない医療機関の入院治療も，公費負担の対象となりうる．

隔離を解除できるのは，標準治療を2週間以上継続し，症状が消失し，異なる日に採取された喀痰の抗酸菌塗抹あるいは培養検査が3回連続して陰性であることを確認した場合である．感受性菌であれば，2週間の適切な治療により排菌量は激減し，感染性は著しく低下する．

b）院内環境における結核菌の密度の低下

1）換気システム

結核隔離病室は，飛沫核が漏れ出すことを防ぐために，廊下に対して陰圧であることが望ましい．病室の扉は出入り時以外は閉めておき，陰圧を保つようにする．結核患者の隔離のために使用している期間中，病室の陰圧は毎日点検する．最も望ましい換気システムは一方向の換気で非循環式，外界に排気する方法である．1時間に6〜12

表1 病院職員の職種別結核罹患率（人口10万対）

	結核研究所附属病院 1950〜72年	療研傘下結核40病院 1982〜86年	千葉県下165病院 1986〜88年
総数	420	123	31.0
検査技師	1,450	426	173.4
医師	300	115	―
看護師		148	41.1
事務	240	35	―

［文献6より作成］

回換気する．他に，再循環式で一般換気に入る前に空気をHEPA filter（high-efficiency particulate air filter：直径0.3 μm以上の粒子を99.97％以上除くことができるフィルター）に通すシステムもある．隔離病室に前室を設け，前室を陽圧に保てば，隔離病室を開けても廊下に飛沫核が漏れる可能性がいっそう小さくなる．病室以外に換気システムを整備しなければならない部屋としては，外来の採痰室や内視鏡室などがある．咳を誘発する検査手技は十分換気された場所で実施する．臨床検体としての痰や培養菌などを取り扱う細菌検査室では，外部に対して陰圧とし，安全キャビネットを設置する必要がある．

2）紫外線照射

紫外線照射は結核菌の殺菌に有効であるが，殺菌効果は照射している部分に限られる．種々の要因により効果が左右されるので，あくまで補助的な手段である．用いる場合は，眼・皮膚の安全を確保するため，安全基準に適合したものにしなければならない．紫外線ランプの交換を定期的に行う必要がある．

3）患者のマスク着用

結核菌塗抹陽性患者が咳やくしゃみをするときはティッシュなどで口と鼻を覆うように指示する．入院中に検査などのために病室から出るときには，サージカルマスクを着用する．

c）吸入結核菌量の減少

職員は結核の隔離病室への入室，咳を誘発する検査手技，気管支鏡操作，病理解剖やその他，飛沫・飛沫核が発生する操作にかかわるときにマス

クを着用する．推奨されるマスクは0.3μmの粒子を95％以上除くタイプN95マスクである．

しかしながら，マスクが顔面に密着しなければN95マスクの効果は得られない．そのため種々のテストがあるが，東京病院ではフィッティングテスターという測定器を用いている．これはマスクの内側と外側の粉塵粒子（0.5μm以上）数を測定し，ただちに漏れ率を表示できる非常に簡便な機器である．適切なマスク装着は漏れ率が10％以下であることを要求する．当院の職員133人にこの検査をしたところ，1回目の漏れ率が10％以下となった者は87人（65％）であり，3分の1は適切にマスクを装着していなかった．漏れ率が10％を超えた46人のうち40人は指導により10％以下に改善した[12]．当院では新規採用時，結核病棟配置換え時に装着テストを行う．ときには抜き打ち検査も行っている．

d）接触者の発病の予防[10, 13]

結核の排菌患者に接触し新たに感染した人は，結核を発病するリスクがきわめて高い．院内で感染対策が行われていない状態で結核菌陽性患者が発生した場合は，他の患者や職員の接触者健診が行われる．

従来，結核感染の診断はツ反によって行われきたが，現在ではIGRAが主に用いられている（I-3-C「感染検査とは何か」を参照）．

接触者健診としてIGRAを実施する時期は，結核患者との最終接触から2〜3ヵ月経過後である．ただし，患者との接触期間が長い場合，すでに二次患者が発生しているような場合，対象者が免疫抑制状態にある場合は初発患者発生直後でもIGRAを行い，陰性であればその2〜3ヵ月後に再検する．

結核の感染が強く疑われる症例においては，予防的にisoniazid（INH）を投与する．かつては化学予防といわれていたが，現在ではLTBIの治療という言い方に変わっている．雇い入れ時のベースラインでIGRAが陰性であった者が接触者健診で陽性となった場合，結核発病の精査を行い，発病が否定されればLTBIの治療を行う[5]．

結核発病の予防策としては，BCG接種が挙げられる．BCGの効果持続期間は10〜15年程度といわれており，BCG接種歴がある者に対して，BCGの再接種を行うことの有効性は疑問視されている．WHOはBCGの再接種をすすめていな

い．また，BCG接種によってツ反が結核感染の指標に用いることができなくなること，ヒト免疫不全ウイルス（HIV）感染者などの免疫不全患者では播種性のBCG感染症を引き起こす可能性があることなどから，積極的に接種することはなくなった．しかし，BCG接種歴がなく，IGRAが陰性の場合は，結核菌の排菌患者，特に多剤耐性結核患者に接触する可能性が大きい職場ではBCG接種を検討すべきであるともいわれている．

e）職員の健康管理，発病の早期発見[10, 13]

1）定期健康診断

医療従事者の雇用時のベースライン検査としてIGRA実施が推奨されている．特に，結核感染の曝露の機会が予想される職場に就職・配属される職員についてはIGRAの実施が強く推奨される．ベースラインですでに陽性の場合は，最近感染したと思われる場合（おおむね2年以内）にLTBIの治療を検討する．2年以内としたのは，結核発病者の大部分は2年以内に発病し，感染後長期経過した者からの結核発病の可能性は低く，LTBI治療を行う利点が少ないからである．

IGRA陰性の者が結核曝露後にIGRA陽性となった場合には，LTBIの治療を行う．

雇い入れ時ならびに定期健康診断に際しては，全員に胸部X線検査を実施する．定期健康診断は年に1回行う．

2）有症状時の受診

結核を疑わせる症状（特に15日以上長引く咳）のあるものは，早期に診察・検査を受けることが重要である．医療従事者は，患者などに感染を拡大させる危険性が高いという意味でハイリスクグループに入る．

3）定期外健康診断

医療関係者が結核を発病した場合，または受診中の患者が結核と診断され職員への感染の危険度が大きい場合は，管理者は所轄保健所へ通報するとともに院内に設置した結核感染対策委員会で検討する．委員会は感染源の確認，未発見発病者の追求，被感染者の発見，関連した情報の収集，今後の対策などについて検討するが，感染源の人権とプライバシーに十分な配慮を要する．これは保健所が行う一連の措置への積極的な協力の一環として行うものである．病院の独断で行うとやりすぎたり，また逆に不十分であったりするので，保健所と緊密な連絡をとりあうことが重要である．

医療従事者の結核感染を予防するには，結核菌の除去，結核菌の密度の低下，吸入結核菌量の減少，発病の予防，発病の早期発見の5対策が基本であるが，最も重要な対策は，結核患者の速やかな診断により結核の感染伝播の鎖を断ち切ることである．

1) 結核予防会（編）：結核の統計2018，結核予防会，東京，2018
2) 厚生労働省健康局結核感染症課結核対策係長：結核集団感染事例一覧について．事務連絡 平成29年1月10日，https://www.mhlw.go.jp/file/06-Seisakujouhou-10900000-Kenkoukyoku/0000148155.pdf（2019年2月1日アクセス）
3) Schlossberg D (ed.)：Tuberculosis and nontuberculous mycobacterial infections, 6th ed., ASM Press, Washington, 2011
4) 青木正和：結核集団感染．結核予防会，東京，1998
5) 日本結核病学会予防委員会・治療委員会：潜在性結核感染症治療指針．結核 88：497-512，2013
6) 青木正和：結核の院内感染対策（改定版）．結核予防会，東京，1998
7) 奥村昌夫ほか：当院職員の職場，職種別に分けて比較したQFT検査の検討．結核 88：405-409，2013
8) 後藤美江子ほか：臨床検査におけるバイオセーフティの現状：全国臨床検査室を対象としたアンケート調査報告．感染症学雑誌 81：39-44，2007
9) Jensen PA, et al：Guidelines for preventing the transmission of *Mycobacterium tuberculosis* in health-care settings, 2005. MMWR Recomm Rep 54（RR-17）：1-141, 2005
10) 厚生労働省インフルエンザ等新興再興感染症研究事業「結核の革新的な診断・治療および対策の強化に関する研究」．結核院内（施設内）感染対策の手引き（平成26年版：2014年3月），http://www.mhlw.go.jp/file/05-Shingikai-10601000-Daijinkanboukouseikagakuka-Kouseikagakuka/0000046630.pdf（2019年2月1日アクセス）
11) 青木正和：日常診療・業務に役立つ結核病学 結核症の診断 発病の診断．日胸 59：944-959, 2000
12) 川辺芳子ほか：マスクフィッティングテスターを用いたN95マスクの顔面密着性の定量的評価と装着指導．結核 79：443-448，2004
13) 厚生労働科学研究（新型インフルエンザ等新興・再興感染症研究事業）「地域における効果的な結核対策の強化に関する研究」．感染症法に基づく結核の接触者健康診断の手引き（改訂第5版：2014年3月），http://www.phcd.jp/02/kenkyu/kouseiroudou/pdf/tb_H25_tmp02.pdf（2019年2月1日アクセス）

TEA BREAK
分子疫学の進歩

感染症の分子疫学とは，検出される病原体の異同を分子マーカー，特に遺伝タイピング用マーカーを用いて質的/量的に評価することにより，感染源の同定，伝播経路，感染・発病危険度の推定，再発/再感染の鑑別，病原体自体の進化，集団への流入，まん延の経緯をたどりつつ，表現型/遺伝型連関を探り，疫学対策に生かし，病原体の制圧を目指す実践的学問分野の一つである[1,2]．特に結核菌は病原性プラスミドをもたず，菌本体のゲノム情報より重要な知見が得られることでよく知られている．

結核の分子疫学は，1990年代の中頃，まだ全ゲノムが解読される前に，IS*6110*と呼ばれる1,355塩基対からなる挿入配列のゲノム上の数と分布を電気泳動により可視化する制限酵素断片長多型（restriction fragment length polymorphism：RFLP）法が開発され，2000年代には反復配列多型（variable number of tandem repeats：VNTR）法がこれに置き換わった[3]．2018年現在も，国際標準であるMIRU-VNTR法のほか，わが国ではまん延する北京型株に対応して分解能のよい独自のVNTR locusセットが選択され，分子疫学解析に用いられている．

2011年に改正された厚生労働省の結核に関する特定感染症予防指針には，「国および都道府県等は，薬剤感受性検査および分子疫学的手法からなる病原体サーベイランスの構築に努める必要がある」と明記されている．

一方，2010年代に入り，いわゆる次世代シークエンサー解析機器による全ゲノムシークエンス

(whole genome sequencing：WGS)法が世界的に急速に普及している(図1)[4]．VNTR法では区別できない場合でも，きわめて高い分解能をもつWGS法を用いれば，結核菌の異同をほぼゲノム全体で把握し，菌遺伝子のわずかな違いを検出することができるため，次世代の分子疫学ツールとしての全国展開が期待されている．さらにWGS法はこれまでの遺伝型別法と異なり，抗結核薬に対する薬剤耐性遺伝子変異部位を同時に検出し，菌の系統/亜系統，その分子進化の道筋についても詳細に分析することが可能であるとともに，感染伝播，変異速度，その他，結核のまん延にかかわる菌ゲノム上の特性を解明するうえで不可欠のツールであるため，すでに基礎研究の分野でも幅広く用いられている．

1) Kilbourne ED：The molecular epidemiology of influenza. J Infect Dis **127**：478-487, 1973
2) Eybpoosh S, et al：Molecular epidemiology of infectious diseases. Electron Physician **9**：5149-5158, 2017
3) Barnes PF, Cave MD：Molecular epidemiology of tuberculosis. N Engl J Med **349**：1149-1156, 2003
4) Lee RS, Behr MA：The implications of whole-genome sequencing in the control of tuberculosis. Ther Adv Infect Dis **3**：47-62, 2016

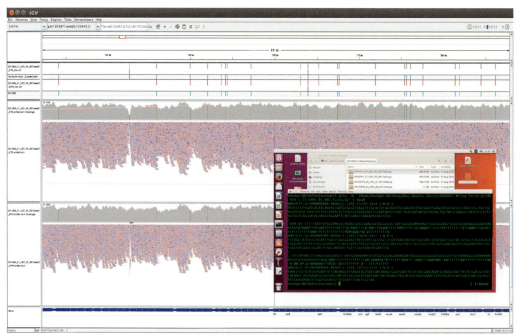

図1　結核菌全ゲノム塩基配列リードデータとバリアント部位の検出(一部分)

13 肺結核後遺症

A　肺結核後遺症とは

肺結核後遺症といえば，人工気胸術後，胸郭成形術後，慢性膿胸に起因する拘束性障害の結果，呼吸不全を呈する疾患がまず挙げられるが，肺結核の後遺症として生ずる疾患はそれに限らず，気管支拡張症，非結核性抗酸菌症，肺アスペルギルス症，慢性膿胸由来の悪性リンパ腫などもある．肺結核後遺症についての明確な定義は存在しないが，一般的には表1に挙げるような，拘束性障害から呼吸不全をきたす疾患群と拡張気管支や空洞，慢性膿胸などに続発する感染症や悪性疾患群とがその範疇に含まれると思われる．しかしながら，後者については，肺の基礎疾患としての肺結核後遺症と，そこに二次的に起きている病態とは別の疾患という考えも成り立ち，治療法もどちらかというと二次的な病態に対するものが主体となることが多く，その場合，肺結核後遺症というよりも，たとえば，慢性肺アスペルギルス症などと呼ばれることになる．

原田らの報告[1]によれば，肺結核後遺症の中の内訳は，① 一般細菌による反復性下気道感染症が39例，② 肺アスペルギローマが23例，③ 非結核性抗酸菌症群が13例，④ 慢性呼吸不全（肺性心を含む）が18例であった．

● 拘束性肺疾患

結核に伴い拘束性障害を呈する病態には，まだ結核に対する薬物治療が十分でなかった時代の結核治療の副作用によるものと考えられる場合と，結核そのものによる肺や胸膜病変あるいは脊椎病変のために拘束性障害を呈する病態がある．人工気胸術は虚脱療法の一種で，繰り返し胸腔に空気を注入することで肺を虚脱させるものであるが，治療後に肺が膨張しないために慢性膿胸を併発したり，胸膜の肥厚，石灰化をきたしたりしてしば

表1　肺結核後遺症とされる病態・疾患

I. 拘束性障害（＋閉塞性障害）から呼吸不全をきたす疾患	・人工気胸術後 ・胸郭成形術後 ・慢性膿胸 ・結核そのものによる肺実質の破壊 ・胸膜の肥厚・癒着・石灰化 ・気管気管支結核 ・脊椎カリエスによる胸郭の変形
II. 拡張気管支や空洞，慢性膿胸などに続発する感染症や悪性疾患	・気管支拡張症 ・非結核性抗酸菌症 ・慢性肺アスペルギルス症 ・肺アスペルギローマ ・有瘻性膿胸 ・慢性膿胸由来の悪性リンパ腫・血管肉腫

しば拘束性障害を生じることになる．胸郭成形術は肋骨を部分切除して病変の肺と空洞を虚脱させる手術で，1940年代から50年代前半にかけて盛んに行われたもので，抗結核薬の進歩とともに行われなくなったが，最近でも，まれに耐性結核菌に対する治療の一部として施行されることがあり，また，アスペルギローマや非結核性抗酸菌症の空洞切除とともに行われたりすることがある．胸郭成形術による拘束性障害のメカニズムとしては，胸膜の肥厚・癒着，胸郭の変形，二次性の側弯症などが考えられる．これらの患者は手術後20〜30年後に低酸素血症と高二酸化炭素血症，肺高血圧症を呈するようになり，病名としても，単に肺結核後遺症と呼ばれるようになった．

肺結核による拘束性障害としては，上記のような手術や治療手技によるもののほかに，結核そのものによる肺実質の破壊や，膿胸，胸膜の肥厚・癒着，中枢に近い部位の気管気管支結核によるも

13. 肺結核後遺症　**161**

のなどもある．また，結核による肺の拘束性障害としては，脊椎カリエスの亀背による胸郭変形で起きるものもあり，ときにⅡ型呼吸不全が惹起される．

さらに，肺結核による肺機能障害としては，閉塞性障害のみを呈する場合もあり，これは末梢気道にびまん性に細気管支病変が拡がった場合である．喫煙や残存肺の過膨張による閉塞性障害が拘束性障害とともに混合性障害をきたすこともある．在宅酸素療法が保険適用となった1985年頃には症例の3分の1程度が肺結核後遺症であった．肺結核後遺症の呼吸不全の特徴としては，Ⅱ型呼吸不全の頻度が高いことが挙げられ，在宅NPPVの約3分の1は肺結核後遺症によるものである．

気管支拡張症

結核感染症による気管支拡張病変に，慢性二次性気道感染が起きる病態が，気管支拡張症である．気管支拡張症自体は，肺結核後遺症以外にもさまざまな疾患でみられる．間質性肺炎でみられる牽引性気管支拡張(traction bronchiectasis)，びまん性汎細気管支炎，副鼻腔気管支症候群に続発するもの，肺炎や小児期の気道感染に続発するもの，非結核性抗酸菌症や線毛運動の異常，気道を中心とした免疫不全や自己免疫疾患によるもの，アレルギー性気管支肺真菌症などが基礎疾患として挙げられる．間質性肺炎でみられるtraction bronchiectasisを除けば，重症あるいは慢性，反復性の気道感染，気道炎症が原因と考えられる．ただし，日常臨床では原因のはっきりしない気管支拡張症も多くみられる．

気管支拡張症の気道では，クリアランスの低下から慢性気道感染を長期に持続しやすく，それが

さらなる気管支拡張を招くという悪循環を呈する．慢性に膿性痰が多く，ときに肺炎や血痰，喀血を引き起こす．拡張した気管支周囲の肺に線維化を起こし，呼吸不全に至る例もある．緑膿菌を検出する例では予後が悪く，治療が困難な症例を経験する．肺結核に気管支拡張症を伴う機序としては，気管支結核やリンパ節腫大による気管支の狭窄による，慢性細菌感染が引き起こす気道炎症の持続によって，あるいは肺実質の破壊と線維化による2次的な変化として起きると考えられる．

他の二次性感染症，二次性悪性腫瘍

非結核性抗酸菌症や，肺アスペルギルス症については，肺結核の後遺症として発症するもの，それ以外の肺の基礎疾患に伴うものあるいは免疫不全のある場合に発症するものがあり，また，特に基礎疾患なく発症する場合もある．それぞれ，他の章を参照いただきたい．また，忘れてはならないのが慢性膿胸に続発する悪性腫瘍で，最も頻度が高いのは悪性リンパ腫であり，続いて血管肉腫が挙げられる．

肺結核の既往をもつ患者さんが，咳や痰，息切れ，微熱，胸痛などを主訴にして外来を訪れた場合には，上記のような疾患や，さらには肺結核の再発などを念頭に置いて鑑別診断を進めていかなくてはならない．高齢者が多く，誤嚥，COPD，肺癌など結核に関連のない疾患の可能性もあり，過去の胸部画像との比較や，検痰，CT，血液検査，呼吸機能検査，血液ガス検査などを行い，診断と治療方針を決定していくことになる．

1) 原田　進ほか：結核後遺症：臨床の立場から．結核　**65**：831-838，1990

TEA BREAK
肺結核と呼吸機能検査の進歩

筆者は，青年期における二つの体験から，呼吸不全の診療にかかわることになった．一つは初めての富士登山で軽症の高山病を経験したことであり，もう一つは気管支造影後に急性重症呼吸不全に陥った膿胸後の患者さんを経験したことである．その症例は幸い外科医の尽力で気管切開人工呼吸後退院にこぎつけることができた．

当時，筆者の所属した結核予防会の病院では，呼吸機能は13.5 Lのベネデイクト・ロス型スパイロメータで，血液ガスはILメーターで測定され，精密呼吸機能は，多呼吸法によるN_2ガス分布の測定，および肺拡散能検査が実施されていた．

1950年代後半は外科治療の全盛期で，手術の安全と予後の改善，社会復帰の観点から，外科医と呼吸機能検査の結びつきは深かった．ちなみに身体障害者手帳は1967年から交付が始まり，呼吸機能障害の判定は活動能力，予測肺活量に対する1秒量の比率（指数），PaO_2に基づいてなされた．筆者が1975年に移った国立療養所東京病院では，呼吸機能検査は入院時にルーチンで簡便な無水式スパイロメータで実施されていた．さらに，精密呼吸機能としてフローボリューム曲線，クロージングボリューム検査が加わった．残気量および拡散能測定は，外科医が行っていた．一方，検査技師としては片肺全摘後に検査技師養成コースを卒業した人が担当しており，Van Slyke-Neillガス含量測定装置やショランダー式ガス分析器を用いて検査していた．

1980年代に入ると，精密呼吸機能全自動分析装置が従来の精密呼吸機能装置にとって代わった．また，全自動血液ガス分析装置の出現は臨床現場に大きな影響を与えた．さらにパルスオキシメータの登場は画期的で，非侵襲的に動脈血酸素飽和度（SpO_2）をモニターできるようになり，設置型から小型化・軽量化して携帯でき，内蔵カードで長時間記録も可能となり，その結果，臨床応用が格段と広まった．

この間の治療法の進歩で結核は完治する疾患になったが，ときに呼吸機能低下（主に拘束性障害，ときに閉塞性障害の合併），さらに呼吸不全（低酸素血症，高率に高二酸化炭素血症を合併）をきたすことがあった．これらの"結核後遺症"については，別項「Ⅰ-13．肺結核後遺症」に示す種々の原因がある．その対処法としては，換気不全を伴う呼吸不全例には，調節低流量酸素療法（鼻カニューラ）や調節酸素療法（ベンチュリマスクなど）が実施された．ところで，長期酸素療法は慢性呼吸不全の有効な治療法であったが，1985年に在宅酸素療法（HOT）が健康保険の適用となり，慢性呼吸不全患者の社会復帰が可能となった．結核後遺症のHOTの基礎疾患としての割合は当初は33％を占めていたが，最近では20％以下である．HOT適応判定（含睡眠時や運動時）や酸素処方（携帯酸素を含む酸素供給源や酸素流量）の決定には，パルスオキシメータが活躍する．患者のQOL維持・向上には運動耐容能の評価が欠かせない．トレッドミルやエルゴメータ負荷試験もあるが，2016年に6分歩行試験に健康保険が適用されることとなった．さらに患者個々に対応した呼吸リハビリテーションのために，理学療法をはじめとする多職種連携がなされている．

このようにして慢性呼吸不全患者はHOTにより症状や予後の改善をみたが，高二酸化炭素血症の進行による呼吸不全の増悪を頻回に起こす例も少なくなかった．これに対する治療法が1990年代に登場した非侵襲的陽圧換気療法（NPPV）で，機器の進歩などと相まって広く普及しつつある．

動脈血ガスはある時点での状況を示すが，断片的なデータにとどまる．呼吸の状態を連続的に計測しようとするのが経皮ガスモニターで，SpO_2，経皮O_2分圧と経皮CO_2分圧のモニターが可能になった．

20世紀後半から最近に至るこの分野の進歩をふりかえると，これが結核後遺症の対策として始まり，継続されてきたことがわかる．

B 在宅酸素療法・在宅人工呼吸療法・呼吸リハビリテーション

まずは，東京病院で比較的長期にわたって経過をみることになった肺結核および肺結核後遺症の症例を紹介する(図1)．この症例をはじめ，第2次大戦後の若いときに肺結核を発病し，それぞれの時代の最善・最新の治療法と考えられた外科治療や薬物療法を受け，その後，1980～90年代に在宅酸素療法の導入にあわせて在宅酸素療法を開始され，さらに，1990～2000年代に在宅人工呼吸療法が呼吸器疾患で導入されるのに伴い在宅NPPV(非侵襲的陽圧換気療法)を導入された症例がある．肺結核や肺結核後遺症に対する治療は，患者数の多さもあって，呼吸器疾患の治療を牽引しており，現在では，他の多くの呼吸器疾患患者がその恩恵にあずかっている．

本症例は70歳代の男性で，12歳のときに肺結核を発病し，その10年後に右肺全摘術を施行された．当時は，INHが使われ始めたころで，1963年の第3次結核医療の基準で，SM・INH・PASの3剤併用・長期療法(3年間)が標準療法となった時代であり，本症例でも，INH + SM + PASの3剤治療が行われた．その後，左肺に気胸を起こしたり，肺炎を起こしたりしたが何とか乗り切り，在宅酸素療法が開始となった1985年の10年後の1995年に在宅酸素療法を開始している．その当時，$PaCO_2$は50 mmHg程度であったが，2001年にCO_2ナルコーシスで入院したのをきっかけに在宅NPPVが開始された．NPPVの保険適用は1998年であった．NPPVの導入後も心不全や肺炎，CO_2ナルコーシスでの入院が頻回であったが，その間，在宅中は仕事を続けている．自動車旅行を好み，NPPVの器械と酸素ボンベや携帯用の酸素濃縮器を積んで各地を訪ね歩いていた．

肺結核後遺症と在宅酸素療法

在宅酸素療法は，肺の原因疾患によらず，慢性呼吸不全患者の予後を改善させる治療法として，日本では1985年にスタートした．1986年時点での患者数は3,545例で，そのうち，32.9％(1,180例)は肺結核後遺症患者であった[1]．その後，肺結核後遺症患者の割合も人数も減少し，上記の症例で在宅NPPVを導入した1995年には17.6％(889例)まで低下している．2010年の在宅呼吸ケア白書では，肺結核後遺症患者は12％(2,331例)となっており，総数は増加しているが割合としては減少している．

肺結核後遺症患者に対する在宅酸素療法の効果については，RCTではないが，厚生省特定疾患「呼吸不全」調査研究班の報告でも，予後延長効果が確認されている(図2)[2]．1997年に川上が行った，結核病学会総会における特別講演「肺結核後遺症における呼吸不全」で，在宅酸素療法開始約10年間のまとめがなされている[3]．それによる

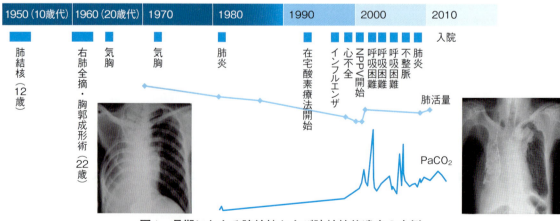

図1　長期にわたる肺結核および肺結核後遺症の症例

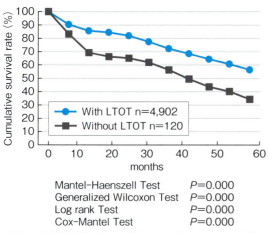

図2 肺結核後遺症に対する在宅NPPVの効果
[文献2より引用]

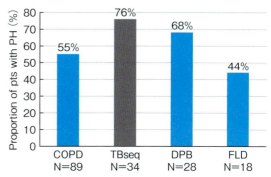

図3 慢性呼吸器疾患における疾患別の患者生存率
[平賀俊尚ほか:慢性呼吸器疾患患者の生存率の検討―右心カテーテル検査が施行された全国205例の追跡調査. 厚生省特定疾患呼吸不全調査研究班平成元年度業績, pp.75-79, 1990より引用]

と，在宅酸素療法施行中の5年生存率は，間質性肺炎・肺線維症では男17％，女23％，慢性閉塞性肺疾患では男41％，女53％，肺結核後遺症では男47％，女56％となっている[4]．この報告で興味深いのは，NPPVがまだ一般的に行われていないこの時期に，肺結核後遺症の呼吸不全患者では，高炭酸ガス血症があるほうが予後がよいのはなぜかという問いである．患者の栄養状態がよいことがその理由と考えられているが，その栄養状態がよいのは肺胞低換気によって呼吸筋のエネルギー消費が抑制されているためかもしれない，とされている．

2016年に，COPDでは，安静時の呼吸不全がなく労作時のみの中等度酸素飽和度低下例に対して在宅酸素療法を開始しても予後や入院回数に変化がないという論文[5]があるが，肺結核後遺症でどうすべきかという問題にはデータがない．肺結核後遺症患者は一般に呼吸不全になってから長生きすること(比較的若い時に呼吸不全になること)と，肺高血圧の頻度や程度が高いこと(図3)を考慮すると，今までの日本国内の基準どおり，労作時や夜間睡眠時の低酸素血症に対して，比較的早期に長期酸素療法(LTOT)を開始して肺高血圧や肺性心を予防したほうがよいように思われる．

● 肺結核後遺症とNPPV

在宅人工呼吸の保険診療は，1990年4月から神経筋疾患で開始され，1994年に対象疾患が拡大され，その後，1998年からNPPVが追加された(それまでは，気管切開患者主体であった)．肺結核後遺症の呼吸不全にはⅡ型呼吸不全が多く，重症化した場合にはNPPVが有効である．夜間のNPPVで日常生活が劇的に改善する症例があるので，呼吸困難感が強く，ADLが低下している例で，PCO_2が上昇している場合には，NPPVを試みる．NPPVの開始は，急性増悪からCO_2ナルコーシスで入院した機会に導入する場合と，慢性安定期に，呼吸筋疲労予防のために導入する場合とがある．

1990年代に，肺結核後遺症をはじめとする拘束性換気障害(restrictive thoracic disease：RTD)に対する長期NPPVの有効性に関するいくつかの報告が出ている．276人の長期NPPVの効果をみた検討では[6]，側弯症(n=105)や肺結核後遺症(n=80)に使用した場合に有効性が高く，PaO_2，$PaCO_2$の改善がみられ，入院も減少して，長期に使用できる患者が多かった(図4)．同様の結果が，Simondsらからも出ている[7]．

上記の症例でもそうであったが，同報告でも，NPPV導入によりPO₂，PCO_2の改善がみられ，1秒量や肺活量は開始直後に改善した後，ほぼ変化せず安定している点が興味深い．1年，3年，5年，7年生存率はそれぞれ，91％，74％，64％，55％と報告されている[8]．

慢性期NPPVについての研究の多くは，特にRTDに関しては，1990年代に出尽くした感があり，その後は大きなRCTもされずに現在に至っている．その理由としては，RTDに関しては，

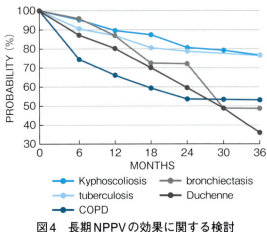

図4　長期NPPVの効果に関する検討
［文献6より引用］

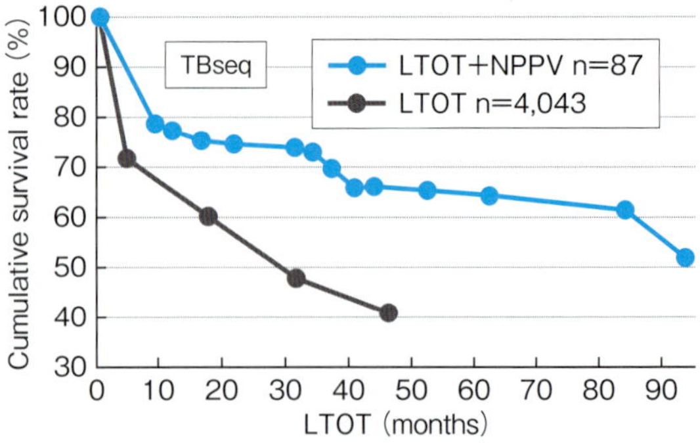

図5　NPPVの予後への影響
［文献9より引用］

表1　肺結核後遺症などの拘束性換気障害における長期NPPVの適応基準

1. 自・他覚症状として，起床時の頭痛，昼間の眠気，疲労感，不眠，昼間のイライラ感，性格変化，知能の低下，夜間頻尿，労作時呼吸困難，および，体重増加・頸静脈の怒張・下肢の浮腫などの肺性心の徴候のいずれかがある場合，以下の①，②の両方あるいはどちらか一方を満たせば長期 NPPV の適応となる．
   ① 昼間覚醒時低換気（$PaCO_2 \geq 45$ mmHg）
   ② 夜間睡眠時低換気（室内気吸入下の睡眠で SpO_2 <90%が5分間以上継続するか，あるいは全体の10%以上を占める）
2. 上記の自・他覚症状のない場合でも，著しい昼間覚醒時低換気（$PaCO_2 \geq 60$ mmHg）があれば，長期NPPVの適応となる．
3. 高二酸化炭素血症を伴う呼吸器系増悪入院を繰り返す場合には長期NPPVの適応となる．

［坪井知正：拘束性換気障害．Therapeutic Research 25：19-21, 2005より引用）

NPPV使用の効果が明らかであり，Placebo群をコントロールとしてRCTを組むことがむずかしいことが挙げられる．また，患者数の減少と，将来的な，新規患者の減少が予想されることも理由の1つと思われる．NPPV保険適用後の日本でのまとまった報告としては，2003年の坪井の報告[9]にまとめられており，予後の改善とともに，入院回数・日数の減少，QOLの改善が報告されている（図5）．最近の報告でも，2016年のReview[10]で，RTDにおける在宅酸素療法により，入院率の低下やQOLの改善などが得られることが報告されている．

坪井らはさらに，NPPVのモードについても報告している[11]．それによると，呼吸筋の休息にはTモード（時間設定モード）のほうが優れている可能性があり，実際，RTDに対する8年後のNPPV継続率でみると，Tモードで58％，STモードで21％であったという．このことからも，一度はTモードを試してみて，許容されるのであればこれを継続するのがよいと思われる．

急性期のRTD呼吸不全についてのNPPVの報告は，有効とはしているものの，報告数や症例数の点において，慢性期のNPPVの有効性の報告に比して少ない．肺結核後遺症患者の急性増悪による入院は，気道感染か右心不全で，NPPVの成功率が高く，多くは離脱も可能であった[12]．

● 肺結核後遺症のリハビリテーション

日本の呼吸器リハビリテーションは肺結核患者や肺結核後遺症患者とともに発展した．そのあたりの歴史は，町田の2011年の総説に詳しい[13]．それによると，1963年に国立療養所東京病院（現国立病院機構東京病院）に日本最初のリハビリテーション学院が開設され，OT・PTの教育が開始された．肺結核患者に対して，次々と現れた新しい治療法も，外科治療，抗結核薬，在宅酸素療法，NPPVと続いたが，それらをもってしても，結核菌によって破壊された肺組織の修復はで

きず，後遺症に対する呼吸リハビリテーションは，肺結核後遺症患者に対する，期待できる治療法の1つであり続けている．

肺結核後遺症患者37例に対し平均3.9週間の入院での呼吸リハビリテーションを行い臨床効果を検討した多田らの報告[14]によれば，プログラムはリラクゼーション，呼吸法指導，運動療法，呼吸筋訓練，教育より構成され，呼吸リハビリテーションは肺結核後遺症患者の肺機能，運動耐容能，自覚症状，QOLの改善に有用であると考えられた．また，刀根山病院からの報告では，肺結核後遺症に対して，教育・指導，理学療法（リラクゼーション・全身調整運動・呼吸指導・基本的動作訓練・運動療法・排痰指導），作業療法（ADLトレーニング），栄養指導，薬物療法・吸入指導，酸素療法・NPPV，社会支援などを行い，予後の改善が認められている[15]．

呼吸リハビリテーションには患者教育も重要であり，薬物療法に対するアドヒアランスを高めるとともに，栄養，運動，感染予防によって，体力維持，肺機能の維持・改善に努めることや，急性増悪時のaction planなども含まれる．また，在宅酸素療法や在宅人工呼吸療法などの在宅機器に対する理解を深めるための教育も重要である．包括的呼吸リハビリテーションには多職種の関与が必須であり，入院中は病院の医師，薬剤師，リハビリPT・OT，臨床工学士，さらには歯科医らの関与，退院後の継続に向けては，地域の医師や訪問看護ステーション，薬剤師，PT，デイサービスの関与も必要である．さらに，酸素業者や人工呼吸器会社も含めたネットワークをつくることが重要である．

---

1) 厚生省特定疾患呼吸不全調査研究班研究報告書，1997
2) 吉良枝郎ほか：在宅酸素療法実施例（全国）の調査結果について．厚生省特定疾患呼吸不全調査研究班平成3年度研究報告書，pp.11-17，1992
3) 川上義和：肺結核後遺症における呼吸不全．結核 **72**：519-522，1997
4) Kawakami Y：Current status and research on chronic respiratory failure in Japan. Intern Med **35**：435-442, 1996
5) Long-Term Oxygen Treatment Trial Research Group, et al：A randomized trial of long-term oxygen for COPD with moderate desaturation. N Engl J Med **375**：1617-1627, 2016
6) Leger P, et al：Nasal intermittent positive pressure ventilation：long-term follow-up in patients with severe chronic respiratory insufficiency. Chest **105**：100-105, 1994
7) Simonds AK, Elliott MW：Outcome of domiciliary nasal intermittent positive pressure ventilation in restrictive and obstructive disorders. Thorax **50**：604-609, 1995
8) Jackson M, et al：Long term non-invasive domiciliary assisted ventilation for respiratory failure following thoracoplasty. Thorax **49**：915-919, 1994
9) 坪井知正：NPPVの予後への影響のEvidence．呼吸と循環 **51**：47-56，2003
10) MacIntyre EJ, et al：Clinical outcomes associated with home mechanical ventilation：a systematic review. Can Respir J **2016**：6547180, 2016
11) 坪井知正：慢性呼吸不全対策(2)非侵襲的な人工呼吸を含む換気不全対策．結核 **80**：661-663，2005
12) Aso H, et al：Noninvasive ventilation in patients with acute exacerbation of pulmonary tuberculosis sequelae. Inter Med **49**：2077-2083, 2010
13) 町田和子：リハビリテーション．結核 **86**：639-643，2011
14) 多田敦彦ほか：肺結核後遺症患者における呼吸リハビリテーションの臨床効果．日呼吸会誌 **40**：275-281，2002
15) 平賀 通ほか：慢性呼吸不全対策(1)オーダーメイド呼吸リハビリテーション．結核 **80**：658-661，2005

C 肺性心とは何か

　肺性心は，呼吸器疾患に伴う肺高血圧症（pulmonary hypertension：PH）において，肺血管抵抗の増大に伴い肺循環障害の悪化から，右心系への圧負荷が生じ右室の肥大・拡張をきたして，最終的に右心不全を発症した病態である．その診断・定義は，WHOが1961年に提唱した「肺の機能および／または構造を侵す疾患に由来する右室肥大，ただしこれらの病変がまず左心を侵す病変もしくは先天性心疾患による場合を除く」に基づく[1]．一方で近年のPHの病態・病因論の解釈と治療指針の変遷に伴い，原発性PH（primary PH：PPH）から肺動脈性肺高血圧症（pulmonary arterial hypertension：PAH）への病名改称とともに，PAHを含めた他の肺血管疾患も肺性心の原因疾患と認識されつつある[2]．従来の肺性心の病態は，換気障害とガス交換障害による低酸素，高炭酸ガス，アシデミアなどの血液ガス異常と肺組織の破壊に伴う肺血管床の減少で肺血管抵抗の上昇をきたし，PHを介して右心不全に至る経過としていた．最近では，血液ガス異常に依存しない機序による肺血管床のリモデリングで発症したPHから右心不全に至る経過も，肺性心の病態とみなされている．

● 病態機序

　肺性心の病態機序に関与する要因として，換気障害とガス交換障害による低酸素，高炭酸ガス，アシデミアなどの血液ガス異常と，肺血管床のリモデリングで出現した血管閉塞と血流路減少が考えられている．換気障害とガス交換障害による低酸素では，肺循環特有の低酸素性肺血管攣縮（hypoxic pulmonary vasoconstriction：HPV）が出現する．呼吸器疾患による慢性気道炎症から血管内皮細胞障害が惹起され，HPVとともに異常な血管反応を呈した肺血管床のリモデリングが出現して，PHの病態が形成される．酸素化障害による慢性的な組織低酸素症の代償機転として発症した多血症は，血液粘性度を亢進し，肺血管抵抗の増大に寄与する．換気障害とガス交換障害による高炭酸ガス血症は，低酸素およびアシデミアとともに心拍出量の増加を促進し，肺循環障害の増悪に関与する（図1）．

　肺結核後遺症では，片肺切除や胸郭成形術後の

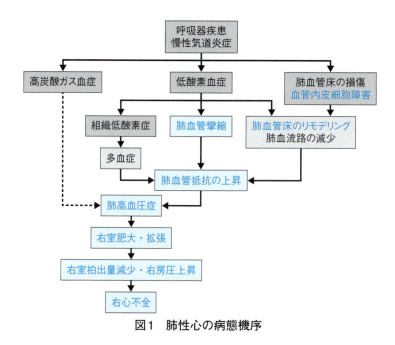

図1　肺性心の病態機序

168　Ⅰ．肺結核症

表1　肺結核関連の肺性心患者の割合

年	症例数	肺結核(%)	COPD(%)	著者, 文献
1972	479	47.0	14.0	笹本ら, 最新医学27：48-55.
1975	4,373	83.2	7.1	原沢ら, 原発性肺高血圧研究班報告書pp.1-6.
1980	45	37.8	22.2	笹本ら, 日内会誌70：349-359.
1984	1,650	14.2	19.6	矢野ら, 呼吸不全研究班報告書pp.289-299.
1986	988	10.0	14.2	矢野ら, 呼吸不全研究班報告書pp.284-290.
1989	133	25.6	54.0	Kuniedaら, Jpn Circ J. 53：1298-1309.
1991	3,880	25.2	44.7	吉良ら, 呼吸不全研究班報告書pp.11-16.
1991	205	16.6	43.4	平賀ら, 呼吸不全研究班報告書pp.75-80.
1995	5,045	17.6	39.2	斎藤ら, 呼吸不全研究班報告書pp.5-9.
2000	200	60.9	25.0	半田ら, 呼吸と循環48：1005-1011.

［文献5より引用］

拘束性換気障害，胸郭変形による気管支の圧迫狭窄や瘢痕病変の気腫性変化による閉塞性換気障害が起こる．慢性呼吸不全の遷延で発症した呼吸筋疲労による換気不全などにより低酸素血症と高炭酸ガス血症が惹起され，PHが増悪する機序が推察されている．

　PHの影響で右室への圧負荷が増大し，代償機転として右室の肥大・拡張が出現する．右室の肥大・拡張に続発するのは，右室における虚血と脂質代謝異常である．右室への圧負荷の増大によって心筋の酸素消費が増加するが，この圧負荷で同時に右冠動脈の血流障害が出現して，右室は虚血に陥る．また，脂質代謝異常によってエネルギー源の維持が困難となり，脂質沈着による組織毒性で右室の心筋障害が出現する[3]．最終的に右室拍出量の減少と右房圧の上昇が惹起され，右心不全に至る肺性心が発症することになる．

● 呼吸器疾患に伴う肺高血圧症と肺性心

　呼吸器疾患に伴うPHは，2013年に改訂されたPH臨床分類の3群に組み込まれた[4]．現在，主にみられる3群のPHの基礎疾患は，慢性閉塞性肺疾患(chronic obstructive pulmonary disease：COPD)，特発性肺線維症(idiopathic pulmonary fibrosis：IPF)を含む間質性肺疾患

(interstitial lung disease：ILD)，気腫合併肺線維症(combined pulmonary fibrosis and emphysema：CPFE)である．肺結核症は，わが国では昭和初期からその合併症が多く，1970年代までの臨床研究では肺性心の原因疾患の第1位を占めていた．しかしながら，新登録結核患者数・罹患率の減少とともに肺結核関連の肺性心患者は高齢化し減少しつつあり，肺性心の主な原因疾患はCOPDへ変化した(表1)[5]．新規結核患者が菌陰性化後に慢性呼吸不全を経て肺性心に至る転帰はまれであるが，PHは肺結核後遺症の予後の悪化に大きく影響する．肺結核後遺症に伴うPHは，広汎な無気肺病変を有する症例，あるいは片肺切除や胸郭成形術後で低酸素血症を呈する症例での合併頻度が高い．肺結核後遺症症例は，同等の動脈血酸素分圧と閉塞性換気障害を呈したCOPD症例と比較して，平均肺動脈圧(mean pulmonary arterial pressure：mPAP)が高い傾向があり，夜間睡眠時動脈血酸素飽和度の低下の頻度が高かった[6]．

● 診断

　肺性心の自然歴は，慢性的な呼吸器疾患によるPHの発症，PHの影響による圧負荷増大とその代償機転で出現した右室の肥大・拡張を経て，右

13. 肺結核後遺症　**169**

表2　呼吸器疾患に伴うPHの診断に有用な症状と検査

病歴	換気制限に見合わない呼吸困難，動悸，胸痛
理学所見	第Ⅱ音肺動脈成分の亢進，頸静脈怒張，肝腫大，浮腫
胸部X線写真	中枢側肺動脈の拡張，心拡大
胸部CT	主肺動脈径＞29 mm，肺動脈径/大動脈径比＞1，肺血栓の除外
心電図	右心肥大，右室負荷，右房負荷
呼吸機能	換気制限に見合わない肺拡散能の低下
動脈血ガス分析	安静時低酸素血症，呼吸機能に見合わない低酸素血症やアシドーシス
夜間睡眠時動脈血酸素飽和度	睡眠時の動脈血酸素飽和度の低下，閉塞性睡眠時無呼吸症候群の除外
6分間歩行試験	6分間歩行距離の短縮，運動時の低酸素血症
経胸壁心エコー	三尖弁逆流，右室拡大
右心カテーテル	平均肺動脈圧≧25 mmHg，肺動脈楔入圧≦15 mmHg
BNP，NT-proBNP	測定値の上昇
免疫自己抗体	膠原病疾患の除外

［文献7より和訳］

心不全に至る経過をとる．肺性心の診断としては心拡大と心不全が必須所見であるが，PHが右室機能の悪化に大きく影響することから，呼吸器疾患に伴うPHの早期診断が重要である．呼吸器疾患に伴うPHの診断に有用な症状や検査を表2に示す[7]．

2013年のニース会議で改訂された診断基準において，呼吸器疾患に伴うPHは，右心カテーテル検査（right heart catheterization：RHC）で安静時のmPAPが25 mmHg以上かつ肺動脈楔入圧15 mmHg以下を前毛細血管性PHとする．さらに，呼吸器疾患に伴う重症PHは，mPAPが35 mmHg以上もしくはmPAPが25 mmHg以上かつ心係数2.0 L/min/m^2未満と定義された[8]．1950年代以降，侵襲的であるもののRHCは，PHの診断・治療アルゴリズムで重症度判定や効果判定に不可欠な検査として位置づけられている．しかしながら，侵襲的であるためRHCは，肺移植，選択的診断，臨床試験の登録の可能性などの治療の重要性が想定されない場合には推奨されない．

一方，PHのスクリーニング法として，非侵襲的で簡便な経胸壁心エコーが診断手法として挙げられる．しかしながら，経胸壁心エコーによる解析では正確度の問題点や心拍出量および肺血管抵抗の算出不能などの限界から，PHの確定診断に至らない．さらに，経胸壁心エコーには，病期が進行した呼吸器疾患における診断手法の限界などの問題もある．

生化学マーカーとしては，脳性ナトリウム利尿ペプチド（brain natriuretic peptide：BNP）が挙げられる．BNPは，慢性的なPHの圧負荷で壁応力に反応して心筋から放出され，PHの右心不全のモニタリングの指標とされる．またBNPの合成過程で産生される生理活性をもたないpro-BNP N末端フラグメント（NT-proBNP）は，半減期が長く，化学的安定性に優れ，PHの右心不全のモニタリングの際の指標になる．

呼吸器疾患に伴うPHのスクリーニングや早期診断には経胸壁心エコーと表2の項目を踏まえての総合的な評価が必要で，確定診断はRHCによる詳細な肺血行動態の評価によることが望ましい．

● 治療

治療原則は，肺疾患に対する治療を行いつつ肺性心の原因となるPHの治療を優先することである．確立されたエビデンスはないものの，基礎疾

患である肺疾患の最適な治療をまず行う．一般対応として，インフルエンザおよび肺炎球菌ワクチンの接種，心理的な支持をしつつ専門家の指導のもとで計画的なリハビリテーションを行う．労作時または睡眠時に低酸素血症をきたす症例では，長期酸素療法（long-term oxygen therapy：LTOT）が推奨される．高二酸化炭素血症を伴うII型呼吸不全の悪化が懸念される場合は人工呼吸療法を行う．気管支拡張薬と去痰薬などの内科的治療は，気道病態の改善を介して肺循環動態の改善し得る可能性をもつ．肺結核後遺症に伴うPHに対する治療管理の指針は該当するガイドラインを参照されたい．ホスホジエステラーゼ-5阻害薬やエンドセリン受容体拮抗薬などの特異的PAH治療薬には，血管拡張作用でHPVを抑制することによって換気不良な区域の血流量を増加し，換気血流不均衡を助長してガス交換を悪化させる可能性がある．COPD，IPF，またはCPFEに伴うPHに対するいくつかの臨床試験では特異的PAH治療薬の有益性が示唆されているが，予後を改善するというエビデンスはない．また，肺結核後遺症に伴うPHに対するこれらの特異的PAH治療薬の臨床試験は実施されていない．右心不全が発症した場合，抗右心不全療法として利尿薬とジギタリス薬の投与を行う．ジギタリス薬投与が困難な症例ではpimobendanの投与を考

慮するが，エビデンスに乏しい．体血圧が低下した症例では，カテコールアミン製剤のうち，肺血管を収縮させないと考えられるdobutamineの投与を行う．重症PHの患者は，診療経験が豊富な専門施設への紹介を考慮する．

1) World Health Organization：Chronic cor pulmonale. Report of an expert committee. World Health Organ Tech Rep Ser **213**：35, 1961
2) Budev MM, et al：Cor pulmonale：an overview. Semin Respir Crit Care Med **24**：233-244, 2003
3) Talati M, Hemnes A：Fatty acid metabolism in pulmonary arterial hypertension：role in right ventricular dysfunction and hypertrophy. Pulm Circ **5**：269-278, 2015
4) Simonneau G, et al：Updated clinical classification of pulmonary hypertension. J Am Coll Cardiol **62**：D34-D41, 2013
5) 半田俊之介：肺性心（内科：100年のあゆみ（循環器）；主要疾患の歴史）．日内会誌 **91**：917-922, 2002
6) 栗山喬之，安田順一：結核後遺症：病態生理の立場から（循環）．結核 **65**：855-865, 1990
7) Pitsiou G, et al：Pulmonary hypertension in idiopathic pulmonary fibrosis：a review. Respiration **82**：294-304, 2011
8) Seeger W, et al：Pulmonary hypertension in chronic lung diseases. J Am Coll Cardiol **62**：D109-D116, 2013

TEA BREAK

外気舎

英国のパップウォースや米国のサラナックレイクには，いわゆる「外気舎」がすでに1910年代から広がっていた．わが国では，英国に留学した内務省技官の濱野規矩夫の関与により救世軍清瀬療養所に8棟が試みられ，次いで1935年，国立療養所移管前の結核予防会村松晴嵐荘へ100棟が設置されたのが初めてである．東京療養所では1939年開設時に外気舎72棟が整備された．絶対安静を解除され，回復期作業療法に移行した患者達には外出規制もほとんどなかった「外気舎」生活は，バンガロー風の外観と相まって印象深い療養生活歴となったものと推測される．ところが，意

外に「外気舎」での療養自体を記載した文章は残っていない．筆者は戦中戦後の療養文芸誌や多くの療養作家の小説などを渉猟してきたが「外気舎」での療養を記載した文章は下記以外に見つけることができなかった．

小説家福永武彦は，1945年結核性胸膜炎で発病し，北海道帯広で療養をはじめ，1947年に胸郭成形手術を受けるため清瀬市の東京療養所に移った．彼はこの結核療養時代に小説「草の花」を発表し，生死の狭間に苦悩する僚友を登場させているが，このなかには外気舎療養自体は登場しな

い．しかし，なんと65年後の2012年に「福永武彦新生日記」が刊行され，そこには1947年から1953年，東京療養所を退所するまでの日録が236頁にわたって記載されている．

1949年2月8日「夕食後6番室に石田波郷さんを見舞う．二次成形後なおガフキーがでる」などの記載がある[1]．「千葉医官」，「長沢医官」，「吉村医官」とか「植村医務課長」など，ちらほら知った名前も出てきて懐かしい．この頃「草の花」の主人公のモデルだった患者の話が紹介されている．彼は，自ら望んでわざと過酷な手術（肋骨8本をとる2回の成形後，肺葉全摘．執刀医が術中に止めようといったが，本人は無理に強く続行を希望）を受け，約9時間後に術死となっている．患者は福永の僚友で，医師を含め病院中で手術施行について意見が二分されたようである．福永は1949年7月に3度目の手術を受け，1951年10月までは日記は中断している．

この手術の回復後，1951年3月に外気舎に移ったと注記に記載されている．1951年12月15日「外気舎に移ってもいっこう不安が去らない」などとある．他の患者を見ていると，喀血などがあると病室に戻されたようである．1951年12月23日「当番ゆえ朝6時頃から目覚める．練炭をおこすので前よりいっそう仕事が多い」，「中のよい連中が集まって七輪を部屋の中に持ち込んで勝手なものをつくる」，とある．湯豆腐が多く，たまにすき焼きもあったようだ．外気舎では遠慮なくラジオやLPレコードを聴けるようになり，毎日のようにベートーヴェンやショパン，モーツァルトなどを聴くことができたことが窺える．僚友の処遇やトラブルで患者の代表として医局や当局との交渉にも多くの時間を費やしたようである．

1952年3月12日「朝，1月の培養2ヵ月1コロニーを知りがっかりする」，1952年10月29日「昼に次期外気班長選挙があり61票で班長に当選，次点は10票」といった記載もある．

しかし，外気舎に移り彼の文学的活動は旺盛になりはじめ，彼の行動はほぼ毎日のような出版社との打ち合わせや文壇友人への訪問，なにがしかの金策での外出で埋め尽くされている．確かに彼は外気舎で生活はしているが，彼の頭のなかはもっぱら人生今後の希望とその実現に焦点が置かれ，残念ながら，われわれが見いだしたい，外気舎生活開始時の新鮮な感興の大部分は空白の向こうに消え去ったとしか思えない．

---

1) 福永武彦：福永武彦新生日記．新潮社，東京，2012

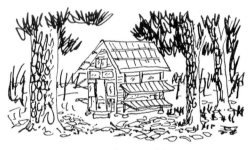

在りし日の外気小舎

外気小舎とは、快復期の患者を収容する九尺二間のバンガロー式の板張りの小舎である。ここに患者を収容し、作業療法の一環として半年から一年程生活をさせ、体力の増強を計るという。東京療養所には百近くの小舎があった。朝の鐘を合図に起床から始まり、食事、集合、作業集会と、総てを統括する班長の下に、軍隊式の整然とした日課が組まれていた。中央には食堂と診察室があり、常時、医師と看護婦が在室し、治療を受ける人を診ていた。

野口大助「給水塔」昭和63年2月 非売品より改変

図1　外気舎
　　　［野口大輔：給水塔，1988より］

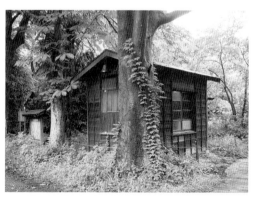

図2　現在の外気舎記念館

14 HIVと結核

HIV（human immunodeficiency virus）感染症ではCD4陽性Tリンパ球（以下，CD4細胞）が減少し，重篤な細胞性免疫障害が生じる．細胞性免疫は結核の感染防御を担っており，この機能が著しく低下するHIV感染症では結核の感染・発病のリスクがきわめて高くなる．

わが国の結核の罹患率は人口10万対13.3（2017年）まで低下したが，欧米先進国のなかには罹患率が5以下の国もあり，わが国は結核については中まん延国である．また，HIV感染者数は横ばい状態であり，2017年の報告例（厚生労働省サーベイランス）は1,384人であった．

このような状況下では，日常臨床においてHIV感染症合併結核の症例に遭遇する可能性が高い．東京病院で経験した両者合併例は1992年[1]以来徐々に増加し，2016年末までに91例となった．結核患者に遭遇した場合，HIV検査を積極的に行うべきである．

結核患者におけるHIV感染症の合併頻度については，全国レベルの調査はないが，東京病院の症例について調べたところ，抗HIV抗体陽性率は結核患者全体では3.2％，HIV感染症が疑われなかった症例では1.0％であり，粟粒結核では28.6％と高率であった[2]．しかし，このデータの解釈の際には結核患者もHIV感染者も多い東京地区のデータであることを考慮しておかなければならない．2007〜2015年の間の結核病床を多く抱える国立病院機構病院においては，結核患者の年間のHIV陽性率は，0.23〜0.46％（平均0.37％）とほぼ一定であった[3]．

HIV感染症における結核発病のリスク

HIVによりCD4細胞数が極端に減少することにより重篤な細胞性免疫障害が生じるが，その障害はさらにマクロファージ機能（抗原提示能，遊走能，活性化）の障害をもたらす．結核の感染防御に最も重要な働きを示すのは，CD4細胞とマクロファージである．したがって，これらの細胞の機能障害が生じるHIV感染者は結核に感染し発病しやすい．細胞性免疫が低下した状態で結核を発病すると，肉芽腫の形成不全，結核菌の抑制不全，大量の結核菌による頻回の再燃，局所リンパ節（肺門・縦隔リンパ節）への波及，血行性の全身播種が起こりうる．この場合，乾酪性壊死と空洞形成は起こりにくい．

非HIV感染者が結核に感染した場合，結核が発病する確率は一生涯に5〜10％といわれているが，HIV感染者が結核に感染した場合は，その発病する率は年間5〜8％の高率である[4]．

病理像

HIV感染に伴う結核症（HIV結核）の病理検討は肉芽腫に関する組織学的研究を中心に行われており，発病機序や進展過程などについての系統的な形態学的検討はほとんどなされていない．そこで，本項では東京病院で経験した剖検例や報告例をもとに，HIV結核，特にHIV感染末期に発病するものの特徴を述べることとする．ただし，剖検数が少なく，結核が治癒した後に死亡した症例や化学療法中であった症例も含まれており，不十分な記載になる恐れがあることをお断りしておく．

a）病理形態からみたHIV結核の発病機序

HIV感染末期に発病する結核（HIV末期結核）では，外来性再感染もしくは初感染発病を重要視した報告もある．しかしながら，一般的には非HIV感染者の結核（通常の結核）の場合と同様，HIV感染者でも内因性再燃による発症の頻度が高いとされる．東京病院の剖検例でも，石灰化した初期変化群もしくは石灰化小被包乾酪巣が確認される症例が多い．さらに，石灰化を伴う小さな被包乾酪巣が軟化融解した再燃病巣（図1）や，腸結核からの再燃と思われる像が認められた症例もある．

14. HIVと結核　**173**

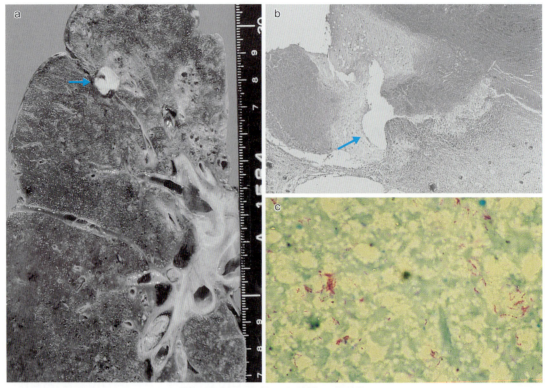

図1 HIVに合併した結核の病理像
a：軟化融解を示す被包乾酪巣（再燃病巣）（→）の肉眼像．
b：同上の弱拡大像（HE染色，×4），軟化融解部は淡明している（→）．
c：乾酪巣内部の抗酸菌（Ziehl-Neelsen染色，×100）．

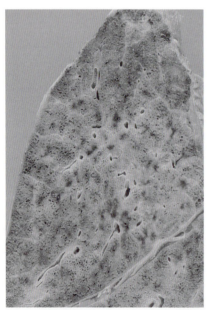

図2 亜小葉大までの気道散布
性病変肉眼像

b）活動性肺結核病変の肉眼的特徴

　HIV末期に合併する結核の特徴の1つに，大きな空洞形成がまれなことが挙げられる．東京病院剖検例の活動性肺病変には一葉に限局しているものも両肺を侵しているものもあったが，その大きな特徴は融合傾向の少ない，亜小葉大までの小さな肉芽腫性病変の集簇からなっている点にあった．乾酪壊死巣や空洞はまれで，あっても小葉大以下の小さなものばかりであった（図2）．このように病変単位が小さいことがHIV末期結核の特徴で，大きな空洞をつくらない原因と考えられる．

　なお，気管支および細気管支は通常の結核症の場合と同様に侵されやすく，肉芽腫性病変もしくは乾酪性気管支炎により狭窄・閉塞をきたした気道がしばしば認められる．

c）肺外結核の肉眼的特徴

　HIV末期結核では，もととなる臓器結核病変の程度にかかわらず，リンパ行性，血行性，管内性進展が著しいのが大きな特徴である．実際，筆

者らの剖検例のほとんどが血行性散布を伴っており，肺・肝・脾・骨髄・髄膜などに粟粒結節を認めた．ただし，結節の大きさは2～3 mm径であり，通常の粟粒結核に比して，特に大きいというわけではない．管内散布である腸結核病変もまれでない．また，リンパ節病変はほぼ必発であり，リンパ節全体を占める壊死をみることが多い．肺外病変が多いことを反映して，全身のリンパ節が侵される症例も少なくない．

d）活動性結核病変の組織像

HIV末期結核においても，最も頻繁にみられる病変は肉芽腫性反応とされる．しかしながら，その組織像については通常の結核の場合と同様の成熟した肉芽腫から未熟な肉芽腫までの報告があり，免疫不全の程度と肉芽腫の形態との関係については意見が一致していない．

東京病院の剖検例でも，2種類の肉芽腫がみられた．多くの症例，特に血中CD4細胞が$10/\mu L$以下の症例でみられたのは小型の紡錘形細胞および泡沫状組織球の疎な集簇からなる未熟な肉芽腫であり，典型的な類上皮細胞は認められなかった．化学療法を受けた場合は通常の結核症例でも類上皮細胞の萎縮がみられるが，HIV末期結核の紡錘形細胞はより小型であった．多核巨細胞も存在するが，核の数は少ない．肉芽腫の中心壊死はしばしばみられたが，大きな乾酪壊死を示すことはほとんどなかった．このような肉芽腫では，壊死内および組織球内に抗酸菌が多数染色される（図3）．他方，CD4陽性細胞数が$50～100/\mu L$の症例では典型的な類上皮細胞を認める例もあった．このような症例では肉芽腫内の抗酸菌はわずかである．

HIV末期結核の特徴的組織像を無反応性壊死とする記載がみられるが，実際にはすべての結核性病変が壊死からなる症例はまれであった．ただし，他臓器病変のいかんを問わず，リンパ節病変だけは壊死を主体とすることが多く，特異であった．リンパ節のみに壊死傾向が強い症例があることは，同一個体でも感染部位により反応が異なる可能性を示唆している．

e）他の感染症の合併

HIV末期結核では他の感染症が合併することが多い．肺ではニューモシスチス・イロベチィ，クリプトコッカス，サイトメガロウイルスの感染が，消化管結核では赤痢アメーバ，サイトメガロ

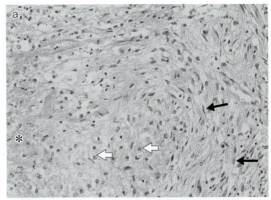
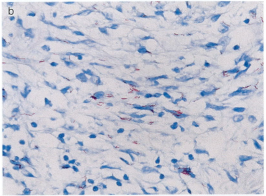
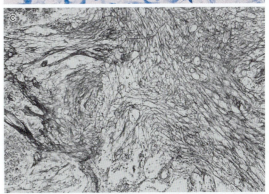

図3　活動性結核病変の組織像
a：貧弱な肉芽腫の組織像（HE染色，×20），壊死（＊），泡沫組織球（⇦），紡錘形細胞（←）を示す．
b：Ziehl-Neelsen染色（×40），組織球内に多数の抗酸菌がみられる．
c：嗜銀染色（×10），嗜銀線維が増加している．

ウイルスの感染が併発しやすい．これらの病原体が結核性病変内部もしくは近傍に存在し，肉芽腫が認識しづらくなることもある．

臨床像

結核菌はHIV感染症に合併する日和見感染症

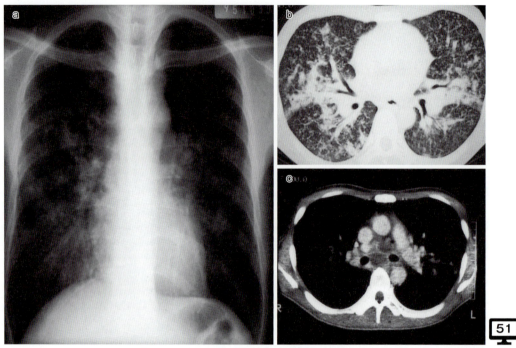

図4　HIV感染症に合併した粟粒結核の胸部X線およびCT像

を引き起こす病原体のなかでは比較的強毒性のため，結核は早期(CD4細胞数 300～400/μL)から合併しやすい．症状は，発熱，倦怠感，体重減少，盗汗，咳嗽，喀痰などで，非HIV感染者の結核と同様であるが，これらは他の日和見感染症にもみられる症状である．進行が速い場合もあり，早期発見が重要である．ツベルクリン反応(ツ反)は細胞性免疫の低下のため陰性であることが多い．

胸部X線写真では，免疫能が比較的保たれている時期では，肺尖部に空洞形成を伴う典型的な像を呈する．しかし，免疫能が低下した時期では，下葉の病変，非空洞形成，肺門・縦隔のリンパ節腫脹，粟粒影など非典型像を呈するようになる(図4)．

HIV感染症に合併した結核では，肺外結核の頻度が高いのが特徴である．肺外結核としては，リンパ節結核および播種型結核が最も多い．他に消化管，泌尿生殖器，中枢神経系の結核もしばしばみられる．HIV感染者では非HIV感染者に比較し，2倍の頻度で肺外結核を合併するといわれている．またHIV感染者のなかでも，肺外結核を合併した症例は，合併しない症例よりCD4細胞数が低値である．

診断

HIV感染者に合併する結核は非典型的な胸部画像所見，ツ反陰性，肺外病変などを呈する場合があり，臨床所見からただちに結核を疑うことが困難な場合もある．したがって，まず結核を疑えるかどうかが重要である．HIV感染者の結核では喀痰塗抹検査の陽性率は50～60％といわれている．喀痰以外では，気管支洗浄液，胸水，リンパ節穿刺液・組織，骨髄，尿，便，血液，脳脊髄液，脳組織などからの結核菌の検出が可能である．血液培養での結核菌の検出は，HIV非感染者の結核ではまれであるが，HIV感染者の結核ではしばしば可能である．

結核患者として受診してくる患者のなかにHIV感染者が存在する可能性もあり，どのような患者にHIV抗体検査を行うかということが重要になってきた．米国では結核患者の全例にHIV抗体検査を行うことが推奨されており，わが国でも，積極的に結核患者でHIV抗体検査を行うべきと考える．特にHIV感染症を疑うポイントとしては，非典型的な胸部X線写真像，特に肺門・縦隔リンパ節の腫脹を伴う肺結核・粟粒結核，肺外結核，血清梅毒反応・B型肝炎ウイルス

抗原および抗体・C型肝炎ウイルス抗体のうち複数が陽性，ツ反陰性，インターフェロンγ遊離試験（interferon-gamma release assay：IGRA）陰性，口腔カンジダ症，頻回の海外渡航歴（特に東南アジア，アフリカ）などが挙げられる．

有効な抗HIV療法時代におけるAIDSと結核

抗レトロウイルス療法（antiretroviral therapy：ART）が導入されてからHIV感染症の予後は著明に改善し，AIDS関連疾患の減少とHIV感染者の死亡率の減少が認められている．ARTはHIV感染症における活動性結核の合併リスクを著明に減少させたという報告が多いが，結核罹患率は一般人口と同じレベルまでは低下していない[5~9]．

HIV感染症合併結核の治療上の問題点

HIV感染症合併結核の治療を行ううえで注意すべき点としては，主に以下の3点がある．

a）薬剤の副作用が起こりやすい

HIV感染症では薬剤の副作用が起こりやすく，細心の注意を払う必要がある．特に，抗結核薬では皮疹と肝障害の副作用が多い．抗結核薬と抗HIV薬を同時に内服する場合は両者の副作用を生じる可能性が高く，原因薬剤の同定が困難となるだけでなく，すべての治療を中断せざるをえない状況に追い込まれることがある．

b）リファマイシン系薬剤と抗HIV薬との間に薬剤相互作用がある

リファマイシン系薬剤［rifampicin（RFP），rifabutin（RBT），rifapentine）］は肝臓においてcytochrome P450（CYP3A4）の誘導作用が強い．CYP3A4により代謝されるプロテアーゼ阻害薬（protease inhibitor：PI）や非核酸系逆転写酵素阻害薬の血中濃度は，リファマイシン系薬剤と併用することにより著しく低下し，抗HIV作用は低下する．したがって，PIおよび非核酸系逆転写酵素阻害薬とリファマイシン系薬剤との併用には注意が必要である．

結核の治療中に上記2系統の抗HIV薬を開始する場合は，RFPよりもCYP3A4の誘導が弱い

RBTを用いるほうが抗HIV薬の選択肢は広まる．efavirenz（EFV）はRFPとの併用が可能である[10]．RFPをベースにした結核治療にEFVをベースにしたARTを行った場合，副作用も少なく，HIVの十分な抑制が可能である[10]．EFVの投与量は600 mg/日でよいが，体重が60 kg以上では800 mg/日に増量すべきであるという意見がある[10]．

RFPをPIと併用するとPIの血中濃度は90％以上低下してしまうので，両者の併用は禁忌である．RBTをPIと併用した場合，ritonavirブースト（併用によりPIの代謝促進を阻害），PIではPIの血中濃度はほとんど影響受けないが，RBTの血中濃度が上昇し，RBTの副作用（ぶどう膜炎，好中球減少，肝機能障害）が起こりやすくなる．そこでRBTを150 mg/日あるいは300 mg/週3回に減量する[10]．RBTの副作用については注意深い経過観察を行わなければならない．

インテグラーゼ阻害薬であるraltegravir（RAL）は主にUDP-glucuronosyl transferase 1A1（UGT1A1）によるグルクロン酸抱合によって代謝される．RFPは強力なUGT1A1誘導薬であり，併用するとRALの血漿中濃度が低下する可能性がある．RFPと併用する場合，RALを倍量すなわち800 mg 1日2回投与にするとAUC，Cmaxは維持されるので併用禁忌とはならないが，トラフ値が低値となる可能性に留意する．RBTとRALの併用は可能であり，RALは常用量でよい．同様にdolutegravir（DTG）もRFPと併用の際には，50 mg 1日2回投与に増量し，RBTとの併用時には常用量である50 mg 1日1回投与である．RFPおよびRBTはelvitegravirの血中濃度を低下させてしまうので，併用禁忌である．

tenofovir alafenamide（TAF）はP糖蛋白（P-gp）の基質であり，P-gpの誘導作用をもつ薬剤との併用により吸収が阻害されるので注意が必要である．添付文書上はRFPは併用禁忌，RBTは併用注意となっているが，米国保健福祉省（Department of Health and Human Services：DHHS）のガイドラインでは併用は勧められないとなっている[10,11]．

c）免疫再構築症候群が起こることがある

結核治療中に早期にARTを開始した場合，結核の一時的悪化をみることがある[12]．症状・所見

14．HIVと結核　**177**

としては高熱，リンパ節腫脹，胸部X線所見の悪化（肺病変および胸水の増悪）などがみられる．この反応は細胞性免疫能が回復し，生体側の反応が強くなったために引き起こされると考えられており，免疫再構築症候群（immune reconstitution inflammatory syndrome：IRIS）と呼ばれる．CD4細胞数が低いほど，ARTの開始が早いほど発症しやすく，結核の治療を開始後，2ヵ月以内にARTを始めた場合に高率にみられる[13]．

IRISと診断された場合は，抗結核薬を変更する必要はないが，症状が強いときは抗炎症薬や短期の副腎皮質ステロイド薬の投与が，重症例では抗HIV薬の中止が必要になることがある．

HIV感染症合併結核の治療

感受性菌であれば，非HIV感染者における結核と同様に抗結核薬によく反応する．治療法としては，INH，RFP，PZA，EB（あるいはSM）の4薬を2ヵ月間投与し，その後INH，RFPの2薬を4ヵ月継続して，全治療期間を6ヵ月とする，いわゆる短期療法でよいとされている[11]．しかし，6ヵ月治療では再発率が高く，治療期間を延長したほうがよいという報告があり[14]，臨床的に効果発現の遅い症例や3ヵ月以上喀痰の結核菌培養が陽性の症例では治療期間を延長すべきである[11]．

多剤耐性菌の場合は予後不良であるが，感受性の残った薬剤とニューキノロン系薬剤などを用いる長期治療が必要となる．

ARTの開始時期

HIV感染者の結核ではHIV感染がすでに判明していた場合と，新たにこれが示された場合とがある．前者で結核診断時に，すでにARTが施行されている症例では，ARTがウイルス学的に有効であれば抗HIV薬はそのまま継続し，結核の治療を開始する．ただし，ARTの内容により，リファマイシン系薬との相互作用に注意する．ARTがウイルス学的に有効でなければ中止し，結核の治療を優先する．

後者の結核診断時点で抗HIV薬の投与を行っていない症例については，結核の治療を優先する．結核の治療を失敗した場合，死に至る可能性があるためだけでなく，周囲への二次感染を引き起こし，多剤耐性結核菌の出現をもたらす可能性

があるからである．

結核の治療開始後に新たにARTを開始する場合は，「HIV感染症合併結核の治療上の問題点」で示した3点についての配慮が必要であり，また，いつからARTを開始すべきか悩む症例が多い．

2011年10月にARTの開始時期について3つの論文（randomoized controled trial）[15～17]が発表された．各論文でARTの開始時期については多少の差異があり，結核の治療開始後2～4週以内にARTを開始する早期群と8～12週に開始する遅延群について死亡あるいはAIDS指標疾患の合併をend pointとして比較している．Blancらによれば[16]（対象はCD4細胞数＜200/μL），早期群は遅延群に比較して有意に死亡者数が少なかった．一方，Havlirら[16]（対象はCD4細胞数＜250/μL）およびAbdool Karimら[17]（対象はCD4細胞数＜500/μL）の論文では，両群において死亡あるいはAIDS指標疾患の合併に差がなかった．ただし，CD4細胞数＜50/μLの免疫不全進行例では早期群のほうが予後が良好であった（CD4細胞数≧50/μLでは差がなかった）[16,17]いずれの論文でも早期群でIRISの合併頻度が高率であった．

以上の論文から考えると，CD4細胞数＜50/μLの免疫不全進行例では結核の治療開始後2週目にARTを開始し，CD4細胞数≧50/μLでは結核の治療開始後8～12週にARTを治療開始することが勧められる．DHHSガイドライン（2016年7月版）は以下のようなART開始時期についての指針を出している[10]．

> ① CD4細胞数＜50/μL：結核治療開始後2週間以内にARTを開始する（AI）．
> ② CD4細胞数≧50/μL：結核治療開始後8週間以内にARTを開始する（AⅢ）．

しかし，CD4細胞数＜50/μLではIRISを高率に合併する．髄膜炎，心膜炎，呼吸不全などの重症結核ではIRISを起こした場合，致命的になる可能性の高いので，ARTの早期開始は勧められないだろう[18]．ART早期開始群では副作用によりARTの薬剤変更を行った例が有意に多かったという指摘もあり[17]，結核薬4剤，ART 3剤，日和見感染症予防薬などの多剤を服薬せざるをえない状況ではやはり副作用には注意が必要である．多剤耐性結核菌や耐性HIVの場合は，薬剤の選択がさらに複雑になり，慎重な判断が求められる．

結核の予防

米国ではHIV感染者に対してはツ反を行い，硬結が5mm以上を陽性とし，結核の感染ありとした．これらの患者では活動性結核を合併しているかどうかの精査を行い，活動性結核がない場合はINHの予防投与（300mg/日，9ヵ月間）を行うとしている[11]．わが国ではBCGの施行例も多く，HIV感染者におけるツ反の評価はむずかしい．

結核感染診断法としてはIGRAが普及し，ツ反よりも感度および特異度が高いことが示されているが，HIV感染症合併結核例でもその有用性が示唆されている．現在，クォンティフェロン®-TBゴールドプラスとT-スポット®TBが使用できる．免疫機能が著しく低下した症例では陽性コントロールにも反応しなくなり判定不可例が出る可能性がある．

播種性の*M. bovis*症を合併した症例があるので，HIV感染者ではBCGによる予防は禁忌である．

---

1) 永井英明ほか：Human Immunodeficiency Virus (HIV) 感染症における結核．日胸疾会誌 **35**：267-272，1997

2) 永井英明ほか：結核患者における抗HIV抗体陽性率の検討．結核 **76**：679-684，2001

3) 「NHO病院におけるHIV合併多剤耐性結核の実態調査（永井）」．多剤耐性結核の分子疫学的解析，診断・治療法の開発に関する研究：平成26年度委託業務成果報告書：厚生労働科学研究委託費新興・再興感染症に対する革新的医薬品等開発推進研究事業（服部班），2015

4) Selwyn PA, et al：A prospective study of the risk of tuberculosis among intravenous drug users with human immunodeficiency virus infection. N Engl J Med **320**：545-550, 1989

5) del Amo J, et al：Impact of antiretroviral therapy on tuberculosis incidence among HIV-positive patients in high-income countries. Clin Infect Dis **54**：1364-1372, 2012

6) Gupta A, et al：Tuberculosis incidence rates during 8 years of follow-up of an antiretroviral treatment cohort in South Africa：comparison with rates in the community. PLoS One **7**：e34156, 2012

7) Saito S, et al：Declining tuberculosis incidence among people receiving HIV care and treatment services in east africa, 2007-2012. J Acquir Immune Defic Syndr **71**：e96-e106, 2016

8) TEMPRANO ANRS 12136 Study Group：A trial of early antiretrovirals and isoniazid preventive therapy in Africa. N Engl J Med **373**：808-822, 2015

9) INSIGHT START Study Group：Initiation of antiretroviral therapy in early asymptomatic HIV infection. N Engl J Med **373**：795-807, 2015

10) DHHS Panel on Antiretroviral Guidelines for Adults and Adolescents‐A Working Group of the Office of AIDS Research Advisory Council（OARAC）：Guidelines for the use of antiretroviral agents in HIV-1-infected adults and adolescents（updated Oct. 17, 2017），https://aidsinfo.nih.gov/contentfiles/lvguidelines/adultandadolescentgl.pdf（2018年3月20日アクセス）

11) The Centers for Disease Control and Prevention, the National Institutes of Health, and the HIV Medicine Association of the Infectious Diseases Society of America：Guidelines for prevention and treatment of opportunistic infections in HIV-infected adults and adolescents（updated Oct. 18, 2017），https://aidsinfo.nih.gov/guidelines/html/4/adult-and-adolescent-oi-prevention-and-treatment-guidelines/0（2018年3月20日アクセス）

12) Narita M, et al：Paradoxical worsening of tuberculosis following antiretroviral therapy in patients with AIDS. Am J Respir Crit Care Med **158**：157-161, 1998

13) Lawn SD, et al：Tuberculosis-associated immune reconstitution disease：incidence, risk factors and impact in an antiretroviral treatment service in South Africa. AIDS **21**：335-341, 2007

14) Nahid P, et al：Treatment outcomes of patients with HIV and tuberculosis. Am J Respir Crit Care Med **175**：1199-1206, 2007

15) Blanc FX, et al：Earlier versus later start of antiretroviral therapy in HIV-infected adults with tuberculosis. N Engl J Med **365**：1471-1481, 2011

16) Havlir DV, et al：Timing of antiretroviral therapy for HIV-1 infection and tuberculosis. N Engl J Med **365**：1482-1491, 2011

17) Abdool Karim SS, et al：Integration of antiretroviral therapy with tuberculosis treatment. N Engl J Med **365**：1492-1501, 2011

18) Torok ME, et al：Timing of initiation of antiretroviral therapy in human immunodeficiency virus（HIV）-associated tuberculous meningitis. Clin Infect Dis **52**：1374-1383, 2011

TEA BREAK
肺癌と肺結核の関係

　肺結核と肺癌の合併については，はるか昔の19世紀のPenardの症例報告以降，洋の東西を問わず幾多の研究がなされてきた．わが国は今なお結核のまん延国であり，かつ肺癌は主要ながん種の一つである．両疾患とも高齢者の占める割合が高いこともあり，両疾患の合併は現代のわが国の呼吸器疾患診療における重要課題の一つであり続けている．

　疫学的には，20世紀前半の英国やオーストラリアにおける調査により，「結核＋肺癌」死亡合計の総死亡における比率は一定であることから肺癌が肺結核の特異的な疫学的後継者であることが推測された．実際，近年，結核既往は肺癌発症の独立した危険因子であることが多くの大規模疫学研究で明らかにされている．肺癌と肺結核の病因論的関係ではさまざまな説が提唱されてきたが，Friedrichの瘢痕癌説[1]が最も有名である．もとより末梢肺腺癌内の瘢痕形成が結核とは関係ないことは周知のとおりであるが，結核による肺の炎症，瘢痕化の過程における発癌は慢性炎症と癌化の観点から今なお注目されている．

　これらの疫学的，病因論的議論を背景に，現在のわが国で経験されるさまざまな結核病態と肺癌についての知見を以下に概説する[2]．まず結核既往について，結核後遺症や胸郭成形術の患者には時に肺癌がみられるが，肺癌の部位は結核病変とは基本的には無関係である．しかし，結核性慢性膿胸患者では肺癌も膿胸関連リンパ腫に次いで多くみられ，その大多数は膿胸周囲に発生しており，膿胸周囲の持続する慢性炎症が発癌に関与した可能性が考えられている．結核既往例の肺癌診療における主な注意点は診断の遅れ（doctor's delay）と結核既往による肺癌治療法の制限である．前者は画像診断における「視覚探索」の作業効率の低下，すなわち広範囲に及ぶ非活動性結核陰影のなかから小さな肺癌陰影を見つけ出すことの困難さによるものであり，後者は結核病変による解剖学的傷害のための肺癌治療法の制限，すなわち結核病変が片側肺に広範にみられる場合の健側肺肺癌に対する外科・放射線療法の困難さによるものである．なお，結核既往は肺癌の予後不良因

子であることも知られている．

　活動性肺結核と肺癌の関係は診療的にはより重要な問題で，わが国では肺癌は活動性肺結核の1〜2％に，活動性肺結核は肺癌の2〜5％に合併することが知られている．両疾患合併における注意点としてはdoctor's delay，結核感染性による肺癌手術タイミングの延期，抗結核療法のがん薬物療法への干渉などが挙げられる．doctor's delayの内容は結核既往の場合とは異なり，画像診断における「思考節約（オッカムの剃刀）」による認識喪失が主なものである．具体的には，肺癌の治療経過中，肺癌の病状進行を背景に内因性再燃により発症してくる肺結核や同一肺葉内で肺癌と混在している肺結核では，合併の疑いをもたない限り結核の診断は困難である．なお，混在例の切除肺病理所見では肺癌の浸潤による結核被包乾酪巣の壁破壊とそれに伴う結核再燃の像がみられることが多く，混在は肺癌進展に続発する結核発症の要素が大きい．両疾患が合併していても全身状態に問題なければ，両疾患への独立した，積極的治療を選択できることが多いが，肺癌の手術時期については感染対策よる待機が必要となる．待機期間についての明確な基準はなく，経験的には「結核治療開始後4週以上，塗抹陰性化（＋薬剤感受性菌の確認）」とされるが，現実的には手術室の感染対策などの要因のため，長い期間，待機されることが多い．抗結核療法によるがん薬物療法への干渉については薬剤相互作用，特にRFPのCYP3A4酵素誘導が抗がん剤代謝を早めることによる効果減弱が重要で，特に分子標的薬はいずれもRFP併用によるCmaxやAUC∞の低下が高度であるため注意が必要である．分子標的薬の血中濃度低下を防ぐためにはRFPをCYP3A4誘導力の少ないRFBに変更することが推奨されている．

---

1) Friedrich G：Periphere Lungenkrebse auf dem Boden Pleuranaher Narben. Virchows Arch Pathol Anat Physiol Klin Med **304**：230-247, 1939

2) Tamura A：Tuberculosis and lung cancer. Kekkaku **91**：17-25, 2016

15 結核症学説の進展

Koch まで

結核は7,000年前の人類やエジプトのファラオのなかにもカリエスとして痕跡を残している. Hipocratesは喀血をきたし, 激しい下痢で死にゆく消耗性の疾患として"Phthisis"なる名称のもとにその病像をみていた. 17世紀に入ると実際の解剖例の観察から, 結核は結節や空洞を形成する1つの独立した疾患として考えられ, tubercleなる用語が登場した. しかし, 結核を初めて科学的に認識しようとしたのは, 聴診器を発明したLaënnecである. 彼は解剖400例以上の綿密な肉眼観察から, 結核を滲出性と増殖性の2つの病型をとるものの, 本質的にこの両者は単一な疾患として把握していた.

Virchowは顕微鏡観察により細胞病理学を打ち立て, 結核の病変構造を明らかにしたが, 彼は結核の滲出性病変と結節性病変は異なる疾患として主張・報告した.

これに対して, Villeminは1868年に結核結節と乾酪性肺炎の両方から得た材料を動物に接種し, 両病巣が本態的に同一のものであること, また伝染性の疾患であることをも証明し, 結核病変のなかにこの病変をきたしうる病原体が存在すべきことを予言した.

1882年, Robert Kochは後年Kochの三原則として知られる方法論的追求によりついに結核の病原体としての結核菌を乾酪巣からの分離培養を通じて発見, 確定した.

この偉大な発見の影に, 結核菌染色で重要なテクニックの1つである加熱固定が, うっかり標本をストーブの上に置き忘れたことによるというエピソードがある[1].

初期変化群の認識

Kochの発見によって多様な結核の病像は, 結核菌による炎症性病変であることが明らかになったが, この結核の病理組織像を精細に記載したのはAschoffである. Aschoffは, 結核の病理所見を滲出性と増殖性病変に大別したが, Heubschmannは, これらを一般炎症学に沿った滲出性病変から始まり増殖性病変を形成する一元的な過程の表現として把握した.

この頃, Parottは145例の小児解剖から肺門リンパ節に病変があるときは必ず肺内にも病変があることを確認し, Ghonはこの対をなす病変は肺のみならず腸などあらゆる侵入門戸において, 器官とそれに所属するリンパ節に同様な病変がともに形成されることを明らかにした. このようにして結核の特異な病像, 初期変化群が認識されてきたが, これにprimären Komplexなる語を用いたのはRankeであり, 欧米では初期変化群をRanke's complexと呼んでいる.

結核アレルギー

Kochの重要な業績は, 病原体としての結核菌の発見のみでなく, 1890年のツベルクリンの発明と, "Koch現象"の発見である. 未感染モルモットの皮膚に結核菌を接種すると, 接種局所に10ないし14日後に硬結が出現して潰瘍を形成し, 所属リンパ節の腫張を伴い, これらの病変はモルモットが粟粒結核で数ヵ月後に死ぬまで治らなかった. しかし, 最初の接種後4〜6週後, 同じ方法で別の部位に結核菌を再接種すると, そこの局所反応は最初とは非常に異なり, 1〜2日後に発赤が現れ, まもなく表在性の潰瘍ができるが所属リンパ節の腫張はみられず, これらの病変は速やかに治癒する, というものである. 生菌でなく死菌による再接種でも程度は弱いが同様な現象が起こることが観察され, ツベルクリン反応検査発明の端緒となった.

Kochは, 結核菌培養濾液の大量投与で動物の結核病巣が融解壊死に陥るのを見て, この液(ツベルクリン)を治療に用いようとした. この試みは当時世界中に注目され, Lancetを始め主要な医学雑誌の大見出しとなった. あの「シャーロッ

15. 結核症学説の進展　**181**

ク・ホームズ」シリーズの著者A.C.ドイルも医師としてベルリンを訪問したが，興奮の渦中に巻き込まれることなく，冷静に評価して懐疑的な報告を残している．

結局，"ツベルクリン療法"は治療どころか結核の増悪を招き，悲劇的な結末に終わった．

"Koch現象"は結核菌成分の皮下接種に対する反応によって，結核に対する既感染の有無を判断できる原理を内包しているが，1907年ウィーンの小児科医Pirquetは危険な結核菌そのものではなく，Kochのツベルクリンの皮下注射が結核感染の有無の判定に使えることを明らかにし，このときの皮膚反応を"アレルギー"として提唱した．ツベルクリン皮膚反応そのものは，Mantauxによりさらに実用的で正確な判定が可能な皮内注射法に改良された．

結核症体系 central dogma の樹立

Gohnの初期変化群，Pirquetの結核アレルギーなどの認識を背景にRankeは結核症の成立を体系づけ，引用文献がKantの"純粋理性批判"であった論文を第1次世界大戦中の1916年に発表した．Rankeの説の大要は以下のとおりである．

a）第1期

肺の孤立初感染病巣と厳格な対応関係をもって所属リンパ節病変が形成され，これらを初期変化群（primary complex）とし，これが成立するまでが第1期である．この間の特徴は病変の進展がリンパ行性か連続進展に限られていることである．また1期のリンパ節病変はリンパ節全域にわたり，緻密な乾酪性病変を形成する．1期病変の多くは瘢痕治癒化する．

b）第2期

結核症が第1期にとどまらないと，それまでと異なって病変は主として血行性に全身散布転移を示すことをこの期の特徴とした．病巣では急性滲出性炎症が広範囲にみられる．

c）第3期

リンパ行性や血行性の進展は退き，病巣からは急性の周局炎も消失し，もっぱら臓器結核として管内性転移により病変が拡大する時期である．リンパ節病変は1期の病変と異なりごく弱い病変に

とどまる．

以上みてきたように，単一な感染症としては驚くほど多彩複雑な局面をもつ結核症の混沌のなかに，秩序だった骨格を築き上げたRankeの学説は偉大であり，すべてはRankeに流入しRankeから始まるとさえ言える影響力を及ぼした．ここに記した評価自体は後世のものであるが，"混沌のなかに秩序を"はRankeの論文自体に記載されている目的意識的なものである[2]．

結核菌は過去も変わり，今も変わりつつある

非結核性抗酸菌はすでに約300万年以上前から存在していたが，結核菌はこれらのなかから約3.5万年前にもっぱら人を宿主として独立した非常に若い菌種である．

現在，人類は約5万年前に東アフリカ大地溝帯から全世界へ拡散したとされており，結核菌もそれとともに世界中に拡がった[3]．ベーリング陸橋は約1万〜1.5万年前に海峡となったが，それ以前に人類も結核菌もアラスカや北米に渡ったようで，native Americanやバイソンの遺骨から結核菌DNAが検出されている．この結核菌virulenceはそれほど強力ではなく，まん延はしなかったようである[4]．したがって，native Americanでは結核菌に対する強い抵抗性は獲得されなかった．彼らは1886年に指定保留地に強制隔離された後，人口10万あたり9,000という史上最高の結核死亡率のなかで人口が激減していくが[5]，これはコロンブス以降に持ち込まれた欧州の結核菌株が彼らにとっては経験したことのない高いvirulenceを示す菌だったことによるものと考えられている．

結核菌群のなかで無毒株であるBCGはパスツール研究所のCalmetteとGuérinが強毒牛型菌を1908年からウシ胆汁加培地に3週ごとに13年間継代培養して230代目に樹立した菌株である．今日シークエンスの検討結果から，BCGでは結核菌強毒株がもつRD1（region of difference 1）という領域が欠損していることが確認された．すなわち，結核菌のvirulenceの本体はこのRD1領域にあり，その代表的なものとして今日のQFT検査などで用いられているearly secretory antigenic target of 6k Da（ESAT 6），cultured filtrate protein of 10k Da(CFP-10)である[6]．なお，今日ではウシ型菌からヒト型菌が分かれたのではなく，ヒト型菌からウシ型菌が生じたと考えられている．

　なお，ここで強毒とかvirulenceとか表現されている内容は結核菌がtoxinをもっているということではなく，哺乳類組織中での増殖力の強さのみを指している．

最も注目すべき結核菌：Beijing strain（北京型株）とは何か

　北京型株は1995年にSoolingenなどが北京市郊外からある特定の遺伝子型が高頻度に分離されたことから命名した系統菌であるが，北京型株の祖先(ancient type)は約2万年前にシベリアから東北アジア一帯に拡がったもので，日本にもこのタイプが伝わり，今日でもわが国の分離結核菌株の約8割はこの北京型ancient typeである．

　1990年からニューヨークで4年間に267人を発病させた耐性結核菌株（W株）は後に北京型株modern typeと判明したが，これは近々数百年の間に急速に広まった新しい株である[7]．

　北京型modern typeの特徴として，多剤耐性化傾向が強く，BCG接種に抵抗性で，感染伝搬力が高く，病原性が強い，などが指摘されている[8]．一般にRFP耐性はrpoB遺伝子により生ずるが，これは蛋白質合成にかかわる部分であり，菌そのものの成育にはRFP耐性は不利に働く．しかし，北京株ではこの損失を補い増殖性を回復する補正変異が起きており，感染力はむしろ高まっているとされている[9]．

　Devauxらは2003〜2007年の間の欧州24ヵ国，2,494株の分析を報告しているが，クラスターを形成している39％のうち実に84％が北京株であり，北京株のうち94％は耐性菌であったとし，このなかのある多剤耐性菌株は174例の発病に関与していたと報告している[10]．わが国でも若年者結核のなかではこのmodern typeの比率が高く，ある大学で短期間の接触にもかかわらず7人以上の感染者を出したM株と呼ばれるSM耐性菌もこの北京型modern typeであった[11]．この株は，近年，東京都のみならず多くの都市においてみられ，最大のクラスター形成であることが報告されている．

　近年の研究で，結核菌はかつて考えられてきた

よりもずっと多様性に富んでいることが明らかになっている．多剤耐性菌でありながら感染伝搬力も抜きんでて強力な北京株modern typeは，臨床において最重要のターゲットとして意識しておく必要がある．

潜在性結核感染症と分裂停止菌

　結核菌のもつ遅発育性こそは宿主を斃すことなく自身の生存を可能にする戦略的な遺伝子配列に基づく特性であり，世界人口の約3分の1に潜在性結核菌感染を可能ならしめた要因である．

　ここで，よく使われる用語の定義を明確にしておきたい[12]．

> dormant：可逆性の代謝低下状態を指し，菌は生きてはいるが固形培地でcolonyはつくらない状態．しかし，培地に培養上清など添加物を加えると再増殖する．具体的には，マウスでのCornell型モデル（INH，PZA 3ヵ月後の菌）などがある．
>
> persister：哺乳類組織中で薬剤感受性でありながら薬剤曝露下でも組織内で生存する菌．適切な培地に戻すとただちに菌は再増殖する．
>
> latency：宿主のなかで菌と宿主が何ら症状をみることもなく共存している状態．具体的にはツベルクリン反応やQFTは陽性だが，何の症状もない状態である．しかし，菌自身がdormantかpersisterかについての言及はない．これに関連して注意すべきは，潜在性結核感染症と呼ばれる状態はINHで殺菌されるような代謝活性のある結核菌がかなり存在しているということである．

　一般に培養上清中には未知の成長促進因子がたくさん含まれている．組織培養などでは，これら培養上清を添加したものはconditioned medium と呼ばれ，通常の合成培地や血清添加培地のみでは不可能な培養を可能にするが，細菌培養でも同様である．

　Mukamolovaらは結核菌培養上清中に後にresuscitating-promoting factors(Rpfs)と呼ばれるdormantを復活させる因子を発見した[13]．彼らは無血清合成液体培地であるSauton培地で4ヵ月以上の結核菌長期培養液中に1.5 μmでfilterされる球状の，固形培地では分裂増殖不可な結核菌dormantを収穫し，Rpfsがそれを再増殖

させることを見いだした.

また,結核患者塗抹陽性喀痰中にはRpfs依存性で,通常では染色されない結核菌も多数存在していることを見いだしている.すなわち,non replicatingな結核菌≒dormant状態の菌が気道から多数排出されていることになる.さらに,最近,彼らはどのような方法でも菌検出不可能だったリンパ節結核症において,Rpfs添加により始めて菌培養を確認できた事例を報告している[14].

なお,かつて近藤,金井などはstreptomycin(SM)添加培地にて継代培養を重ねた結核菌から,SMがなければ分裂成長しないSM依存性の変異株を作成し,この菌をSM無添加の培地に入れ分裂停止菌モデルを作成した[15].この変異株を用いたマウス治療実験でRFPのみが分裂停止菌を減少せしめたことも報告されている.

潜在結核菌のリザーバーに関する新たな提唱

Dasらは分裂を停止した結核菌が長期に潜伏する細胞として,骨髄幹細胞を標的に検索を進めた.まず,in vitroでヒトの培養骨髄幹細胞に結核菌が効率的に取り込まれており,マウスに既述の近藤らが見いだしたのと同様の結核菌SM依存変異株を(100コロニー以下の少量)吸入感染させ,分裂停止菌が特定の骨髄間葉系幹細胞に取り込まれていることを見いだし,それらが6ヵ月後でも肺などの臓器に病巣形成可能であることを確証した.彼らはDOT下で抗結核療法を完了して通常の意味で菌陰性化を達成した症例の9例に対して骨髄生検を行い,骨髄間葉系幹細胞のみに8例で結核菌DNAを検出し,さらに2例では培養でも結核菌を確認した[16].その後,Garhyanらによる Cornell モデル結核菌感染の dormancyマウスでの確認[17]がされ,Tornackらによる追試確認も行われた[18].

骨髄間葉系幹細胞はnicheと呼ばれる骨と骨髄の境界近くの微小環境にある幹細胞で,それ自身が通常の体細胞より長周期の世代交代を行う細胞群であり,特殊な排出ポンプをもち,多くの薬剤の攻撃を避けうる能力を保持しているとされる.

この細胞群は潜在性結核で結核菌のいわばリザーバーとして最有力候補である.また,現行抗結核薬でこれらの菌を完全駆除するのは困難であることを示し,新たな薬剤開発の方向を示唆している.

実験動物での結核発病モデル

Dannenbergらは Lurie が樹立した結核抵抗性と感受性のウサギを用いて結核菌感染後の病理組織所見の進展と肺内菌量のカイネティクスを経時的に調べ,さらにツベルクリン皮内反応の成立などをあわせて追求して総合的な結核感染および病巣進展モデルをつくり上げ,その理論は一時米国の結核病学テキストの結核病理発生論をほぼ独占したほどであった[19].

なお,Lurieらはウサギで実験を行ったが,これはよく使われるマウスでは,通常,乾酪壊死に至るまでの肉芽腫が形成されないためである.実験動物として,モルモットではよりヒトに近い病理組織像が形成されるが,空洞にまで至ることは多くない.最もヒトに近い結核病像を形成する動物として重要視されるのはカニクイザルなどの霊長類で,潜在性結核感染症モデルが自然に可能なのは霊長類だけである(後述).

a) 実験結核モデル動物としてユニークなゼブラフィッシュ

近年,実験動物での結核モデル研究は新たな進展をみせている.ゼブラフィッシュは成魚で約5 cm大の熱帯魚で,成長は早く,飼育は容易で,かつ廉価である.実験動物として優れているのは,ゲノム塩基配列がほぼ決定されていて遺伝情報がそろっていることや,胚から幼生までは透明なので顕微鏡下で細胞の挙動を追跡できることである.さらに,胚の操作が容易で,かつ卵形が大きく遺伝子を移入しやすい利点もある.

結核菌は低温動物である魚類には感染しないが,非結核性抗酸菌の Mycobacterium marinum はゼブラフィッシュ成体に感染すると3〜4週間の菌増殖の後に恒温動物における結核とまったく同様の乾酪壊死を伴う肉芽腫を形成する.ゼブラフィッシュは生後21日目までは胸腺リンパ系が未熟で機能発現がなく,自然免疫系と獲得免疫系を分離して観察できる.

ワシントン大学のRamakrishnanらはこれを利用して M. Marinum 感染に対して自然免疫系のみで肉芽腫形成が開始されることを明らかにし[20],さらにマクロファージのないゼブラフィッシュ変異体との比較検討で M. marinum 単独感染では移入局所での細胞外増殖はみられるが,マクロファージに貪食された菌は上皮および血管内皮

を横断して組織深部へ進展することを明らかにした[21]．また，これらの進展はRD1領域保有 *M. marinum* で顕著であり，RD1欠損株ではみられないことも示した．つまり，抗酸菌獲得免疫が発現する前の組織深部への早期散布の道筋が提示されたのである．彼らは，肉芽腫には従来考えられてきたような炎症を局所にとどめるための物理的免疫学的障壁というのみではなく，感染菌の宿主深部への侵入の橋頭堡としての側面があるという新しい肉芽腫観を提示した．

b）実験結核病学の分野に新しいマウス系統が登場した

ロシアのサマラ医科大学から米国に渡ったIgor Kramnik（ボストン大学）が見いだしたC3HeB/FeJマウスは，immunocompetentでありながら結核菌に対して高い感受性をもっている．彼らは，この系のマウス肺での結核菌感染では従来のマウス系統ではほとんど作成不可能だったヒトと同様の空洞が作成されることを明らかにし，この系はKramnik mouse modelと呼ばれるようになった[22]．彼らは，この系のマウスと従来広く用いられた結核菌に対して抵抗性のC57BL/6Jマウスとの対比検討から，結核菌感受性を決める新しい遺伝子座として*sst1*（*super susceptibility to tuberculosis 1*）を同定した．これは従来マウスの抗酸菌感受性決定遺伝子とされてきた*Nramp1*とは異なるものであった．なお*Nramp1*はマウスでBCGの発育を阻止するが，結核菌に対してはその効果はないことが明らかになっている．

この*sst1*は骨髄由来のマクロファージに発現されるが，結核菌感受性*sst1*を発現したマクロファージは結核菌感染後にnecrosisに陥るが，結核菌抵抗性*sst1*を発現したマクロファージはapoptosisをきたすとしている[23]．さらに彼らは戻し交配などを通じてC57BL/6のlocusである*sst1*をもちながら他の遺伝子的背景はC3HeB/FeJであるコンジェニックマウスやその逆系などを作成・確立し，約400匹における遺伝子解析から*sst1* locusのなかにその本態である遺伝子を見いだして*Ipr1*（*intracellular pathogen resistance 1*）と命名している[24]．

彼らはその後の検討で結核菌に非常に高い感受性を有するC3HeB/FeJマウスでは，*Ipr1*が欠損していることを明らかにし，この遺伝子をC3HeB/FeJマウスに移入すると抵抗性がみられることから単一遺伝子の機能としている．*Ipr1*は特にマウス肺における病変形成に強くかかわる遺伝子であることが判明したが，ヒトにおける相同遺伝子はその産生蛋白構造類似性などから*SP110*と考えられている．

ボストン大学におけるKramnikの共同研究者であるJia-SLらはcell lineやKramnik mouseなどによる詳細な検討から，*SP110*はIFN-γ刺激による単球やマクロファージのcell deathを抑制し，結果的に組織障害および結核菌菌量増加を制御していると論証している[25]．IFN-γはTNF-α産生を増加させて両者はpositive feed forward loopを形成するが，*SP110b*はTNF-αからのシグナル伝達経路を抑制し，TNF-α過剰産生による肺組織における空洞形成などの組織障害を防ぐ重要な抵抗因子であるとしている．

実際に臨床領域でこの*SP110*はどうなのであろうか．彼らは肺結核296例と健常成人コントロール231人で*SP110*，*NFκB1*，*TNFα*におけるSNP多型を検討し，*SP110*は*NFκB1*，*TNFα*領域の多型を伴い，その上位でヒトの結核感受性因子としても顕著な関連があることを見いだしている．

米国において長年にわたる結核免疫の学問的追求で令名をはせたBarry R. Bloom門下の仕事であり，今まで抽象的概念であった遅延型過敏反応DTHの本態に迫る攻究と思われる．

c）ヒトに迫るカニクイザル結核モデル

1996年，Walshらは結核菌をカニクイザルに経気道感染させ，その際に$10^4 \sim 10^5$ CFU（colony forming unit）という大量接種よりも10^3 CFU以下の低菌量投与のほうがヒト結核に類似した病像を形成したとしている[26]．

Walshに準じて，2003年にピッツバーグ大学のFlynnらは，結核菌を25コロニー以下という低菌量で経気管支鏡的に下気道へ接種する新しい結核モデルの系統的検討を行った．

従来，この種の検討では結核菌強毒株のH37Rvが標準的に用いられてきたが，近年ではvirulenceがより強いErdman株が用いられることが多い[27]．Flynnらは既存の方法で17頭のカニクイザルを感染させ，8頭に慢性肺結核を，1頭に急速進行型（粟粒結核）の発生を認め，一方，8頭では潜在性結核であり，そのうち1頭で後に

発病がみられたと報告している[28]．その後，彼らは定期的にPET/CT撮影を行い病巣進展をreal timeに評価した．さらに近年の検討では，感染させる結核菌自体に5万個の標識可能な遺伝子tagを挿入し，感染による肉芽腫の形成をPET/CTで追跡し（5回/11週），最終的な剖検時に回収した組織のDNA検索により，結核菌一個一個の病巣形成経路をCT画像上で追跡するという驚くべきシステムを開発した[29]．

　ここまでに紹介したように，近年の実験動物結核病学の進歩にはめざましいものがある．ここにはとりあげていないが，RNAトランスクリプトーム解析を用いた数万人規模のLTB前向コーホート研究により発病リスクが数年前から予測可能になるなど，結核の病理発病をめぐる研究はかつてないほど多彩かつ大規模に展開されている．

1) 砂原茂一，上田敏：ある病気の運命，東京大学出版会，東京，pp43-44，1984
2) Ranke KE：Ausgewählte schriften zur Tuberkulose-pathologe, Verlg von Jurius Springer, Berlin, 1928
3) 岩井和郎ほか：結核菌と結核症の考古学—その発生から世界流行まで—．結核 85：465-475，2010
4) Ramenofsky AF, et al：Native American disease history：past, present and future directions. World Archaeology 35：241-257, 2003
5) Stead WW：The origin and erratic global spread of tuberculosis. How the past explains the present and is the key to the future. Clin Chest Med 18：65-77, 1997
6) Brosch R, et al：A new evolutionary scenario for the Mycobacterium tuberculosis complex. Proc Nat Acad Sci U S A 99：3684-3689, 2002
7) Casali N, et al：Evolution and transmission of drug-resistant tuberculosis in Russian population. Nat Genet 46：279-286, 2014
8) Parwati I, et al：Possible underlying mechanisms for successful emergence of the Mycobacterium tuberculosis Beijing genotype strains. Lancet Infect Dis 10：103-111, 2010
9) Casali N, et al：Evolution and transmission of drug-resistant tuberculosis in a Russian population. Nat Genet 46：279-286, 2014
10) Devaux I, et al：Clusters of multi-drug resistant Mycobacterium tuberculosis cases, Europe. Emerg Infect Dis 15：1052-1060, 2009
11) 村瀬良朗：結核菌遺伝系統別感染の特徴（北京型を中心に）．日臨 69：1475-1481，2011

12) Zhang Y：Persistent and dormant tubercle bacilli and latent tuberculosis. Front Biosci 9：1136-1156, 2004
13) Shleeva MO, et al：Formation and resuscitation of "non-culturable" cells of Rhodococcus rhdochrous and Mycobacterium tuberculsosis in prolonged stationary phase. Microbiology 148：1581-1591, 2002
14) O'Connor BD, et al：Can resuscitation-promoting factors be used to improve culture rates of extrapulmonary tuberculosis? Int J Tuberc Lung Dis 19：1556-1557, 2015
15) 近藤瑩子，金井興美：感染菌の増殖度と結核化学療法効果-I．ストレプトマイシン依存株を用いたマウス実験モデル．結核 52：411-415，1977
16) Das B, et al：CD271+ bone marrow mesenchymal stem cells may provide a niche for dormant Mycobacterium tuberculosis. Sci Transl Med 5：170ra13, 2013
17) Garhyan J, et al：Preclinical and clinical evidence of Mycobacterium tuberculosis persistence in the hypoxic niche of bone marrow mesenchymal stem cells after therapy. Am J Pathol 185：1924-1934, 2015
18) Tornack J, et al：Human and mouse hematopoietic stem cells are a depot for dormant Mycobacterium tuberculosis. PLoS ONE 12：e0169119, 2017
19) Dannenberg AM Jr.：Pathogenesis of human pulmonary tuberculosis, ASM press, Washington, DC, 2006
20) Tobin DM, et al：Comparative pathogenesis of Mycobacterium marinum and Mycobacterium tuberculosis. Cell Microbiol 10：1027-1039, 2008
21) Clay H, et al：Dichotomous role of the macrophage in early Mycobacterium marinum infection of the zebrafish. Cell Host Microbe 2：29-39, 2007
22) Driver ER, et al：Evaluation of a mouse model of necrotic granuloma formation using C3HeB/FeJ mice for testing of drugs against Mycobacterium tuberculosis. Antimicrob Agents Chemother 56：3181-3195, 2012
23) Kramnik I, et al：Genetic control of resistance to experimental infection with virulent Mycobacterium tuberculosis. Proc Natl Acad Sci U S A 97：8560-8565, 2000
24) Pan H, et al：Ipr1 gene mediates innate immunity to tuberculosis. Nature 434：767-772, 2005
25) Leu JS, et al：SP110b controls host immunity and susceptibility to tuberculosis. Am J Respir Crit Care Med 195：369-382, 2017
26) Walsh GP, et al：The Philippine cynomolgus monkey (Macaca fasicularis) provides a new nonhuman primate model of tuberculosis that resembles human disease. Nat Med 2：430-436, 1996
27) Palanisamy GS, et al：Disseminated disease severity

as a measure of virulence of *Mycobacterium tuberculosis* in the guinea pig model. Tuberculosis **88**：295-306, 2008

28) Capuano SV 3rd, et al：Experimental *Mycobacterium tuberculosis* infection of *Cynomolgus Macaques* closely resembles the various manifestations of human *M.*

tuberculosis infection. Infect Immun **71**：5831-5844, 2003

29) Martin CJ, et al：Digitally barcoding *Mycobacterium tuberculosis* reveals *in vivo* infection dynamics in the macaque model of tuberculosis. MBio **8**：e00312-e00317, 2017

TEA BREAK
結核と文学

明治以後，富国強兵政策のもとで近代工業が発達するなかで，日本の結核はまん延していき，多くの若者たちが命を落としていった．若き文豪たちも例外ではない．"大かたの人にはあいで過ぎしてし やまひの床に秋は来にけり"樋口一葉（明治29年没，享年25歳），"痰一斗糸瓜（へちま）の水も間にあはず"正岡子規（明治36年没，享年36歳），"呼吸すれば胸の中にて鳴る音あり凩（こがらし）よりもさびしきその音"石川啄木（明治45年没，享年27歳）．誰もが知る明治文学史のなかで生き，若くして結核に斃れた3人の辞世の句歌である．子規の弟子でもある長塚節も喉頭結核に苦しみ，37歳の若さで世を去った．

結核は，人生や死生観に影響を与える．明治中期，結核のため離別させられた若き夫婦の情愛を描いた徳富蘆花の『不如帰（ほととぎす）』を嚆矢として，結核文学ともいうべき多くの作品が生み出された．私が，文学のなかで結核という病に初めて触れたのは，小学生のときに読んだ『次郎物語』（下村湖人）であった．「肺の病気」で臥せる次郎の母，民．毎日飲む鶏肉スープに飽きた母に，牛肉のスープを飲ませようと，村を訪れる肉売りから小遣いをはたいて牛肉を買う小学生の次郎があった．ここに書かれている民の「肺の病気」が結核であることを私が理解したのは，ずいぶん後のことであった．私が小学校に上がる前，私の母は結核性胸膜炎（当時の"肋膜"）で離れのベッドに寝ていた．私はそんな母の傍らにいつもくっついていた．『次郎物語』の次郎と民の情景が，自分と母の姿と重なって心に深く刻まれたのだろう．

人は，時代という大きな流れのなかで，それぞれの人生を刻んでいる．どのような病気であれ，

医学の歴史のなかの"いつ"の時代に，人生の"いつ"の時期に病を得たのか，病の"いつ"はしばしばその人の人生を左右する．結核ほど，その"いつ"が色濃く人生に影を落とした疾患はないだろう．最近の二つの作品を紹介したい．

一つは，私と16歳も年の離れた同期の畏友，佐藤信英医師が遺した『佐藤信英全歌集 あなたへ』（佐藤栄子編，同時代社，2016年）である．ここにはアララギの同人であった1人の医師の生涯にわたる短歌が収載されている．彼は，太平洋戦争が始まっていた昭和17年の秋，旧制東京高校の1年生，16歳で結核を発症した．当時，結核は満州事変以後の戦時体制下に増加の一途をたどっており，同年の日本の結核死亡者数は明治以降最高の16万人を超えていた．彼は，発病からまもなく平塚療養所（神田駿河台の杏雲堂病院の分院）に入院する．数ヵ月で退院となるが，半年後には右結核性胸膜炎で再発し，以来，15年の間，自宅で療養生活を送った．その頃の歌には，自宅の病床から眺めていただろう庭の自然描写とともに，病めるわが身への焦燥と不安，自己犠牲的に労り続ける母と姉への想い，そして戦時下の世の情景が垣間見られる．昭和20年8月に敗戦を迎えた国は焦土と化し，国民は疲弊しきっていた．当時の歌からは，繰り返す喀血と病巣の両肺への拡大に，死を感じながら，暗闇に身を置く，1人の青年の孤独が伝わってくる．彼の結核を快方に向かわせたのはstreptomycin（SM）であった．ようやく薬が不要になったときには，彼は32歳になっていた．「結核癒えて吾32歳」と題する5首を遺している．癒えた身体を抱えながら，将来への模索を経て医科大学へ入学，医師となっての生活，かけがえのない妻との出会い．その後の人生

が次第に確かな，随所に幸せを滲ませた歌に遺されている．晩年，彼は腎結核を患った左腎臓の摘出を受け，結核後遺症のため在宅酸素療法を開始し，夜間には非侵襲性人工呼吸器を着けての生活であった．この歌集は，結核とともに生きた1人の医師の自分史にとどまらず，若き結核患者の心の様を描いた貴重な社会的資料でもある．

　結核文学といえば，サナトリウムを舞台にしたものがある．第一次大戦前のスイス，ダボス（トーマス・マン『魔の山』）や，第二次大戦前の八ヶ岳山麓のサナトリウム（堀辰雄『風立ちぬ』）である．サナトリウムは闘病の場であり，人生を刻む場でもあった．そこを舞台に，作者は体験を通した魂を揺さぶる作品を書いた．もう一つの最近の作品は，『からゆきさん おキクの生涯』，『世界無宿の女たち』など，数々のノンフィクション作品を書き続けてきた大場昇さんの著作である．大場さんは，著書『わが心のサナトリウム保生園 結核予防会と新山手病院物語』（大場昇，文藝春秋企画出版，2015年）のなかで，自らの結核との闘病の人生を克明に描いている．自身の体験に基づく創作ではなく，自身の体験そのものを綴ったドキュメンタリーである．彼は，昭和49年，27歳で結核

を発症し，かつて藤沢周平が手術を受けた保生園（現，新山手病院）で8年余にわたって療養した．彼の人生を貫く結核との闘病が始まった頃には，すでに6〜9ヵ月間の結核短期化学療法が始まっていた．rifampicinの登場である．しかし，彼の場合は相当に進行した結核であり，かつ，不運にもアレルギー反応のためにrifampicinが使えなかった．この著書にも，絶えず死の影に脅かされながら病に生きる人の，心の揺らぎと往時の療養生活が，高い文学性に包まれた緻密な描写で描かれている．そこからは，『魔の山』や『風立ちぬ』に描かれたサナトリウムとは時代を画しつつも，結核療養者の共通した想いが伝わってくる．大場さんは，長い闘病生活をくぐり抜け，結核がもたらした障害を抱えながら人生を切り拓き，今を築いている．佐藤医師とは違った時代，違った人生の時期であっても，同様に結核が人の命と心，そして人生に深くかかわる病気であることを伝えている．

　今，世界では160万人（2017年，WHO）が結核で命を落としている．その一人ひとりの，また，家族や友人・恋人たちの人生にまで影を及ぼす結核との戦いは，今も続いている．

16 分子生物学からみた結核研究の現在

結核研究の目的は，他の疾病研究と同様，究極的にその疾病を制圧することにある．結核が世界の三大感染症である限り，結核のない世界を実現するため，この分野の研究者の責任は重大である．

結核の診断，治療法については，より迅速，安価，確実な方法が模索されている．診断に関しては核酸増幅法に基づく方法が急速に普及し，治療に関しては新規抗結核薬の候補がいくつも治験中であり，現行の治療より短期間で，再発なく，治療を完遂できるレジメンの開発が求められている．

従来，結核免疫の分野では，CD4$^+$ T細胞の亜集団であるTh1系リンパ球の機能と制御，Toll-likeレセプターなどパターン認識受容体を発現するマクロファージの活性化と，結核菌のファゴソーム成熟阻害などの免疫回避メカニズム，さらにTh17リンパ球と好中球の関与，その他のトピックが研究されてきた[1]．

この間の研究の着実な進展にもかかわらず，宿主免疫応答の質と量の変化に着目した発病リスク，再発リスクの推定，host-directed therapy，BCGを凌ぐ成人にも効果的なワクチン開発については，いまだブレークスルーがもたらされていない．結核菌に対する生体防御機構をより深く解明することにより，潜在性結核感染症，活動性結核の新しい治療法と予防法を開発し，薬剤耐性を増加させることなく，その罹患率をこれまで以上の速度で低下させることが，結核制圧へ向けての最優先研究課題である．特に病原菌側要因と宿主／環境要因の相互作用に力点を置いて，定説にとらわれない見方で，ヒトの結核病態への理解を深めることが望まれる．

最近，自然免疫から獲得免疫への橋渡しにかかわるさまざまなメカニズムの解明に加えて，CD8$^+$ T細胞による生体防御能の詳細に注目が集まっている．本稿では，結核免疫の古典的記述は省いたうえで，ヒトの結核の病態を理解するために今後必要となるにちがいない分子生物学的知見を要約したい．

結核菌の細胞表層の基本構造

結核菌はグラム陽性菌に分類されるが，細胞表層構造が脂質成分に富み，水溶性色素であるクリスタルバイオレットの浸透性が悪く，グラム陽性菌の特徴となる紫色に染色されにくいことが知られている．この詳細については議論があるものの，結核菌の細胞表層の基本構造は，菌体側からみてペプチドグリカン，そこに共有結合するアラビノガラクタン，さらにそこにエステル結合するミコール酸の3層が報告されてきた経緯から，mycolyl-arabinogalactan-peptidoglycan（mAGP）complexと呼ばれている．この構造の最も外側に位置するミコール酸を中心とする厚い脂質層と，さらにその表層にみられる糖脂質は，結核菌の宿主細胞への侵入，宿主に対する病原性，殺菌回避機構や薬剤抵抗性と密接に関連することが報告されている[2,3]．ミコール酸，リポアラビノマンナン（LAM）などの脂質，糖脂質は，主要組織適合性複合体（MHC）様蛋白であるCD1分子群によってT細胞に抗原提示される．

マンナン鎖を有するリポ多糖

抗酸菌の表層側には，前述のLAM，ホスファチジルミオイノシトールマンノシド（PIM），リポマンナン（LM）が存在し，さらに結核菌ではLAMのcap構造として1〜3個のマンノースの付加されたMan-LAMがファゴソーム成熟の抑制に作用する．LMは宿主細胞のIL-12の産生，アポトーシスを誘導し，LAMはこれらを抑制するとされ，結核菌のLMに対するLAMの比率（LAM/LM比）は，病原性と相関することが提唱されてきた[4]．LAMの多彩な免疫生物活性を説明する樹状細胞のLAM認識受容体として，最近Dectin-2が同定されている[5]．

最表層脂質成分の意義

ミコール酸を中心とする厚い脂質のさらに外側の最表層には，トレハロースジミコール酸（TDM），フチオセロールジミコセロシン酸（PDIM），その他の糖脂質を含めて，多くの脂質成分が接着している．TDMは感染後期には加水分解されて，最外層にフリーのミコール酸を生じる．

PDIMは結核菌の病原性に重要な脂質の1つで，その生合成経路に関与する遺伝子は，pps locusと呼ばれる約50 kbにわたるゲノム領域にクラスターを形成し，15個の蛋白をコードする．PDIMは免疫賦活作用のある脂質構造を覆い隠し，結核菌の菌体成分が自然免疫系に認識されにくいように静かに侵入，定着，伝播していくうえで役立つものと推測されている[6]．

TDMは古くからコード形成因子（cord factor）と呼ばれていたものの本体であり，近年，宿主細胞のC型レクチン受容体であるMCL（macrophage C-type lectin）によって認識され，高親和性受容体であるMincle（macrophage-inducible C-type lectin）の発現が誘導され，強い自然免疫応答が惹起されると報告されている[7]．

結核菌によるマクロファージ感染初期におけるアポトーシス誘導の阻止

結核菌によって感染したマクロファージがアポトーシスによる定められた細胞死の経路に入るのであれば，周囲のマクロファージや好中球にみられるエフェロサイトーシスの機序によって，結核菌は二重のファゴソーム膜に囲まれて，効率よく殺菌されるはずである．反面，M. marinumとその自然宿主であるゼブラフィッシュによる感染モデルでは，アポトーシスに陥った細胞が非感染マクロファージを呼び寄せて，生菌が次々に新たな細胞に取り込まれ，感染が拡大する現象が報告されている[6]．M. tuberculosisの感染を受けた宿主細胞にアポトーシスが誘導される場合，このように菌側に有利に働く可能性も考えられるが，全体的には効率よく殺菌に働いて，宿主側に有利なように見受けられる．たとえば，アポトーシスが抑制されるIpr1欠損マウスは，結核感受性を示し，リポキシンA4（LXA4）合成ができないAlox5-/-マウスではアポトーシスに陥りやすくなり，

結核抵抗性が認められている．さらに，アポトーシス小体に捉えられた結核菌抗原は，樹状細胞によって取り込まれると，効率よくCD8[+] T細胞へ抗原提示されて，結核抵抗性に寄与することが報告されている（cross presentation）[8]．これに対して，結核菌は，感染細胞がアポトーシスに陥るのを阻止する方向に作用する複数の遺伝子（secA2，nuoG，ndkA，ptpAなど）を備えており，細胞内に長く生存し続けることができる[9, 10]．

結核菌の小分子分泌〔ESAT-6 protein family secretion（ESX）〕システム

抗酸菌ゲノムには，ESAT-6（early secretory antigenic target-6 EsxA：Rv3875）に類似した100アミノ酸程度の小さな分泌蛋白と，それらを結核菌の厚い細胞壁を通して細胞外に輸送するための一連の膜蛋白分子，すなわち，ESX-conserved components（Ecc），ESX secretion-associated protein（Esp）をコアとして，Pro-Glu（PE）/Pro-Pro-Glu（PPE）ファミリーに属するいくつかの蛋白をコードするまとまった遺伝子領域が複数存在する．これらはESX系分泌装置と呼ばれており（図1），抗酸菌が生存するさまざまな生活環境に適応するのに役立っているものと推測されている[11]．ヒト結核菌では，ESAT-6，CFP-10（EsxB：Rv3874）とその近縁の分泌蛋白を含めると，23個のEsx蛋白が知られており，EsxAからEsxWまで命名されている．これら蛋白の分泌装置をコードするESX遺伝子系は現在，ESX-1からESX-5まで知られており（図2），ヒトの細胞内環境で結核菌が生存し，病原性を発揮する上での役割を担っているものと推測される．特にESX-1系の存在下で，感染早期に一部の菌体成分がファゴソーム膜を通過して細胞質へと移行し（cytosolic access），その後，ファゴソーム膜が明らかに傷害を受けるようになり，結核菌やその菌体成分がより広汎に細胞質へ逸脱する（phagosomal escape）ことで，ESX-1依存的にファゴソーム内での消化を免れるしくみが知られるようになってきた（図3）．これまでにESX-3系は鉄イオンの代謝および宿主細胞の抗原提示機能に関与し，ESX-5系はPE，PPEを含む多くの小蛋白の分泌を促進し，結核菌の病原性に関連していると推測されている．

細胞質に出た核酸を含む菌体成分は，さらに細

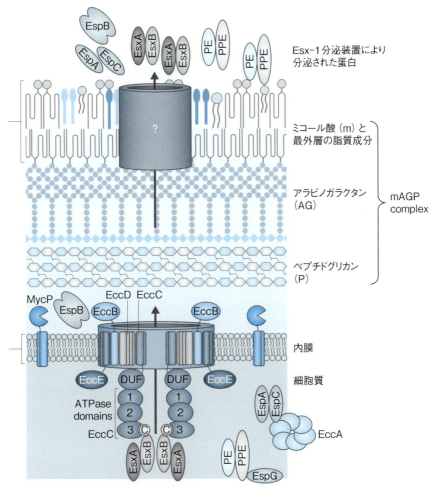

図1　結核菌の細胞表層の基本構造とESX-1系の分泌装置と分泌蛋白（モデル）
構造，機能は現在も不明な点が多い．

［文献10をもとに作成］

胞質内で自然免疫系のセンサーによって感知され（STING/TBK1/IRF3系）[12, 13]，type Ⅰインターフェロン応答を初めとするさまざまな宿主応答を引き起こすため，ESX系の存在は，乾酪性肉芽腫の形成過程にも影響を与えるものと考えられている．細胞質に出た結核菌の一部はユビキチン化され，オートファジーにより処理されると考えられている．しかしさらに感染が進むと，結核菌は，古くから研究されているファゴソームの成熟阻害機構が働いて，改変されたファゴソーム環境に適応し，長期にわたる細胞内寄生状態に移行していくものと推測される．

CD8⁺ T細胞に認識されやすいESX系抗原

結核菌の侵入を受けると，食細胞系の免疫細胞が菌を貪食する．しばらくして所属リンパ節へ遊走していく樹状細胞を中心とした抗原提示細胞の表面に，菌由来のペプチドがMHCクラスⅡ分子とともに提示され，T細胞プライミングが生じる．一般に細胞内寄生細菌であり，ファゴソーム内を主な生活の場とする結核菌の蛋白成分は，クラスⅡ分子とともに提示されてCD4⁺ T細胞によって認識される．一方，クラスⅠ分子により提示されてCD8⁺ T細胞により認識される抗原ペプチドは，クラスⅡ拘束性にCD4⁺ T細胞により認識されるペプチドより短く，8〜10アミノ酸程度

16．分子生物学からみた結核研究の現在　**191**

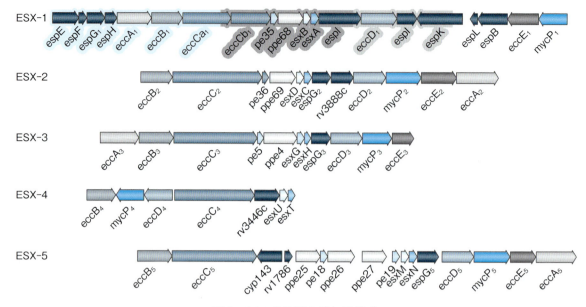

図2 ESX分泌系の遺伝子構成
ESX-4系が最も原始的で，その後，ESX-1，ESX-3，ESX-2，ESX-5が遺伝子重複により生じたものと考えられている．
［文献10より引用］

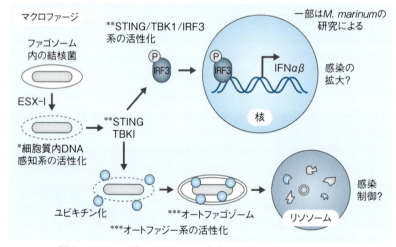

図3 ESX-1系によるファゴゾーム膜の傷害と病原性
［文献12をもとに作成］

である．通常，細胞質中の蛋白抗原はプロテアソームによって断片化され，transporter associated with antigen processing (TAP) 1/TAP2 ヘテロダイマーによって小胞体へ移送され，そこで，MHCクラスⅠ分子と会合して細胞表面に送られる．

CD8[+]T細胞によって認識される結核菌抗原が，結核菌の取り込まれたファゴソーム内から細胞質へどのように移送され，その後クラスⅠ分子に提示されるかは不明な点が多い．最近の知見を踏まえると，ESX-1系を有する結核菌では，ファゴソーム膜の傷害を通じて，TB10.4（EsxH；Rv0288），CFP10やEspA（Rv3616c）など複数のESX-系蛋白が細胞質内に入り，代表的なCD8[+]T細胞抗原として機能することが報告されている．しかし，ESX-1系をもたない型の抗酸

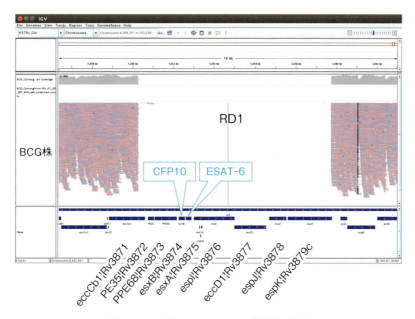

図4 BCG株におけるRD1領域の欠損
次世代シークエンサー(MiSeq)によって得られたリードをBWA-memによりH37Rvゲノム上にマッピングし，可視化ソフト(igv)により，RD1領域を周辺遺伝子とともに示した．ESAT6，CFP10をコードする遺伝子を含む9つの遺伝子に欠失がみられる．

菌にも$CD8^+$ T細胞応答はみられるため，phagosomal escapeを通じて，菌体成分が細胞質内に入り，クラスⅠ分子に依存した抗原提示系に捉えられるメカニズムは複数経路，存在するものと想像される[14]．

ESX-1系のESAT-6，CFP-10は結核菌ゲノムのRD1領域にコードされており，ヒト型，ウシ型結核菌はこの領域の遺伝子群を保有しているが，ウシ型結核菌を弱毒化したBCG株ではRD1領域が欠損している(図4)．このことから，RD1領域は結核菌がヒトの免疫から逃れて病原性を発揮するために重要な領域であると信じられるようになった．ESAT-6，CFP-10は，ともに$CD4^+$ T細胞のみならず$CD8^+$ T細胞によっても認識され，感染の成立やその際の宿主応答に関与しているものと推測されている．これら2つの分子は，結核感染免疫診断法であるinterferon gamma release assay(IGRA)に用いられる抗原であり，最近，これらの刺激により，$CD4^+$ T細胞と$CD8^+$ T細胞から産生されるインターフェロンγをあわせて検出する検査系が開発され，公衆衛生分野でも注目を集めている[15]．

$CD8^+$ T細胞の感染防御機能

従来，結核菌のT細胞免疫では，$CD8^+$ T細胞も一部寄与するものの，$CD4^+$ T細胞が多量のインターフェロンγを産生して結核菌感染マクロファージを活性化することで，主要な殺菌ないし制菌作用を発揮すると考えられてきた．すなわち，古典的には，$CD8^+$ T細胞の結核免疫に占める意味合いは，$CD4^+$ T細胞よりかなり弱いものとされてきたが，$CD4^+$ T細胞の機能を欠損させた実験では，$CD8^+$ T細胞の機能も低下してしまうことが多く，$CD4^+$，$CD8^+$ T細胞亜集団の機能を完全に分けて評価することはむずかしい．

1990年代始め，β2ミクログロブリン欠損マウスは結核菌に感受性を示すことが報告された[16]．β2ミクログロブリンの欠損状態では，MHCクラスⅠ分子が細胞表面に発現できないため，$CD8^+$ T細胞の欠乏状態が生じる．$CD8^+$ T細胞の結核免疫における重要性を示した最初の動物実験であった．しかしβ2ミクログロブリンにより影響されるタンパクは他にもあるため，いくつかの追試が試みられた．たとえば，クラスⅠ分子の細胞表面発現に必要なTAP1分子欠損マウスでも$CD8^+$ T細胞の重要性が確認され，$CD8^+$ T

細胞の抗体による除去により結核菌に対する感受性が増し，CD8[+] T細胞を移入すると，逆に抵抗性が増した．

ヒトの結核の自然史において，いまだにCD8[+] T細胞集団の占める位置は定まっていないが，結核ワクチンの臨床治験において，CD8[+] T細胞は結核菌増殖抑制能を示すなどの知見が蓄積されている．CD8[+] T細胞には，通常のクラスⅠ拘束性のCD8[+] T細胞のほかにγδT細胞，CD1拘束性T細胞，MAIT細胞などがみられ，それぞれ別種類の結核抗原を認識すると考えられている．

結核は慢性感染症であり，このような慢性的なT細胞刺激状態ではT細胞疲弊・アネルギー（anergy）が生じやすく，CD8[+] T細胞の本来の機能が制限されていると考えられる．また，結核菌が抗原提示の過程に干渉し，免疫を回避するメカニズムをもっていることも，本来発揮すべきCD8[+] T細胞の能力を半減させている．このようなCD8[+] T細胞の能力をフル稼働させることは，潜在性結核感染の発病防止などのためのワクチン開発時の重要なポイントとなるかもしれない．

CD8[+] T細胞が結核感染マクロファージに細胞傷害性を発揮することは明らかであり，パーフォリン（perforin），Fas（CD95）を介した系などが知られている．ヒトのCD8[+] T細胞およびNK細胞には，抗菌ペプチドとして，マウスには存在しないグラニュリシン（granulysin）が発現することが知られており，グランザイム（granzyme）との協働作用が発揮される[17]．

結核菌の細胞外放出に寄与する感染後期におけるネクローシスの誘導

PGE2を合成できないマウスでは，LXA4の合成を欠くマウスと対称的に，アポトーシスではなく，ネクローシスが誘導されやすくなり，結核感受性が増す[18]．一方，ロイコトリエンA4ヒドロラーゼ（Lta4h）欠損ゼブラフィッシュは，逆にLXA4が過剰になることでネクローシスが誘導されやすくなり，抗酸菌に感受性が高くなる[19]．

ESX分泌系が感染後期のネクローシスによる結核菌の細胞外進展にも深くかかわっているか否かについては異論もあるが，ESX-1のファゴソーム膜傷害が，結核菌によるSykチロシンキナーゼを介したNod-like receptor NLRP3型インフラマソームの活性化を引き起こし[20]，カスパー

ゼ-1活性化による炎症性細胞死，ピロプトーシス（pyroptosis）の誘導，炎症反応を誘導するメカニズムが報告されている[21]．NLRP3は細胞質内に局在するパターン認識受容体の1つであり，他の構成要素（ASC：Apoptosis-associated speck-like protein containing caspase recruitment domainおよびカスパーゼ-1）とともにインフラマソームを形成する．活性化されたカスパーゼ-1は，IL-1βやIL-18などの炎症性サイトカインを成熟させ，細胞外へ遊離させる．ESX-5系によるPE/PPEファミリーの分泌もネクローシスの誘導にかかわっていると報告されている．

感染初期のアポトーシスの抑制による結核菌の宿主細胞内での継続感染病態と感染後期のネクローシスの誘導による結核菌の宿主細胞外への進展，病巣拡大の分子機構を明らかにすることは，結核の感染，発病，再発の諸相を理解し，新たな対処法を講じるうえで重要と思われるため，欧米を中心に，現在盛んに研究が進められている．

結核菌に特徴的な細胞膜の脂質構造，そしてその厚い脂質膜と外界との間に介在する複数の蛋白分泌装置は，抗酸菌の進化の過程でヒトに定着した結核菌が宿主環境からの攻撃をいかにして回避するかの巧妙な分子機構と密接にかかわっており，結核菌感染防御，潜伏感染後の発症防御を考えるうえで重要な分子生物学的課題である．この分野の研究の進展が，現在の超高齢者が若かった頃にわが国の国民病と称された結核の真の制圧のための鍵になるものと期待される．

---

1) O'Garra A, et al：The immune response in tuberculosis. Annu Rev Immunol **31**：475-527, 2016

2) Alderwick LJ, et al：The mycobacterial cell wall-peptidoglycan and arabinogalactan. Cold Spring Harb Perspect Med **5**：a021113, 2015

3) Fujiwara N：Distribution, characterization of mycobacterial glycolipids and host responses, Intech, 2012

4) Dao DN, et al：*Mycobacterium tuberculosis* lipomannan induces apoptosis and interleukin-12 production in macrophages. Infect Immun **72**：2067-2074, 2004

5) Yonekawa A, et al：Dectin-2 is a direct receptor for mannose-capped lipoarabinomannan of mycobacteria. Immunity **41**：402-413, 2014

6) Cambier CJ, et al：Host evasion and exploitation schemes of *Mycobacterium tuberculosis*. Cell **159**：1497-1509, 2014

7) Miyake Y, et al : C-type lectin MCL is an FcR gamma-coupled receptor that mediates the adjuvanticity of mycobacterial cord factor. Immunity **38** : 1050-1062, 2013

8) Behar SM, et al : Lipids, apoptosis, and cross-presentation : links in the chain of host defense against *Mycobacterium tuberculosis*. Microbes Infect **13** : 749-756, 2011

9) Srinivasan L, et al : Interaction of *Mycobacterium tuberculosis* with host cell death pathways. Cold Spring Harb Perspect Med **4** : a022459, 2014

10) Hmama Z, et al : Immunoevasion and immunosuppression of the macrophage by *Mycobacterium tuberculosis*. Immunol Rev **264** : 220-232, 2015

11) Gröschel MI, et al : ESX secretion systems : mycobacterial evolution to counter host immunity. Nat Rev Microbiol **14** : 677-691, 2016

12) Chen Q, et al : Regulation and function of the cGAS-STING pathway of cytosolic DNA sensing. Nat Immunol **17** : 1142-1149, 2016

13) Stanley SA, Cox JS : Host-pathogen interactions during *Mycobacterium tuberculosis* infections. Cur Top Microbiol Immunol **374** : 211-241, 2013

14) Quigley J, et al : The cell wall lipid PDIM contributes to phagosomal escape and host cell exit of *Mycobacterium tuberculosis*. MBio **8** : e00148-17, 2017

15) Barcellini L, et al : First evaluation of QuantiFERON-TB Gold Plus performance in contact screening. Eur Respir J **48** : 1411-1419, 2016

16) Flynn JL, et al : Major histocompatibility complex class I-restricted T cells are required for resistance to *Mycobacterium tuberculosis* infection. Proc Nat Acad Sci U S A **89** : 12013-12017, 1992

17) Walch M, et al : Cytotoxic cells kill intracellular bacteria through granulysin-mediated delivery of granzymes. Cell **157** : 1309-1323, 2014

18) Behar SM, et al : Evasion of innate immunity by *Mycobacterium tuberculosis* : is death an exit strategy? Nat Rev Microbiol **8** : 668-674, 2010

19) Tobin DM, et al : The lta4h locus modulates susceptibility to mycobacterial infection in zebrafish and humans. Cell **140** : 717-730, 2010

20) Laudisi F, et al : Tyrosine kinases : the molecular switch for inflammasome activation. Cell Mol Immunol **11** : 129-131, 2014

21) Anand PK, et l : Role of the nlrp3 inflammasome in microbial infection. Front Microbiol **2** : 12, 2011

TEA BREAK
結核病巣の空洞化と matrix metalloproteinase

肺結核病巣において空洞の形成は重要"event"である．癌における転移と同様に，結核では空洞形成を阻止できれば，病態の制御は容易となる．

宿主側の不利な要素としては，空洞内面には薬剤は到達しがたく，空洞内面で菌量は約1,000倍にも増加し，これらは他の肺葉や他臓器へのあるいは外界への多量の菌の散布につながる．結核空洞は乾酪変性（凝固壊死）をきたした病巣の融解により形成されるが，その詳細機序は今に至るも明確ではない．

近年，この分野で注目されているのがmatrix metalloproteinase（MMP）である．MMPは蛋白分解酵素の一種で，現在28種類が知られているが，細胞間支持組織の細胞外マトリックスに対して強力な分解活性をもっている．しかし，生体の力学的構成を保つ膠原線維や基底膜などの分解は厳密にコントロールされており，これに対するMMPの作用は，遺伝子発現，前駆体から活性型への変換，阻害因子の結合などの3段階で制御されている．MMPは組織破壊とその修復において必須の酵素であり，基底膜の破壊は癌の転移の際にも欠かせない因子であるが，結核の重症化にも重要な役わりを果たしているようである．MMPの作用発現は局所的なもので，活動性肺結核でも血清中のMMPは高値になることはない（したがってバイオマーカーとしては使えない）．しかし，結核症例の喀痰やBALではMMP-1が高値になっていることが見いだされた．さらに，MMP-1のmRNAレベルでは活動性肺結核で非常な高値が示され，かつ，そのレベルはMMP-1発現のプロモーター領域での遺伝子多型に左右されることがわかった．

Wangらは TB98例の結核症例の末梢血単球におけるMMP-1，MMP-9，MMP-12のプロモーター領域での遺伝子発現を検討し，MMP-1アリル保有率のみが肺結核の1年後の画像上の重症度と有意な相関を示したと報告した．この領域の遺伝子多型はグアニン（G）の挿入または欠失に起因するが，特に1個のグアニンを有している1Gアリルでは画像所見の進展上の重症度リスクは5〜10倍だったとしている[1]．

Kuoらは肺結核のみの63例と気管支結核38例で同様の検討を行い，やはりMMP-1，1Gタイプは5.3倍のリスクを示し，特に気管支の閉塞まで進展するリスクは1Gタイプで8.4倍だったとしている[2]．なお，気管支結核においてMMP-1，1Gアリルと女性であることはそれぞれ独立したリスクファクターであったという．

マウスではヒトと異なりMMP-1は存在しない．Elkingtonらはヒト MMP-1を発現するトランスジェニックマウスでの検討を行い，"MMPを発現するマウスでは結核菌感染により乾酪変性が生ずるが，従来の概念のように乾酪変性後にMMPによる組織破壊が生じて空洞が形成されるのではなく，結核菌感染により発現されたMMPが肉芽腫内の膠原線維破壊により乾酪変性をきたし，それに伴い空洞が形成される"という仮説を提示している[3]．

結核症とMMPの関係についてはわが国でほとんど検討されてこなかったが，近年，MMP抑制を通じての結核重症化のコントロールを目指す研究が進められており，興味深い分野であることを強調したい．

---

1) Wang CH, et al：MMP-1（-1607G）polymorphism as a risk factor for fibrosis after pulmonary tuberculosis in Taiwan. Int J Tuberc Lung Dis **14**：627-634, 2010

2) Kuo HP, et al：Matrix metalloproteinase-1 polymorphism in Taiwanese patients with endobronchial tuberculosis. Tuberculosis（Edinb）**88**：262-267, 2008

3) Al Shammari B, et al：The extracellular matrix regulates granuloma necrosis in tuberculosis. J Infect Dis **212**：463-473, 2015

17 小児結核

戦後，化学療法の普及によって，成人の結核が減少するとともに，わが国における小児結核は激減した．年間の新規登録患者数は1965年には約4万であったが，2000年頃には100以下となり，現在は50程度で推移している（表1）[1]．

小児結核は，結核感染に引き続いて発病する「一次結核」が多い．乳幼児期は両親や同居親族など近親者からの感染によるものが多く，学童期以降は近親者からの感染のほか，学校・塾など集団生活の場における感染もある．中学生では空洞性肺結核など「二次結核」の病態もみられ，これは幼児期に感染して発病が顕在化しなかったものが，成人に近い年齢になって再燃して発病するものと考えられる．

小児結核とは

小児結核は，「新生児期」（出生から1ヵ月間），「乳児期」（1歳未満），「幼児期」（1歳から就学前），「学童期以降」（小中学生）の各年齢層でそれぞれの特徴をもつ．「新生児期」は母子感染が原因となり，きわめてまれであるが重症呼吸障害を特徴とする．「乳児期」は，肺門や縦隔のリンパ節腫脹を特徴とする初期変化群肺結核を典型として，粟粒結核に進展すると髄膜炎を合併して後遺症を残しやすい．「学童期以降」のうち特に中学生は，肺結核（肺炎型，空洞型），胸膜炎など，成人とほぼ同様の病型を呈する．小児結核は発症年齢に2つのピーク（図1），すなわち1つは乳児および3歳までの幼児，もう1つは中学生がある．これら

表1 小児結核の新登録患者数

年	新登録患者(0〜14歳)		結核性髄膜炎数		
	数	率	0〜14歳	0〜4歳	率
1965	44180	(175.6)			
1970	18197	(73.4)			
1975	4905	(18.0)	28	22	(0.221)
1980	1893	(6.9)	22	14	(0.164)
1985	1088	(4.2)	—	—	—
1990	518	(2.3)	9	4	(0.061)
1995	340	(1.7)	8	8	(0.136)
2000	220	(1.2)	7	4	(0.069)
2005	117	(0.67)	3	1	(0.018)
2010	89	(0.53)	0	0	(0)
2015	51	(0.32)	1	1	(0.020)
2016	59	(0.4)	2	2	(0.040)

［文献1より引用］

17. 小児結核　**197**

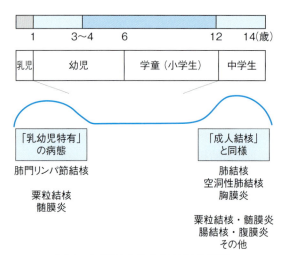

図1　年齢による小児結核の特徴

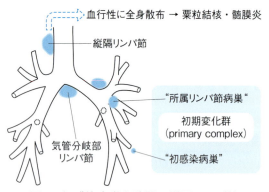

図2　初感染病巣と肺門・縦隔リンパ節

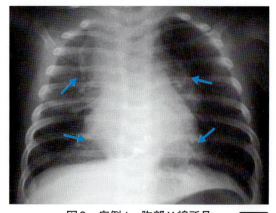

図3　症例1　胸部X線所見
発熱・呼吸困難で入院し，呼吸管理を必要とした．胸部X線で両肺に辺縁不明瞭な濃度上昇(矢印)を認める．

2つのピークの間，すなわち幼稚園生から小学生にあたる年齢では，発病が比較的少ない．「学童期以降」については，成人結核に準じて診断・治療を行えるので，本稿では小児特有の病型である「乳児期」の結核を主に解説する．

乳児における結核の特徴

小児結核のなかで最も注意が必要なのは「乳児」における結核であり，容易に重症化しやすいうえ，重症化していても症状や身体所見からは診断しにくいという独特の性格を有している．したがって，成人で用いられる感染診断・治療の基準をそのまま用いることができない．結核診療ガイドラインなどで「小児結核」，「なお，小児においては」などの記載がある場合は，主に「乳児」のことを指すと考えてよい．

結核感染が起こると，初感染病巣と所属リンパ節の病変(初期変化群)を形成する(図2)．「乳児」では，初感染病巣が小さいかまたは確認できず，肺門・縦隔のリンパ節が腫大している所見がよくみられ，「初期変化群肺結核」，「肺門リンパ節結核」などと呼ばれる．リンパ節の結核菌が血中に入り散布すると，肺の毛細血管で無数の肉芽腫性病変を形成して，「粟粒結核」となる．菌は全身の臓器に到達するので，いずれの臓器にも病変を形成しうるが，最も問題となるのは中枢神経である．髄膜炎は粟粒結核の約半数に合併して後遺症を残しやすく，死に至ることもある．成人では，初期変化群の病巣を有する状態を，「発病」ではなく「潜在性結核感染症(latent tuberculosis infection：LTBI)」として扱う．しかし，全身への菌散布が起こりやすい乳児では，肺門・縦隔リンパ節腫脹があればこれを「発病」として治療する必要がある．肺門・縦隔リンパ節の腫大については，感染したと思われる時期が新生児期に近いほど進行が速い傾向がある．

症例1は3ヵ月男児で，発熱・呼吸困難で入院し人工呼吸管理を必要とし，胸部X線写真で両肺野に辺縁不明瞭な異常陰影を認め(図3)，胸部造影CTで縦隔のリンパ節の著明な腫大を認めた(図4)．下気道分泌物の抗酸菌が陽性で，父親が肺結核に罹患していることが判明した．新生児期に感染したと推測され，3ヵ月間でこれほどまで重症化することを示している．

一方，2歳以上の幼児では，リンパ節の腫大が

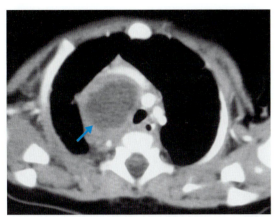

図4 症例1 3ヵ月男児
胸部CTで縦隔リンパ節の著明な腫大を認め（矢印），その他肺門リンパ節の多数腫大も認めた．

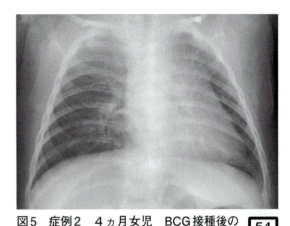

図5 症例2 4ヵ月女児 BCG接種後のコッホ現象で受診
ツ反陽性（10x9/22x20），QFT陽性．胸部X線では明らかな異常を認めない．

発見されても軽度のことが多くなり，結核菌に対する免疫力が次第に形成されているものと推測される．3歳を過ぎると重症結核に進展しにくくなるという経験的法則は，画像所見でみられるこのような特性に関連するものと推測される．

診断

小児結核の発見動機は頻度が高い順に，① 接触者健診，② 有症状受診，③ BCG接種後のコッホ現象（早期針痕反応），④ 胸部X線写真異常陰影，⑤ 学校検診，⑥ その他，に分類される．乳幼児期・学童期以降ともに近親者の発病が契機の接触者健診で発見されることが多い．学童期以降では成人同様に有症状受診の機会が多くなり，肺結核による発熱と体重減少，胸膜炎による胸痛は代表的な発見動機である．乳児の有症状受診はすでに重症化していることが多く，粟粒結核では発熱・呼吸困難を，髄膜炎では体重増加不良・意識障害・けいれんを主徴とする．

a）感染診断

感染診断には，ツベルクリン反応（ツ反）とインターフェロンγ遊離試験（interferon-gamma release assay：IGRA）が用いられる．ツ反，IGRAともに感染診断には限界があり，それぞれに長所と短所がある．ツ反は感染者を拾いやすいが，陽性には非感染者も含みやすい．IGRAは感染者を陽性で特定できるが，感染初期の段階では

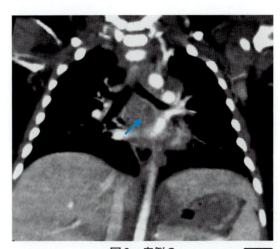

図6 症例2
胸部CTでは，気管分岐部リンパ節の腫大（矢印）を認める．

陰性に出やすい．したがって，ツ反とIGRAの特性をうまく利用することが大切である．学童は成人と同様に，ツ反の暫定基準（2006年）やIGRAで感染診断が可能であるが，これに対して乳幼児は，BCG接種後ではツ反による診断が困難（強陽性になりやすい）であるうえに，IGRA陽性なら感染・発病の可能性を強く示唆するが，IGRA陰性でも感染を否定できないという感染診断におけるむずかしさがある．

小児結核の発見動機は特に近親者（両親や同居親族）が発病したことによる接触者健診が多く，

この場合には接触状況が時間的・距離的に濃厚であることから，「感染しているリスク」を考慮して方針決定することが重要である．感染診断はあくまで「感染を確定する」ために用いるべきであり，「感染しているリスク」が除外できない間は適切な観察期間を設けるか，リスクが高く発病が懸念される場合には，精査と加療（予防内服）を行うことが多い．

b）発病診断

学童期以降では，成人と同様の菌検査・画像検査を行うが，乳幼児期では菌検出率が低く，発病診断には画像検査が重要である．特に乳児では，通常の胸部X線で異常がある場合には，すでに重症化しているか，多数のリンパ節が腫大していることが多い．感染しているリスクが高い乳児では，胸部造影CTを行って肺門・縦隔のリンパ節腫大の有無をみる必要がある．鎮静を必要とするため，検査対象の選定が必要である．

症例2は気管支周囲のリンパ節腫脹を特徴とする病型の例である．BCG接種後のコッホ現象で受診し，胸部X線写真では異常を認めなかったが（図5），IGRA陽性で，胸部CTで気管分岐部リンパ節の腫大を認めた（図6）．このように，乳児期の発病は，初期には胸部X線では診断できないことが多い．画像検査とともに重要な菌検査は，学童では成人と同様の喀痰検査を，乳幼児など喀痰採取が困難な児には朝食前の胃液検査を3回連続で行う．なお，乳幼児の菌検出率は40％程度にとどまる．

治療

成人と同様，小児においても発病に対する治療および感染状態にある場合（LTBI）の治療が行われる．しかし小児ではその他に，感染診断が陽性ではないが感染状態が強く疑われる場合の治療（文字どおりの「予防内服」）も行われる．

a）発病に対する治療

学童期以降では成人と同様の治療を行う．すなわち，isoniazid（INH），rifampicin（RFP），ethambutol（EB），pyrazinamide（PZA）による2HREZ/4HRを標準治療とする．乳幼児では，INH，RFP，PZAを用いて2HRZ/4HRの治療を標準とするが，病巣の拡がりが大きい場合には

9～12ヵ月の治療を行う．髄膜炎ではstreptomycin（SM），副腎皮質ステロイド薬が追加され，原則として計18ヵ月間の治療を行う．耐性菌や重症結核において薬剤選択に難渋する場合には有効性を重視してEBを用いることも可能である．小児では，成人のような再発による耐性化はないが，耐性菌をもつ感染源からの感染の場合において，発病治療・発病予防の治療薬選択に難渋することがある．

b）潜在性結核感染症（LTBI）の治療

INH 10 mg/kg/day（最大300 mg/day）を原則6ヵ月行う．学童ではビタミンB6の補充を行う．INHが使えない場合にはRFP 10 mg/kg/day（最大450 mg/day）とする．内服完了後は胸部X線による経過観察を成人と同様に2年間行う．

c）予防内服

特に乳幼児で感染リスクが高いと判断される場合には，感染診断で感染が証明できなくとも予防内服を行うことが多い．成人における発病予防の考え方と大きく異なる点である．この考え方は小児科医には広く認知されており，一見無駄にみえる発病予防が，かなりの発病リスクを未然に防止しているものと思われる．発端者（両親など近親者であることが多い）の菌検査情報（薬剤感受性）を参考にして，通常はLTBIと同様の治療を行うが，BCG未接種児においては3ヵ月間の予防内服後，ツ反陰性を確認して内服を終了し，さらにBCG接種を行うこともある．

BCG（Bacille de Calmette et Guérin）について

BCGは，ウシ型結核菌（*Mycobacterium bovis*）を継代培養することにより毒性を失わせたものである．結核の発病予防に用いられ，わが国では独自の管針法による接種が行われている．BCGは，成人感染者の発病を2分の1にする効果が報告されているが[2,3]，近年のように結核が激減した環境では，成人での効果は少ないと考えられる．重症結核への進展を予防する効果があるので[4]，近親者または不特定感染源から結核に感染した乳幼児の重症化を防止する目的で接種が行われていると考えるべきである．2005年から直接接種となり，接種前のツ反は廃止された．接種時期は当初

3〜6ヵ月とされたが，推奨接種時期が2013年から5〜8ヵ月に変更されている．

a）コッホ現象

2005年の直接接種化以降，接種後の針痕部位の早期反応について注意するように周知された．BCG接種後の針痕反応は，接種後3〜4週間頃に出現して，1〜2ヵ月かけて減弱し消褪傾向となるのが正常とされている．接種翌日など早期に出現する針痕反応は，コッホ現象と呼ばれ，児がすでに結核菌に感染している可能性があることを示す．針痕反応が十分に強く，数日以内に消失しない場合には，ツ反による感染診断を行い，ツ反陽性なら画像検査による精査および発病予防が行われる．IGRAを用いて真の感染者の絞り込んで精査・加療する試みもなされている．コッホ現象においては感染源が不明であることが多く，感染診断を慎重に行うべきである．接種直後の針痕反応が1週間以内に完全に消失し，その後正常針痕反応（接種後3〜4週頃）が明瞭に出現すれば，感染の可能性は低いといえる．

日本人の結核は，わが国の健診制度やBCG接種によりきわめて少なくなっているが，グローバル化や少子化が今後のわが国の小児結核にどのような影響を与えるか予測困難である．近年は，外国居住歴を有する家族における小児結核の発生が増加していて，その病型も肺結核・肺外結核（骨・消化器など）多彩である．世界的にみれば結核はいまだ重要な感染症であり，臨床の場で小児結核に遭遇する機会はいつでもありうる，と考えなければならない．小児結核の特徴を理解し，「もしかして結核ではないか」という意識を常にもつことが重要である．

1）疫学情報センター，http://www.jata.or.jp/rit/ekigaku/（2019年2月1日アクセス）
2）Aronson NE, et al：Long-term efficacy of BCG vaccine in American Indians and Alaska natives：A 60-year follow-up study. JAMA **291**：2086-2091, 2004
3）中澤　元：BCG接種の効果に関する標準誤差並びに其の他に依る考察．大阪医事新誌 **14**：301-311, 1943
4）Colditz GA, et al：Efficacy of BCG vaccine in the prevention of tuberculosis-meta-analysis of the published literature. JAMA **271**：698-702, 1994

18 外国人の結核

わが国における外国生まれの結核患者数は毎年増加している．特に若い世代の結核患者における外国人の占める割合が急激に高くなってきている．将来的には外国生まれの患者数が日本生まれの患者数を上回ると予想され，外国人の結核対策が非常に重要である．

外国からの来日者には社会活動が活発な若い世代が多いため，集団感染などを通した感染伝播がみられ，特に既感染率の低い日本の同年代の若者への感染の拡がりが懸念される．多剤耐性結核も，輸入感染症として，より日常的に経験されるようになる可能性がある．来日者の健診のあり方，入国前結核スクリーニング，結核医療と患者支援のあり方，予防内服のあり方，帰国後も治療継続が安定して行える枠組みづくり，短期滞在者の結核対策など，国際化の進む現代にあったさまざまな対策が求められている．

外国人の結核の疫学

日本の結核罹患率は10万人あたり13.3（2017年）（新規発病者16,789人）[1]で，罹患率は年々少しずつ低下し，地域によっては低まん延国の基準である10万人あたり10以下となったところもある[1]．現在，日本における結核患者の大半は高齢者で，彼らの多くは結核の高まん延期を生き抜く過程で既感染者となり，加齢による免疫力の低下で結核を発病するに至った「再燃型」の結核である．しかし，日本人の結核の既感染率が非常に低くなっていることから[2]，このタイプの発病は，今後激減すると予測される．

一方，世界的にみると，結核は毎年約960万人の新規患者，150万人の死亡者を生む世界三大感染症の1つである[3]．来日する外国人の増加に伴い，日本における外国人の結核患者数は少しずつ増加しており，日本生まれの結核患者の減少と相まって，わが国の結核患者における外国生まれの結核患者が占める割合は増加している[1]（図1）．特にその傾向は若年層で際立っており，20歳代

における結核患者に占める外国出生者の割合は64.0％にも及んでいる（図1）．これは，アジア諸国の結核罹患率は10万人あたり60〜350程度と高く[3]（Ⅰ-1-2．図2参照），これらの諸国から来日する若者が多い[4]ことに加えて，日本人の若年結核患者が非常に少ないことによるものである．

低まん延国となった米国（罹患率10万人あたり2.8，2017年）[5]では，外国出生者の結核患者数が自国出生者の結核患者数を上回っており，日本でも将来同じような状況になることが予想される．

診断

外国生まれの結核患者の診断は，時期によって，入国前，入国時，入国後に分類できる．

入国前の結核スクリーニングは，米国やカナダ，オーストラリア，韓国，中国などで実施されている．条件や方法などは異なるが，高まん延国からの入国者に対してビザの申請時に胸部X線写真を義務づけるなどして，結核患者の入国を制限している．日本では，企業などが自主的に入国前に健康診断を実施していることはあるが，現在は国としてのこのようなシステムはない．しかし，近い将来，結核罹患率が10万人あたり50以上の高まん延国からの長期滞在者（90日以上の滞在）がビザを申請する際には，当該国の日本国政府が指定した検査医療機関が発行した結核非罹患証明書または結核治癒証明書の提出を求める形で，入国前の結核スクリーニングが実施される予定である．

現行では，入国直後の入学や就職にあたって受け入れ先が行う健康診断が，結核診断の重要な機会となっている．健康診断が義務づけられていない日本語学校においては，自治体が学生の健診の場を提供しているところもある．日本語学校ではアジア（結核の高まん延国）からの留学生が多いため，健診で発見率0.2〜0.3％程度[6]の非常に高い確率で結核患者を発見して効果を挙げている．入国時点で結核を発病していたと考えられる症例が

202 Ⅰ．肺結核症

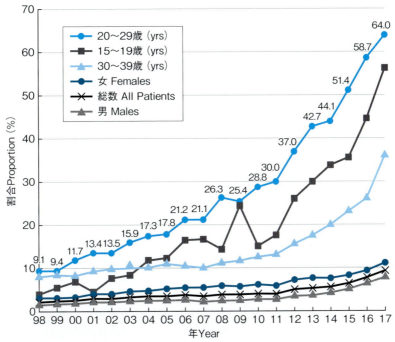

図1 新登録結核患者に占める外国生まれ結核患者割合の推移, 性別・特定年齢階層別（1998～2017）

［文献1より引用］

少なからず経験されるので，入国後早期に一度健康診断が行われることが望ましい．学生たちは，学校だけでなく飲食店などでのアルバイトを通じて不特定多数の人と接触する機会が多く，集団感染のリスクをもちあわせているので，適切な健診による患者の早期発見が非常に重要である．発病者が発見された場合には，接触者の検診と感染者の発病予防治療も同様に重要である．帰国や転職，転居，音信不通などで追跡が困難になることもありなかなか一筋縄ではいかないが，各自治体が連携をとりあって根気強く接触者検診や予防内服を実施している．

入国直後だけでなく，定期的な健康診断や有症状時の受診も欠かせない．高まん延国からの来日者は既感染者である可能性が高いので，発病リスクを抱えている可能性があるといえる．基本的な健康管理（健康診断の受診や有症状時の早期受診）ができるような環境整備と啓蒙活動が必要である．

最近では，旅行者（短期滞在者）の結核も散見される．観光目的の来日やメディカルツーリズムが盛んになるなかで，これも見過ごせない問題である．

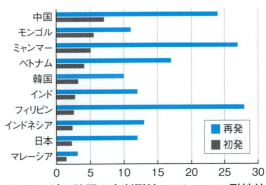

図2 アジア諸国の多剤耐性・Rifampicin耐性結核率 2017

［文献3より引用］

薬剤耐性結核

日本では多剤耐性率は低く，初発で0.4％（2007年），再発で4.1％（2007年）である．しかし，世界では，ロシアとその周辺国，中国を中心に耐性率が高い地域が多く，多剤耐性結核は大きな問題となっている．日本の多剤耐性率と比べ，アジア諸国は初発例で3～10倍，再発例で1.5～3

倍も高い（図2）．このため，母国で結核の治療歴のある患者や，多剤耐性率が高い地域からの来日患者では，多剤耐性結核の可能性が無視できない．盲目的な標準治療では根治できないだけでなく，新たに人為的に薬剤耐性を生む可能性があるため，極力培養検査に基づいた診断と薬剤感受性検査が望まれる．また，その際に薬剤耐性の有無を早期に検出できる遺伝子検査は非常に有用である．

● 外国人結核患者の診療支援

多様な社会的問題を抱えて治療中断に至りやすいため，自治体（保健所），医療機関，学校・企業などが積極的に連絡をとりあって，治療完遂のために複合的支援を行っていかなければならない．

a）言語支援

治療の完遂には，患者が疾患や治療の内容，治療の必要性などを十分に理解する必要がある．そのために，個々の語学力にあわせた通訳や診療ツールが求められる．東京都福祉保健局の「服薬ノート」や，東京都外国人結核患者治療・服薬支援員制度，民間有料電話通訳が大いに役立つ．

b）治療支援

外国人結核患者では，家族などの身近な支援者がおらず，滞在資格や住居，学業や仕事，経済的問題がしばしば併存している．入院にあたっては，食事や宗教，慣習に由来する問題（祈りの時間，家族以外の男性と2人きりになれないなど）もあり，診療時に柔軟な対応が求められる．また，出身地によっては，結核は必ず死ぬ病気と誤解している場合もあるので，この点についても確認する必要がある．

c）帰国支援

帰国後も結核治療が必要な場合がある．結核診療が行える病院を事前に探し，きちんと治療継続ができるように手配する．

● 外国人結核の対策

結核対策上，重要なことは数多くあるが，外国生まれの結核対策として特記すべき点は以下のようなことであろう．

① 結核高まん延国からの中長期滞在者に対しては入国前結核スクリーニングが今後導入される見通しである．一方，短期滞在者（旅行者）の結核については対策がむずかしく，課題が残る．

② 入国後の健診や有症状時の受診は今後も早期診断のために重要であろう．

③ 患者の診断時には，培養検査に基づく診断と薬剤感受性検査の実施に努力する．薬剤感受性に基づいた治療の最適化によって人為的な耐性化を回避し，薬剤耐性遺伝子検査を利用した耐性結核の早期診断，感染防止に努める．

④ 患者の治療完遂を目指し，複合的支援を行っていく．

日本が低まん延国への歩みを進め，薬剤耐性菌のまん延を防ぐために，外国生まれの結核患者の対策が重要である．

---

1) 結核予防会（編）：結核の統計2018，結核予防会，東京，2018
2) 結核既感染者数の推計，http://www.jata.or.jp/rit/ekigaku/（2019年4月1日閲覧）
3) World Health Organization：Global Tuberculosis Report 2018, World Health Organization, 2018
4) 政府統計の総合窓口 統計でみる日本，https://www.e-stat.go.jp/stat-search/files?page=1&layout=datalist&toukei=00250012&stat=000001018034&cycle=1&year=20170&month=24101212&tclassl=000001060399（2019年4月1日閲覧）
5) Centers for Disease Control and Prevention：Tuberculosis-United States, 2017. MMWR Morb Mortal Wkly Rep **67**：317-323, 2018
6) 新宿区保健所：新宿区の結核統計2016

19 多彩な症例

A 岡ⅡB型の胸部X線所見

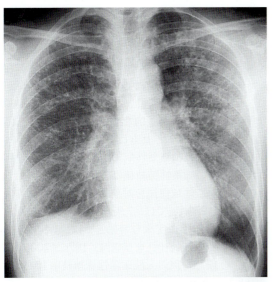

図1 症例の胸部単純X線像

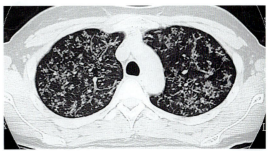

図2 症例の胸部CT像

症例

20歳代，女性

- **現病歴**：4ヵ月前から軽い咳があり，2ヵ月前に健診で胸部異常影を指摘され，精査のため入院となった．
- **画像検査**：胸部X線写真（図1）では，両側全肺野に微少な結節影がやや粗密の差はありながら比較的均等に散布している．個々の結節影は上肺野でやや大きく，また形状は円形ではなく，より不規則である．胸部CT（図2）では，やはり微細な陰影の密ではあるが広範囲かつ不規則な散布がみられる．一つひとつの単位病変は，Y字型をし，小葉中心部よりやや末梢に密に散布している．
- **入院後経過**：入院時の喀痰で塗抹は陰性であったが，4週間培養で40コロニーの結核菌を認めた．TBLBで非乾酪性の類上皮細胞肉芽腫が認められた．RFP，INH，EB，PZAの化学療法により2ヵ月目から菌は陰性化し，胸部X線陰影は徐々に消失快した．

考察

細葉性病巣の概念は1914年にAshoff，Nicolなどにより導入されたとされている．現在，"細葉性"という場合は終末細気管支の末梢領域を示すが，ここでいう古典結核病学の細葉はそれより1つ末梢（現在の約半分の大きさ）で，第一次呼吸細気管支から始まる領域を指している（Hustenの細葉）．この細葉性病巣がいくつか融合し，これらが離ればなれに不規則に小葉全体に広がる病態を細葉性結節性病巣（いわゆるacino-nodular lesion）と表現されてきた．したがって細葉性散布と細葉結節性散布および小葉中心性散布は，厳

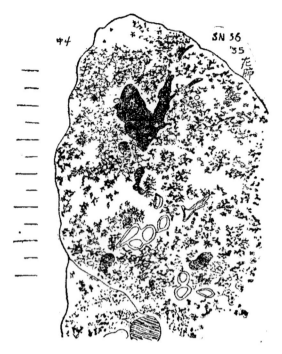

図3　岡が報告したトレース図の一部
[文献2より抜粋]

密には相互に異なる散布である．これらの散布形態とその部位での乾酪性気管支炎を含んだX線画像が，肺結核画像の指標的所見として普遍的にみられることは周知の事実である（tree-in-bud appearance）．

いわゆる岡ⅡB型病変では，局所画像所見としてではなく，肺葉全体にこれらの細葉性病巣が優越した特殊な病型を表している．

1935年のRehbergの分類には以下の記載がみられている．

Ⅱ　小巣状播種状散布結核症
　A．急性致死性粟粒結核症
　B．良性播種結核症

岡治道の分類はこのRehbergの分類に基づいた岩鶴改案を経て1943年に下記のように提案された[1]．

Ⅱ　播種状肺結核症
　A．急性および亜急性粟粒結核症
　B．慢性散布肺結核症

したがって，分類あるいは病型としては岡の創造ではないが，わが国において本病型に対してな

によりも岡の業績が想起されるのは，岡が1935年に剖検肺病理所見とともに画像，その精細なトレース，スケッチ（図3）とともに報告した「粟粒結核症に酷似せる増殖性細葉性結核症」を通してである[2]．

その記載例は初期変化群に続発した乾酪性気管支炎から，全肺葉にY字型細葉性病巣が管内性に進展し，その後，血行散布の粟粒結核症が重複した例であり，ⅡAとⅡBの組織像の違いが同一例のなかで浮き彫りにされている．

1953年（昭和28年）に行われた結核実態調査は岡分類を用いて行われ[3]，そのなかで細葉性肺結核は次のように定義された．すなわち，細かい病影の散布であり，その散布状況は全肺野一様でなく粗密の差が著明で，かつ，一つひとつの病影も細かいながらも形は一様ではなく，多少大小があり，形もいわゆる細葉性といわれるように不規則な形をしている．典型的なⅡB型では，両側肺にほとんど対称的に，上方は密で，下方にいくに従って次第に粗に細葉性病影が散布している．

では，この細葉性肺結核はどのくらいの頻度で存在するか．地域住民を対象とした第1回の結核実態調査（1953年）では，7,938例中19例，0.24％であり，1955年の宝来らの報告では，1,240例中4例，0.32％，自験例（東京病院，1976〜2006年）では，約12,000例の入院菌陽性肺結核中104例，約0.8％であり，本病型はかなりまれな病型である．

欧米ではこのtypeとしてchronic disseminated tuberculosis（bronchogenic spreading）などの記載がみられるが，Buechner HAなどの報告が最も詳しく，1955年に岡の記載と同様な4例の報告を10葉の胸部X線写真とともに行っている[4]．彼らはこの病型が独特なものであることを強調し，"diffuse indolent pulmonary tuberculosis"とする名称を提案しているが，その後，普及しなかったようである．

注意すべきは粟粒結核症でも散布した血行性結節が気腔に破れて細葉性病巣類似の陰影を形成することもある点である．また，すべての二次結核症は基本的には血行散布で始まるのであって，ⅡB病型でもその端緒が血行性の場合もありうるが，その後の肺内での進展はあくまで管内性散布である．

本来，肺結核症では一肺葉内でも個々の病巣は独立した時相で相互に無関係に進展するのが特徴

とされているが，本病型に限っては全肺葉で驚くべき斉一性を示している．この所見はランケのⅡ期からⅢ期への移行が全肺で一斉に行われるという機序によるものを考えざるをえない．同じ抗酸菌症でありながら，非結核性抗酸菌症ではほとんど遭遇しない不思議な病態である．

1) 岡　治道：肺結核症の分類．戦争と結核，坂口康蔵ほ か（編），日本医事新報社，東京，p.170，1943
2) 岡　治道，隈部英雄：肺結核症レントゲン影像の病理学的分析．粟粒結核症に酷似せる増殖性細葉性結核症．実践医理学 **9**：1-21，1939
3) 厚生省（編）：昭和28年度―結核実態調査，結核予防会，東京，pp27，1955
4) Buechner HA, Anderson AE：Dffuse indolent pulmonary tuberculosis. Am Rev Tuberc **71**：503-518, 1955

B 肺気腫の結核

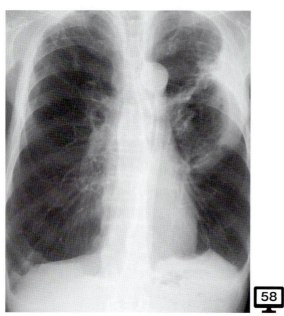

図1　症例1の入院時胸部X線写真

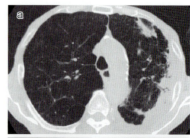

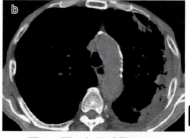

図2　図1と同時期のCT
左上葉の末梢側に浸潤影が非区域性に広がり，微量胸水を伴う．散布巣はみられない．

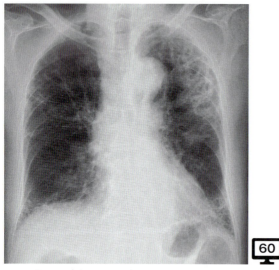

図3　症例2の入院時胸部X線写真

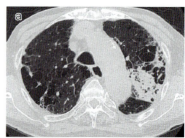

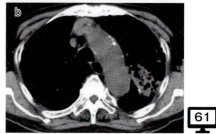

図4　図3と同時期のCT
左上葉背面に浸潤影を認めるが，散布巣はない．石灰化と限局性胸膜肥厚を認める．

症例1

肺気腫の70歳代男性
▶主訴：胸部異常影

▶既往歴：58歳時に胃癌で胃の全摘と脾摘を受けた．
▶現病歴：以前より左上肺末梢に小索状影を指摘されていたところ，定期受診時に同部に浸

潤影が出現したので，精査のため入院となった．

▶ **入院後経過**：痰は出ず，病変部の気管支洗浄液による抗酸菌塗抹検査，TB-PCR法はいずれも陰性．抗菌薬で改善なく，1ヵ月後に病変が非区域性に拡大（図1，2）し，胸痛も出現した．気管支鏡下に気管支洗浄液を得て，その結核菌培養検査が陽性と判明し，抗結核治療を開始して，次第に改善した．

症例2

気腫合併肺線維症（CPFE）の90歳代男性

▶ **主訴**：感冒症状，続く発熱
▶ **現病歴**：抗菌薬を服用するも解熱せず，10日後に細菌性肺炎と診断されて入院．
▶ **画像所見**：両下肺野に網状影がみられ，肺容積は縮小し，両上肺野は過膨張気味で左上外側には浸潤影を認めた（図3，4）．
▶ **入院後経過**：検痰による抗酸菌塗抹検査は陰性であったが，TB-PCRが陽性で結核と判断した．抗結核薬治療を開始したところ次第に改善した．後に結核菌培養検査は陽性．

考察

肺結核患者のなかでも，中高年男性では喫煙や労働環境の影響から肺気腫をベースにもつ者が少なくない．CTで検討してみると，肺気腫が軽度な場合の結核病変は通常の場合と特に違いはないが，中等度以上の場合は画像所見が大きく異なっている．その特徴は，① 非区域性に進展する肺炎像をとりやすく，② 結節性病変・空洞形成・周囲肺への気道散布性病変などの典型的な肺結核病変を欠くことである[1]．これらは結核よりも器質化肺炎や細菌性肺炎ないし肺化膿症を疑わせる画像所見である[1, 2]．一方，臨床的にみると，③ 経過が比較的緩徐，④ 炎症反応に乏しい，⑤ 菌量が少ないため喀痰検査で塗抹陽性を示しにくい[1, 2]，という特徴もある．したがって，かなり進行してからようやく排菌陽性になる例が少なくなく，総じて診断は遅れやすい．

肺気腫は「細気管支より末梢の気腔がそれを構成する壁の破壊を伴いながら非可逆的に拡大した状態の肺で，明らかな線維化病変はみられないもの」と定義[3]される．そのほとんどは重喫煙者に

みられる呼吸細気管支を中心とする細葉中心性のタイプで[4, 5]，病理学的には肺胞壁の破壊と癒合による大小の柱状構造を呈し，Kohn孔は拡大する[4]．周囲から細気管支を牽引していた肺胞壁が破壊されると二次的に細気管支は虚脱してチェックバルブが形成され[4]，細気管支自体にも慢性炎症がみられる[4, 5]．肺気腫の気流閉塞についてはこれら細気管支にまつわる変化や肺気腫による肺弾性収縮力低下など複合的な原因が挙げられている[5]．

気腫肺における結核病変が非区域性に進展する肺炎像をとる理由としては，① 拡大したKohn孔を通じて病変が広がる可能性[6]，② 肺気腫の進行とともに生ずるlateralな融合そのものが進展経路となる可能性[1]，③ 気腫性変化の間に残存する正常肺を縫うように進展したためCTで非区域性と認識される可能性[2]，④ 少量の菌体に対する過剰な免疫反応が局所で惹起されて器質化肺炎を呈した可能性[1]などが指摘されている．気道散布性病変を欠く理由としては，細気管支レベルでの破壊が原因[6]と推測されている．

なお，東京病院の経験では，病変は結核好発部位に出現し，石灰化などの陳旧性所見を有し，局所的に病変部付近に少量胸水ないし胸膜肥厚を伴う例が多かった．これらは門脇ら[1]や吉川ら[2]の症例にも共通してみられており，結核を疑わせる所見として診断に役立つものと思われる．

---

1) 吉川充浩ほか：肺気腫患者に発症した結核性肺炎の画像上および臨床上の特徴．結核 **85**：453-460, 2010
2) 門脇　徹ほか：気腫性変化を背景に非典型的画像所見を呈した肺結核の1例．結核 **86**：763-766, 2011
3) The definition of emphysema. Report of a National Heart, Lung, and Blood Institute. Division of Lung Diseases workshop. Am Rev Respir Dis **132**：182-185, 1985
4) 福田　悠：肺気腫，COPDの病理と病態．病理と臨 **24**：957-962, 2006
5) 青芝和徹：COPDの病理．化療の領域 **21**：S-1, 34-40, 2005
6) 倉島篤行：ミニレクチャー結核症の画像所見と免疫．第44回臨床呼吸器カンファレンス報告集．第一三共製薬，東京，pp.37-39, 2008

C 胸囲結核

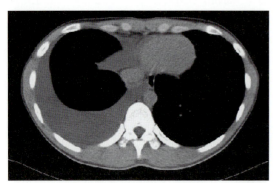

図1　胸部CT写真（初診時）

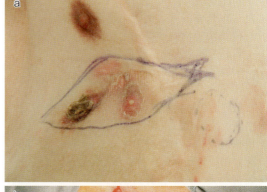

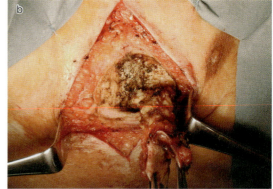

図4　胸囲結核の外観と内容
a：皮膚瘻．b：術中写真．

図2　胸部CT写真（再発時，治療前）

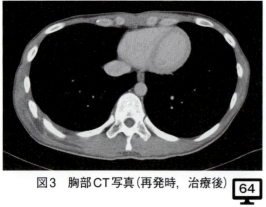

図3　胸部CT写真（再発時，治療後）

症例

21歳，男性，専門学校生
- ▶**主訴**：咳嗽・呼吸苦．
- ▶**既往歴**：特記すべきものなし．
- ▶**家族歴**：特記すべきものなし．
- ▶**現病歴**：咳嗽・呼吸苦出現し，胸部X線写真上，右肺浸潤影・右胸水貯留を認め，黄色の混濁した胸水が吸引されたため東京病院へ入院した．
- ▶**検査所見**：WBC 7,700/μL，CRP 5.89 mg/dL，ESR 31 mm/hr
- ▶**胸水**：ADA 74.5 IU/L，Tb-PCR（-）
- ▶**胸水培養**：陰性．
- ▶**喀痰培養**：陰性．
- ▶**ツベルクリン反応**：強陽性（発赤 60×40 mm，

210　Ⅰ．肺結核症

硬結 12×9 mm），QFT：陽性（ESAT-6
3.29 IU/mL，CFP-10 0.95 IU/mL）．
▶**画像所見**：胸部CT（入院時）右に多量の胸水が
みられ，右下葉S^{10}末梢にコンソリデーション
がみられる（図1）．
▶**入院後経過**：膿胸と診断し，入院後にCefoti-
amを投与したが無効で病状が悪化した．胸水
のPCR法による菌の検査は陰性であったが，
臨床経過・検査結果より結核性胸膜炎を強く
疑い，化学療法を開始した．投与開始1週間後
には症状改善し胸水も減少したため，INH＋
RFP＋EB＋PZAで2ヵ月間，INH＋RFP＋
EBで4ヵ月間治療を行った．その結果，右胸
水はほぼ消失したため化学療法を終了した．
その後，約4ヵ月経過した頃より，右側胸部か
ら背部にかけての膨隆を自覚した．胸部CT（再
発時）第八肋骨周囲に膿瘍形成，右肺S^{10}に浸
潤影を認める．肋骨を囲む形でlow density
massがみられる．胸水貯留はない．右胸膜〜
背側胸壁にかけて拡がる膿瘍と思われる（図
2）．臨床経過より胸囲結核と診断した．この
とき右肩甲骨下縁あたりに8 cm大の腫瘤を認
め，膿瘍搔爬術を検討したが，皮膚の色調変
化がまったくないことより，保存的に経過を
追う方針とした．再度INH＋RFP＋EB＋PZA
で2ヵ月間，INH＋RFP＋EBで4ヵ月間治療
を行ったところ，胸腔内の貯留は消失し，肋
骨周囲膿瘍も著明に縮小し，体表の膨隆もほ
ぼ消失した（図3）．しかし膿瘍が若干残存した
ため，INH＋RFP＋EBをさらに3ヵ月継続し
たところ，ほぼ消失した．

考察

胸囲結核は胸壁軟部組織内の結核性病変であ
り，かつて胸壁冷膿瘍，肋骨周囲膿瘍などと呼ば
れたものである．胸囲結核の診断には，膿瘍内の
結核菌の証明が大切であるが，培養陽性率は30〜
40％程度，PCR偽陰性率も30％程度あるとの報
告があり，結核菌の証明は困難なことも多い．東
京病院では診断を得るために，局所麻酔下胸腔鏡
検査を積極的に行い，胸膜生検・培養検査を施行
している．本例は胸水の抗酸菌培養陰性，PCR
陰性であったが，QFT陽性，ツベルクリン反応
強陽性，胸水ADA高値，抗菌薬無効の所見より，
結核性胸膜炎と診断した．本例同様，臨床所見の
うえから結核性病変を疑う場合には，積極的に検
査を行い，抗結核治療の導入を検討すべきである．
　ところで，本例のような胸囲結核再発時の治療
法については諸説ある．初回治療が完遂されてい
た場合，結核菌の証明は困難な場合が多い．しか
し，本例のように臨床上胸囲結核の再発が強く疑
われる場合，化学療法の再導入については賛否両
論あるが，東京病院では化学療法を再施行するこ
とが多い．その場合，HREZ 2ヵ月＋HRE 4ヵ
月を行っている．さらに，化学療法再施行6ヵ月
経過時に効果判定し，必要と判断した場合には
3ヵ月間程度治療を延長している．
　膿瘍搔爬術は非常に有用である．特に瘻孔化し
たり皮膚に強い炎症性変化があった場合は，手術
を検討するべきである（図4）．本例は，胸囲結核
再発時に膿瘍腔は比較的大きかったものの，胸壁
外に主座があり，かつ皮膚に変化がなかった．内
腔搔爬を前提とし，保存的に経過をみたところ，
徐々に膿瘍腔が縮小し，結果的に手術を回避する
ことができた．本例のように，保存的治療で軽快
する例もあるため，ときに皮膚変化の乏しい場
合，まずは化学療法を施行してみるのがよい．

D　リンパ節病変が食道および気管・気管支に穿破した結核

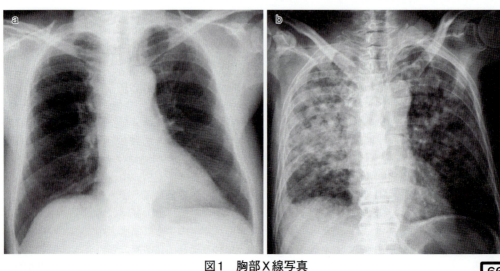

図1　胸部X線写真
a：前医受診時．b：東京病院入院時．

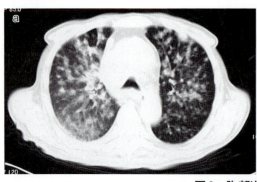
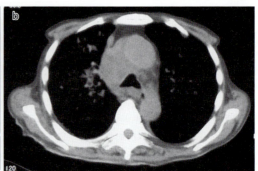

図2　胸部造影CT写真
a：肺野条件．b：軟部条件．（大動脈弓下の高さ）

症例

77歳，男性

- ▶**主訴**：咳，食思不振．
- ▶**既往歴**：3年前から高血圧．
- ▶**生活歴**：元靴職人，タバコ（−），アルコール1合/日．
- ▶**現病歴**：200x年9月から食思不振あり，10kgの体重減少，発熱も認めるようになり，11月はじめに前医に精査目的で入院．入院時の胸部X線写真では異常なしと判断され，消化管検索が行われたが異常なく，原因不明のまま退院となった．LVFX内服で発熱は一時改善したが，11月末から咳嗽が出現した．ほとんど食事がとれなくなり，翌年1月に前医に再入院した．胸部X線写真で両肺野に多発結節影がみられ，喀痰検査で中等量の抗酸菌を検出したため，東京病院に転院となった．
- ▶**現症**：体温38.7℃　SpO₂ 90%．表在リンパ節触知せず，心雑音聴取せず，肺の聴診で大水泡性雑音を聴取した．腹部に異常なく，四肢の浮腫もない．

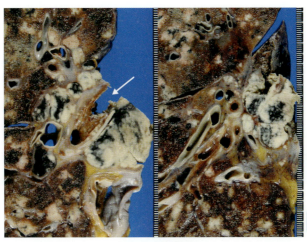

図3　右肺門部

▶ **検査所見**：Hb 12.6 g/dL，Plt $10.9×10^4/\mu L$，WBC 2,100/μL（Neu81.1% Ly17.5% Mon0.9% Bas0.5%）ESR102 mm/hr，TP 6.3 g/dL，Alb 1.8 g/dL，AlP 379 IU/L，AST 169 IU/L，ALT 38 IU/L，γGTP 37 U/L，LDH 868 U/L，BUN 56.1 mg/dL，Cre 2.20 mg/dL，CRP 21.14 mg/dL，IgG 2,079 mg/dL，IgA 1,079 mg/dL，IgM 60 mg/dL，HbA1c 5.5%，CEA 3.4 pg/mL，Cyfra 8.8 ng/mL，ProGRP 79.1 ng/mL，SLX 60 U/mL，β-D グルカン＜6 mEg/L，抗 HIV 抗体（陰性），ABG pH 7.499，$PaCO_2$ 28.7 mmHg，PaO_2 56.2 mmHg，HCO_3^- 22.3，喀痰：コアグラーゼ陰性 *Staphylococcus*（1+），*Candida krusei*（1+），*Candida tropicalis*（1+），抗酸菌：塗抹（3+），PCR 法で Tb（+），細胞診 class I

▶ **画像所見**：前医の胸部X線（図1a）では気管右側の縦隔リンパ節腫大によると思われる縦隔陰影の拡大を認めるが，肺野には異常なし．東京病院入院時の胸部X線写真（図1b）では両側の上中肺野優位に多発結節影がみられ，右胸水が出現している．CT（図2）では全肺に上葉優位に径1 cm程度の結節を多数認め，一部気道との交通があるように見える．右S^6には散布影を認め，胸膜直下にはランダムな分布の病変もみられる．また，縦隔リンパ節の著明な腫大および心嚢水の軽度貯留を認める．リンパ節の石灰化はない．

▶ **入院後経過**：入院後病状は急速に悪化し，全身管理を行うも第4病日に死亡した．剖検では多発肺結節および腫大縦隔リンパ節とも結核病変からなっていることが示され，リンパ節の結核病変は気管〜右主気管支にかけて径2 cmに及ぶ欠損（穿孔）に連続していることが判明した（図3）．すなわち，本例の病態はリンパ節結核が気管〜右主気管支に穿破し，全肺に経気道散布したものと考えられた．なお，リンパ節結核病変は中部・下部食道にもそれぞれ穿破しており，その周囲にはリンパ行性に進展したと思われる小乾酪壊死巣を認めた（図4）．また，脾・肝・腎・骨髄には菌が血行性に散布して形成されたと考えられる乾酪壊死巣，すなわち，粟粒結核病変が多発していた．

考察

本症例では，当初，粟粒結核などの結核として一元的にとらえるべきなのか，肺癌，転移性肺腫瘍に結核を併発したと考えるべきなのかが問題となった．粟粒結核としては多発結節影のひとつひとつの結節が大きいことが，気道散布型結核としては散布源になりうる病変部位を確認できないことが疑問点であり，一方，転移性肺腫瘍としては分布が上葉優位であること，結核菌の大量排菌があることが問題点であった．後に明らかになった本例の病態，すなわち縦隔リンパ節結核の気管穿破からの広範な気道散布はこれらの疑問点のすべてに答えるものであった．内因性再燃が大半を占めるわが国の高齢者結核例では高度な縦隔リンパ節結核はめずらしいため，生前には病態を十分に

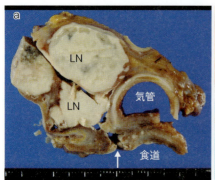
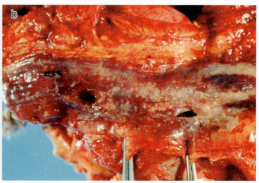

図4 縦隔リンパ節食道穿破部

表1 結核既感染率の推計（%）

西暦（年）	1985	2000	2015	2030
40歳	34.5	9.8	4.4	2.7
50歳	60.1	23.2	7.6	4.0
60歳	80.3	48.4	15.7	6.1
65歳	85.0	60.7	23.9	8.1
70歳	87.9	72.9	36.0	11.1
75歳	90.1	80.6	48.8	16.2
80歳	91.9	85.2	61.1	24.3
85歳	93.4	88.1	73.1	36.4

［大森正子：結核既感染者の推計．疫学情報センター，https://www.google.co.jp/url?sa=t&rct=j&q=&esrc=s&source=web&cd=1&cad=rja&uact=8&ved=2ahUKEwjJpt6-tIviAhWNw4sBHZ66AUkQFjAAegQIBBAC&url=https%3A%2F%2Fwww.jata.or.jp%2Frit%2Fekigaku%2Findex.php%2Fdownload_file%2F-%2Fview%2F961%2F&usg=AOvVaw13LCzLUFOa7V9kH8vbew0_（2019年5月10日アクセス）より］

想定することができなかったのである．ただ，本例の剖検所見では肺内に結核初感染（石灰化）巣は認められず，高齢者における初感染結核の可能性も否定はできない．各年代の既感染率は年々低下しており（表1），今後，高齢者でも初感染結核症のような臨床像を呈する症例が増えてくる可能性がある．

E 喉頭結核

> **症例**
>
> 43歳，女性

- ▶主訴：咳，血痰
- ▶既往歴：特記なし，非喫煙者
- ▶現病歴：1年前より咳あり，近医で気管支喘息として通院中に血痰が出現し，喀痰の抗酸菌塗抹検査で抗酸菌陽性，PCR-TB陽性で肺結核と診断され，東京病院へ紹介入院となった．
- ▶現症：37℃，嗄声あり，右上肺に湿性ラ音を聴取．
- ▶入院時胸部X線所見：右上肺野に浸潤影を，両側肺野に散布影を認める（図1）．
- ▶入院後気管支鏡検査：左声帯に高度の発赤・腫脹あり（図2），気管〜右主気管支〜右上葉支にかけて非連続的に白苔や一部狭窄がみられた．
- ▶入院後経過：INH + RFP + EB + PZAによる

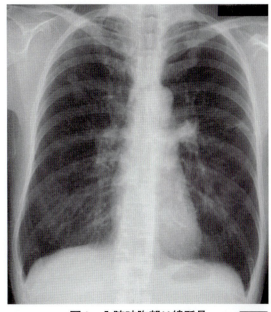

図1 入院時胸部X線所見

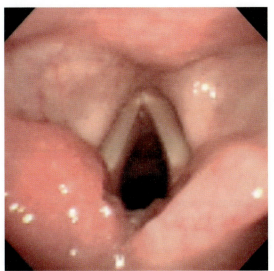

図2 喉頭結核治療前の気管支鏡所見（発赤・腫脹）

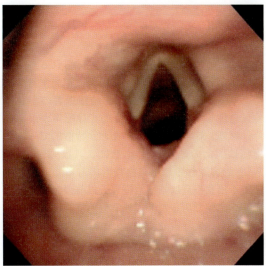

図3 喉頭結核治療後の気管支鏡所見（正常化）

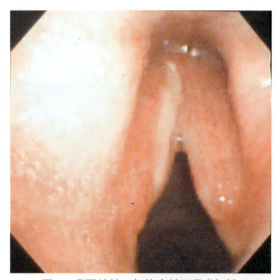

図4 喉頭結核の気管支鏡所見（潰瘍）

治療を開始したところ，嗄声は速やかに消失した．咳も徐々に減少し，菌陰性化も得られたため，入院後2ヵ月で軽快退院となった．退院直前の気管支鏡検査再検では声帯はほぼ正常化していたが（図3），気管以下には所々に狭窄所見を認めた．

考察

喉頭結核は原発性と続発性に分けられるが，そのほとんどは肺結核の管内性進展に続発するものであり，1950年代以前には肺結核患者の半数近くに合併していた[1]．症状としては嗄声が最も多く，疼痛，咳嗽，呼吸困難などが特徴的で，特に疼痛は明治の歌人，長塚 節によれば"針のごとき"と形容されるほど高度なものも多く，嚥下痛による摂食不良は結核治療導入以前の時代には致命的な兆候であったという．その後，抗結核療法の発展や患者背景の変化とともに喉頭結核は急速に減少し，実地診療で経験されることは今日ではまれとなっている．この喉頭結核の著減は全世界的なものであり[2]，その結果，逆説的に診断の遅れ（doctor's delay）への注意が喚起される状況になっている[2,3]．

喉頭結核の肉眼形態像は基本的には同じ気道病変である気管支結核に類似しているが，耳鼻咽喉科的には以前より肉芽腫型，軟骨膜炎型，潰瘍型，浸潤型，狼瘡型の5型に分類されている[1]．今日，呼吸器内科で経験される喉頭結核は，①耳鼻咽喉科で診断され，呼吸器内科へ結核治療目的で紹介される場合と，②気管支結核症例の一部分症として気管支鏡検査時に偶発的に発見される場合，に分けられる．前者について山下ら[4]による耳鼻咽喉科からの報告では時代的な病型の変遷が示されており，それによると1960年以前には潰瘍型や浸潤型が多いが，近年ではその大部分が肉芽腫型に集約されているようである．肉芽腫型の喉頭結核は喉頭腫瘍との鑑別がむずかしい場合が少なくないため，初診の耳鼻咽喉科医から総合病院の耳鼻咽喉科医への生検依頼まで時間がかかったり，あるいは腫瘍疑いとしての経過観察などが行われたりするとdoctor's delayが長期化してしまうものと思われる．他方，後者について，東京病院の気管支結核103例中7例（6.7％）で喉頭結核がみられているが，その形態としては潰瘍（図4）の場合が多かった[5]．なお，喉頭結核の背景・危険因子としては喫煙が一般的に有力であるとされており[2,3,6]，その点は気管支結核の患者背景とは若干異なるようである．

喉頭結核の抗結核薬に対する治療反応性はきわめて良好で，気管支結核の場合とは異なり，通常，後遺症なく速やかに治癒する．東京病院の気管支結核合併例でも，肺結核―気管支結核―喉頭結核と連続性潰瘍病変を有する症例の抗結核薬による治療において，最も早く病変の消退がみられるのが喉頭結核であった．

1) 大藤敏三：喉頭結核症．日本結核全書，第8巻第1，肺外結核，藤田真之助ほか（編），金原出版，東京，pp151-168，1958
2) Rizzo PB, et al：Laryngeal tuberculosis：an often forgotten diagnosis. Int J Infect Dis 7：129-131, 2003
3) 佐々木結花ほか：喉頭結核12例の検討．結核 66：733-738，1991
4) 山下 勝ほか：喉頭結核4例．耳鼻臨床 95：275-279，2002
5) 田村厚久ほか：気管支結核の現状―103例の解析―．結核 82：647-654，2007
6) Reis JG, et al：Factors associated with clinical and topographical features of laryngeal tuberculosis. PLoS One 11：e0153450, 2016

F　腸結核

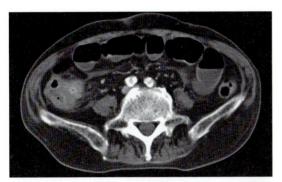

図1　腹部造影CT

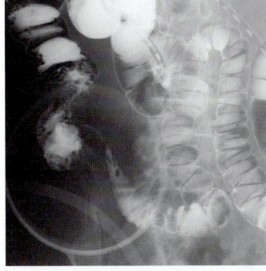

図2　イレウス管造影

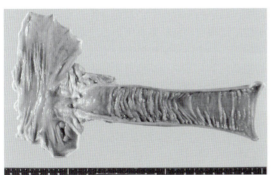

図3　切除検体の肉眼像

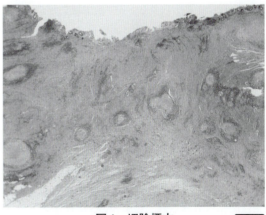

図4　切除標本
壊死性肉芽腫がみられる(HE染色，対物×1.25)．

症例

77歳，男性
- ▶主訴：嘔吐・腹部膨満
- ▶既往歴：脳梗塞後遺症，2型糖尿病，陳旧性心筋梗塞，心房細動
- ▶現病歴：東京病院入院2ヵ月前に嘔吐・腹部膨満を認め，イレウスの診断で前医に入院となった．大腸内視鏡で回腸末端部に狭窄を認め，生検材料の抗酸菌培養が4週で陽性となり，結核菌と同定されて腸結核と診断された．右肺に粒状影がみられ，排菌は認めなかったが画像所見から肺結核合併と診断した．化学療法を開始して症状は改善していたが，1ヵ月後に再度イレウスとなり，治療継続のため東京病院に転院となった．
- ▶身体所見：腹部に膨満と鼓音を認めた．
- ▶検査所見：WBC 5,400/μL，RBC 340×10^4/

μL, Hb 10.4 g/dL, Plt 20.5×10⁴/μL, ALB 2.3 g/dL, CRP 0.57 mg/dL, HbA1c 5.9%, T-SPOT 陽性

▶画像検査：腹部CT（図1）では回盲部末端に全周性壁肥厚と口側に腸管の拡張と腸液貯留を認めた．腸粘膜には軽度の造影効果がみられた．胸部画像では右S³に粒状影を認めた．イレウス管造影（図2）では回盲部に4cmにおよぶ線維性狭窄がみられた．大腸内視鏡では盲腸にびらん発赤を伴う不整な潰瘍瘢痕を認め，回盲部は著明に狭窄しており内視鏡の挿入は困難であった．

▶入院後経過：イレウス管を挿入して減圧し，待機的に腸切除術を施行した．術後には経口薬へ切り替えて治療を継続した．手術検体（図3，4）では帯状潰瘍瘢痕による狭小化がみられ，腸管壁に壊死性肉芽腫形成を認めた．1ヵ月間治療されており，病変部に菌体は証明されなかった．

考察

腸結核の罹患率は2015年の報告では248人で結核全体の1.4％と少ないが，低下はしていない．本症はやや女性に多いが，文献報告では男性の比率が上昇している[1,2]．腸結核の感染経路は，①活動性肺結核で菌を含む喀痰の嚥下による管腔感染，②他病巣からの血行性，もしくはリンパ行性感染，③近接臓器からの直接浸潤，④ *Mycobacterium bovis* に感染した牛乳摂取による管腔感染，である[3]．化学療法が普及する以前は，肺結核における腸結核合併率は高く，予後を左右していた．菌の嚥下による二次性腸結核が多くみられていたが，近年では腸結核のみを病変とする原発性腸結核もみられ，腸結核の3割程度を占めると報告されている[2]．本症例では排菌はないものの肺結核を合併しており，嚥下による管腔感染が疑われた．

腸結核の発症部位は回盲部が44〜93％と最も多い[4]が，近年，小腸内視鏡の普及により小腸結核の報告例も増加している[2]．回盲部では管腔が狭くうっ滞が起こりやすいうえ，リンパ組織が豊富にあるため結核菌が集積しやすく病変ができやすいといわれている[4]．結核菌が感染するとリンパ濾胞炎となり，病変はリンパ流に沿って拡がる．回腸病変の場合には，パイエル板に一致して楕円形の潰瘍となり，進展すると帯状潰瘍となる[5]．病変は全周性に及ぶため，狭窄や閉塞が問題になることがある．

腸結核は発熱，食思不振や体重減少といった非特異的な症状をきたすことが多いが，無症状のことも多く，診断がむずかしい．本例のように腸閉塞，腸穿孔など合併症により発見される場合もある．内視鏡所見ではしばしばCrohn病など炎症性腸疾患との鑑別が問題となり，診断には，内視鏡下生検の病理組織において乾酪性肉芽腫や抗酸菌の存在を示したり，培養検査やPCR法で結核菌を証明する必要がある．

本例は内視鏡所見で結核に矛盾しない所見を認め，培養検査の結果とあわせて確定診断となった．本症の治療は標準治療でよい．本例では化学療法開始後に一時的に腸閉塞が解除されたが，1ヵ月後に再度閉塞がみられた．治癒過程での瘢痕狭窄によるものと思われる．治療が軌道に乗った頃に腸穿孔を起こし，緊急手術となる例も東京病院では複数例経験されている．基本的には，化学療法に対する反応性は良好であるが，腸閉塞や腸穿孔，コントロールできない出血などで再手術が必要になる例があることに留意する．

---

1) 疫学情報センター：結核発生動向概況．結核年報2015, http://www.jata.or.jp/rit/ekigaku/toukei/nenpou/（2019年2月1日アクセス）

2) 小林広幸：本邦における消化管結核の現状．胃と腸 **52**：145-156, 2017

3) Horvath KD, Whelan RL：Intestinal tuberculosis：return of an old disease. Am J Gastroenterol **93**：692-696, 1998

4) Eric H, et al：Tuberculosis and nontuberculous mycobacterial infections, 6th ed., David Schlossberg, et al (eds.), ASM Press, Washington DC, pp.350-366, 2011

5) 岩崎龍郎：結核の病理，改訂版，結核予防会，東京，pp.107-113, 1997

G　婦人科臓器の結核（胆嚢結核＋子宮結核）

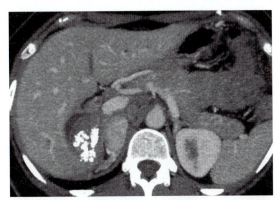

図1　腹部CT写真

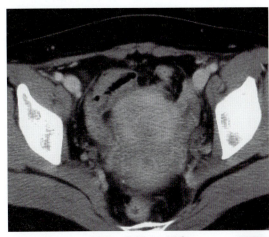

図2　骨盤CT写真

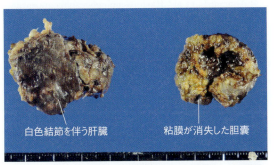

白色結節を伴う肝臓　　粘膜が消失した胆嚢

図3　摘出した胆嚢および肝臓

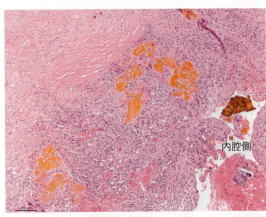

内腔側

図4　胆嚢（HE染色，中拡大）

症例

41歳，女性

▶ **主訴**：発熱
▶ **現病歴**：22年前にフィリピンから来日．2ヵ月前の健診で肝障害を指摘され，近医で胆嚢癌が疑われた．閉塞性黄疸をきたし経皮経肝的胆道ドレナージ（PTBD）を施行されて黄疸は改善したが，発熱が持続した．PET-CTで子宮と卵巣に集積像を認めて子宮内膜生検を施行され，間質に肉芽腫性変化とラングハンス型巨細胞を認めたため，結核を疑われた．胆汁抗酸菌検査で少量の結核菌を検出し，胆嚢および子宮結核の診断で東京病院に転院となった．

▶ **現症**：体温 37.5℃．PTBDドレーン留置以外には身体所見上異常なし．
▶ **検査所見**：WBC 3,800/μL，CRP 6.03 mg/dL，T-Bil 2.11 mg/dL，D-Bil 1.77 mg/dL，AlP 1,727 U/L，AST 58 U/L，ALT 70 U/L，γ-GTP 301 U/L，LDH 249 U/L．
▶ **画像所見**：胸部CTで両側上葉と右下葉S⁶に散布影などを認めた．腹部CTでは胆嚢に多数の石灰化を伴う5×3 cm大の腫瘤を認め，肝右

19．多彩な症例　**219**

葉背側に進展あり（図1）．腫瘍による圧排で門脈，右肝動脈や総肝管などは狭窄しており，子宮内膜壁肥厚などの所見がみられる（図2）．

▶入院後経過：痰の培養検査で結核菌陽性となり，抗結核薬治療（肝障害のためINH，RFP，EBの3剤で開始）を行う（12ヵ月間）．治療中にCTなどで確認したが，総胆管の閉塞は解除されなかった．抗結核薬治療を終了して約5ヵ月後に手術を施行し，胆嚢周囲などの広範で強固な癒着を剥離し，胆嚢および肝臓に連続する腫瘍を認めた．腫瘍を切除（図3）し，肝胆管空腸吻合を施行した．

切除した胆嚢では粘膜が消失しており，小円形細胞主体の炎症細胞浸潤を伴う肉芽組織および類上皮細胞性肉芽腫により置換されていた（図4）．

考察

元来，胆汁中の胆汁酸は結核菌の生育を阻止する[1]ため，胆嚢結核はきわめてまれである．本症の症状は腹痛，黄疸など非特異的である．本例のように胆嚢内腫瘤を形成する場合に胆嚢癌との鑑別が重要であるが，造影CTにおいて腫瘤内に多中心性壊死を伴うことや多発性の斑状の石灰化を伴うことが胆嚢結核の病理を反映した所見と報告されている[2]．

女性性器結核は無症状のことも多いが，不妊，過少・過多月経，下腹痛などの症状をきたすことも少なくない．子宮卵管造影でみられるT字型子宮や偽単角子宮などの所見[3]や，CTやMRIでみられる子宮と周囲組織の高度の癒着は結核の可能性を示唆する所見である．子宮鏡や腹腔鏡による細胞診や組織診が診断につながる場合もある[4]．

他臓器の結核症を伴わない胆嚢結核，子宮結核を診断するのはむずかしいが，特徴的な画像所見の理解は必要である．また，本例のように肺など他臓器に結核を疑わせる病変がある場合は，胆嚢結核や子宮結核といったまれな結核症も鑑別に挙げ，抗酸菌検査や病理検査を進めるべきである．

---

1) Bergdahl L, Boquist L：Tuberculosis of the gallbladder. Br J Surg **59**：289-292, 1972
2) Xu XF, et al：Gallbladder tuberculosis：CT finding with histopathologic correlation. Korean J Radiol **12**：196-202, 2011
3) Ahmadi F, et al：Hysterosalpingographic appearances of female genital tract tuberculosis：Part Ⅱ：Uterus. Int J Fertil Steril **8**：13-20, 2014
4) Sharma JB：Current diagnosis and management of female genital tuberculosis. J Obstet Gynaecol India **65**：362-371, 2015

H　脈絡膜の結核性病変を認めた粟粒結核

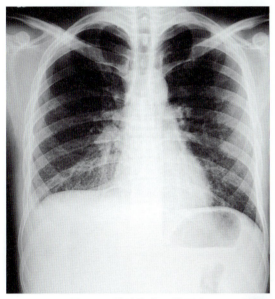

図1　入院時胸部X線写真

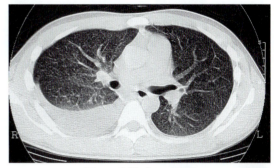

図2　入院時CT写真

症例

20歳代，男性

- ▶ **主訴**：発熱．
- ▶ **現病歴**：生来健康．1ヵ月前から発熱，咽頭痛が出現し近医を受診．抗菌薬で軽快せず，肝機能障害と40℃の発熱のため入院となった．入院2週間後に胸部X線写真で粒状影が出現し，肝生検，骨髄穿刺で類上皮細胞肉芽腫を認め，粟粒結核の診断でINH，RFP，EBが開始されて東京病院に転院となった．
- ▶ **現症**：40.1℃，表在リンパ節は触知せず．
- ▶ **検査所見**：WBC 4,600/μL，RBC 427×10⁴/μL，Hb 12.3 g/dL，Plt 18.4×10⁴/μL，ESR 26 mm/hr，CRP 7.15 mg/dL，Alb 2.7 g/dL，AST 165 U/L，ALT 91 U/L，AlP 1,277 U/L，LDH 1,337 U/L，pH 7.509，Paco₂ 30.1 Torr，Pao₂ 54.4 Torr，抗HIV抗体（−），ツベルクリン反応22×15/25×18，胸水ADA 84.4 U/L
- ▶ **抗酸菌検査**：喀痰塗抹陰性，培養陽性，胸水陰性．
- ▶ **画像所見**：胸部X線写真，胸部CT写真でびまん性の粒状影と右胸水貯留を認めた（図1，2）．頭部MRIでは多発性に造影される周囲に浮腫を伴った結節影と輪状影を認めた（図3）．眼底検査では1/2乳頭径，約2〜3 mmの黄白色結節を認めた（図4）．
- ▶ **入院後経過**：酸素吸入，胸水ドレナージを行い，INH，RFP，EB，SMで治療．1週間後，胸部X線陰影悪化し呼吸不全増強したため，methylprednisolone 500 mgを3日間使用した．その後INHとSMに耐性と判明したためRFP，EB，PZA，KM，LVFXに変更し，胸部X線所見は改善したが発熱は続き，解熱したのは入院後4ヵ月目であった．

考察

本例は初感染に引き続く血行播種により肺，胸膜，肝臓，脳，脈絡膜に結核病変を形成した粟粒結核の典型例である．一般に眼組織のすべての部位に結核病変を形成しうるが，粟粒結核の部分症として認められる脈絡膜病変が最も多い．脈絡膜粟粒結核は灰白色〜黄白色の径0.5〜3 mmのや

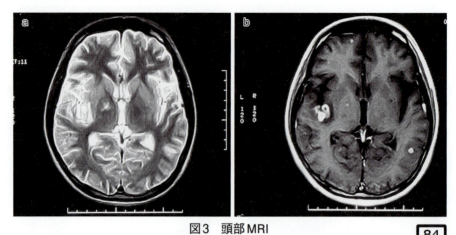

図3　頭部MRI
a：T1強調．b：T2強調．

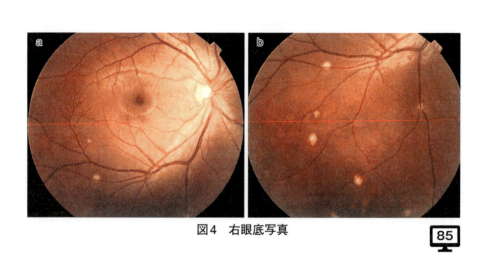

図4　右眼底写真

や不正円形の結節として出現する．胸部画像の異常所見に先行して出現し診断上の手がかりとなることがある．不明熱で粟粒結核を疑う場合は眼底検査が有用で，粟粒結核の15〜30％に脈絡膜病変を認めるといわれている．2017年の結核新規登録で眼の結核は19例（臓器重複あり）であった．

I 精巣上体結核

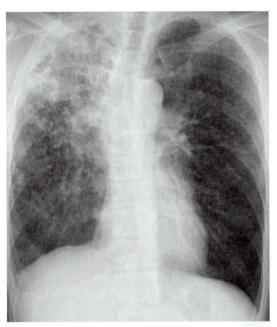

図1　入院時胸部X線写真

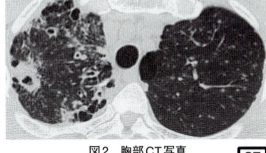

図2　胸部CT写真
（肺の条件：上肺）

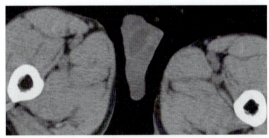

図3　腹部CT写真（入院時）

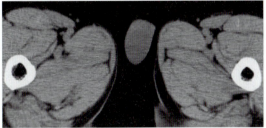

図4　腹部CT写真（6ヵ月）

症例

54歳，男性

▶ **主訴**：発熱，血尿，陰囊痛

▶ **現病歴**：生来健康な54歳男性．6ヵ月前より咳，3ヵ月前より発熱，血尿，陰囊痛が出現して前医を受診した．胸部CTで全肺にわたる粒状影，多発空洞影を認め，尿検査で抗酸菌塗抹（+），Tb-TRC陽性が判明した．粟粒結核を疑われて東京病院へ転院となった．

▶ **現症**：身長159.0 cm，体重44.3 kg（BMI 17.5）．体温39.0℃．触診で右陰囊（精巣上体部）の腫大と圧痛を認めた．

▶ **検査所見**：＜血液検査＞WBC 4,900/μL（Neutro. 79.3 %，Ly. 11.4 %），CRP 8.37 mg/dL，ESR 68 mm/hr，QFT 陽性．＜尿検査＞尿潜血（3+），尿赤血球100/HPF．＜抗酸菌検査＞喀痰：塗抹 陰性，Tb-TRC 陽性，培養0週陽性．尿：塗抹 陰性，Tb-TRC 陽性，培養0週陽性．

▶ **画像検査**：胸部X線写真（図1）では，右上肺野に空洞を伴う浸潤影を，右中下肺野，左全肺

野に粒状影を認めた．胸部CT写真（図2）では，一部石灰化を伴う壁の厚い空洞影・浸潤影とランダムな分布の粒状影を認めた．腹部CT写真（図3）では，右精巣上体の腫大と膿貯留を認めた．

▶ **入院後経過**：肺結核 b_2Ⅲ・男性性器結核（精巣上体結核）と診断した．INH，RFP，EB，PZAの化学療法を開始し，速やかに自覚症状が消失した．治療開始後6週間目より尿中結核菌培養は陰性化し，後日，結核菌培養検査で全感受性菌であることが判明した．胸部異常影は徐々に消腿し，6ヵ月時点での腹部CT写真（図4）では，右精巣上体の膿貯留の改善を認めた．経過良好で，全化療期間9ヵ月で治療終了を予定した．

考察

近年，結核患者の減少に伴って性器結核の総数も減少傾向にあるが，肺外結核に占める割合に大幅な変化はない．2005年の統計では，肺外結核5,664例中，性器結核は37例（0.65％）であったが，2015年では，肺外結核3,580例中，性器結核21例（0.58％）であった．なお，性別による内訳は，男性14例，女性7例と男性の頻度が有意に高い[1]．男性性器結核の病変部位は，精巣上体・精巣，次いで前立腺が多く[2]，女性性器結核では，卵管が大多数であり，子宮，卵巣と続く[3]．性交渉による感染やリンパ行性の病変も存在するものの，大部分は血行性に菌が散布し，その後，管内性に病変が波及するとされる[4]．単発での発病のほかに本症例のような粟粒結核や肺結核に伴う場合もあり，過去には，20～30％で肺の結核病変がみられるとの報告もある[5]．臨床症状としては，男性では排尿困難，頻尿，血尿，腹痛，陰嚢の腫大・硬結などが[6]，女性では腹痛，月経不順，不正性器出血などが多い[3]．しかし，その他に非典型的なものも含めて症状は多岐にわたり，無症状のことも少なくない．そのため，診断が遅れ，不妊につながることもあり注意が必要である[3,6]．確定診断は組織からの結核菌の証明によるが，2013年から2016年までの期間に東京病院で入院加療を施行された4例の性器結核のうち，細菌学的に診断を得た例は1例のみであった．いずれの症例も，腹部CT画像で陰嚢腫大や卵巣腫大・卵管狭窄といった異常がみられ，経過やその他の検査所見を考慮して臨床診断されていた．

性器結核の治療については，肺結核と同様に抗結核薬による6ヵ月以上の化学療法が標準的であり，外科的な処置を要する症例はまれである[7,8]．東京病院の検討においても，本症例を含め全例で化学療法が奏功していた．

---

1) 疫学情報センター：http://www.jata.or.jp/rit/ekigaku/（2019年2月1日）

2) Nakane K, et al：Nationwide survey of urogenital tuberculosis in Japan. Int J Urol **21**：1171-1177, 2014

3) Sharma JB, et al：Current diagnosis and management of female genital tuberculosis. J Obstet Gynaecol India **65**：62-71, 2015

4) 結核予防会（編）：医師・看護職のための結核病学，第6巻，追補，結核予防会，東京，pp.42-44，2013

5) Wise GJ, et al：An update on lower urinary tract tuberculosis. Curr Urol Rep **9**：305-313, 2008

6) Kulchavenya E, Kholtobin D：Diseases masking and delaying the diagnosis of urogenital tuberculosis. Ther Adv Urol **7**：331-338, 2015

7) Jacob JT, et al：Male genital tuberculosis. Lancet Infect Dis **8**：335-342, 2008

8) Medeb R, et al：Epididymal tuberculosis：case report and review of the literature. Urology **65**：798, 2005

第 II 章

非結核性抗酸菌症

1 増えている非結核性抗酸菌症

● **本邦における非結核性抗酸菌症の疫学**

　疫学は,「明確に規定された人間集団のなかで出現する健康関連のいろいろな事象の頻度と分布およびそれらに影響を与える要因を明らかにして,健康関連の諸問題に対する有効な対策樹立に役立てるための科学」と定義される.これを非結核性抗酸菌(NTM)症に当てはめると,「NTM症の疫学とは,その頻度と分布およびそれらに影響を与える要因を明らかにしてNTM症の諸問題に対する有効な対策樹立に役立てるための科学」となる.具体的には,「頻度分布を観察することを目的とするため,集団と調査時期を明確にしたうえで頻度や分布を調べる必要があり,NTMに影響すると結論づけられた要因を除外,軽減する対策を講じ除外後の効果を公衆衛生学的に考えるのがNTM疫学の社会的意義である」となる.よって,あえて治療には触れないが,最大の目標は,正確なサーベイランス体制の確立によって疫学(罹患率,有病率)情報を得て,環境,宿主因子などのNTM症の発症に影響する因子を同定し,その要因を除外することによって罹患率,有病率の低下を確認することにある.

　しかし,"基本となるNTM症の頻度と分布の情報(疫学情報)を得ることは困難",という根本的な問題がある.その原因には,結核のような報告義務がないこと,NTMが環境常在菌であるため菌の同定が即診断とならないという点(菌の診断基準には喀痰培養で2回,気管支鏡など侵襲的検査で1回),および診断基準は画像などの臨床基準も求めているため全例報告はほぼ不可能,などの諸点が挙げられる.しかし,本邦では,束村らが確立した世界的にも特異な手法により1970年初頭からの罹患率を推定してきた歴史がある.その手法は,毎年の新規入院NTM患者数と新規入院菌陽性抗酸菌患者数の比と,結核の統計で得られる活動性結核罹患率の積で求めるものである.そして,結核の統計で1999年から2003年まで採用された「非定型抗酸菌陽性」の情報,束村ら

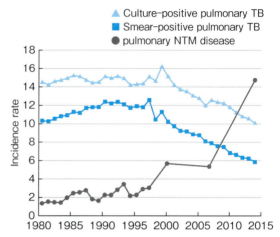

図1　肺NTM症,培養陽性結核,および塗抹陽性結核の罹患率推移(1980〜2015)
2014年調査により肺NTM症の罹患率が菌陽性,塗抹陽性結核の罹患率をはじめて超えたことが示された.
　　　　　　　　　　　　　　　　[文献1をもとに作成]

の手法を拡大して行った非結核性抗酸菌症研究協議会(協議会)の全国アンケート調査,最新はAMED研究班(阿戸班)へとつながり,40年以上もの推移を知ることができている[1].罹患率推移を図に示している(図1).1970年代には1/10万以下で横ばいであったが1982年ごろから漸増傾向が確認され(1984年にはじめて罹患率が2/10万を超えた),1990年代以降は明らかな増加へ転じた.2007年の協議会の拡大アンケート調査罹患率は5.7/10万,さらに7年ぶりに行われた研究班の調査では14.7/10万と2007年からは2.6倍へと急増していることが示されている.2014年調査では,菌陽性結核罹患率を初めて超え,日本の抗酸菌症が新しい時代へと移ったことを示した.

　一方で,実地臨床では以前より結核以上の症例数が存在していたという事実があった.これは,結核では6〜9ヵ月間で標準治療が完遂されるのに対して,NTM症では十分な治療法がないこと,および無治療で経過観察するなどによって患者数

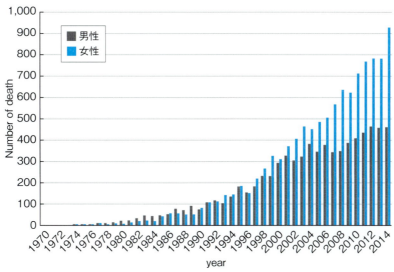

図2 NTM症による死亡数の推移
1970年にはじめて3件の死亡例が報告され，以後，死亡例数は漸増し1990年代から増加が顕著となっている．2000年以降は女性優位に増加し，2014年には1,389件（男性：460，女性：929の死亡例）が報告されている．

の累積が著しいためなどによる．よって，有病率がNTM症の公衆衛生上のより重要なデータといえる．ある年の有病者は，新規に診断された軽症例から長期にわたり進行した重症例まで含まれ，なかには死亡に至る症例も存在する．死亡数と致死率を求めれば有病者数を推定できる（死亡数＝有病者数×致死率）．本邦のNTM症の死亡統計分析が報告されている．それによると，1970年にはじめて3例が報告され，以後1980年30例（男性22/女性8），1990年158例（男性76/女性82），2000年608例（男性295/女性313），2010年1,121例（男性409/女性712）と上昇し，特に2000年頃から女性優位の傾向を示している（図2）[2]．罹患率調査の行われた2014年には男性460例，女性929例の1,389例の死亡が報告されている．この死亡統計から推定される有病率は，約112/10万と推定された（致死率1％）．本邦において結核は1970年代初頭まで高まん延状態（罹患率100以上）にあったが，現在はNTM症の高まん延状態にあるといえる．

● 菌のデータ

2014年調査の結果，肺NTM症の菌種構成はMACが88.8％と大半を占め，M. kansasiiが4.3％，M. abscessus complexが3.3％と続いた．この割合は，国療研究班の1971～1972年報告のMAC 96％，M. kansasii 3.8％に近いが，M. abscessus complexが急増してきていることが注目される．さらに，世界的に疫学分析手法の主流となっている抗酸菌データ分析の結果が報告されている[3]．主要検査センターの計11万件（2012～2013年）を超える抗酸菌データから，肺NTM症の菌の診断基準（喀痰から2回以上，気管支鏡，組織検体では1回の同定）により症例を抽出した種々の結果が示された．NTMが分離されたのは27,142例，そのうち27.7％（7,523例）が基準を満たしていた．主要菌種では，M. aviumが同定16115例のうち29％，M. intracellulareは同定8112例のうち，28.6％が基準を満たしていた．基準を満たす割合が最も高かったのはM. kansasiiの43.6％で，M. abscessusの37.1％がそれに続いた．M. scrofulaceum, M. xenopi, M. marinumは約33％とほぼ同じ割合であった．MACに占めるM. aviumやM. intracellulareの比は，M. intracellulareは西南部日本で，M. aviumは北東部で高い割合であることが示された（図3）．M. kansasiiは1980年代より報告されていたのと同様に近畿地方で高かった．一方，M. abscessusは九州沖縄地方で高いことが明らかとなった．ま

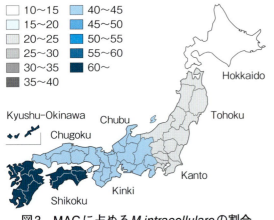

図3　MACに占める*M.intracellulare*の割合

西日本にいくに従い*M. intracellulare*の割合が徐々に増加していることがわかる．*M. kansasii*は近畿地方に，*M. abscessus* complexは九州沖縄地方に高い．

［文献3をもとに作成］

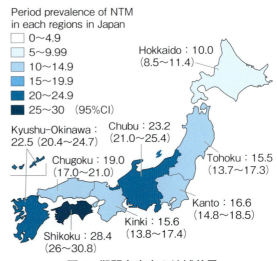

図4　期間有病率の地域差異

有病率は中部以西で高くなっており，北海道が最も低い．

［文献3をもとに作成］

た，期間有病率は中部以西の西日本で高い（死亡統計の分析で報告されている傾向に近い）ことが示されている（図4）．

● 各国からの報告の概要

北米：米国ではわが国と同様に中高年女性を中心として有病率の増加が報告されている[4]．MACが約80％を占め，RGM（特にMABC），*M. kansasii*が続いている．有病率は10万人あたり6前後であり，地域差（南東部に高い）があることが報告されている（2007年65歳有病率は47/10万）．カナダのオンタリオ州は2010年有病率を9.8/10万で*M. xenopi*が2番目に多いと報告している[5]．
欧州：MAC，*M. kansasii*，MABCといった主要菌種に加えて，日本では希少菌種である*M. malmoense*，*M. xenopi*が加わり，国，地域ごとにさまざまな割合でみられることが報告されている[6〜8]．主に罹患率が報告されており10万人あたり2前後と日米豪などの報告より低く，COPD合併例が多いのが特徴である．
オセアニア：オーストラリアのクイーンズランド州からの報告が続いている[9]．罹患率は1999年に2.2であったが，2005年には3.25まで上昇したとしている．主要菌種はMACであるが，本邦と異なり*M. intracellulare*が60.8％で*M. avium* 13.8％，*M. kansasii* 7.7％と続いている．
アジア：韓国，台湾の専門病院から患者数の増加が報告されている．韓国の主たる患者背景は中高年女性で日本と類似しているが，MABCが10％以上で2番目に多い．同様に台湾でもMABCがMACに続くが，日本や韓国と異なり男性で肺結核後遺症やCOPDなどの基礎疾患をもつ例が多いとしている[10]．

● 診断基準の変遷（束村の研究を中心に）

本邦においてNTM症の診断基準をはじめて提唱したのは日比野・山本らで1960年代のことである[11]．当時のNTM症の罹患率は1％以下であり，結核専門施設でその診療が行われていたこと，コロナイゼーションであるという疑念を払拭する必要があったことから，厳密な基準となっている．その後，疫学調査を行っていた束村が，検査回数によって菌同定の臨床的意義が異なることを明確にすべく（4回行って4回陽性と100回行って4回では重みが違う），1,098例の菌同定パターンを解析して月1回検査ならば10回のうち6回，毎日の場合は10回のうち3回など簡便な基準を暫定的に提案し，さらに3年後の1997年には背景出現率（検査回数あたりの偶発性排菌の出現率）を用い，同様の臨床分析からどの程度のNTMの排菌があれば「異常値」となるのかについて統計学的有意差を示す出現率陽性回数／検査回数を求め，検査頻度・集落数にかかわらず，12回検査中2回陽性［菌のみであれば6回（6ヵ月）以内に3

表1　肺非結核性抗酸菌症の診断基準（日本結核病学会・日本呼吸器学会基準）

A. 臨床的基準（以下の2項目を満たす）

　1. 胸部画像所見（HRCTを含む）で，結節性陰影，小結節性陰影や分枝状陰影の散布，均等性陰影，空洞性陰影，気管支または細気管支拡張所見のいずれか（複数可）を示す．
　　但し，先行肺疾患による陰影が既にある場合は，この限りではない．

　2. 他の疾患を除外できる．

B. 細菌学的基準（菌種の区別なく，以下のいずれか1項目を満たす）

　1. 2回以上の異なった喀痰検体での培養陽性．

　2. 1回以上の気管支洗浄液での培養陽性．

　3. 経気管支肺生検または肺生検組織の場合は，抗酸菌症に合致する組織学的所見と同時に組織，または気管支洗浄液，または喀痰での1回以上の培養陽性．

　4. 稀な菌種や環境から高頻度に分離される菌種の場合は，検体種類を問わず2回以上の培養陽性と菌種同定検査を原則とし，専門家の見解を必要とする．

以上のA，Bを満たす．

［日本結核病学会非結核性抗酸菌症対策委員会ほか：肺非結核性抗酸菌症診断に関する指針―2008．結核 **83**：525-526, 2008 より許諾を得て転載］

喀痰塗抹検査の陽性・陰性にかかわらず，2回の培養陽性所見を確認する．気管支鏡検査を行った場合は，洗浄液からの1回の培養陽性のみで診断してよい．他疾患の見落としがないよう，除外診断をより厳密にする必要がある．画像診断のみで確定診断してはならない．

回］とした．このデータをもとに1980年「非定型抗酸菌症（肺感染症）診断基準（国療研究班）」が発表された．ATS/IDSAに引用されているChestの論文は，1997年の研究内容を新たな陰影出現時に絞り，明快に示したものである[12]．

　2007に年ATS/IDSAの診断基準に準拠して作成された「肺非結核性抗酸菌症診断に関する指針-2008年」が本症診断の基本となる（表1）[13]．

　診断基準に関する注記（表2）について以下に要約し，コメントを付記する．

①画像診断法などの進歩から「臨床症状あり」を外している：検診発見の多い本邦では20〜30％は無症状であり，孤立結節陰影などが症状を呈することはない．この差異により本邦の患者数がoverdiagnosisされていることを懸念する必要はないであろう．結核の場合と同様に，2週間以上続く咳があれば，特に中高年ではNTMを疑いX線（側面も），喀痰検査を行うべきである，ということになる．

②診断即治療とはならず，診断と治療開始は分離する：基本は"wait and see approach"である．Waitの間に，NTM症および治療（増悪時に開始必要である）に関する説明を繰り返し，患者理解と信頼を深めるように努める．

③治療開始時期にはエビデンスはない：医師ご

とに開始時期のかい離を生んでいる問題である．現行治療の治療期間が長く，副作用の頻度が高いことが原因となっているが，破壊性病変の進行を避けるために治療開始の検討を怠って経過を観察することがあってはならない．

④画像所見はATS/IDSAに比して広範囲な事象に適応している：広範囲に適応しているが，菌が2回同定されたとしても，それがすべてNTMの画像であるかは別問題である．

⑤画像のみで診断してはならない：NTM類似画像を呈する結核［結節気管支拡張様（nodular bronchiectasis：NB）］がdoctor's delayの原因となっている．抗酸菌症疑いの症例では常に結核の否定から行うべきで，否定されなければ（NTM症疑いではなく）抗酸菌症疑いのままである．

⑥菌2回同定は束村の業績によるものである：NBタイプの少ない時代のデータとしての批判もあるが，現状でも十分に通用し，これ以上のものは報告されていない．

⑦液体培地の普及などを考慮し菌量要件を廃止した：菌量の廃止が回数の規定以上に診断を容易にした．診断には不要であるが治療効果などの判断に半定量的菌量測定は有用である

表2　診断に関する指針の注記

1. 近年のわが国での健診や人間ドックでの状況下では，画像診断や核酸同定法などの進歩で，臨床症状出現前に診断可能になったという現状に即し，診断基準から「臨床症状あり」を外した．
2. 従来の診断基準では，暗黙に診断基準合致を治療開始時期と見なしてきたが，2007-ATS/IDSAと同様，診断基準と治療開始時期は分離する．
3. 治療開始時期についてはエビデンスの蓄積が不十分であるが，診断後観察のみの経過では外科治療を含む早期治療，準治癒状態への転帰を失う事例があることを沈念すべきである．
4. 2007-ATS/IDSA基準でのHRCT所見は「散布性小結節を伴う多発性の気管支拡張所見」のみになっているが，早期診断や化学療法開始後の症例，孤立結節影などを考慮し，より広範囲な事象に適応しうる画像基準とした．
5. 感染症診断の原則から，典型例であっても画像所見のみでの診断は採用しない．また画像所見が酷似していても，非結核性抗酸菌症ではない場合があることに注意すべきである．
6. 喀痰の場合，2回以上の異なった検体での培養陽性としたのは1991年の束村の研究に準拠するとともに，2007-ATS/IDSA基準との整合性をとるためである．
7. 塗抹，培養を含む菌量要件を廃止したのは，やはり2007-ATS/IDSA基準との整合性のためと，菌量そのものは非結核性抗酸菌の場合特に前処理による影響が大きいこと，液体培地の普及で培養菌量報告がないことを考慮したためである（本来，抗酸菌培養は1997ATS勧告どおり，液体培地と固形培地を併用すべきであるが，臨床の実態に即してという条件付きの考慮）．
8. 検体直接核酸増幅法陽性は菌種同定に有用であるが，培養陽性の代わりにはならない．
9. 細菌学的基準の中に稀な菌種の場合の要件を記載したので，2007-ATS/IDSA基準と異なり細菌学的基準そのものは菌種の区別なく適用とした．
10. 気管支鏡検体は自動洗浄機汚染などの場合影響が大きいので，呼吸器内視鏡学会ガイドラインに沿った気管支鏡消毒操作を導手すべきである．
11. 気管支，あるいは病巣由来以外の検体については，基本的に通常無菌的な体腔液を用いるべきである．胃液は結核症診断では明らかに有用な検体であるが，消化管液に常在している可能性の高い非結核性抗酸菌症診断での有用性は確証されていない．当面最低限「2回以上の異なった検体での培養陽性」の条件を満たすべきである．
12. 菌種同定は，保険診療も考慮し2回とも同定検査施行を条件にはしないが，稀な菌種や環境から高頻度に分離される菌種の場合（*M.gordonae*，*M.chelonae*など）は2回以上の菌種同定検査を必要とする．

［日本結核病学会非結核性抗酸菌症対策委員会ほか：肺非結核性抗酸菌症診断に関する指針—2008．結核 **83**：525-526, 2008 より許諾を得て転載］

との報告がある．

⑧検体直接核酸増幅法陽性は培養の代わりにはならない：感度が高くなるためであるが，扱いについては未解決の問題である．

⑨まれな菌種も細菌学的基準を区別なく適応としている：弱毒菌の診断には注意が必要である．弱毒菌は2回陽性で確定診断と判断されるのはわずかである．たとえば*M. gordonae*はコロナイゼーションによる2回の排菌はまれではない．

⑩気管支鏡は呼吸器内視鏡学会ガイドラインに沿って消毒操作を順守すべきである：1回の同定で診断可能であるため，コンタミネーションの影響は排除しなくてはならない．特に希少菌種では気管支鏡1回のみの同定には注意を要する．

⑪同症診断に胃液の有用性は確証されていない：

未解決の問題であり検討が必要である．非発症者での陽性率，肺疾患患者での陽性率などの基本データが必要と思われる．

⑫まれな菌種は2回同定検査を必要とする：1回目でまれな菌をシークエンスで同定したが，2回目以降はMACというパターンは起こりうる．まれな菌による重症例はさらにまれであり，診断は時間をかけて慎重に行うべきである．

近年，北田らは，抗GPL-coreIgA抗体（キャピリアMAC）を開発した[14]．本邦の現状に即して商品名が命名されているが，GPL抗原は迅速発育菌にも存在することから，MACとRGM症の診断に寄与することが期待される．2017年現在，他国からのデータが十分ではなく診断基準変更には至っていないが，診断補助に有用でありどのような使い方がよいのかさらなる検討が必要で

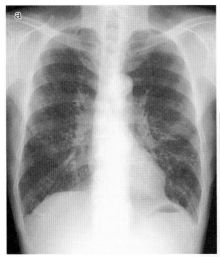
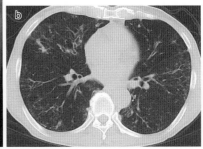

図5 緑膿菌の持続症例（70歳代男性）
暫定的にYoung症候群と診断している.
a：胸部X線写真. b：胸部CT.

ある．今後も束村，北田らに続くデータの発信が望まれる．

　なお，確定診断しても画像所見のすべてがNTMによるものとは限らない．有病率の上昇からNTM症の陽性的中率は高まっている．しかし，本症はさまざまな肺疾患をベースにした二次感染症のことが多く，画像所見のすべてがNTMによるものと判断しないように注意するが必要がある．

　図5はMAC治療を2年間継続していたが，喀痰が持続するため紹介された症例である．気管支拡張に加えて副鼻腔炎，閉塞性無精子症の所見を認めたことから暫定的にYoung症候群と診断している．MAC治療の継続は不要と判断し，緑膿菌の持続感染に対する治療に方針を切り替えた．本症でみられる症状や画像所見すべてがNTMに起因するものではないことに注意しなければならない．

1) Namkoong H, et al：Clinical efficacy and safety of multidrug therapy including thrice weekly intravenous amikacin administration for *Mycobacterium abscessus* pulmonary disease in outpatient settings：a case series. BMC Infect Dis **16**：396, 2016
2) Morimoto K, et al：A steady increase in nontuberculous mycobacteriosis mortality and estimated prevalence in Japan. Ann Am Thorac Soc **11**：1-8, 2014
3) Morimoto K, et al：A laboratory-based analysis of nontuberculous mycobacterial lung disease in Japan from 2012 to 2013. Ann Am Thorac Soc **14**：49-56, 2017
4) Adjemian J, et al：Prevalence of nontuberculous mycobacterial lung disease in U.S. Medicare beneficiaries. Am J Respir Crit Care Med **185**：881-886, 2012
5) Marras TK, et al：Pulmonary nontuberculous mycobacterial disease, Ontario, Canada, 1998-2010. Emerg Infect Dis **19**：1889-1891, 2013
6) Hoefsloot W, et al：The geographic diversity of nontuberculous mycobacteria isolated from pulmonary samples：an NTM-NET collaborative study. Eur Respir J **42**：1604-1613, 2013
7) Diel R, et al：Burden of non-tuberculous mycobacterial pulmonary disease in Germany. Eur Respir J **49**：pii：1602109, 2017
8) van Ingen J, et al：Clinical relevance of non-tuberculous mycobacteria isolated in the Nijmegen-Arnhem region, The Netherlands. Thorax **64**：502-506, 2009
9) Thomson RM, et al：Changing epidemiology of pulmonary nontuberculous mycobacteria infections. Emerg Infect Dis **16**：1576-1583, 2010
10) Prevots DR, Marras TK：Epidemiology of human pulmonary infection with nontuberculous mycobacteria：a review. Clin Chest Med **36**：13-34, 2015
11) Yamamoto M, et al：Diagnostic criteria for disease caused by atypical mycobacteria. Am Rev Respir Dis **96**：773-778, 1967

12) Tsukamura M：Diagnosis of disease caused by *My-cobacterium avium* complex. Chest **99**：667-669, 1991

13) 日本結核病学会非結核性抗酸菌症対策委員会ほか：肺非結核性抗酸菌症診断に関する指針−2008年．結核 **83**：525-526, 2008

14) Kitada S, et al：Serodiagnosis of *Mycobacterium avium*-complex pulmonary disease using an enzyme immunoassay kit. Am Respir Crit Care Med **177**：793-797, 2008

2 結節気管支拡張型肺MAC症の病理形態

Mycobacterium avium intracellulare complex感染症（MAC症）のうち，気管支拡張と末梢肺野の小結節性陰影が混在するX線所見を特徴する病型は，結節気管支拡張型MAC症といわれ[1,2]，近年，増加傾向が著しいため注目を集めている．中高年女性に多く発症し，ほとんどは中葉・舌区を侵す．この病型は1970年に山本が気管支拡張型[3]として，下出が1980年に中葉舌区もしくは慢性気管支炎型MAC症として発表した病型[4]とほぼ同一である．

本項では筆者が経験した手術例（26例）を中心に本病型の特徴を記載したい．ただしほぼすべての症例は，術前に化学療法が行われた後に切除されているため，形態に薬剤が影響を及ぼしている可能性がある[5]．

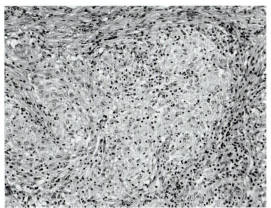

図1 類上皮細胞性肉芽腫（HE染色）
紡錘形核を有する細胞（類上皮細胞）が集簇している．

● 結節気管支拡張型MAC症の形態像

結核症や線維空洞型MAC症の場合と同様，結節気管支拡張型MAC症においても，最も特徴的な病変は類上皮細胞肉芽腫である（図1）．しかし結核症や線維空洞型MAC症では，大きな多小葉性の病変が形成され，空洞や被包乾酪巣などの乾酪壊死が病変の主体となることが多いが，結節気管支拡張型MAC症は，① 気管支拡張が必発であり，② 空洞は形成されず，③ 被包乾酪巣が少数で小さい，などの特徴がある．

a）気管支拡張

壁肥厚を伴う気管支拡張は本病型の特徴的な所見であり，B[5]の侵される頻度が特に高く，他の気管支の拡張が目立つ症例はまれである．多くは管状に拡張しているが，嚢状の拡張も時に認められる．拡張は，区域気管支を1次として，2次から5次気管支までの種々のレベルから始まり，末梢側は10～12次気管支まで連続し，胸膜直下にまで達する症例がほとんどである（図2a～c）．

拡張気管支の粘膜はリンパ濾胞や高度の小円形細胞浸潤とともに線維化を伴い，そのなかに肉芽腫性病変が散見される（図3）．肉芽腫性病変は明らかな類上皮細胞肉芽腫から，少数の多核巨細胞の集簇，さらには孤在性の多核巨細胞までさまざまな像を呈する．conchoid bodies（Schaumann小体）を伴う複数の多核巨細胞が確認される症例も少なくない[6]（図4）．どの症例にも気道潰瘍が多発し，表面に組織球（マクロファージ）・好中球を含むフィブリンが滲出し，潰瘍底部では肉芽腫もしくは肉芽組織が認められる．滲出物には抗酸菌が確認されることがまれでない（自験例中6例）（図5）．

潰瘍化を含む炎症所見により拡張気管支の壁は破壊され，平滑筋・弾性線維は消失する．さらには気道壁が完全に消失し，肉眼的に気道壁と見えたものが実は周囲の肺胞領域に形成された線維化からなっていることもある．

拡張気管支の先端部にあたる気道は狭窄・閉塞しており，増殖性から硬化性肉芽腫により内腔を充填された呼吸・終末細気管支炎や，リンパ濾胞の目立つ，いわゆる濾胞性細気管支炎，小円形細胞浸潤を伴う細気管支炎のほか，線維化に置き換えられた細気管支も散在する（図6）．しかし，小気管支以上の太い気道の狭窄・閉塞はほとんど認

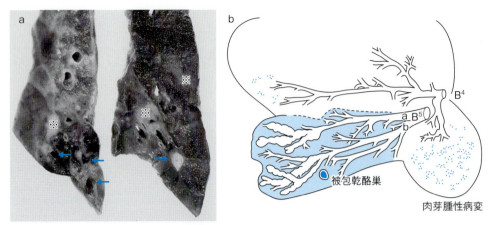

図2 結節性気管支拡張型MAC症
a：肉眼像．気管支拡張（←）とともに小さな被包乾酪巣（→）が認められる．高度な拡張気管支に支配される領域に被包乾酪巣は認められない．※は肉芽腫性病変である．
b：aの肉眼的再構築像．B⁵a，B⁵bの末梢支が拡張し，胸膜直下にまで達している．

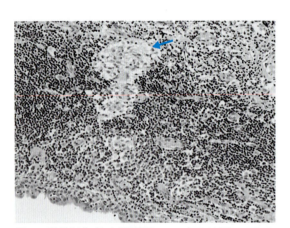

図3 結節性気管支拡張型MAC症の拡張気管支壁（HE染色）
高度の小円形細胞浸潤とともに類上皮細胞性肉芽腫が認められる（←）．

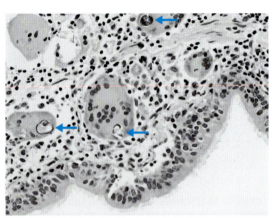

図4 結節性気管支拡張型MAC症の拡張気管支壁（HE染色）
conchoid bodies（←）を有する多核巨細胞が散見される．

められず，乾酪物質が気道内腔に充満する像（乾酪性気管支炎）はみられない．

b）末梢肺病変

本病型の末梢肺病変は，被包乾酪巣（図7）および肉芽腫性病変からなるが，被包乾酪巣は存在したとしても小さなものが多く，肺の小葉大以上の病変，すなわち径が10 mmを超えることはまれである（図2a，b）．被包乾酪巣では壊死巣が液状化（軟化融解）しているもののほか，陳旧化して石灰化しているものも認められる．また，被包乾酪巣が存在しない症例もまれならず確認される（自験例26例中6例）（図8a，b）．

肉芽腫性病変のなかには，時に中心壊死を有する類上皮細胞肉芽腫が肺炎様に密に集簇する像や，肉芽腫が弧在性に認められる像，さらにはconchoid bodiesを有する多核巨細胞が小円形細胞浸潤を伴う胞隔炎や線維化病変のなかに散在しているのみの像（図9）までが混在する．

拡張気管支が支配する肺末梢領域と拡張気管支の存在しない領域を比べると，前者では被包乾酪巣の出現頻度が低く，肉芽腫性病変も小さな非乾酪性肉芽腫が散見される程度である．さらに，少なからぬ症例（自験例中5例）では，拡張気管支の

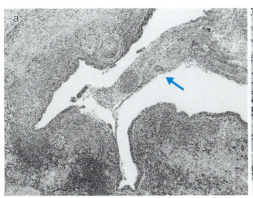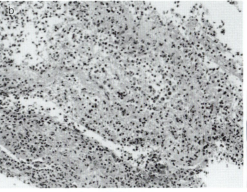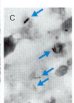

図5 拡張気管支にみられる気道潰瘍
気道潰瘍から内腔に向かって滲出が認められる（←）（a：HE染色）．滲出はフィブリンおよびマクロファージ，好中球からなっており（b：HE染色），内部に複数の抗酸菌（→）が確認される（c：Ziehl-Neelsen染色）．

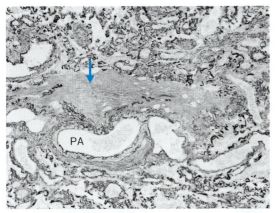

図6 拡張気管支の先端部（elastic van Gieson染色）
肺動脈（PA）に伴走する細気管支が線維性瘢痕（↓）に置き換えられている．周囲の肺胞領域は線維性虚脱に陥っている．

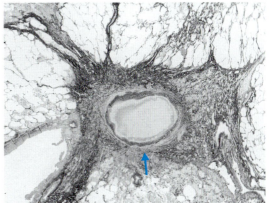

図7 被包乾酪巣（elastic van Gieson染色）
壊死巣が類上皮細胞肉芽腫および線維化に囲まれている．この被包乾酪巣の壊死は軟化融解しており，壊死内に弾性線維や膠原線維が見当たらない．

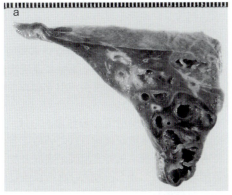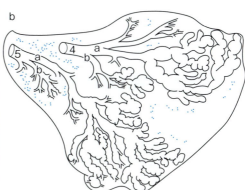

図8 被包乾酪巣を伴わない結節性気管支拡張型MAC症
a：肉眼所見．b：肉眼的再構築像．
気管支拡張が胸膜近傍まで連続している．再構築像における点は肉芽腫性病変を表す．

2．結節気管支拡張型肺MAC症の病理形態 **235**

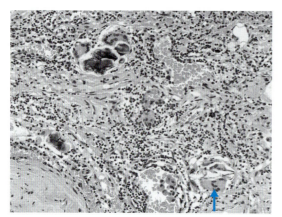

図9 拡張気管支に支配された肺胞領域（HE染色）
線維化内にconchoids bodiesを有する多核巨細胞が認められる（↑）．

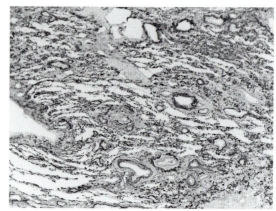

図10 拡張気管支に支配された肺胞領域：非特異的線維性虚脱（elastic van Gieson染色）
肺胞領域は線維化および胞隔の肥厚による虚脱に陥っている．

末梢，特にS^5の先端に，非特異的な病変のみを伴う小葉が確認される[6]．具体的には，線維化による細気管支の狭窄・閉塞や，肺胞領域の非特異的な線維化による虚脱である（図10）．

抗酸菌は壊死巣，特に軟化融解した被包乾酪巣に確認されるが，類上皮細胞肉芽腫内に見いだされることはまれである．

c）他の病変

胸膜癒着を伴う症例は存在するが（自験例中6例），ほとんどは限局性であり，MAC症以外の要因がないかぎり，びまん性の厚い癒着はみられない．肉芽腫が胸膜に進展する症例はまれであり，あったとしても限局性である．

リンパ節には，結核にみられるような石灰化病変や乾酪壊死巣は認められないが，少数の小さな非乾酪性肉芽腫が形成されていることが少なくない（自験例中10例）[6]．

結節気管支拡張型MAC症の進展様式

a）撒布源

通常，慢性感染症である抗酸菌症では，慢性経過を窺わせる線維性の壁を有する空洞もしくは軟化融解した壊死を伴う被包乾酪巣が菌の撒布源となり，気道散布性病変と相まって病勢が進展すると理解されている[7]．本病型のうち被包乾酪巣が存在する症例においては，内部の乾酪壊死が軟化融解した場合に撒布源となりうる．

しかし，被包乾酪巣を伴わない症例では散布源を他に求めなければならない．手術例のほとんどは化学療法を受けているが，一般的に抗酸菌症の乾酪壊死は体内に吸収されにくい病変とされており[7]，治療により被包乾酪巣が消失したとは考えにくい．被包乾酪巣以外に，慢性経過を窺わせる病変は気管支拡張のみであり，かつ抗酸菌が確認される病変は拡張気管支の潰瘍部のみであり，被包乾酪巣を伴わない症例では，気道潰瘍が繰り返されることにより菌が他の領域に撒布される，すなわち拡張気管支が撒布源となっている可能性が考えられる．

b）発症機序

本病型の発生については，①中葉・舌区には非特異的な病変がみられやすく[8]，その既存の病変に続発した感染症であるという意見[9]と，②結核症と同様に一次性感染症であるとの意見[1, 10, 11]がある．後者は，何ら病変のない末梢肺にMACが感染し，炎症・感染が気道壁に連続性に進展することによって気管支拡張が引き起こされる機序を想定している．

本病型の拡張気管支の形態像からは，MAC感染により気管支壁が破壊されていることが明らかであり，感染後に気管支拡張が高度となることは理解できる．しかし，MAC感染以前に何らかの病変が存在していた可能性は否定できない．

抗酸菌症や高度の肺炎，中葉・左上葉の肺癌症例などを除いた成人剖検例（83例）の中葉・舌区

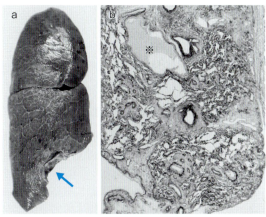
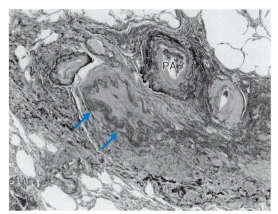

図11 中葉舌区先端の非特異的病変
a：線維性虚脱の肉眼像．b：組織像（elastic van Gieson染色）．
右中葉の先端が虚脱し，変形している（a）．組織学的には，線維化とともに胞隔が肥厚しており，肺胞が虚脱している．中枢部の気道は拡張し（※），内腔に粘液が充満している（b）．

図12 中葉舌区先端の非特異的病変：細気管支の線維化（elastic van Gieson染色）
膜性細気管支内腔が線維化によって閉塞している（↑）．

を検索したところ，36例の症例に非特異的病変が認められた[6]．具体的には，S[5]末梢先端部の線維性虚脱（28例）（図11a，b）および非特異的細気管支炎の所見（8例）（図12）である．線維性虚脱部では胞隔もしくは肺胞腔を巻き込む線維化により肺胞が高度に虚脱しており，内部の細気管支壁は粘膜が水腫性・線維性に肥厚し，時に小円形細胞浸潤を伴っている．これら線維性虚脱部の中枢に存在する細気管支・小気管支の多くは拡張傾向を示し，内腔に粘液貯留が認められる．細気管支炎は，細気管支の線維化（図12）もしくはリンパ球浸潤を伴う肉芽組織による狭窄を示している．

これら両病変の出現頻度を男女別にみると，線維性虚脱および細気管支炎は女性に有意に多く，高齢になるに従って出現頻度が高くなる傾向にある[6]．

剖検例における非特異的病変が中葉・舌区，特にS[5]に出現しやすいことや女性に有意に多い点は，結節性気管支拡張型MAC症と類似している．また，同様の非特異的所見は，本病型MAC症例にも少なからず確認される．これらの事実からは，本病型MAC症が非特異的病変に続発した感染症である可能性も考えられるのであり，単純に一次性感染症として割り切ることには疑問を感じざるをえない．

1) Prince DS, et al：Infection with *Mycobacterium avium* complex in patients without predisposing conditions. N Engl J Med **321**：863-868, 1989
2) Wallace RJ Jr., et al：Polyclonal *Mycobacterium avium* complex infections in patients with nodular bronchiectasis. Am J Crit Care Med **158**：1235-1244, 1998
3) 山本正彦：特殊な病状を呈した肺非定型抗酸菌症．非定型抗酸菌症．金原出版，東京，pp.114-123, 1970
4) 下出久雄：非定型抗酸菌症の臨床的研究．日胸 **39**：866-877, 1980
5) 岩崎龍郎：結核病変の化学療法による変化．結核の病理．結核予防会，東京，pp.122-131, 1997
6) 蛇澤 晶ほか：*Mycobactelium avium* complex症の病理．日胸 **68**：1032-1045, 2009
7) 青木貞章，久田太郎：結核症の病理．日本結核全書，第2巻，藤田真之助ほか（編），金原出版，克誠堂出版，東京，pp.393-494, 1957
8) Newman SL, et al：Lingular lung biopsy：is it representative? Am Rev Respir Dis **132**：1084-1086, 1985
9) 蛇沢 晶ほか：肺非定型（非結核性）抗酸菌症の病理．日胸 **59**：565-577, 2000
10) Reich JM, Johnson RE：*Mycobacterium avium* complex pulmonary disease presenting as an isolated lingular or middle lobe pattern. Chest **101**：1605-1609, 1992
11) 田中栄作ほか："二次感染型"を中心として，*M. avium* complex症の臨床．結核 **68**：57-61, 1993

3 非結核性抗酸菌症の薬物治療

　肺MAC症の治療は,「肺非結核性抗酸菌症化学療法に関する見解-2012年改訂」および「肺非結核性抗酸菌症に対する外科治療の指針」を基本として行う. 内科治療の基本はclarithromycinをベースとする多剤併用療法であるが, 長期投与を必要とし, 副作用頻度も高いという問題点がある. 有病者数が増加する現在, 限られた不十分な治療選択肢のなかで, いかに上手に(副作用, clarithromycinの耐性化を起こさず, 高い治療効果の)治療を行うかがポイントとなる.

米国と日本における内科治療の歴史的概略

　1943年にはじめて本症が英文報告されてからすでに75年を経過している. 肺MAC症の内科的治療は, 1950年代から1990年代半ばまでの約40年間のマクロライド前の時代(pre-macrolide era)とその導入後(post-macrolide era)に分けられる. 1950年代は抗結核薬が広く使用されるようになった時代で, 薬剤感受性や培養検査が広く行われたことが, NTM存在のクローズアップの一因といわれている(コロニーの性状が異なり, 多くの薬剤に耐性を示す).

a) 前マクロライド時代

　肺MAC症の内科的治療は, マクロライド薬導入前の時代においては, その多くが結核薬を用いて治療されていた. 1940~1950年代にINH, PAS, SMが開発されて結核は治療可能な疾患となり, EB, RFP(1960~1970年代)が加わって, より確実に治癒が可能となった. これらの薬剤がそのまま肺MAC症治療に用いられたが, 結核の場合と異なりMACはほとんどの抗結核薬に自然耐性を示し, 臨床効果は乏しいものであった. 症例検討などのレビューにより, この時代の肺MAC症の治療成功率は, INH, PAS, SMが使われた1950年代は32%, RFPやEBが加わった1970年代以降でも38%にとどまっている[1]. 当時の病型は結節気管支拡張型の認識が乏しく, ほとんどが線維空洞型であったと考えられる. 本症は短期治療が導入されつつあった結核とは反対に, 治癒困難な慢性肺感染症として対応されていた. しかし, NTM症に対する臨床的関心はその罹患率が低く伝染性疾患でないという特性ゆえに, 一部の施設を除いて低いものであった.

b) マクロライド時代

　1990年頃から結節気管支拡張型が徐々に注目されるようになる(本邦では下出ら, 世界的にはPrinceの報告による). この病型では, 線維空洞型の場合と異なり, 短期間で破壊性病変が進行することはまれで, 比較的良好な長期予後を期待できることが明らかとなった. しかしながら, その急激な患者数の増加と, 結核と異なりヒト—ヒト感染がないゆえに一般病院でも扱う疾患と考えられるようになったことから, 実地臨床上, 避けては通れない疾患の1つとなっていった. 1996年にWalleceらが抗HIV療法導入以前のAIDSの末期に合併した播種性MAC症の知見を導入して, CAMと, RFPまたはRFB, EB, SMの多剤併用療法を行い高い菌陰性化率が得られたことを報告した. 50例が登録(11人が脱落)され, 39例中36例(92%)が菌陰性化し再発を除くと64%の成功率であったとした. これが1997年のATSガイドラインに標準治療法として記載された[2]. 本邦では症例検討などによりCAMの有効性が明らかではあったが, 保険適用がないことから, 1998年当時の見解では米国のガイドラインの治療内容が参考記載されるにとどまっている. そして, 10年後の2008年にCAMが, 2011年にRFPとEBの保険適用が認められたことから, 米国のガイドラインから15年遅れで3剤治療が基本である旨が明記されるに至った(2012年見解)[3]. 2017年現在の標準治療法は, 20年前のWalleceらの報告当時とほとんど変わっていない. 現行標準治療の治療成功率は, 上記レビューでは58%となっている.

238　Ⅱ. 非結核性抗酸菌症

表1　肺MAC症に対する標準化学療法（多剤併用療法）

（1）使用薬剤，投与量，投与法

肺MAC症の化学療法はRFP，EB，CAMの3薬剤による多剤併用が基本で，必要に応じてストレプトマイシン（SM）またはカナマイシン（KM）を併用する．単剤による治療は効果が低いうえに，特にCAM単剤投与では数カ月以内に耐性菌が出現することが警告されているため，決して行ってはならない．

本合同委員会が推奨するわが国成人の標準的容量，用法は表1に提示する．

RFP　10 mg/kg（600 mgまで）/日　分1

EB　15 mg/kg（750 mgまで）/日　分1

CAM 600〜800 mg/日　（15〜20 mg/kg）分1または分2（800 mgは分2とする）

SMまたはKMの各々15 mg/kg以下（1000 mg）を週2回または3回筋注

［日本結核病学会非結核性抗酸菌症対策委員会ほか：肺非結核性抗酸菌症化学療法に関する見解—2012年改訂．結核 87：83-86, 2012より許諾を得て転載］

肺MAC症の現行治療の問題点

2007年のATS/IDSAステートメントの中心的人物であるGriffithは，現行の多剤併用療法（表1）の限界を力説している．その問題点は，まず効果が不十分で長期投与を要するうえに副作用が多い点である．さらに，無治療経過観察でも悪化しない症例から急激に悪化する症例までさまざまで，予後の予測が困難であること，治療開始時期も不明確で，治療終了後の再排菌率が高いこと，また，標準治療逸脱からclarithromycin耐性化を招き難治化すること，などの問題点を列挙している．したがって，本症の診療にあたっては，新規レジメが開発されるまで限られた選択肢のなか（基本となる治療）で，いかに副作用を少なくし，clarithromycinを耐性化させず，効果を高める治療を行っていくかが求められている．

a）ポイント

①「CAM単剤投与では数ヵ月以内に耐性菌が出現することが警告されている」，と記載されているが，1〜2週間投与でも耐性化は起こりうるため，肺MAC症，およびその疑い症例では，CAMを含むニューマクロライドの単剤治療は行ってはならない．

②RBTは消化器症状，色素沈着，ぶどう膜炎などの副作用が報告されている．特にCAM併用時に血中濃度が上昇するのでRBT初期投与量は150 mg/日とし，6ヵ月以上経過して副作用がない場合は300 mg/日まで増量可とする．CAM併用例では実際には150 mgでも継続困

難なことが多い．

③SMなどのアミノグリコシドは，小橋らの報告によると3剤に追加することで排菌陰性化率が高まるとされている[4]．空洞例や高度の気管支拡張のある症例（排菌量が多い症例，広範病変の症例）では投与を積極的に検討する．重症例では4剤でも十分な反応を得られないことも多く，早期に開始する．

④EBはclarithromycin耐性化を防ぐ効果がある．必須薬であるが，副作用頻度は高く，治療逸脱の大きな原因となっている．学会推奨は15 mg/kgであり，50 kg以下の症例で750 mgは過剰投与となることに注意する必要がある．添付文章には「本剤の投与開始前に，あらかじめ少なくとも視力検査および外眼検査を実施すること．投与中は定期的に眼の検査を行い，異常が認められた場合には投与を中止し，精密な検査を行うこと」などと記載されており，眼科併診体制をつくる必要がある．末梢神経障害は不可逆的であり，発疹の副作用も3剤のなかで一番多い．

⑤フルオロキノロン薬の効果については十分なエビデンスがない．標準治療薬の代替薬としての効果は乏しいため，安易に投与してはならない．上記のようにEB副作用時の入れ替えはclarithromycin耐性化を誘導する．肺MAC症の進行により気管支拡張症を呈しているときは種々の菌による二次感染が病態を複雑化させる．このため一般細菌を確認しつつフルオロキノロン投与を行うことには意義がある（気管支拡張症に対する治療）．MAC菌に

3. 非結核性抗酸菌症の薬物治療　**239**

表2　化学療法に関する一例

早期導入が望ましい症例	経過観察でもよい症例
線維空洞型（有空洞症例） 結節気管支拡張型 　・一側肺の3分の1を越える 　・気管支拡張が強い 　・喀血など症状が強い 　・塗抹排菌量が多い	結節気管支拡張型 　・病変が3分の1より少ない 　・気管支拡張が軽度 　・75歳以上の高齢者

経過観察と決めた場合も短期間で急速に増悪する症例もあるので定期検査を継続する．X線，喀痰検査を基本として1～3ヵ月ごとにチェックする．経過中に咳痰の増加などを自覚したら早期受診するように指示しておく．

対しては抗菌活性の比較試験結果としてSTFX＝MFLX＞GFLX＞LVFXであった，とする報告がある[5]．

⑥本邦ではNTMの薬剤感受性検査はブロスミックNTMなどによるが，CAM以外の場合は予後の予測に役立たない．EBやRFPで耐性が示されても両薬は必ず用いる．薬剤感受性検査でCAMのMICが4 μg/mL以下を感受性，32 μg/mL以上を耐性とする．

副作用の問題と推奨される解決方法（別章参照）

消化器症状や皮疹などが出現したときは，結核治療の際に準じて対処する．

投与開始のタイミング

「見解」では日米双方とも"診断基準合致"すなわち治療開始ではないという立場が表明されており，治療開始時期は個別に決めるべきである．一般論としては早期診断，早期治療が望ましいが，現行の化学療法をいつ開始するかは総合的な判断に基づいて行う．以上の問題や外科適応も含め，治療全般に関して専門医に相談するのが望ましい旨が記載されている．個々の症例において，重症度，進展度（病変の広がり，空洞の有無など），年齢，合併症，症状，治療認容性，を総合的に勘案して判断する．専門医の間では，早期導入が望ましい症例と経過観察でもよい症例についての一定のコンセンサスが得られてきている（表2）．本邦では菌因子の研究が進んでおり，これが，将来，治療開始判断の一助となることが期待される．

CAM耐性化の問題（注意すべき投与方法）

a）耐性化の原因

CAMは単剤で肺MAC症に有効な唯一の薬剤である．同薬の耐性化は治療選択肢を1980年代以前のpre-macrolide eraに戻すことになるため避けなくてはならない．clarithromycin使用の連続102例の検討では，その単剤治療が原因として最も多く，次いで，EB抜きの治療（CAMとRFPの2剤併用）が多かった．EBが除かれる理由は副作用がほとんどであった．副作用が出現しないように投与量を調節する必要がある．また，3剤併用でも耐性菌が出現することがあり，有空洞例や排菌量の多い症例では早期に，また陰性化が6ヵ月以内に得られない症例にはアミノグリコシドの追加を検討する．NBタイプに対する隔日投与は，連日投与に比較して副作用頻度が低いことが報告されており，本邦における重要な課題である．

b）耐性菌の場合の予後

CAM耐性を確認した症例の予後は1年で6～34％，5年29～47％と報告されている．われわれの検討ではCAM耐性例の予後が多剤耐性肺結核症の予後より悪い傾向にあった．

c）CAM耐性例の治療

Griffithらは，CAMを中止し，rifabutin（RBT）とEBを併用した後に，手術および長期のアミノグリコシド系抗菌薬を使用した症例で喀痰の抗酸菌の陰性化が最も多くみられたとしている．われわれの検討では，手術およびアミノグリ

コシドの併用が予後良好の因子であり，手術やアミノグリコシド単独では改善を得られなかった．また，CAM継続の有無およびフルオロキノロンやRBTの追加は予後改善に寄与しなかった．CAM耐性の進展例では，手術療法の検討のため専門施設への早期紹介が必要である．

投与期間について

「見解」では，

> 日米のガイドラインで記載されている「菌陰性化後約1年」はエビデンスではなく，したがってそこで終了してもよいとする根拠はえられていない．
> わが国の長期観察報告ではATSガイドラインの指示期間以降の継続投与のほうが予後はよいとしており，最適化学療法期間は今後の研究課題の1つである．

としている．

日本の見解は，治療期間はより長いほうがよいという報告を踏まえてのものである．ATS/IDSAステートメントの定める菌陰性1年という投与期間は，治療開始後から1～2ヵ月ごとに喀痰検査を行い，培養が陰性化したら12ヵ月継続して陰性であることを確認して終了することを意味する．つまり，陰性化まで6ヵ月前後とすると，治療期間は平均で18ヵ月前後となる．

ここで重要な点は，Wallaceらの報告にあるように，再発と再感染の違いである[6]．結節気管支拡張型では投与中の再排菌は14％，治療終了後には46％に起こり，そのうちそれぞれ約75％が再感染であったという報告である．つまり，結節気管支拡張型では真の再発は25％にとどまる．

治療期間を長くする意義は，① 真の再発を防ぐために十分な治療を行うため，② 再感染を防ぐため，の2つが挙げられる．Wallaceらの報告により表現すれば，再感染以外の，再発とされる25％の症例を減らすため，または，75％の再感染を防ぐため，どちらのために長くするか，ということになる．われわれは，標準治療終了2年間の比較的短期間に再排菌した症例を抽出し，治療期間ごとに再発率を検討した．この結果，結節気管支拡張型では標準と長期で再排菌率に差異はなく，有空洞例は菌陰性化12ヵ月よりも長期に投与した症例が再排率の低下がみられた．長期的に

は再感染頻度の高い結節気管支拡張型の再排菌が多いことが推測されるが，再発，再感染を分けて治療期間を論じる必要がある．

「見解」では，治療開始後の喀痰などの追跡法は明記されていない．痰のデータを得ずに治療期間を議論することはできないので，現状ではATSガイドラインの定める期間を最低限として，それより短い投与期間とならないように心がける必要がある．なお，ATSガイドライン改訂が延期されている状況では，最近の国際的consensusに相当するものとして2017年のBTSガイドラインが挙げられるが，そのなかで肺MAC症化学療法継続期間への勧告は「少なくとも菌陰性化後12ヵ月間以上」となっている[7]．

M. kansasii 感染症

Mycobacterium kansasii はRunyon分類でⅠ群（光発色菌）に属しており，光を当てて培養を継続するとコロニーは黄色に発色する．国療研究班の調査では，本菌は1971年当初には東京やその周辺に多いことが示されていたが，1979年に福岡および大阪で，1980年には静岡と高知でも認められ，後に1987年度に北海道で同定されて全国的な広がりが確認された．1981年度報告は*M. kansasii*症が近畿地方で突出してきたことを明らかとし，1984年度報告は症例数が東京を上回ったとしている．2012～2013年に大手検査センターの抗酸菌データを分析したところ，近畿地方の有病率が最も高い状況が続いていた[8]．NTM症に占める*M. kansasii*症は4.3％であったが，これはMACと*M. abscessus*症の増加のため相対的に割合が低下したものと予想される．

複十字病院で2003～2010年に診断された77例を解析したところ，男性58例（55.5±17.5歳），女性16例（63.2±24.6歳）と女性が全体の21.6％を占め，平均年齢は女性が高かった．喫煙歴は女性12.5％に比して男性が83.6％と有意に高かった．画像所見では，男性は上肺野の薄壁空洞91％（53/58）が主であったが，患者数が年代により二峰性の傾向を示した女性では，若年側で空洞病変を呈し（4/5），高齢側は非空洞病変（8/11）が多く，6例は結節気管支拡張型に矛盾しない所見を呈していた．かつて，男性，喫煙者など吸入歴を有する，中年の男性，という*M. kansasii*症

3. 非結核性抗酸菌症の薬物治療　**241**

表3　肺カンサシ症化学療法の用量と用法

INH	5 mg/kg（300 mgまで）/日　分1
RFP	10 mg/kg（600 mgまで）/日　分1
EB	15 mg/kg（750 mgまで）/日　分1

結核よりも投与期間が長いため，EBによる視力障害に注意を要する．

［日本結核病学会非結核性抗酸菌症対策委員会ほか：肺非結核性抗酸菌症化学療法に関する見解—2012年改訂．結核 **87**：83-86, 2012より許諾を得て転載］
注）INH投与時には糖尿病，アルコール依存症，栄養障害，高齢者では神経障害防止のためビタミンB$_6$製剤の併用が勧められている．

の患者背景は，すでにより多様となっている可能性が高い[9]．

a）治療

本症の治療は，RFP感受性であれば治療に難渋することは少ない．感受性検査はRFPのみを参考にして，感受性であればINH，EBとあわせた3剤治療により菌陰性化1年で終了する（表3）．本邦では，初回治療例の耐性率は1％以下であるため，「見解」では感受性検査は再発例や難治例のみに勧めている．この処方内容で特徴的なのは，INHを用いていることである．感受性検査ではINHは耐性となることが多いが，上記のようにRFP感受性であれば使用に問題はない．また，経過中に副作用を認めた場合はCAMに変更可能である．本邦ではINHは保険収載されていないため，肺非結核性抗酸菌症として使用できるCAMを用いることには問題はない．

RFP耐性の場合はEB，SM，CAM，フルオロキノロンなどを併用するが，専門病院へのコンサルトが望ましい．

● *M. abscessus* complexによる感染症

M. abscessus complexはRunyon分類でⅣ群（迅速菌）に属し，*M. abscessus* subsp. *abscessus*（以下 *M. abscessus*），*M. abscessus* subsp. *massiliense*（以下 *M. massiliense*），*M. abscessus* subsp. *bolletii*（*M. bolletii*）の3つに分かれる．本邦のこれまでの報告では，各亜種の割合は60〜71％，26〜37％，1〜3％とされている．

近年，*M. abscessus* complexによる感染症が増加しているという意見が多く，2014年の全国調査により罹患率は3.6％と*M. kansasii*に迫る勢いであることが示唆されており，また，大手検査会社の抗酸菌データ分析によると，九州沖縄地方で有病率が高いとされている[8,10]．本症の治療成績は*M. abscessus* 25〜42％，*M. massiliense* 82〜96％と，*M. masslinese*が明らかに良好である．同じ菌種にもかかわらず亜種間で治療反応性が異なる原因として，マクロライド耐性誘導遺伝子である*erm*（erythromycin ribosomal methylase）遺伝子の要素がある．マクロライドへの曝露により*erm*遺伝子が発現するとマクロライドの結合部位（23SrRNA）のメチル化が起こり，薬効は期待できなくなる．同遺伝子の発現はCAMが添加され陽イオンを調整したMuller Hinton培地で3〜5日目（感受性）と14日目（耐性）のMICの変化により活性化を確認する．このCLSI推奨の手法は，本邦で標準的な7H9ベースの培地（BrothMIC NTM）とは異なる．一方，*M. abscessus*でも*erm*遺伝子の28番目の塩基がT→Cに変異があると*M. massiliense*と同様に遺伝子の活性化が起こらないため感受性を示す．*M. abscessus*に占めるC28 sequevarの割合は数％から30％前後と幅があるが，複十字病院株での検討では10％弱であった．以上より，*M. abscessus* complex感染症の治療方針決定のためには，亜種分類とCLSI推奨の感受性検査による*erm*遺伝子活性の有無の確認，およびC28 sequevar同定のための*erm*遺伝子のシークエンス解析の3つが行われることが望ましいが，シークエンス解析を行わずとも感受性試験で遺伝子の非活性を確認することで代用可能で，前2者が必須であろう．2017年現在，複十字病院では，亜種分類をmultiplex PCR法によりルーチンに検査しているが，感受性検査は研究的な課題として研究所に依存している．外注検査会社（LSI）で行われる質量分析で

も亜種は区別できない（2017年7月現在）．*M. abscessus* complexに対する十分な検査体制が確立されることが望まれる．

a）治療

本症の治療は，マクロライドにAMKなどの点滴治療（4〜8週間）を加えた強化期間（intensive phase）と，それに続く外来治療期間（continuation phase）の2つによる．欧米におけるintensive phaseでは，マクロライドに加えimipenem（IPM/CS）またはcefoxitin，tigecycline，amikacinを，continuation phaseではマクロライド，clofazamine，moxifloxacin，amikacin吸入，linezolidなどを用いた種々のレジメの報告がある[11]．最近では，クロファザミン併用レジメが有効であったとする報告や，bedaquilineの感受性が良好であり，重症例への追加処方により短期的な効果が得らられたとする報告もある．本邦では，これらの報告に最も近くなるレジメとして，intensive phaseはマクロライド，imipenem，amikacinを，continuation phaseではマクロライド，フルオロキノロン（STFXが多い），faropenemが用いられている．破壊性病変に対しては，病勢制御のために手術療法も併用さている．補足すると，*in vitro*ではAZMがCAMに比較して*erm*遺伝子誘導が乏しかったとする報告があるが，臨床的な差異についてはまだ明らかとなっていない．

23rRNAの変異は高度獲得耐性の原因となるため，MACと同様に*M. abscessus*，*M. massiliense*の場合も CAM単剤による治療は行ってはならない．

---

1) Field SK, et al：*Mycobacterium avium* complex pulmonary disease in patients without HIV infection. Chest **126**：566-581, 2004

2) Diagnosis and treatment of disease caused by nontuberculous mycobacteria. This official statement of the American Thoracic Society was approved by the Board of Directors, March 1997. Medical Section of the American Lung Association. Am Respir Crit Care Med **156**：S1-25, 1997

3) 日本結核病学会非結核性抗酸菌症対策委員会ほか：肺非結核性抗酸菌症化学療法に関する見解—2012年改訂．結核 **87**：83-86，2012

4) Kobashi Y, et al：A double-blind randomized study of aminoglycoside infusion with combined therapy for pulmonary *Mycobacterium avium* complex disease. Respir Med **101**：130-138, 2007

5) Sano C, et al：Comparative in vitro and in vivo antimicrobial activities of sitafloxacin, gatifloxacin and moxifloxacin against *Mycobacterium avium*. Int J Antimicrob Agents **37**：296-301, 2011

6) Wallace RJ Jr., et al：Macrolide/Azalide therapy for nodular/bronchiectatic mycobacterium avium complex lung disease. Chest **146**：276-282, 2014

7) Haworth CS, et al：British Thoracic Society guidelines for the management of non-tuberculous mycobacterial pulmonary disease（NTM-PD）. Thorax **72**（Suppl 2）：ii1-ii64, 2017

8) Morimoto K, et al：A laboratory-based analysis of nontuberculous mycobacterial lung disease in Japan from 2012 to 2013. Ann Am Thorac Soc **14**：49-56, 2017

9) 森本耕三ほか：肺*Mycobacterium kansasii*症の臨床・分子生物学的検討．結核 **90**：453-456，2015

10) Namkoong H, et al：Clinical efficacy and safety of multidrug therapy including thrice weekly intravenous amikacin administration for *Mycobacterium abscessus* pulmonary disease in outpatient settings：a case series. BMC Infect Dis **16**：396, 2016

11) Floto RA, et al：US cystic fibrosis foundation and european cystic fibrosis society consensus recommendations for the management of non-tuberculous mycobacteria in individuals with cystic fibrosis. Thorax **71 Suppl 1**：i1-22, 2016

4 非結核性抗酸菌症の外科治療とその有効性

　なぜ，非結核性抗酸菌（NTM）症に対して外科治療を行う必要があるのか？　それは，本症には一般細菌のように著効する抗菌薬が現在でも存在しないからである．NTM症では，耐性菌でなくとも，抗菌薬に対する反応が緩徐である．病勢も緩徐に進行することが多いが，空洞性病変や気管支拡張性病変といった不可逆的変化が起こり，局所免疫能が低下した状態では，病変部を無菌化することは困難である．NTM症の推定罹患率は増加しているが，そのこともありNTM症に対する外科治療については，日本胸部外科学会で登録されている全体の手術数における割合は少ないながらも徐々に増加している（図1）[1, 2]．呼吸器外科医が習熟しなくてはならない外科治療の1つである．

外科治療の目的

　2008年に日本結核病学会より「肺非結核性抗酸菌症に対する外科治療の指針」[3]が公表され，一定の基準が示された．この指針で特徴的なのは，「治療の目標は病状のコントロールであり，病巣が限局している場合でも相対的治癒であって根治的治癒ではない」と明記している点である．NTMは一般環境に広く生息する弱毒菌であるため，術後に再感染を起こすことも十分にありうる．一方，もともと易感染性状態にある宿主に対して外科的切除を行うことの有効性についての懸念もあるが，あくまで病状のコントロールであるため，血痰・喀血のような致死的症状の患者はもちろん，有症状で病状が徐々にではあるが進行している患者も治療対象とすべきである．

本症の外科治療の対象

　理想の手術適応患者は，血痰・喀血などの症状があり，気道破壊性病変が一葉に限局し，耐術能のある比較的若年者ということになろう．東京病院では，従来の経験から治療指針を作成し，基本的に50歳未満で画像上の重症度が軽症・中等症，もしくは50～70歳で画像重症度が軽症の患者を手術適応としてきた[3]．しかし，実際は50歳以上で画像重症度が中等症以上でも内科的治療の限界（副作用のため抗菌薬が継続できない，治療を継続していても病巣の広がりが抑制しきれないといった状態）をきたしている患者や喀血のコント

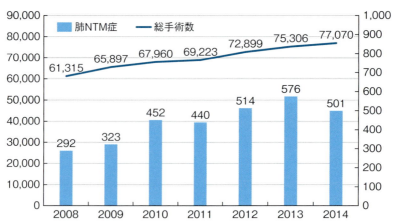

図1　日本胸部外科学会annual reportによる呼吸器外科総手術数（左軸）と肺NTM症手術数（右軸）の推移

［文献1, 2をもとに作成］

ロールが困難なために救命的に切除が必要な場合もある.

東京病院での治療成績

表1に本書の初版〜今版(改訂第4版)におけるその年代の東京病院での治療成績を示した[4〜7]. 2000年までは空洞性病変が結核・肺癌との鑑別のなかで発見される例が多く,男性の比率も多かった. CTで肺病変についての詳細な情報が得られるようになると気管支拡張型が増え,中年〜高齢の女性症例が増加したものと考えられる.

初版では78症例中再発が16例であったが,肺切除での再発は4例であり,胸郭成形術,膿胸を併発した症例では再発は高率であることを示し,NTM症の基本術式は肺切除であることを説いた[5].

第2版では空洞や気管支拡張などの気道破壊性病変が残存すると再発率が高率になることを示し,70歳以下の東京病院基準の中等症以下の症例を手術対象とすることを原則とした[6].

第3版では呼吸機能の温存と排菌源の可及的切除を目的とした複合切除の重要性を示した[7].

今版では2006年1月から2016年12月までの手術成績を示す. 外科治療症例数は175例で,男女比は37:138と女性例が多い. 菌種ではMAC菌が最多で127例,続いて*M. abscessus*が18例と近年急激に増加している. 平均年齢は55.8歳(16〜79歳)と手術対象となる年齢が徐々に上昇している. 平均余命も上昇し,麻酔・周術期管理などさまざまな要因により耐術可能となったため,高齢者に対する手術がより安全になったためと考えられる. 発症から手術までの平均期間は20.8ヵ月であり,1年以上の化学療法を行うものの,菌陰性化に至らない,もしくは病巣が拡大してくるような場合に内科から切除を依頼される結果といえよう. 術式に関しては,肺葉切除,肺葉切除+区域切除もしくは部分切除といった肺葉切除中心の術式が114例,区切,区切+部切といった症例が26例,未確診腫瘤に対して部分切除を行い,術後病理診断・標本培養で非結核性抗酸菌症と診断された症例は16例であった. 全摘は9例で施行されているが,全摘は術後の呼吸機能の点からも合併症の点からも避けたい術式である. 切除気管支断端のリスクは増加するが,可能な限り複合切除を行うようにしている.

また2013年から完全胸腔鏡による肺切除を導入し,すでに51例に対してこれを施行している. 開胸コンバートした症例は1例のみで,いわゆる結核性リンパ節の肺動脈への固着のために生じた肺動脈損傷による出血であった. 開胸手術に移行し,事なきを得ている. すべての術式における平均手術時間は232分,平均出血量は178.9 mLであった. 術後合併症は44例にみられた(25.1%)(表2). 術後死亡は2例で,右肺全摘後術の5年7ヵ月経過後に心不全・呼吸不全で亡くなった1例と,左肺上葉切除術の10ヵ月後に右肺上・中葉切除+S^{6}区域切除を施行した1例で,後者は3年7ヵ月後に肺高血圧をきたして亡くなったものである. 術後の再排菌は39例にみられた. このなかには,まだ術後化学療法中で術後比較的早期に検査した喀痰,もしくは気管内採痰陽性例も含まれているため,これまでの報告よりも比較的高い再排菌率を示したものと思われる. 病巣の完全切除が行われた症例における再排菌は9例であり,これは再感染,もしくは気道内でくすぶっていた病巣からの再燃のいずれかの可能性もある. 病巣が残存している場合は当然,同部位からの排菌が考えられるので,術後の化学療法を一定期間行い,それでも排菌が持続し,病巣がさほどの拡がりではない状況で,かつ,呼吸機能に支障がなければ,二期的切除を考慮してもよいと考えている.

東京病院における外科治療の実際

a) 術前のポイント

本症の術前検査で注意すべきこととして,胸部CTは可能な限り術直前に撮り直しをしている. 感染症での手術であるため,手術日1週間前に外来で撮影し,水平断だけでなく,必ず矢状断,冠状断の画像で病巣の急激な広がり・縮小などがないことを確認している. 全身麻酔が必要なので,術前に脳MRIを施行して,頭蓋内病変や脳血管障害などの有無を調べている. 呼吸機能検査は,検査時に喀血の可能性がある場合は除外するが,閉塞性・拘束性換気障害がないことを確認しておく. 慢性閉塞性肺障害を合併している場合は術前2週間以上前から気管支拡張薬などを導入し,術直後の呼吸機能が少しでも損なわれないようにしておく. また,喀痰排菌陽性を認める患者では,術前に去痰薬の処方を開始する. 排菌が持続して

4. 非結核性抗酸菌症の外科治療とその有効性 **245**

表1　本書各版ごとの非結核性抗酸菌症の手術症例内訳

	第1版	第2版			第3版			第4版		
著者	小松彦太郎 1966〜1994年	相良勇三 1970〜2000年			中島由槻 1974〜2008年			深見武史 2006〜2016年		
症例数	78	55			170			175		
MAC	74	53			155			127		
M. kansasii	1	0			2			3		
M. scrofulaceum	2	0			0			0		
M. chelonae	1	1			1			2		
M. fortuitum		1			3			4		
M. abscessus					3			18		
M. gordonae					0			2		
M. szulgai					1			1		
M. xenopi					0			1		
M. nonchromogenium					0			1		
M. peregrium					1			0		
other NTM					4			16		
性別(M/F)	52/22	30/25			58/112			37/138		
年齢分布	40歳代が最多	平均48.6歳			平均49.8歳(20〜78歳)			平均55.8歳(16〜79歳)		

術式

葉切	43	38	104	114	前側方開胸	68
区切	9	7	25	26	後側方開胸	56
全摘	10	4	12	9	胸腔鏡	51
部切	0	3	16	16		
複合切	0	0	7	8		
胸郭成形	5	3	5	0		
膿胸	7	1	1	2		

発症から手術までの期間	2年未満が多い		32.3ヵ月	20.8ヵ月

術後排菌

	第1版	第2版		第3版		第4版	
	16	12		26		39	
肺切除	9	病巣完全切除	病巣残存	病巣完全切除	病巣残存	病巣完全切除	病巣残存
胸郭成形	4	31	23	93	62	95	80
膿胸	3	治癒 29	13	治癒 88	41	再排菌なし 86	50
		再発 2	10	再発 5	21	再排菌あり 9	30

最終的な排菌

	第1版	病巣残存	気道破壊性病変あり	気道破壊性病変なし
肺切除	4		12	10
		治癒	4	9
		再発	8	1

［文献5〜7をもとに作成］

いる症例では術直前に喀痰検査を行い，薬剤感受性を確認しておく必要がある．近年，CAM耐性MAC症も増加しており，また，MAC症だけでなく，ときにM.abscessusとの混合感染もみられるからである．心機能のスクリーニングはダブルマスター心電図により，異常があれば心エコー，冠動脈CT，心筋シンチグラフィによる精査を進め，最終的にカテーテル法で心機能評価を行うこともある．採血検査では，通常の血算・生化学・凝固能検査以外に，MAC抗体検査，腫瘍マーカー，アスペルギルス抗原・抗体の有無を確認しておく．MAC抗体は術後の再燃・再感染の1つの指標になる可能性もあり，術前に確認しておくべきである．また，原発性肺癌に合併する肺非結核性抗酸菌症も2％程度あるので腫瘍マーカーの測定も必要である[8]．線維空洞型のNTM症であれば，混合感染として肺アスペルギルス症の可能性も考慮しておく必要がある．

b）術中のポイント

　術中に注意すべきポイントとしては，癒着の剝離と術中における胸腔内汚染の回避がある．本症は感染症であるため，ある程度の胸腔内癒着は予想されるが，肺結核や肺アスペルギルス症の手術の際にみられるほどの癒着を経験することは少ない．東京病院では全例において審査胸腔鏡検査を行い，胸腔内の癒着の程度を確認したうえで，開胸方法を選択することが多い．場合によっては完全鏡視下で手術を完遂することも可能である（図2）．胸壁への癒着がある場合には胸膜外剝離を多用し，病巣から膿が流出することを避ける必要がある．万が一，病巣から膿が流出した場合には損傷部位を縫合閉鎖し，胸腔内を生理食塩水10 L程度で洗浄している．閉胸前に胸腔内洗浄液を抗菌薬塗抹・培養検査に提出し，塗抹検査陰性を確認したうえで閉胸している．感染症であるので，気管支断端の被覆に関しては，右肺下葉切除，右肺中・下葉切除，肺全摘，複合切除の場合や，高度の糖尿病，ステロイド薬や免疫抑制薬内服患者では肋間筋や広背筋，心膜脂肪織を用いて行っている．

c）術後のポイント

　術後管理は通常の肺切除の場合と特に変わりはない．術翌日から経口摂取は可能なので，術前と同様の抗菌薬を開始する．ドレーン排液の性状，

表2　東京病院でのNTM症の術後合併症

術後合併症	44例
肺瘻	23例
膿胸	7例
不整脈	5例
術後出血	3例
神経障害	3例
気管支断端瘻	1例
乳び胸	1例
その他	7例

量，空気漏れのないことを確認して胸腔ドレーンを抜去するが，ドレーン先端を必ず培養検査に提出している．抜去後に炎症反応が遷延する場合，ドレーン先端培養検査が膿胸診断の一助になりうるからである．

d）外来フォローのポイント

　外来でのフォローとしては内科で術後化学療法を継続しているため，外科におけるフォローはそれほど頻回である必要はなく，術直後以外は半年ごととしている．術後6ヵ月から1年の間に呼吸機能検査を行い，切除後の呼吸機能の回復の程度を確認している．また，術後2年間の化学療法を基本としているが，その間に再感染・再燃，遅発性肺瘻などがないことを確認している．

外科治療における今後の課題

　外科治療の指針が示されてから8年以上が経過しており，感染性肺疾患の外科治療を行っている施設では本指針に一定の理解が得られていると思われる．以下に，今後の課題として検討すべき点を列挙する．

a）孤立結節型病変に対する術式，術後化学療法

　気道破壊性病変を持たない孤立結節型病変に関しては，原発性肺癌との鑑別で部分切除され，そのまま経過観察のみで再発しなかった症例の報告が散見される[9]．術後の化学療法は必要とされるが，孤立結節型病変に関しては意見の分かれると

4．非結核性抗酸菌症の外科治療とその有効性　**247**

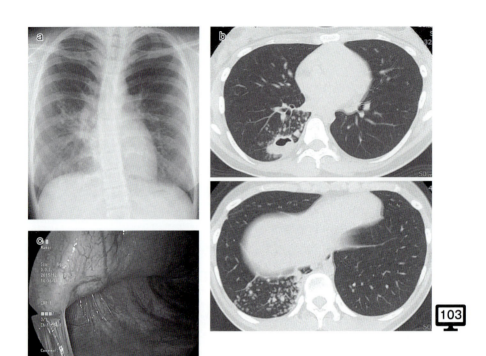

図2 右肺下葉に線維空洞性病変と結節性病変を限局性に有したNTM症例
症例1(16歳女性,右肺下葉に限局する線維空洞型病変と多発小結節に対する右下葉切除症例)
a:術前胸部X線写真.b:術前胸部CT写真.c:術中写真(胸腔鏡下手術)右下葉S^{6}の空洞性病変を中心に軽度の幕状癒着が認められるのみであった.

ころである.

b) clarithromycin(CAM)耐性MAC症

不適切もしくは不十分な化学療法を行うことによってCAM耐性が生じることがあり,近年増加傾向にある.CAMはMAC症のkey drugであり,CAM耐性MAC症に標準治療のCAM,RFP,EBの3剤を投与しても2剤で治療しているのと同じことになる.このような症例ではニューキノロンやアミノグリコシドを追加して内科治療を継続するが,病巣は広がりやすく,CAM耐性が判明していて,病巣が比較的限局している症例では外科切除の効果を期待すべきである.両側に病変が広がっている場合でも,呼吸機能が許容範囲内なら,二期的切除を考慮する.

c) M. abscessus症

近年増加しているNTM症として,M. abscessus症がある.この菌はRunyon分類Ⅳ群に位置づけられる迅速発育菌で,本症の予後は不良とされている.外科治療の報告はまだ少ないが[10],東京病院では,入院下で約1ヵ月の術前化学療法(CAM,IPM/CS,AMK)を行い,病勢を制御したうえで手術としている.術式は気道単位の肺切除が基本であるが,必ず気管支断端の被覆を行うようにしている.病変が両側肺に存在すると抗菌薬だけでのコントロールが困難の場合も多く,呼吸機能が許容範囲内であれば二期的切除を考慮することもある.

d) 手術療法のタイミング

診断から化学療法への流れが内科主体であるため,外科治療の指針で記載されているような術前3〜6ヵ月の化学療法期間内に紹介される症例は少ない.線維空洞型病変は結節気管支拡張型病変より予後不良との報告もあり[11],肺癌合併症例もあるため,病巣が限局している場合には,化学療法に固執せず,外科治療を検討する内科・外科間の連携の構築に努めるべきである.

---

1) Committee for Scientific Affairs, The Japanese Association for Thoracic Surgery : Thoracic and cardio-

vascular surgery in Japan during 2014 : annual report by The Japanese Association for Thoracic Surgery. Gen Thorac Cardiovasc Surg **64** : 665-697, 2016

2) Shiraishi Y : Current status of nontuberculous mycobacterial surgery in Japan : analysis of data from the annual survey by the Japanese Association for Thoracic Surgery. Gen Thorac Cardiovasc Surg **64** : 14-17, 2016

3) 日本結核病学会非結核性抗酸菌症対策委員会：肺非結核性抗酸菌症に対する外科治療の指針. 結核 **83** : 527-528, 2008

4) 倉島篤行：非結核性抗酸菌症の診断と治療. 結核 **77** : 815-821, 2002

5) 小松彦太郎ほか：非結核性抗酸菌症の外科療法. 結核 **72** : 49-52, 1996

6) 相良勇三ほか：肺非定型抗酸菌症の手術成績. 結核 **77** : 323, 2002

7) 竹内恵理保，中島由槻：肺非結核性抗酸菌症の外科治療. 結核 **85** : 194-196, 2010

8) Tamura A, et al : Relationship between lung cancer and *Mycobacterium avium* complex isolated using bronchoscopy. Open Respir Med J **10** : 20-28, 2016

9) Ose N, et al : Solitary pulmonary nodules due to non-tuberculous mycobacteriosis among 28 resected cases. Int J Tuberc Lung Dis **20** : 1125-1129, 2016

10) 山田勝雄ほか：肺 *Mycobacterium abscessus* 症に対する外科治療の検討. 結核 **90** : 407-413, 2015

11) Hayashi A, et al : Prognostic factors of 634 HIV-negative patients with *Mycobacterium avium* complex lung disease. Am J Respir Crit Care Med **185** : 575-583, 2012

5 比較的まれな菌種の非結核性抗酸菌症

　今日，なぜまれな菌種による非結核性抗酸菌症治療がテーマになりうるのか．一つには，菌種同定技術が進歩し，新たな菌種が続々と発見されて日常臨床のなかに入り込んできていることである．非結核性抗酸菌の菌種同定は，わが国の臨床現場では，ゲノムハイブリッドに基づく極東製薬工業のDDHマイコバクテリア"極東"キットに長らく依存してきたが，近年，イオン化蛋白質の重さに基づく質量分析法が登場した．DDH法が18同定可能菌種で，報告まで1〜2週間かかったのに対し，後者では150以上の菌種で報告まで3〜10日で可能であり，2018年から保険適用となっている．二つには，近年，関節リウマチの治療に種々の生物学的製剤が用いられて稀少菌種例が増加しつつあり，しばしば呼吸器内科医が相談を受ける状況にあること．三つ目として，結核菌と異なり，非結核性抗酸菌の菌種は180種以上と多数にのぼり，かつ，その治療における薬剤の組み合わせの選択を in vitro 感受性検査のみに頼ることはできず，菌種ごとに蓄積された臨床経験によるしかないこと，などが挙げられる．そもそも稀少菌種は，それぞれ至適発育培地や発育温度域が異なるため信頼できる薬剤感受性検査自体が少ない．

● 治療難易度からみた菌種の分類

　結核菌は1890年にKochにより発見されたが，非結核性抗酸菌はわずかその9年後の1899年に発見され（*Mycobacterium phlei*），以後今日まで183菌種が報告されている．菌種数の動向を発見年代順に示すと図1になり，抗酸菌核酸同定技術の進歩，AIDSの増加，関節リウマチ治療における生物学的製剤の導入などの影響がうかがわれる．近年のわが国の非結核性抗酸菌症における発見菌種の内訳は，MACが88.8％，*M. kansasii* が4.26％，*M. abscessus* が3.32％と推定され，残りの3.62％が稀少菌種によるNTM症と考えられる[1]．2014年調査に準じて考えると，年間でおおよそ100例程度の稀少菌種によるNTM症

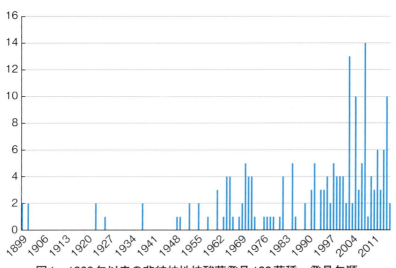

図1　1899年以来の非結核性抗酸菌発見183菌種—発見年順
[List of prokaryotic names with standing in nomenclature – genus. Mycobacterium. http://www.bacterio.net/index.html（2019年2月1日アクセス）をもとに作成]

表1　稀少菌種による非結核性抗酸菌症に対する化学療法治療難易度

レベル1：化学療法がほぼ有効	*M. kansasii* *M. shinjukuense*	*M. fortuitum*	*M. mucogenicum*	
レベル2：化学療法がある程度有効（MACと同程度）	*M. massiliense* *M. peregrinum*	*M. malmoense* *M. gordonae*	*M. lentiflavum* *M. chelonae*	*M. szulgai* *M. heckeshornense*
レベル3：化学療法はかなり困難	*M. xenopi* *M. kyorinense*	*M. triplex* *M. terrae*	*M. shimoidei* *M. simiae*	
レベル4：最も困難	*M. abscessus*	*M. bolletii*		

の新規発生があるものと考えられ，これを施設あたりにみると1例前後ということになる．

　わが国はNTM症の頻度が高い国であるが，これを国際的なレベルに拡大しても状況は変わらない．どこにもevidenceを伴った治療成績を見いだすのは困難である[2]．文献報告などを参考にしながら筆者自験例での評価をもとに定性的に表現した稀少菌種によるNTM症に対する治療の難易度を表1に示す．感受性結核に対するRFP，INH，EB，PZAによる標準的化学療法の効果（6ヵ月間で約97％の菌陰性化率）をレベル0とした場合のおおよその分類で示した．ちなみに，2013年からわが国130施設での肺MAC症に対するCAM 800 mg/dayを含む多剤併用前向き検討271例の成績では，36ヵ月後の菌陰性化率は94.7％であった．

まれな菌種の症例での治療の考え方

　以上のように稀少菌種全般に関して国際的にも推奨できる治療レジメンは確立していない現状では，菌種が確認されたら，遺伝子系統的分類（方法によりかなり異なる）ではなく，表現型の類似性に基づくRunyon分類での同族における代表菌種に有効な薬剤で化学療法を開始し，個別文献をあたって修正を加えるのが妥当と思われる．

・レベル1群では，*M. kansasii*，*M. shinjukuense*は結核と同様な化学療法が推奨されて菌陰性化後よりこれを1年間行うと完治するのが大部分である．*M. mucogenicum*は環境中に多く，検出されても汚染によるものとして無視してもよいという記載もあるが，画像上の異常所見と臨床症状を伴うときは治療せざるをえない．その場合，マクロライド薬の小量長期投与でも菌陰性化が可能である．*M. fortuitum*はニューキノロンを含む複数の感受性薬の投与でほとんどの場合に改善する．

・レベル2群では，多くの場合にMAC症で用いるCAMを含む標準的な多剤併用療法が有用であるが，*M. malmoense*や*M. lentiflavum*はむしろレベル3群に相当する場合もある．

・レベル3群は，いずれもCAMを主軸とする標準的な3薬剤併用のみでは対処困難である．

・レベル4群については，*M. abscessus*属は種々議論があったが2013年に最終的に*Mycobacterium abscessus* complexのなかに*M. abscessus* subsp. *abscessus*と*M. abscessus* sub. *bolletii*および*M. abscessus* subs. *massiliense*と確定された．*M. subs. massiliense*のみがマクロライド感受性である．

　稀少菌種NTM症の治療困難性は上述のような菌種特異性に由来することはもちろんであるが，より大きく影響するのは治療開始時における病巣の大きさである．一般に結核症では乾酪性病巣1 cm^3中に10^6個の菌があるとされ，さらに好気的な環境である空洞では菌数はその約1,000倍以上，すなわち$10^9/\text{cm}^3$以上と考えられている．病巣の大きさが1 cm^3というのはきわめて軽症であり，重症の肺MAC症だと病巣体積は$1,000 \text{ cm}^3$以上で多発空洞の場合は菌量は10^{12}に達することもあると思われる．一般に結核感受性菌が突然変異で薬剤耐性を獲得する頻度は1薬剤で$1/10^{5\sim8}$程度と考えられているが，非結核性抗酸菌にはもともと自然耐性があり，その頻度は結核菌の場合よりかなり高いと思われる．3剤併用といってもEBの抗菌効果自体は無視できるほどであり（EBを併用する理由はCAMに対する耐性出現の抑制効果を期待したもの），残り2剤の

併用では耐性出現の可能性はかなり高いと思われる．病巣容積が小さければ菌種が何であれ標準的な3剤併用でほとんど対処可能であるが，最初から重症の場合は化学療法効果発現はきわめて困難といえる．

この分野の近年のレビューとしては文献3が質量ともに充実していて推奨できる（ただしM. abscessus属の分類は2013年改定以前に従っており古いので要注意である）．

1) 倉島篤行，南宮 湖：非結核性抗酸菌症の今—厚生労働省研究班の疫学調査から．日胸 74：1052-1063, 2015
2) Kadota J, et al：The clinical efficacy of a clarithromycin-based regimen for *Mycobacterium avium* complex disease：a nationwide post-marketing study. J Infect Chemother 23：293-300, 2017
3) Brown-Elliott BA, et al：Antimicrobial susceptibility testing, drug resistance mechanisms, and therapy of infections with nontuberculous mycobacteria. Clin Microbiol Rev 25：545-582, 2012

TEA BREAK
今日のハンセン病

2015年にWHOが公表したデータに基づけば，世界のハンセン病の新患数は約21万人にのぼる（ハンセン病の新患はMDT用ブリスターパックを配布した時点で内服の有無にかかわらず治癒とみなされる）．国別の頻度は，多いほうからインド（約12万7千人），ブラジル（約2万6千人），インドネシア（約1万7千人），コンゴ（約4千人），バングラデシュ（約4千人）となっている．発症頻度の高い14の国のなかに，アジアでは上述以外にもネパール，ミャンマー，スリランカ，フィリピンと7ヵ国が入っており，依然としてアジアには新規患者が多いことがわかる．

日本においては，本症の新規患者は年間5人程度で，多くの場合，日本国外の国籍をもつ患者である（図1）．今後，国外からの労働者の流入増加が予想されるが，それに伴ってハンセン病患者数が増加する可能性もある．また，少数であっても新規患者が持続して存在することから，医師（特に皮膚科医）への教育が必要と考えられる．回復者（元患者）に眼を向けると，療養所入所者は約1,500人（平均年齢85歳前後），退所者・非入所者が約1,900人となっている．このなかにはdiaminodiphenyl sulfone（DDS）の単剤治療や不規則内服を行った者が多いとされており，再発が懸念される．2016年の再発者・菌陽性者は4人であり，年齢は平均70歳代，性別は1:3で女性に多く，半数が外来患者であった．一方，初発年（入所年）は1955年から1972年であり，治療後45年から60年を経て再発したものと推測される．初診時の病

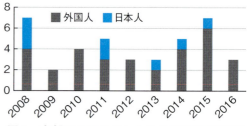

図1 本邦におけるハンセン病新患数の推移

型はL型（らい腫型）とされ，再発時の病型はLL/MB型（多発型）が多かった．そのうち80歳代の女性は日本人であり，DDS耐性が確認された．

ハンセン病の最近のトピックスは，"アルマジロ"の生食を行う集団が確認され，この集団においてらい菌の脂質抗原 phenolic glycolipid（PGL）に対する抗体陽性者が有意に多いことが報告されたことであるハンセン病の発病は認められていないが，らい菌の感染が確認されたことになる．ココノオビアルマジロは体内でらい菌を増殖できる動物であることが知られている．また，英国のアカリスにおいて，2種類のヒトらい菌が発見された．1つは中世に流行した可能性が高い株と一致した．今回のらい菌は感染リスのいた場所に近い墓地に埋葬されていた中世時代のヒトの死体から検出された株と一致した．これはヒトから動物への伝播（またはその逆）が数百年前に起こり，それ以降，ヒトらい菌が疾患リザーバー（＝リス）のなかで生き残っていたことを示唆している．

6 HIV と非結核性抗酸菌症

HIV 感染者から分離された非結核性抗酸菌は表1に示すように多数報告されているが，*M. avium* complex（MAC）が圧倒的に多い[1~5]．従来，MAC に次いで多い分離菌は *M. kansasii*[1,2] といわれていたが，*M. xenopi* が *M. kansasii* よりも多い[3~5]という報告もある．地域により分離頻度は異なる．これらによる非結核性抗酸菌症が非 HIV 感染者におけるものと異なる点は，全身播種型が多い，複数菌の同時感染を呈することがある，などである．抗レトロウイルス療法（antiretroviral therapy：ART）が行われるようになってから HIV 感染症の予後は著明に改善し，ART は HIV 感染症における非結核性抗酸菌症の合併リスクを減少させている．

ここでは，分離頻度が高く起炎性の明らかな MAC，*M. kansasii* による感染症を中心に述べる．なお，ART により非結核性抗酸菌症の臨床像は大きく変わったので，未治療 HIV 感染症に合併した症例の臨床像については ART が行われなかった時代の論文からのものが多いのはやむをえない．

表1 HIV 感染者から分離された非結核性抗酸菌（報告例）

Mycobacterium avium complex
M. kansasii
M. xenopi
M. fortuitum
M. chelonae
M. abscessus
M. terrae
M. flavescens
M. szulgai
M. scrofulaceum
M. marinum
M. malmoense
M. haemophilum
M. simiae
M. gordonae
M. genavense
M. celatum
M. ulcerans
M. lentiflavum
M. triplex

● *M. avium* complex（MAC）

HIV 感染症に合併する非結核性抗酸菌症のなかで，64.0~96.1 %[2,4,5]を占め，最も多い起炎菌である．MAC 症のうち HIV 感染症に合併するのは95 %以上が *M. avium* によるものである．

MAC 症は HIV 感染症の病初期から合併してくる結核と異なり，病期が進行して免疫能が低下［CD4 陽性 T リンパ球（CD4 細胞）数50/μL 以下］すると高頻度に合併する．ART による免疫機能の回復は HIV 感染者における MAC 症の合併リスクを低下させ[6,7]，MAC の予防的治療の普及も MAC 症の発症頻度を低下させている．Buchacz ら[8]によると，最初に発病した日和見感染症が MAC 症であった頻度は1994~1997年の26.9/1,000人年から，2003~2007年の2.5/1,000人年へ約10分の1に減少している．し

かし，MAC 症は効果的な抗 HIV 療法や予防的な治療を受けていない AIDS 患者の20~40 %に合併するといわれている[9,10]．

かつては未治療の HIV 感染症に合併する MAC 症は，呼吸器に限局した病像を呈することは少なく，ほとんどが播種型であった．この場合，診断は喀痰培養ではなく，血液培養による．しかしながら，ART が広く行われるようになり，最近では限局型が一般的になっている．

MAC 症は結核のように内因性の再燃により発病するのではなく，外来性の感染により発病するといわれている．感染経路は消化管・呼吸器といわれているが，MAC 感染者との同居や接触での感染リスクは認められず，ヒト-ヒト感染は考慮しなくてよい．

MAC 症発病の危険因子[11]としては，CD4 細

6．HIV と非結核性抗酸菌症　**253**

胞数が50/μL未満，HIV-RNAが100,000コピー/mL以上，日和見感染症の既往，呼吸器や消化管へのMACのcolonizationの既往，室内プールでの水泳，生の魚介類の頻回摂取，granulocyte stimulating factorの投与などが挙げられている．遺伝子学的には，特別なHLAクラスII抗原（DRB1，DQB1，DM）がHIV合併MAC症にみられるという報告がある[12]．

a）症状・検査所見

ARTを行っていない場合は全身性播種性MAC症となり，その症状としては発熱，盗汗，倦怠感，体重減少，慢性下痢，腹痛，慢性吸収不良などがみられる[13]．ARTを行い治療に反応している場合は，頸部あるいは腹腔内リンパ節炎，肺炎，心膜炎，骨髄炎，皮膚軟部組織膿瘍，陰部潰瘍，中枢神経感染症などの局所感染症を起こし，その症状が出現する．

検査所見では，播種性MAC症では貧血，AlP高値などが認められる．肝腫大，脾腫大，リンパ節腫大（頸部，腹腔内）などがみられることがある．

b）診断

播種性MAC症の診断は，臨床症状に加え，本来無菌的な組織や体液（血液，骨髄，リンパ節）からMACを検出することにより行われる．CD4細胞数が50/μL以下で，原因不明の発熱が続く場合は，血液培養を頻回に行うべきである．血液培養の診断率は高く，1回では91％，2回では98％といわれている．またPCRを用いた診断も有用であり，疑わしい症例では積極的に検査を行うべきである．

近年，MAC症の血清診断法が承認され使用されるようになった．血清中のMAC細胞壁抗原glycopeptidolipid（GPL）-coreに対するIgA抗体をELISA法で測定する方法である（キャピリアMAC抗体ELISA：MAC抗体）．非HIV感染-MAC症におけるMAC抗体の感度は84.3％，特異度は100％と報告されている[14]．しかし，HIV感染症におけるMAC抗体の感度は低く，HIV合併播種性MAC症49例に施行したところ，陽性例は2例（4％）に過ぎなかった[15]．免疫不全例での本検査の使用はむずかしいであろう．

c）治療と予防[11, 16]

1）治療

AIDSに合併した全身播種性MAC症の治療は，clarithromycin（CAM）あるいはazithromycin（AZM）にethambutol（EB）を加えたレジメが基本である．

播種性MAC症の診断がついた場合は，ARTを始めていなければ，MAC症の治療を2週間行ってからARTを開始すべきである．薬剤相互作用や副作用や免疫再構築症候群（ARTを開始した後に細胞性免疫能が回復し，AIDS合併疾患が増悪する病態）のリスクを避けるためである．すでにARTを行っている患者に播種性MAC症を合併した場合は，ARTはそのまま継続する．もし，免疫再構築症候群を合併し症状の強い場合は，まず非ステロイド系抗炎症薬を投与し，それでも治まらない場合はprednisolone 20〜40 mg/dayを4〜8週間投与する．

> 推奨：CAM 500 mg×2/day＋EB 15 mg/kg/day（日本ではCAM 400 mg×2/day）
> 代替：AZM 500〜600 mg/day＋EB 15 mg/kg/day（CAMが何らかの理由で投与できないとき）

CD4細胞数が50/μL未満，菌量が多い（血中菌量＞2 log CFU/mL），ARTが効果的でない場合は下記薬剤を第3あるいは第4の薬剤として加えるべきである．

> rifabutin（RBT）300 mg/day，amikacin 10〜15 mg/kg/day，streptomycin 1 g/day，levofloxacin 500 mg /day，moxifloxacin 400 mg/day．

全身播種性MAC症の治療が12ヵ月以上行われ，MAC症の症状が消失している場合は，CD4細胞数が100/μL以上の期間が6ヵ月以上あれば，治療を中止してよい．その後，再びCD4細胞数が100/μL未満に低下した場合は，予防投与（下記）を開始する（二次予防）．

RBTやrifampicin（RFP）は，CAMの血中濃度を50％以上低下させるといわれているが，このことがMACの治療にどのような影響を与えているか明確にされていない．

2）予防

AIDS患者においては全身播種性MAC症を予防するために，CD4細胞数が50/μL未満になっ

た時点で，AZMあるいはCAMの予防投与を開始する（一次予防）．ARTによりCD4細胞数が100/μLを超えた期間が3ヵ月以上維持されれば，この一次予防を中止してよい．再び50/μL未満に低下した場合は，予防投薬を再開する．

推奨：AZM 1,200 mg/week あるいは CAM 500 mg×2/day あるいは AZM 600 mg twice a week（日本では CAM 400 mg×2/day）
代替：RBT 300 mg/day

CAM毎日投与はAZM週1回投与よりも耐性化が起こりやすい．予防投与開始前に，MAC症を合併していないか確認する必要がある．RBTを投与する場合は活動性結核を否定する必要がある．RBT耐性結核をつくる可能性があるからである．

AZMの600 mg錠はAIDSに伴う播種性MAC症の発症抑制および治療に適応がある．

M. kansasii

米国のM. kansasii症が多い地域では，播種性のM. kansasii症はAIDS患者の0.44％に合併するといわれている[2]．M. kansasiiはHIV感染症に合併する非結核性抗酸菌症の起炎菌のなかでは10％以下（2.9％[2]，6.6％[4]）の頻度である．

HIV感染症に合併した場合の病型としては，播種型と肺限局型の二つがある．播種型は肺やリンパ節以外の臓器，血液，骨髄からM. kansasiiを検出した場合をいう．肺限局型は呼吸器症状，胸部X線写真の異常を認め，肺からM. kansasiiを検出し，他臓器に病変がない場合をいう．播種型の頻度は26.3～39.3％[17～19]でM. kansasii症の約4分の1～3分の1を占める．

M. kansasii症を合併した時点での平均CD4陽性リンパ球数は12～66/μL[17～19]と100/μL以下の報告が多い．播種型のほうが肺限局型に比べCD4細胞数が少ないといわれている（それぞれ28/μL，75/μL）[19]．このようにM. kansasii症はHIV感染症の進行した状態で合併するので，他の日和見感染症を同時に合併していることがある．Witzigら[19]によれば，HIV感染症に合併したM. kansasii症49例中13例においてMACを同時に検出したという．

a）症状と検査所見

症状は発熱，咳嗽，喀痰，体重減少，息切れ，盗汗などで，特異的なものはない．

胸部X線写真では，浸潤影，間質影が多く，空洞影は少ない．他に結節影，肺門リンパ節腫脹腫大，胸水などを認める場合がある．

b）治療

治療[16]はINH 5 mg/kg/day（最大300 mg/day），RFP 10 mg/kg/day（最大600 mg/day），EB 15 mg/kg/dayの3薬治療である．治療は12ヵ月間の培養菌陰性化を確認できた時点で終了とする．

予後は，非HIV感染者では一般に良好であるが，HIV感染者では不良という報告が多い．肺限局型と播種型の平均生存期間はそれぞれ15.1ヵ月，8.1ヵ月[20]とやはり播種型の予後が不良である．

その他の非結核性抗酸菌

M. xenopiは米国ではまれであるが，カナダや英国[4]ではMACに次いで多い分離菌であり，M. kansasiiよりも多い．同時に他の日和見感染症を合併していることが多く，その起炎性は明らかではない．colonizationという説もあるが，菌血症になった症例[3]が報告されており，注意が必要である．

M. genavenseは1990年にHIV感染者に合併した感染症の起炎菌としてはじめて報告された新しい菌で，固型培地に生えにくい菌である．HIV感染症以外の免疫機能低下状態における発症例の報告もあるが，きわめて少ない．CD4細胞数はきわめて低く播種型が多い．発熱，体重減少，下痢などの症状を呈し，肝脾腫，貧血を認める．CAMを含んだ治療が有効といわれている．

M. gordonaeは土壌，水，殺菌していないミルクなどから検出される．起炎性は低いが，HIV感染症ではまれに呼吸器感染症の起炎菌となることがあり，菌血症を呈することもある．CD4細胞数が100/μL以下の免疫能が著しく低下した時期に起こるので，同時に他の呼吸器感染症を合併していることがあり，起炎性の判断は慎重にするべきである．

なお急速に変わるHIV医療の分野においては，上記情報も急速に時代遅れとなる．インターネットなどで常に新しい情報に更新していただきたい．

6. HIVと非結核性抗酸菌症　**255**

1) Fournier AM, et al : Tuberculosis and non-tuberculous mycobacteriosis in patients with AIDS. Chest **93** : 772-775, 1988

2) Horsburgh CR Jr., Selik RM : The epidemiology of disseminated nontuberculous mycobacterial infection in the acquired immunodeficiency syndrome(AIDS). Am Rev Respir Dis **139** : 4-7, 1989

3) Shafer RW, Sierra MF : *Mycobacterium xenopi, Mycobacterium fortuitum, Mycobacterium kansasii*, and other nontuberculous mycobacteria in an area of endemicity for AIDS. Clin Infect Dis **15** : 161-162, 1992

4) Yates MD, et al : Isolation of mycobacteria from patients seropositive for the human immunodeficiency virus (HIV) in south east England : 1984-92. Thorax **48** : 990-995, 1993

5) Raszka WV Jr., et al : Isolation of nontuberculous, non-avium mycobacteria from patients infected with human immunodeficency virus. Clin Infect Dis **20** : 73-76, 1995

6) Girardi E, et al : Changing clinical presentation and survival in HIV-associated tuberculosis after highly active antiretroviral therapy. J Acquir Immune Defic Syndr **26** : 326-331, 2001

7) Kirk O, et al : Infections with Mycobacterium tuberculosis and *Mycobacterium avium* among HIV-infected patients after the introduction of highly active antiretroviral therapy. Am J Respir Crit Care Med **162** : 865-872, 2000

8) Buchacz K, et al : AIDS-defining opportunistic illnesses in US patients, 1994-2007 : a cohort study. AIDS **24** : 1549-1559, 2010

9) Nightingale SD, et al : Incidence of *Mycobacterium avium-intracellulare* complex bacteremia in human immunodeficiency virus-positive patients. J Infect Dis **165** : 1082-1085, 1992

10) Chaisson RE, et al : Incidence and natural history of *Mycobacterium avium*-complex infections in patients with advanced human immunodeficiency virus disease treated with zidovudine. Am Rev Respir Dis **146** : 285-289, 1992

11) The Centers for Disease Control and Prevention, et al : Guidelines for the prevention and treatment of opportunistic infections in HIV-infected adults and adolescents, https://aidsinfo.nih.gov/contentfiles/lvguidelines/adult_oi.pdf(2019年2月1日アクセス)

12) Naik E, et al : The complexity of HLA class II(DRB1, DQB1, DM)associations with disseminated Mycobacterium avium complex infection among HIV-1-seropositive whites. J Acquir Immune Defic Syndr **33** : 140-145, 2003

13) Gordin FM, et al : Early manifestations of disseminated *Mycobacterium avium* complex disease : a prospective evaluation. J Infect Dis **176** : 126-132, 1997

14) Kitada S, et al : Serodiagnosis of *Mycobacterium avium*-complex pulmonary disease using an enzyme immunoassay kit. Am J Respir Crit Care Med **177** : 793-797, 2008

15) 青木孝弘ほか : HIV合併播種性MAC症における血清学的診断の後視的検討. 日エイズ会誌 **15** : 411, 2013

16) Griffith DE, et al : An official ATS/IDSA statement : diagnosis, treatment, and prevention of nontuberculous mycobacterial diseases. Am J Respir Crit Care Med **175** : 67-416, 2007

17) Levine B, Chaisson RE : *Mycobacterium kansasii* : a cause of treatable pulmonary disease associated with advanced human immunodeficiency virus(HIV)infection. Ann Int Med **114** : 861-868, 1991

18) Bamberger DM, et al : *Mycobacterium kansasii* among patients infected with human immunodeficiency virus in Kansas city. Clin Infec Dis **18** : 395-400, 1994

19) Witzig RS, et al : Clinical manifestations and implications of coinfection with *Mycobacterium kansasii* and human immunodeficiency virus type 1. Clin Infect Dis **21** : 77-85, 1995

7 生物学的製剤と非結核性抗酸菌症

生物学的製剤の使用で結核発症の危険性が高まることは「I-8. 生物学的製剤と結核」に示したとおりであるが, 非結核性抗酸菌症(NTM症)でも同様な問題がみられる.

非結核性抗酸菌症の特徴, および結核症との異同

結核性抗酸菌(NTM)は多くの菌種が知られるようになったが, 非結核性抗酸菌症(NTM症)として臨床的に問題となるものは限られており, その大多数は *mycobacterium avium* complex(MAC)によるMAC症である. 本症には主として2つのタイプがあり, 上葉中心の空洞性病変(結核類似病変)を主体とする線維空洞型と中葉舌区に好発する結節・気管支拡張型である. 前者は結核治癒巣やCOPD・塵肺など肺に基礎疾患を有する高齢男性に多く, 後者は基礎病変のない非喫煙中高年女性に多く, 近年増加が著しい.

MAC症の重症度については, 比較的軽症例が多いが, 重症例も存在する. Hayashiらによるとその死亡率は5年で5.4%, 10年で15.7%であり, さらに本症以外の死因を含めると5年で23.9%, 10年で46.5%と著しく増加する. NTM症の予後不良因子としては線維空洞型, 同型+結節・気管支拡張型, BMI≦18.5, 貧血の諸因子が挙げられている[1]. 有効性の高い抗菌薬が少ないこともあり, 化学療法(化療)についてさまざま検討されてはいるが[2], 予後はケースバイケースというのが実情である.

MAC症でみられる肉芽腫病変と結核症のそれとの病理形態的差異については, 両者は類似し識別困難とする見解[3]がある一方, 相違点を指摘する見方[4]もある. 後者は, 「線維空洞型」で結核の初期変化群に相当する病変が欠如していること, 気道閉塞・狭窄の程度は軽く肉芽腫の乾酪壊死の傾向も少ないこと, 「結節・気管支拡張型」では乾酪巣のサイズが小さいこと, などを相違点として挙げている[4]. これらはMAC菌のビルレンスや抗原性が結核菌のそれよりも低いことを示唆しているようにみえるが, ビルレンスについては不明な点も多い[5].

生体反応の面からは, NTM症と結核症は同様な類上皮細胞肉芽腫病変を呈することから類似の免疫機構を介して起こる慢性感染症と考えられている[5~7](「I-8. 生物学的製剤と結核」参照). しかしながら, NTM症では容易に再感染が起こることや結核症との病理像の相違点があることから, 両者は異なる反応性に基づいて起こっているとも考えられる. これらはNTM症で生物学的製剤を投与するときに考慮すべき点である.

関節リウマチでみられる肺病変

難治性の免疫性炎症性疾患に対する画期的治療薬である生物学的製剤の対象疾患は多岐にわたるが, 最も患者数が多く投与頻度が多いのは関節リウマチ(RA)である. もともとRAでは間質性肺炎や気管支拡張症・細気管支炎などの気道病変が合併しやすく[8], これらの病変はNTM定着のリスク因子となる. また, RA患者の大多数を占める中高年女性は結節・気管支拡張型MAC症の好発層でもある. これら諸因子の相乗作用により, RA症例ではMAC症の発症危険度が高まる. 高柳らは, 1997年度から8年間(生物学的製剤の使用が少なかった時期)に肺感染症を発症したRA患者149例を検討し, 最も多かったのがMAC症50例を含むNTM症の59例で, その既存治療薬はステロイド28例, methotrexate(MTX)12例, TNF阻害薬1例であったとしている[9]. 一方, Winthropらは北カルフォルニアにおける疫学調査で, 一般人口と比較してRA患者におけるNTM症の発症率は2倍と報告している[10].

生物学的製剤治療にともなう NTM症の現状

a) 米国における実態

　RAなどで生物学的製剤が使用されるとNTMに対する防御免疫が障害されてNTM感染症が発症しやすくなり、また、既存のNTM症が増悪しやすくなる危険性がある。そのためリウマチ学会は結核のとき以上に慎重にならざるをえず、当初のガイドラインではNTM症合併患者への生物学的製剤の投与を禁忌としていた。一方、わが国に先んじて生物学的製剤が用いられていた欧米の実態をみると、前述のWinthropらによる疫学調査[10]はRAにおけるTNF阻害薬の投与でNTM症の発症率は5倍（一般人に比べると10倍）高まるとしている。調査患者数は8,418例（RAは5,135例で61%）、NTM症新規発症は18例で全例RA（RAの0.4%）、投与から発症までの中央値は1,027日（約3年）であった（NTM症の内訳は示されていない）。死亡は7例（39%）で、発症から中央値569日（約1年半）で死亡している。なお、11例ではNTM症の診断後もTNF阻害薬が投与され、うち5例（45%）が死亡している。

b) わが国における現状

　わが国では疫学調査は行われていないが、生物学的製剤の先行5薬剤についての市販後全例調査があり、それによるとNTM症発症は44,278例中48例（0.1%）（10万対112）で、2001年の一般人口における推計発症率10万対6.3に比べて約18倍と米国の10倍よりも高率であった。死亡例はないが、観察期間は6ヵ月と短期であった[11]。Moriらは多施設共同研究でNTM症を発症したRA 13例を解析し、多くに先行肺病変を認め、病変部に一致してNTM症病変が出現していること、画像は空洞・結節・浸潤影など多彩で通常のNTM症と差がないこと、M. abscessus症の1例以外は全例MAC症で、MAC症12例中11例は治療が行われて改善していること、M. abscessus症とMAC症の各1例は薬剤の中止のみで病変は不変だったこと、死亡例はないことを示し、NTM症は既存肺病変に発症しやすく、治療はおおむね有効で、予後良好とした[12]。倉重らは肺MAC症を合併したRA患者4例に治療上の必要性から生物学的製剤を投与し、標準化学療法施行は1例のみであったが、全例で悪化を認めなかっ

たと報告し、Hayashiらの挙げた予後不良因子[2]が少なければMAC症合併下でも生物学的製剤を使用できる可能性を示した[13]。

　米国の疫学データについては詳細不明でわが国と単純には比較できないが、わが国では化療なし、あるいは治療不十分例が含まれているにもかかわらず予後良好な印象がある。これらを踏まえて、2014年以降の日本リウマチ学会のガイドラインでは以下のごとく条件付きでNTM症合併患者への生物学的製剤投与を可能とした。そこでは、原則として投与は避けたいが、「患者の全身状態、RAの活動性・重症度、菌種、画像所見、治療反応性、治療継続性等を慎重かつ十分に検討したうえで、TNF阻害薬あるいはIL-6阻害薬による利益が危険性を上回ると判断された場合には同薬剤の開始を考慮してもよい。その場合には一般社団法人日本呼吸器学会呼吸器専門医との併診が望ましい」（2018年8月14日と11月4日の改訂版）とされている。症例の集積と長期観察が待たれる。

症例の紹介

　49歳、女性。8年前RAと診断され、2年半前にMTXが開始された。改善が乏しいため、1年半前に胸部CTに異常ないことを確認後、etanercept（ETN）が導入された。2週前に乾性咳が出現し、胸部異常影を認めて東京病院に紹介された。

　全身状態は良好で、痰はなく、結核・真菌症の感染検査は陰性。画像的に左舌区に浸潤性病変と右S^2に散布巣を伴う結節性病変（図1）がみられた。肺MAC症を疑い気管支鏡検査を施行し、拡散増幅法および培養でM. avium（＋）を検出して診断を確定した。RAの活動性が高いためETN継続のままMAC症に対し標準化療を開始した。順調に改善し3ヵ月後にCTで舌区にわずか陰影を残すのみとなった。化療開始1年後にRAの活動性が増強したため、右手関節手術に加えETNが増量されtacrolimusが追加された。3年後に視力障害が出現したためethambutolを中止し、rifampicin・clarithromycinの2剤治療となった。化療開始4年後に乾性咳とともに舌区に浸潤影が出現した（図2）が、痰がないため検痰できず、MAC症の再燃と判断してkanamycinとlevofloxacinを追加した。症状は改善し全身状態も良好であるが、舌区に気管支拡張が残り、右上葉と

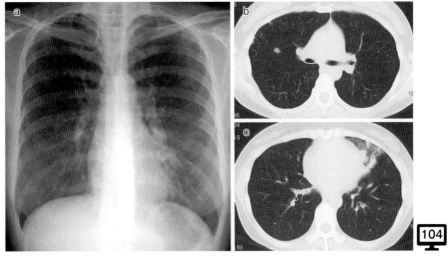

図1

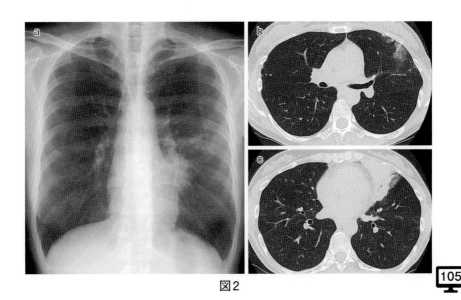

図2

左上区にも小陰影が残存した．

　本例は明らかな予後不良因子をもたない症例で，結節・気管支拡張型MAC症が好発部位に発生し，その後の対処に難渋した症例である．

　生物学的製剤の使用中に発症したMAC症では対処には難渋することがあり，その意味でもMAC症に対する強力な治療薬の開発が待たれるところである．

1) Hayashi M, et al：Prognostic factors of 634 HIV negative patients with *Mycobacterium avium* complex lung disease. Am J Respir Crit Care Med **185**：575-583, 2012
2) 小川賢二：肺MAC症の治療．非結核性抗酸菌症診療マニュアル．日本結核病学会（編），医学書院，東京，pp.76-88，2015
3) 武村民子：肉芽腫性肺疾患の病理所見－感染症との鑑別－．結核 **83**：118-120，2008
4) 蛇澤　晶ほか：肺MAC症の病理─結核と同じなのか？何が違うのか？，肺MAC症診療Up to Date：非結核性抗酸菌症のすべて．倉島篤行ほか（編），南江堂，東京，pp.95-108，2013
5) 多田納豊ほか：非結核性抗酸菌の免疫学基礎的背景．

結核 **88**：798-802，2013

6) Hsu N, et al：Response to stimulation with recombinant cytokines and synthesis of cytokines by murine intestinal macrophages infected with the *Mycobacterium avium* complex. Infect Immun **63**：528-33, 1995

7) Appelberg R, et al：Role of gamma interferon and tumor necrosis factor alpha during T-cell-independent and -dependent phases of *Mycobacterium avium* infection. Infect Immun **62**：3962-3971, 1994

8) Tanaka N, et al：Rheumatoid arthritis-related lung diseases：CT findings. Radiology **232**：81-91, 2004

9) 高柳　昇ほか：関節リウマチに合併した肺感染症の検討．日呼吸会誌 **45**：465-473，2007

10) Winthrop KL, et al：Mycobacterial diseases and anti-tumour necrosis factor therapy in USA. Ann Rheum Dis **72**：37-42, 2013

11) 徳田　均：関節リウマチと生物学的製剤．非結核性抗酸菌症診療マニュアル，日本結核病学会（編），医学書院，東京，pp.124-138, 2015

12) Mori S, et al：Radiological features and therapeutic responses of pulmonary nontuberculous mycobacterial disease in rheumatoid arthritis patients receiving biological agents：a retrospective multicenter study in Japan. Mod Rheumatol **22**：727-737, 2012

13) 倉重理絵ほか：肺MAC症経過中に生物学的製剤を使用し得た関節リウマチ患者の4例．日呼吸会誌 **7**：161-165，2018

第 Ⅲ 章

肺アスペルギルス症

1 肺アスペルギルス症の発症と進展

発症要因

Lass-Flöerlらは，切除に至った悪性腫瘍以外の肺疾患をもたない市中環境での摘出人体肺76例の真菌培養を行ったところ，46例(61％)が陽性であり，そのうちアスペルギルス属が83％を占めていたと報告している[1]．すなわち，通常環境下で多くの人の肺内にアスペルギルス属のcolonizationがあるということになる．しかし，慢性肺アスペルギルス症(chronic pulmonary aspergillosis：CPA)として発病してくる場は，常に先行肺疾患などにより気管支粘膜が破壊されたり，欠如した部位である．

先行疾患としては，肺結核，非結核性抗酸菌症，COPD，間質性肺炎，有瘻性膿胸，肺囊胞症，塵肺症，サルコイドーシス，肺癌，強直性脊椎炎に伴う上葉線維症，気管支拡張症，アレルギー性気管支肺アスペルギルス症(allergic bronchopulmonary aspergillosis：ABPA)による囊胞，放射性肺臓炎，肺化膿症，肺梗塞後空洞などがあり，さらに海外ではヒストプラズマ症やコクシジオイドミセス症後などの報告もある．

また，やや特殊なものとして，肺分画症や先天性気管支閉鎖症の病変部位にアスペルギルス属感染が発症することがある．この場合は，側副換気を通じて該当末梢肺胞領域に侵入した真菌芽胞などが排除される機序を欠いているため，そこで病巣形成に至ると考えられる．下葉の慢性肺アスペルギルス症では，多くの場合，この種の疾患の先行が認められる[2]．

しかし，最も多いのは肺結核後遺症としての空洞病変である．広範囲な調査が行われた英国からの報告によると，2.5 cm以上の結核菌陰性空洞症例544例のうち15％に肺アスペルギルス症が発症していたという[3]．

アスペルギルスは環境中に広く浮遊している常在真菌である．先行疾患による遺残スペースが大きければ大きいほど侵入する菌量は増加し，発症頻度は高く，発症までの時間は早くなるものと考

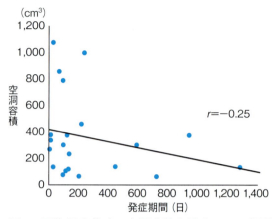

図1　画像最改善時の空洞容積と発症までの期間の関係

えられる．

肺結核治癒の時点から慢性肺アスペルギルス症を発症するまでの全過程を追跡できた症例のなかで，肺結核治癒時の空洞容積を計測した21例の検討成績を図1に示す．

この場合の"治癒時"は結核菌陰性化の時点ではなく，胸部X線所見上空洞が最も改善した時点をとっている．この時点の空洞周長をプラニメーターを用いてフィルム上で実測し，同円周の球体積に換算して空洞容積とし，これをY軸にプロットしている．一方，X軸には各症例について空洞が最も改善したときから最初の画像変化が出現する時点までの日数をプロットしたものである．

図1にみられるように，おおむね空洞容積の大きな例で発症も早いといえる．しかし，相関係数は−0.25しかない．これは，原点付近に多数の症例が集まっているため，すなわち空洞容積が小さくても発症が早い例があるためである．この付近に集まる11例について，特に明らかな要因は特定できなかった．慢性肺アスペルギルス症の発症には，いまだ不明の要因が考えられる．

これらのなかで当然考慮されるべきは，環境の空中浮遊真菌の曝露量である．一般に，病院改築

時などに空中浮遊真菌が増加し，侵襲性真菌症が増加することはよく知られた事実である．しかし，個々の症例に関する真菌曝露量を明らかにすることは不可能に近いので，不明な係数とするしかない．

宿主要因としては，Toll-like receptor1（TLR-1），Dectin-1，PLAT（plasminogen activator tissue），VEGFA（vascular endothelial growth factor A），IL-1，IL-1RN，IL-15などの遺伝子多型とCPAの疾患感受性の関連が示唆されており，またCPAとABPA患者でneutrophil activating peptide の pro-platelet basic protein（PPBP）の増加が示されている．ただし，その遺伝子多型は確認されなかったことから，遺伝子多型以外の上流の統制システムにおける個々の違いが，本症における炎症の持続や損傷の起こりやすさなどの宿主素因と関連しているとされる[4]．

● 用語の混乱と進展の考え方

慢性肺アスペルギルス症は，長い経過を経て次第に進行し，局所にfungus ball（菌球）を形成することになる．この過程において，多くの場合，当初は患者自身も無自覚であり，菌球そのものもそれ自体が致命的症状を呈するわけではない．このため，本症は非活動的で静的な病態と受け取られてきた傾向がある．このような静的・定型的アスペルギローマと対置する形で，より活動的な病型として "semi-invasive pulmonary aspergillosis（SIPA）"[5] あるいは "chronic necrotizing pulmonary aspergillosis（CNPA）"[6] などが提唱されてきた．この両者は，しばしば類似した疾患概年として受け取られているが，原著に従うと，SIPAは画像上陰影の拡大進展を示すが組織への真の侵襲がないものを示しているのに対し，CNPAは組織へのこれを認めるものを指していることに注意すべきである．

"侵襲性"という用語について，最も明確な定義を与えているのはFraser and Paréのテキストであり[7]，それによれば "侵襲"というのは，生きた組織への菌要素の進入がみられる状態を指し，死んだ組織中に菌要素があっても，それを "侵襲"とはいわないとしている．いわゆるアスペルギローマの組織でみる状態は，ほとんどの場合，壊死組織中には菌糸を認めるが，生きた組織中に菌糸を

認めるのはステロイド薬の大量投与下など特殊な状態以外にはほとんどない．

この明確な定義に従えば，アスペルギローマ周辺に胸部画像所見上で陰影が増大しつつあっても，それのみで侵襲性という表現を用いるのは間違いということになる．

近年，海外においても，アスペルギローマとそのactiveな状態は，異なった別個の病態ではなく，連続した過程の1つと把握されるようになってきている[8]．

2004年に英国のDenningは，慢性肺アスペルギルス症について従来から多くの疾患名が用いられてきたことを認め，総合的・臨床的な疾患概念として chronic cavitary pulmonary aspergillosis（CCPA）なる呼称を提案した[9]．彼はその規準として，以下の諸点を挙げた．

① 3ヵ月以上持続する呼吸器ないし全身性の臨床症状を有し，それは，体重減少，痰を伴う咳，血痰の3項目のうち少なくとも1つ以上を含む．
② 胸部画像所見で，周囲に浸潤影を伴う空洞ないし経時的に拡大する空洞を認める．
③ アスペルギルス沈降抗体が陽性，または呼吸器検体から培養でアスペルギルス属を認める．
④ CRP，ESRなどの炎症反応の亢進．
⑤ HIVなど重篤な免疫抑制状態がないこと．

以上の5項目を満たすものとし，CNPAとは異なりアスペルギルスの組織侵襲の確認や組織からの培養での菌の確認を必須としないとしている．

この提案内容は臨床的で使いやすく妥当と思われる．彼は同時にCCPAの後段階としてchronic fibrosing pulmonary aspergillosis（CFPA）という概念を提唱しているが，"fibrosing"の内容は質的に詳細不明であり，連続した疾患過程を不必要に細分化しているきらいがある．

肺アスペルギルス症は，菌球形成の前から一貫して進展する1つの疾患形態であり，これに対して局面ごとに異なる呼称が用いられることは好ましくなく，現時点で最も包括的な呼称である「慢性肺アスペルギルス症（CPA）」が妥当と思われる．

2008年発表された米国感染症学会（IDSA）のガイドライン[10]では，CNPAは，かつての亜急性侵襲性肺アスペルギルス症（subacute invasive pulmonary aspergillosis）と同義であるとして

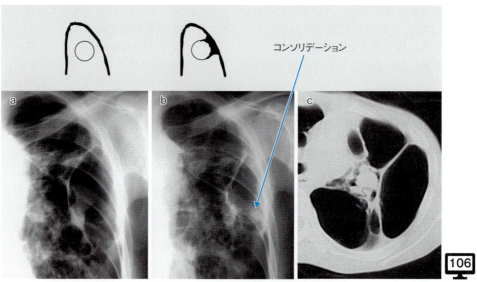

図2　慢性肺アスペルギルス症の初期浸潤影

invasive aspergillosisのなかに位置づけられた．

非侵襲性肺アスペルギルス症は，上記とは別個にchrnonic and saprophytic forms of aspergillosisのなかでaspergilloma and chronic pulmonary aspergillomaとして扱われていた．2016年のIDSAとERSのガイドライン[11,12]ではsimple aspergilloma，CCPA，CFPA，aspergillus nodule，subacute invasive aspergillosis (SAIA) (chronic necrotizing pulmonary aspergillosisはSAIAと同義としている) の5つを慢性肺アスペルギルス症 (CPA) として分類している．日本のガイドライン[13]では肺アスペルギルス症を単純性肺アスペルギローマ (simple aspergilloma：SPA)，慢性進行性肺アスペルギルス症 (chronic progressive pulmonary aspergillosis：CPPA)，侵襲性肺アスペルギルス症 (invasive pulmonary aspergillosis：IPA)，アレルギー性気管支肺アスペルギルス症 (allergic bronchopulmonary aspergillosis：ABPA) の4つに分け，慢性肺アスペルギルス症を治療方針も異なるSPAとCPPAに分けて記載した．そして，IDSA，ERSのガイドラインでいうCCPA，SAIS (CNPA) は臨床的に厳密に区別はできないこと，CFPAはCCPAやSAIA (CNPA) が進行した肺の線維化と破壊が広範囲 (2葉以上) に及んだ病態であること，これらの区別は治療の際には必要ないことから，これらCCPA，SAIA (CNPA)，CFPAを一連の病態としてCPPAと表現した．

慢性肺アスペルギルス症の成立と進展過程

治療の観点からみると，現在のように定型的なアスペルギローマが形成されてから診断するのでは，すでに手遅れである．いかに早期に診断するかという立場からは，本症の成立経過の画像解析が重要である．というのは，現在，他のいかなる検査所見よりも，画像所見が最も鋭敏に本症の成立・進展過程を反映しているからである．

a）初期浸潤影

先行する肺の画像所見が最も改善した時点から最初に出現する変化は，空洞周囲の浸潤影である (図2)．CT所見ではエアブロンコグラムを有するコンソリデーションとしてみられるが，X線写真では多くが空洞前後方向に出現するため，空洞内部の透亮部位の混濁としてみられることが多い．切除肺でみられる空洞周囲の浸潤部の病理所見としては，リンパ濾胞の多い胞隔炎を伴う肺炎像であり，気腔には散発的にアスペルギルス菌要素が認められる．

アスペルギルスの最初の侵入・定着部位はおそらく空洞内腔と考えられるが，最初の画像変化が

なぜ空洞周囲部に出現するのかは不明である．このとき，画像上では捉えられないが，空洞壁そのものに何らかの変化が起こっている可能性は否定できない．

b）空洞壁の肥厚とその実態

これに引き続いて，空洞壁そのものが全周性に肥厚するが，画像上みられる空洞壁の内層にエアブロンコグラムがみられることがある（図3）．また，病変が軽快したときその部位には肺実質がみられることから一部は肺実質からなり（図4），胸膜直下の領域では胸膜そのものの肥厚からなることが観察される（図5）．したがって，本症の画像上みられる壁肥厚は，既存空洞壁そのもののほかに，隣接する肺実質および胸膜の双方の炎症性変化から成り立っていると考えられる．この空洞壁肥厚そのものは，経過に伴ってかなり可逆的であるが（図6），内層の壁不整が出現するときわめて速やかに菌球形成に移行する．

c）慢性肺アスペルギルス症の進展過程

以上の検討をもとに，本症進展の経過を解析した成績を紹介する．対象は喀痰培養でアスペルギルス陽性が確認された慢性肺アスペルギルス症206例（13年間）中，先行肺疾患の治癒以前から全経過の画像を追跡できた41例（48病変）である．

これら48病変の全経過のX線写真を読影して病変進展の段階を画する10ステップを設定し，おのおのまでの到達日時を算出した．

48病変全例のX線写真読影から慢性肺アスペルギルス症病変進展過程を，10ステップに区分した．

・ステップ0（図7，11）
先行肺疾患が治癒し，画像上の最も改善した時点をステップ0とした．先行肺疾患が結核の場合，菌陰性化からそれまでに要した期間は平均287日であった．

・ステップ1（図7，11）
胸部X線写真で，先行病変の改善像に引き続いて出現する所見は，胸膜直下領域を含む空洞周辺部における浸潤像であった．CT所見ではエアブロンコグラムを含む小さな浸潤像としてみられる．この所見は次のステップ2にすぐ移行するため，画像上単独で把握されることは少なく，多くは次の全周性の空洞壁肥厚とともにみられる．

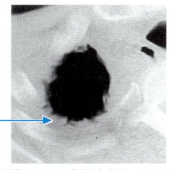

図3　CPAの肺実質からなる空洞壁外層

・ステップ2（図7，11）
空洞壁自体の軽度肥厚が全周性にみられる状態．
・ステップ3（図7，11）
空洞壁自体の高度肥厚がみられる状態．この壁肥厚は可逆的である．
・ステップ4（図7，11）
肥厚した空洞壁内層の不整化がみられる状態．
・ステップ5（図8，11）
内層の剝離・脱落がみられる状態．病理学的にみると，この剝離したものは，壊死に陥った肺実質組織と菌塊から成り立っている．
・ステップ6（図9，11）
菌球の形成．
・ステップ7（図9，11）
空洞の下方への拡大と菌球の沈下．
・ステップ8（図9，11）
拡大した空洞周辺部に広範囲な浸潤影がみられる状態．しばしば本症の進展期にみられ，空洞部からの真菌の散布によるものと推定される．ただし，病理学的には必ずしも菌要素は検出されない．
・ステップ9（図10，11）
肺外への進展．

本症の進展過程を解析すると，以上の10ステップが区分できる．48病変の全進展経過を横軸に経過日数，縦軸に既述のステップ区分をとると，図12のようになる．最長経過追跡日数は約8,200日，約22年半に及ぶが，一症例の経過をみると単純に進展の一途をたどるのではなく，進行，軽快の起伏を繰り返しつつ進展していることがわかる．

図13では，初期1,000日以内のみを表示し，365日以内にステップ5以上に進展した13例のみを太線で表した．このような急速進展群と慢性進展群に大別できるが，この群間差が何に由来する

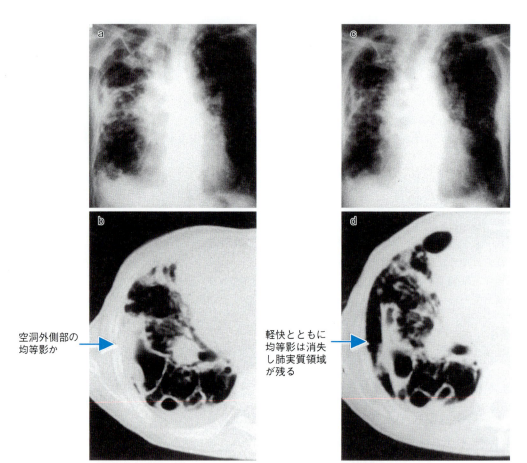

図4 CPAの肺実質からなる壁肥厚の一部

かは不明である．なお，対象41例のうち糖尿病合併が6例あったが，急速進展群属例は3例のみである．

図14は進展した48病変の平均進展経過日数をステップ区分別に標準誤差とともに示したものである．ステップ区分が進んでも必ずしも経過日数が増加していないのは，全症例ですべてのステップ区分の画像が得られていないためである．

以上から，本症では先行病変画像所見が最も改善してから平均で496日(飛び値を棄却して)，肺結核では菌陰性化から平均783日で最初の画像変化が表れること，病変は空洞壁を主な場とし，次第に周辺に拡がるとともに空洞内層は剥離脱落し，発病後平均1,588日で菌球を形成していた．

また，空洞壁の内層不整が出現してからは平均1ヵ月で急速に菌球が形成されている．

しかし，全体としてのこの経過は単方向のものではなく，病変は増悪・寛解を繰り返しつつ進展し，次第に本症の病巣が形成されていた．この増悪・寛解は必ずしも治療努力を反映したものではなく，自然経過としてもしばしばみられた．

静的と考えられている定型的アスペルギローマも，その成立過程を追跡すると，平均して病変は長スパンで進展し，終局的に感染性肺疾患としては異例なほどの破壊性病変を形成してしばしば致死的となる．この経過には多くの起伏があり，そこには動的な病変過程を内包されている[14]．

---

1) Lass-Flörl C, et al：Pulmonary aspergillus colonization in humans and its impact on management of critically ill patients. Br J Haematol **104**：745-747, 1999
2) 益田公彦ほか：先天性気管支閉鎖症成人例の臨床病理学的検討．日気嚢疾会誌 **7**：17-25, 2007
3) Reserch commitee of the British Tuberculosis Association：Aspergilloma and residual tuberculous cavi-

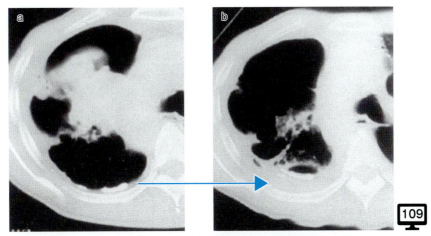

図5 CPAの胸膜そのものの肥厚からなる壁肥厚の一部
臓側胸膜外側の陳旧性結核による石灰化病変が，アスペルギローマの進展に伴う外層胸膜の肥厚により内方に偏位する．

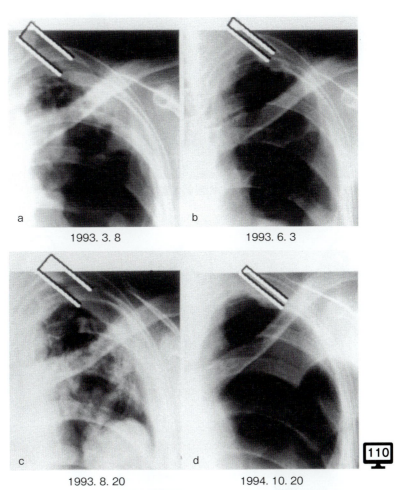

図6 CPAのいわゆる壁肥厚は経過に伴って可逆的である

1．肺アスペルギルス症の発症と進展 **267**

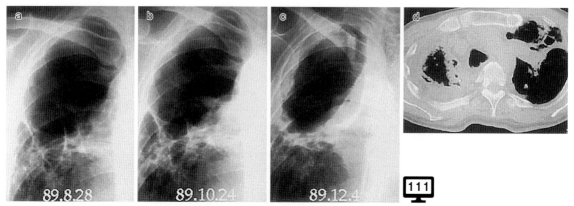

図7　CPAの壁肥厚の進展と内層の不整化（ステップ0〜4）

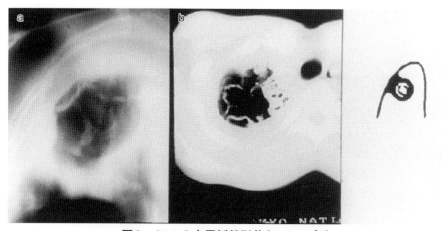

図8　CPAの内層剝離脱落（ステップ5）

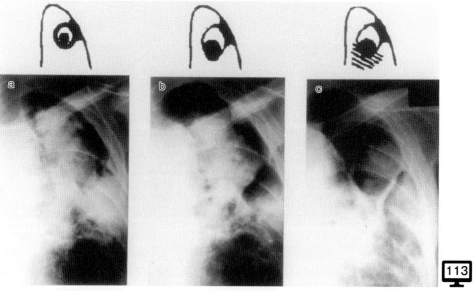

図9　菌球（fungus ball）の形成と沈下および周辺への散布（ステップ6〜8）

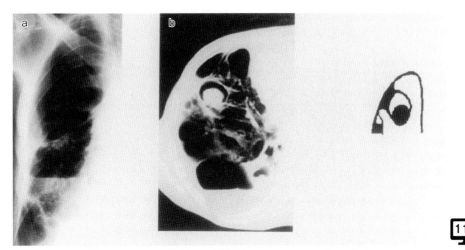

図10 CPAの肺外への進展（empyema：ステップ9）

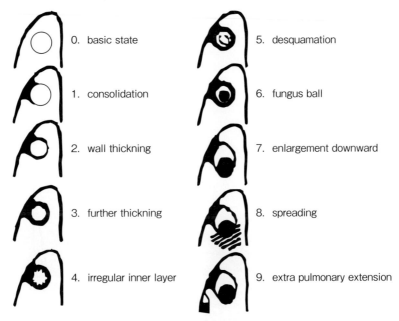

図11 CPAの胸部画像所見上の各ステップの模式図

ties-the results of a resurvey. Tubercle **51**：227-245, 1970
4) Hayes GE, Novak-Frazer：Chronic pulmonary aspergillosis-where are we? and where are we going? J Fungi (Basel) **2**：pii, E18, 2016
5) Gefter WB, et al："Semi-invasive" pulmonary aspergillosis：a new look at the spectrum of aspergillus infections of the lung. Radiology **140**：313-321, 1981
6) Binder RE, et al：Chronic necrotizing pulmonary aspergillosis：a discrete clinical entity. Medicine (Baltimore) **61**：109-124, 1982
7) Fraser RG, et al：Fraser and Paré's diagnosis of diseases of the chest, 3rd ed, WB Saunders, Philadeophia, pp.988-1015, 1990
8) Denning DW：Chronic forms of pulmonary aspergillosis. Clin Microbio Infect **7**(suppl 2)：25-31, 2001
9) Denning DW, et al：Advances against aspergillosis (conferance syllabus), p.27, 2004
10) Walsh TJ, et al：Treatment of aspergillosis：clinical practice guidelines of the Infectious Disease Society

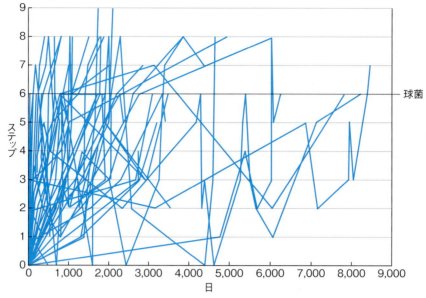

図12　肺アスペルギルス症48病変の進展経過

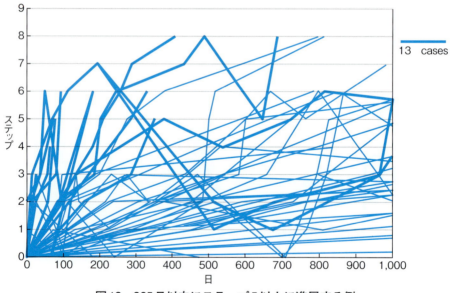

図13　365日以内にステップ5以上に進展する例

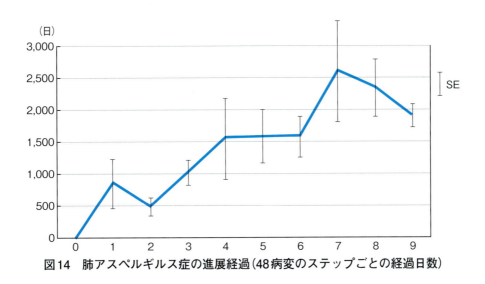

図14 肺アスペルギルス症の進展経過（48病変のステップごとの経過日数）

of America. Clin Infec Dis **46**：327-360, 2008
11) Denning DW, et al：Chronic pulmonary aspergillosis：rationale and clinical guidelines for diagnosis and management. Eur Respir J **47**：45-68, 2016
12) Patterson TF, et al：Practice guidelines for the diagnosis and management of aspergillosis：2016 Update by the Infectious Diseases Society of America. Clin Infect Dis **63**：e1-e60, 2016
13) 深在性真菌症のガイドライン作成委員会（編）：深在性真菌症の診断・治療ガイドライン2014, 協和企画, 東京, p.143, 2014
14) 倉島篤行：非侵襲性肺アスペルギローシスの病態. 日医真菌会誌 **38**：167-174, 1997

2 慢性肺アスペルギルス症の病理

慢性肺アスペルギルス症(慢性肺ア症)は,既存の破壊性病変にアスペルギルス(ア菌)が続発性に感染したものであり,治療により治癒した肺結核症の空洞(浄化空洞)のほか,気腫性囊胞,気管支拡張症,慢性間質性肺炎による蜂巣肺などの囊胞性病変に続発する.

これらのうち浄化空洞は,炎症所見の乏しい線維性組織からなることが明らかとなっているため[1],浄化空洞に続発した肺ア症では発症後に引き起こされた変化を把握しやすい.そのため本稿では,X線所見経過の追跡により浄化空洞から発症したことが証明された慢性肺ア症の手術例を中心に,慢性肺ア症の病態を解説したい.

結核症治療後の浄化空洞

活動性結核症の空洞は内腔に結核菌を含む壊死組織や滲出物を有しており,壊死に接する空洞壁に類上皮細胞が層をなしている.さらに空洞の深層には,小円形細胞浸潤を伴う肉芽組織や線維化組織が形成されている.これに対して,化学療法により治癒した空洞(浄化空洞)では,結核菌を含む空洞内の壊死・滲出物が完全に排除され,空洞壁では類上皮細胞や小円形細胞などの炎症反応が消失し,薄い線維性組織のみが残存する(図1a, b).浄化空洞壁を弾性線維染色で見ると,壁のほとんどは膠原線維のみからなり,弾性線維はほとんど存在しない.

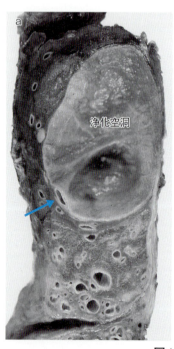
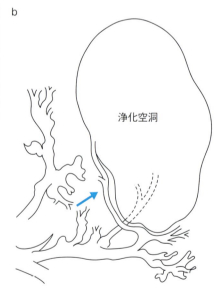

図1 浄化空洞
a:肉眼像.表面は平滑であり,壁は薄い線維性組織からなっている.
b:肉眼的再構築像.浄化空洞に連続する気管支(誘導気管支)が確認される.

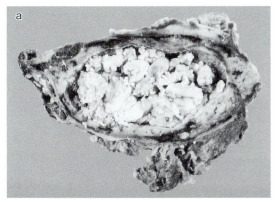

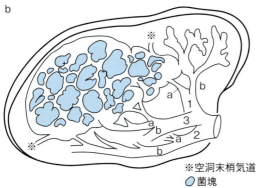

図2　慢性肺アスペルギルス症
a：肉眼所見．空洞内に多数の菌塊が認められる．
b：肉眼的再構築像．この症例では2本の空洞末梢気道（※）が確認された．

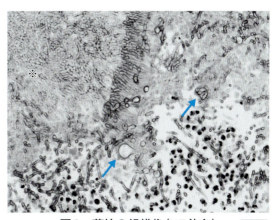

図3　菌塊の組織像（HE染色）
菌塊の多くは有隔分岐性の菌糸からなっている（※）が，頂嚢（矢印）の確認される症例も少なくない．菌塊の周囲には好中球，ときに好酸球からなる炎症細胞が浸潤している．

慢性肺ア症の病理

慢性肺ア症の病変はア菌の撒布源である空洞と，周囲の肺組織に形成される経気道撒布性病変からなる．

a）慢性肺ア症の空洞
1）菌塊

ほとんどの慢性肺ア症では，空洞内にア菌の菌塊が形成される（図2a, b）．菌塊は，隔壁を有し分岐を示す糸状真菌（菌糸）で占められているが，生物学的活動性が低下して染色性の低下した菌糸や，一部が囊胞状に拡張した菌糸なども混在する．また，ア菌の特異的な形態である頂嚢を菌塊内に見いだすこともまれでない（図3）．

なお，菌糸のみからなる菌塊がみられた場合には，ア菌と断定できない．Pseudoallescheria boydii や Shizophyllum commune（スエヒロタケ）も空洞内に菌塊を形成することがあり，これらの菌糸が組織学的にア菌と区別できないからである[2]．そのため，頂嚢を確認できない場合，培養結果が真菌の菌種同定に必須となる．

菌塊周囲には好酸性物質の沈着（Splendore-Hoeppli現象）や，好中球，ときに好酸球の滲出が認められる（図3）．これらは個体側の反応であり，菌塊においても生体側とア菌とのせめぎ合いが存在していることを示している．また，菌塊の内部や周囲に，細菌叢が混在していることがまれでなく，ときには糸状細菌も認められる．

2）空洞壁

慢性肺ア症の空洞は肉眼的に，浄化空洞に比して不規則な形を示し，壁が高度に肥厚している．空洞と連続する気管支（誘導気管支）は浄化空洞よりも数を増し，空洞から末梢に伸びる気管支（空洞末梢気道）が確認されることが多い（図2b）[3,4]．

空洞壁には潰瘍のほか，表層に壊死や肉芽腫などの種々の炎症が確認される．どの症例の空洞も潰瘍は必発であり，表面に好中球，ときに好酸球を含む滲出物が付着している（図4）．壊死はもともとの組織構造を残したままの凝固壊死であり（図5），空洞壁の広い範囲に認められるものやわずかな領域のみの症例など，程度は症例によりさまざまである．肉芽腫はほとんどの症例に形成され，組織球が矢来状に配列するpalisading granulomaや類上皮細胞肉芽腫の形態を示している（図6）．空洞壁深層は，形質細胞を主体とする小円形細胞が浸潤する肉芽組織や線維化組織からなっているが，ときに好酸球浸潤の高度な症例も

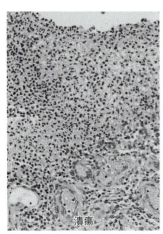

図4 空洞壁の潰瘍
（HE染色）
表面はフィブリンおよび顆粒球からなる滲出で覆われ，潰瘍底には形質細胞優位の小円形細胞浸潤を伴う肉芽組織が形成されている．

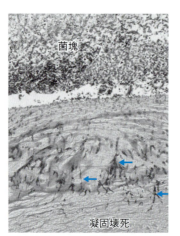

図5 空洞壁の凝固壊死
（HE染色）
凝固壊死内に菌糸（矢印）が入り込んでいるが，深部の肉芽組織（生きている組織）に侵入した菌糸はみられない．

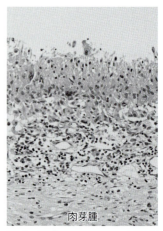

図6 空洞壁の肉芽腫
（HE染色）
Palisading granulomaや類上皮細胞肉芽腫が形成されている．

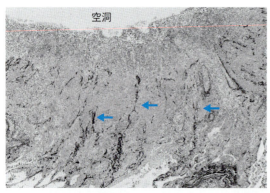

図7 空洞壁の弾性線維染色標本（elastic van Gieson染色）
空洞壁に肺胞弾性線維が残存している．

存在する．

慢性肺ア症の空洞を弾性線維染色で観察すると，壁に肺胞弾性線維が散見される（図7）．しかし，浄化空洞壁では前述したとおり弾性線維はみられない．この違いは，慢性肺ア症発症後に潰瘍化や凝固壊死により既存の空洞壁が消失し，周囲の肺胞領域に肉芽組織や線維化からなる新たな空洞壁が形成されていることや，空洞が周囲の肺組織を巻き込んでいることを示している（図8）．肺ア症が浄化空洞に続発した場合，画像上では「空洞壁が肥厚」したように見えるが，この所見は，浄化空洞壁が肥厚したのではなく，厚い空洞壁が浄化空洞周囲の肺胞領域に新たに形成されていることを表しているものと考えられる．

b）気管支病変および気管支撒布性病変

慢性肺ア症では，空洞が周囲の肺組織を巻き込んでいく過程で，気管支も空洞に取り込まれていく．その際，気管支の中枢部は空洞の誘導気管支となり，気管支の末梢側は空洞末梢気道として捉えられるようになる（図9）．そのため，肺ア症の空洞では同一径の浄化空洞に比して，誘導気管支の数が増加し，空洞末梢気道が出現していく．

これら気管支を介して，空洞からア菌もしくはア菌の産生物が撒布されるため，気管支壁や空洞外の末梢肺に種々の病変が形成される．気管支には，リンパ濾胞および形質細胞を含む小円形細胞浸潤が認められ，ときに好酸球浸潤の目立つ症例も経験される．気道潰瘍やpalisading granuloma・類上皮細胞肉芽腫などを伴うbronchocentric granulomatosis，気道壁表層の凝固壊死も確認される．これら病変は，誘導気管支に高頻度，かつ高度に形成されるが，経気道撒布が広い範囲に及んだ症例では，空洞と離れた気管支にも同様の変化がみられることがある．

空洞外の末梢肺では，器質化肺炎や好中球浸潤を伴う巣状肺炎が多くの症例で確認されるほか，

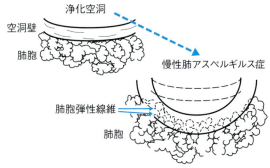

図8 慢性肺アスペルギルス症発症後に出現する破壊性病変（壊死，潰瘍）による空洞壁の変化

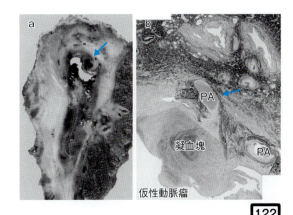

図9 慢性肺アスペルギルス症の進展過程

ときに，類上皮細胞肉芽腫や好酸球性肺炎がみられる[4]．

c）ア菌の組織侵襲

慢性肺ア症の空洞壁は潰瘍や壊死などの破壊性病変を伴うが，ア菌の組織侵襲は認められない．組織侵襲は，生きている肺組織への真菌の進入と定義されている[2]．ア菌は潰瘍部の滲出物内や壊死組織内には確認されるが，空洞壁の肉芽組織や線維化組織などの「生きている組織」には確認されない．また，気道撒布性病変内においても，ア菌は気道内腔や肺胞腔には存在するのみであり，肺胞組織や血管内に侵襲することはない．

d）喀血

慢性肺ア症は経過中に喀血を引き起こすことが多いが，破綻する血管のほとんどは空洞壁浅層に存在する肺動脈であり（図10a，b），気管支動脈の破裂による喀血は少数例にみられるのみである．しかし，破綻した肺動脈のほとんどは大循環系動脈からシャントを受けており，喀血される血液はこれら血管から供給を受けた動脈血と考えられる（図10c）．シャントを起こす大循環系動脈は，気管支動脈のみならず，肋間動脈や内胸動脈から胸膜癒着組織を介して肺内に入り込んだ動脈からなる．

肺動脈が破綻した後には，壁の欠損部を覆うように血小板・フィブリンの膜が形成され，一部は器質化によって肉芽組織に置換される．その結果，仮性動脈瘤が形成される（図10）．

慢性肺ア症では，喀血の既往・現症の有無にかかわらず，空洞壁浅層に存在する肺動脈にフィブ

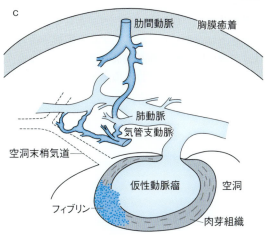

図10 慢性肺アスペルギルス症における喀血源
a：肉眼像．中心部に凝血塊を伴う隆起が空洞に向かって突出している（矢印）．
b：elastic van Gieson染色．肺動脈（PA，矢印）が破綻し，内腔が凝血塊に連続している．
c：組織学的再構築像．連続切片を作製して検討したところ，肋間動脈および気管支動脈から破綻した肺動脈へのシャントが確認された．

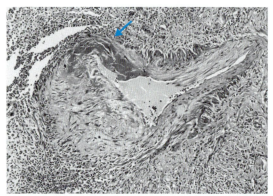

図11 空洞浅層に存在する肺動脈のフィブリノイド壊死(矢印)

リノイド壊死の認められることが少なくない[5](図11a, b).一部では壊死に陥った血管の内腔が拡張し,動脈瘤様構造を呈する肺動脈も存在する.肺動脈が破綻する原因は,大循環系動脈からのシャントによる高い圧負荷とともに,壊死による動脈壁の脆弱化ではないかと推測される.なお,空洞への肺動脈破綻および仮性動脈瘤,肺動脈の壊死部には感染体を確認できず,動脈壁への真菌感染が破綻の原因とは考えづらい.これら病変の発生原因の究明については,さらなる検討が必要である.

慢性肺ア症の病態を,浄化空洞から発症した症例をもとに記載した.慢性肺ア症の形態学的特徴は,ア菌の明らかな組織侵襲はみられないにもかかわらず,空洞壁における潰瘍・壊死などの破壊性病変および種々の気道撒布性病変が認められることにある.これら病変は,慢性肺ア症を慢性破壊性感染症と捉えるべきことを示している.

近年,病変が単一空洞に限局した慢性肺ア症を「単純性アスペルギローマ」とし,臨床的症状の出現やX線陰影の動きのある症例を「慢性進行性肺ア症」として区別しようとする意見もある[6].しかし,前者に相当する症例であっても病理形態学的に観察すると,空洞壁の潰瘍や壊死は確認できる.また,臨床的にも画像経過を観察した研究により,慢性肺ア症は増悪・緩解を繰り返し,肺が徐々に破壊されていくことが明らかにされている[7].これら所見をみると,「単純性アスペルギローマ」と「慢性進行性肺ア症」の間には質的な差はなく,前者を慢性肺ア症の緩解期,後者を増悪期と捉えるほうが自然に思える.

1) 蛇澤　晶ほか：肺アスペルギルス症の病理.呼吸と循環 **61**：861-868, 2013
2) Fraser RS：Pulmonary aspergillosis. Pathol Annu **28**：231-277, 1993
3) 澤崎博次：肺アスペルギルス症：菌球型を中心に.医学書院,東京, 1984
4) 蛇澤　晶ほか：気管支肺アスペルギルス症の病理形態.結核 **72**：109-118, 1997
5) 蛇澤　晶ほか：腐生性肺アスペルギルス症の病理：喀血源を含めて.日胸臨 **62**：1070-1080, 2003
6) 深在性真菌症の診断・治療ガイドライン作成委員会(編)：深在性真菌症の診断・治療ガイドライン2014, 協和企画,東京, pp.143-150, 2014
7) 倉島篤行：非侵襲性肺アスペルギローシスの病態.日医真菌誌 **38**：167-174, 1997

3 慢性肺アスペルギルス症の内科治療

内科治療の適応

かつてわが国では肺結核が多く，その遺残空洞に続発する慢性肺アスペルギルス症は肺結核後遺症の1つとして，結核診療に携わる医師がよく遭遇する疾患であった．しかし，現在のアスペルギルス症はCOPDや間質性肺炎，気管支拡張症など肺の基礎疾患に合併するものが多く，本症は一般呼吸器科・内科医にとっても重要な疾患となった．そのような事情を反映して，日本で使用可能な抗真菌薬の種類も増えている．

現在，肺アスペルギルス症に使用可能な抗真菌薬は6種類ある．以前に比べて較するとその治療選択肢は増えたものの，それらの慢性肺アスペルギルス症に対する有効率は60％前後であり，一定期間の内服治療で病巣を制御しても治療の終了後，あるいは治療中にも病勢が再燃することも少なくない．したがって，本症においては，病巣が限局性で，残存肺が健常であり，呼吸機能・全身状態などが手術に耐えうる状態なら，根治的な治療として外科療法を目指すべきである．ただし，慢性肺アスペルギルス症の手術は胸部外科領域のなかでも難度の高い手術であり，しばしば既存の肺病変があることもあって手術が不可能であることが少なくない．そこで，手術可能例においても，大喀血で緊急手術となる例以外では，まずは内科治療を行い，可能な限り炎症を抑えたうえで手術を目指すことになる．

内科治療の際には，早期診断・早期治療開始が望ましいが，診断のための培養，組織検査，アスペルギルス（ガラクトマンナン）抗原・抗体，β-Dグルカンなどの血清診断法の感度はまだ十分なものではない．2014年刊行の真菌症フォーラム・深在性真菌症のガイドライン作成委員会による『深在性真菌症の診断・治療ガイドライン2014』では，慢性肺アスペルギルス症を単純アスペルギローマと慢性進行性肺アスペルギルス症（CPPA）に分けて扱い，単純アスペルギローマでは画像所見に加え，血清診断陽性または病理組織学的診断陽性（菌糸確認）もしくはその両者陽性であれば臨床診断例として，また臨床診断例に培養陽性となれば確定診断例として標的治療の適応としている．CPPAでは，① 気道症状，発熱，体重減少，② 画像診断（新たな空洞性陰影の出現，空洞の拡大，胸膜・空洞壁肥厚の進行，浸潤影の拡大，鏡面形成，真菌球様陰影の増悪），③ 血清診断（ガラクトマンナン抗原，アスペルギルス抗体，β-Dグルカン），培養検査（喀痰・吸引痰・BALF培養陽性），病理組織学的検査（BALF鏡検・TBLBで菌糸確認），④ 抗菌薬不応性（広域抗菌薬・抗抗酸菌薬を投与しても改善しない），の4つすべて満たす場合を臨床診断例（培養陽性例では確定診断例）として治療の適応としている．

抗真菌薬の種類と使用法

現在，肺アスペルギルス症に使用可能な抗真菌薬としては，それぞれ作用機序の異なる，① ポリエン系，② アゾール系，③ エキノキャンディン系の3系統の抗真菌薬があり，具体的には① amphotericin B（AMPH-B），liposomal amphotericin B（L-AMB），② itraconazole（ITCZ），voriconazole（VRCZ），③ micafungin（MCFG），caspofungin（CPFG）の6種類である．以下に各薬剤の特徴を述べる．

a）ポリエン系抗真菌薬（AMPH-B，L-AMB）

ポリエン系抗真菌薬は真菌細胞膜エルゴステロールに結合して細胞膜透過性を亢進させることにより，細胞溶解をきたし，アスペルギルスに殺菌的に作用する．

AMPHは古くからある有効なアスペルギルス治療薬であるが，副作用として投与時のアレルギー反応（発熱，悪寒），低カリウム血症，腎機能障害など安全性の面で問題があり，治療が長期化しやすい慢性肺アスペルギルス症ではやや使いづらい薬であった．この安全性の面を改良したAMPHリポソーム製剤のL-AMBがわが国でも

3. 慢性肺アスペルギルス症の内科治療　**277**

使用可能となり，副作用の頻度と程度は減り，注意は必要なものの治療選択の1つとして挙げられるようになった．両薬はいずれも剤形としては注射薬のみである．長年の使用にもかかわらずAMPHの耐性菌の出現はまれであるが，A. terreusについてはAMPHに自然耐性があり効果が期待できない．また近年，A. fumigatusと形態的には同定されていたもののなかに，遺伝子解析で同定検査を行うと，A. fumigatusとは異なるA. lentulus，A. viridinutans，A. udagaweなどのA. fumigatusの関連種が含まれていることが判明し，これらの関連種はポリエン系薬やアゾール系真菌薬に耐性傾向があることがわかっている．

b）アゾール系抗真菌薬（ITCZ，VRCZ）

アゾール系抗真菌薬は真菌細胞膜成分であるエルゴステロール合成酵素阻害薬であり，アスペルギルスに対し殺菌的に作用する．AMPHに比較すると副作用は一般に少なく，広く使用されているが，チトクロームP450を介した他の薬剤との相互作用が多い．併用注意薬剤としては，RFP，PHT，CBZなどとの併用でアゾール系薬剤の血中濃度が低下することが，ciclosporin（CYA），tacrolimus，phenytoin（PHT），スルホニルウレア系薬，warfarin，抗HIV薬などとの併用で併用薬剤自体の血中濃度が上昇することが知られている．結核や非結核性抗酸菌症治療などでRFP使用しながら肺アスペルギルス症の治療も並行して行わなければならない場合，結核治療ではRFPは必須薬剤であるため本薬を避けて，RFPと相互作用のないMCFGやポリエン系抗真菌薬を使用することになる．また，非結核性抗酸菌症でRFP＋EB＋CAMの3薬使用中の患者で両者の治療を行わなくてはならない場合は，EB＋CAM（＋アミノグリコシド系薬剤）などに変更する必要がある．

アゾール系抗真菌薬は剤型としては下記の両薬剤とも経口薬，注射薬があるが，腎障害のある患者に対しては注射製剤は使用溶媒が腎機能障害をきたす可能性があり，障害が中等症以上の場合では経口薬による治療を選択する．

1）itraconazole（ITCZ）

カプセル製剤はすでに多くの肺アスペルギルス症の症例に用いられており，安全性は確立している．ただし，カプセル製剤では吸収が不安定で，血中濃度が低い例もあり注意が必要である．胃の酸度が低いと吸収されないので食直後の内服とし，PPIとの併用では有効濃度は得られないので，H_2受容体拮抗薬との併用の際には，内服時間をずらすなどの工夫が必要である．この点から食事が十分にとれないような中等症以上の患者では内用液や注射薬での投与が望ましい．内用液剤はカプセル製剤とは逆に空腹時内服で，カプセル製剤に比較し，高いバイオアベイラビリティが示されている．また，カプセル製剤はわが国の保険適用では1日200 mgまでとなっているが，注射薬投与に引き続いてであれば1日400 mgまで認められ，200 mgでは十分な血中濃度が得られなかった患者でも効果が期待される．

ITCZの副作用として注意すべきものとしては，うっ血性心不全が挙げられる．もともと心不全傾向のある例や高齢者などでは使用開始後に下肢のむくみや心拡大を認めることがある．その場合は利尿薬の併用などで対応するが，それでもコントロールが十分でない場合の使用継続には注意が必要である．内用液では副作用として下痢が問題となることがあるが，内服時間を眠前内服としたり，整腸剤，止瀉薬を適宜併用するなどしてコントロールできる場合が多い．

2）voriconazole（VRCZ）

慢性アスペルギルス症におけるAPMH-Bとの無作為対象比較試験でこれを上回る有効率を示し[1]，慢性肺アスペルギルス症治療においても効果が期待される．東京病院における検討でも，ITCZカプセル製剤無効慢性肺アスペルギルス症46例での有効率は51.1％と，サルベージ治療としても約半数の症例で効果がみられた．経口薬は食事の影響を受け，ITCZカプセルとは逆の食間投与が望ましく，一方，H_2受容体拮抗薬との併用による影響を受けない．しかし，omeprazoleとの併用例でVRCZの血中濃度上昇がみられ，副作用が出現したという報告もあり[2]，PPIとの併用には注意が必要である．

VRCZの副作用としては，特徴的とされる羞明，霧視などの視覚障害が多くの症例でみられるが，ほとんどの場合に一過性である．肝障害はAST／ALT上昇のほか，胆道系酵素のみが上昇する例も多くみられる．その他の副作用としては幻覚などの中枢神経症状がある．数日で消失することが多いが，視覚障害とあわせて使用開始前に患者に十分説明しておく必要がある．VRCZは経口薬でも吸収は安定しており，注射薬に近い血

中濃度が得られるとされるが，症例間での血中濃度の差があることが示されている．

VRCZの主要代謝酵素であるCYP2C19の遺伝子多型は3型に分けられ，一対の遺伝子の双方で変異がみられるpoor metabolizer（PM）では薬物代謝が遅れ，血漿中VRCZ濃度は高くなると考えられる[3]．日本人ではPMが19％を占めるとされ，5人に1人がPMということになり，注意する必要がある．また，近年，アゾール耐性のA. fumigatusの報告が世界中で増加しているが，日本での耐性経路はアゾール使用歴のある患者での獲得耐性が主とされ[4]，アゾール耐性株をつくらないためには低い血中濃度のまま治療を継続しないように注意する必要がある．入院患者においては月に1回のVRCZ血中濃度測定が保険適用となっており，抗菌薬TDMガイドラインでは，「有効性の面から目標トラフ値を1〜2μg/mL以上，安全性の面からトラフ値が4〜5μg/mLを超える場合には肝障害に注意する」としている[5]．ただし，慢性肺アスペルギルス症における有効血中濃度は明らかにはなっていない．入院時などで炎症が高度のときは炎症性サイトカインによりCYPがdown regulateされ，VRCZの血中濃度は上昇する[6]．治療により炎症がおさまったときには治療初期のVRCZ血中濃度よりも低下していることが多いため，維持治療に移行するときには血中濃度を再確認しておく必要がある．侵襲性アスペルギルス症における検討では，トラフ1.0μg/mL未満[2]あるいは2.05μg/mL未満[7]で無効例が多く，血中濃度5.5μg/mL以上では中枢神経症状や肝障害など副作用の出現する確率が高くなるとする報告がある．

c）（エキノ）キャンディン系（MCFG，CPFG）

真菌細胞壁構成物質であるβ-Dグルカン合成阻害薬である．ヒト細胞には細胞壁は存在しないため，ここに作用するキャンディン系の抗真菌薬は副作用が少ないのが特徴である．わが国で現在使用可能なキャンディン系の抗真菌薬はMCFGとCPFGで，アゾール系抗真菌薬と異なり，他の薬剤との相互作用が少ないことも本薬剤の利点である．しかし，MCFGは他の薬剤との相互作用はほぼないが，CPFGはcyclosporineやtacrolimusなどの免疫抑制薬，rifampicinやphenytoin，carbamazepineなどとは相互作用があるので注意する．キャンディン系薬はアスペルギ

ルスに対しては静菌的に作用するとされる．長期治療が必要になることが多い慢性肺アスペルギルス症で，外来治療が可能な経口薬がないことが本薬の難点である．腎機能障害患者に対して用量の変更は必要ない．

いずれの薬剤を選択するかは各薬剤の特徴を踏まえ，患者の状態にあわせて行うが，『深在性真菌症の診断・治療ガイドライン2014』ではわが国で行われた慢性肺アスペルギルス症に対するVRCZとMCFGの無作為比較試験の結果を踏まえ[8]，CPPAの初期治療の第1選択薬はVRCZまたはMCFGとし，第2選択をCPFG，ITCZ，L-AMBとしている．

重症例に対してはこれら作用機序の異なる抗真菌薬を組み合わせた併用療法を行うこともあるが，慢性肺アスペルギルス症における併用療法のエビデンスはほとんどない．侵襲性アスペルギルス症ではVRCZとanidulafungin併用群で有意差はなかったもののVRCZ単独群と比較し生存率を改善する傾向が示された[9]．東京病院では，アゾール系薬剤使用中に増悪した慢性アスペルギルス症患者にはMCFGを併用して，改善をみた例を経験している．

● 治療期間

慢性肺アスペルギルス症の内科治療の効果判定については，症状，画像所見，CRP値などの炎症反応を参考として行うことが多い．β-Dグルカン・ガラクトマンナン抗原値などは一般的には病勢をある程度反映すると考えられているものの，十分なデータの蓄積がない．治療が有効な場合，症状やCRP値は1ヵ月以内には改善傾向を示すことが多いが，画像の改善については数ヵ月を要することもある．

このような事情で，本症の治療期間については一定の見解は得られていない．ERSの慢性肺アスペルギルス症のガイドライン[10]でも最低4〜6ヵ月治療し，その後の維持療法は，重症度や呼吸状態，抗真菌薬の忍容性，コストの問題によっても異なり各症例で検討されるべき，としているが，症状，炎症反応の改善後，少なくとも半年〜1年は治療の継続が必要ではないかと考えられる．参考となる2つの症例を提示する．

図1の症例では，比較的早期に診断し，自覚症

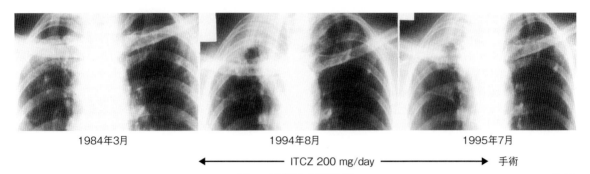

図1 早期治療開始例
早期に診断してITCZによる治療を行い11ヵ月で改善したため手術を施行した（*ASP*.culture ＋）

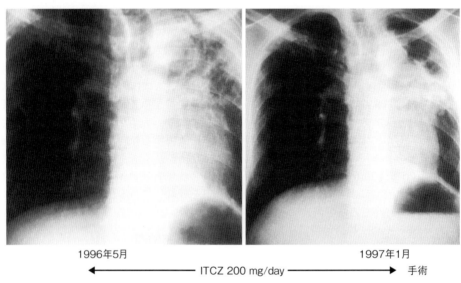

図2 やや進行した段階から治療開始例
ITCZ 8ヵ月投与したが効果は不十分であった．（*ASP*.culture ＋）

状のない段階からITCZ 200 mg/day投与を約11ヵ月継続した後，画像所見が軽快しないため右上葉切除術を行った．切除肺組織の検索では菌要素はまったく見つからず，培養も陰性であった．病理組織学的には線維化組織のみで治癒所見と考えられた．

図2の症例では，投与はやや遅れた段階で開始されたが，ITCZ 200 mg/dayを8ヵ月の時点で左上葉切除術を行った．切除組織培養は陰性であったが，病理組織学的には活動性のある炎症所見がみられ，Grcott染色で菌糸が認められた．

1) Herbrecht R, et al：Voriconazole versus amphoteri-cin B for primary therapy of invasive asperugillosis. N Engl J Med 347：408-415, 2002
2) Pasculal A, et al：Voriconazole therapeutic drug monitoring in patients with invasive mycoses improves efficacy and safety outcomes. Clin Infect Dis 46：201-211, 2008
3) Wood N：Voriconazoleの薬物動態．日化療会誌 53：16-23, 2005
4) 田代雅人，泉川公一：薬剤耐性アスペルギルスの現状．Med Mycol J 57：J103-J112, 2016
5) 日本化学療法学会ほか（編）：抗菌薬TDMガイドライン改訂版，2016
6) Dote S, et al：A retrospective analysis of patient-specific factors on voriconazole clearance. J Pharm

Health Care Sci **2**：10, 2016

7) Smith J, et al：Voriconazole therapeutic drug monitoring. Antimicrob Agents Chemother **50**：1570-1572, 2006

8) Kohno S, et al：Intravenous micafungin versus voriconazole for chronic pulmonary aspergillosis：a multicenter trial in Japan. J Infect **61**：410-418, 2010

9) Marr KA, et al：Combination antifungal therapy for invasive aspergillosis：a randomized trial. Ann Intern Med **162**：81-89, 2015

10) Denning DW, et al：Chronic pulmonary aspergillosis：rationale and clinical guidelines fordiagnosis and management. Eur Respir J **47**：45-68, 2016

ＴＥＡ　ＢＲＥＡＫ
結核病棟の今昔

　戦前の結核療養というと，航空技術者の堀越二郎をモデルとしたアニメ映画の一場面(病室の外にベッドを出して毛布にくるまって寝ている場面)を思い浮かべる人もいるだろう．1930年代には有効な薬剤はなく，栄養・新鮮な空気と安静しか有力な治療法はなかった．当時の結核病棟では，死を見つめながらも回復を祈り療養する若者がおり，看護師は苦悩しながら，患者に寄り添う看護を模索していたのではないだろうか．

　国立療養所東京病院15周年記念誌(1978年発行)を紐解くと，空調システムもない病棟では，飲酒・タバコ・ギャンブルなどの禁止規制の逸脱行為があったことが取り上げられている．現在では，結核患者は陰圧の空調システムのある病棟に排菌陰性となるまで閉じ込められている．数年前までは，買い物目的でこっそり出入りするところを見とがめられたり，トイレや浴室からのタバコの匂いで喫煙が判明したり，床頭台の下の酒の隠し持ちを発見されるなどのルール破りがみられたが，最近，様相が変わってきた．患者の年齢層が10〜90歳代，ときに100歳までと随分広がってきている．75歳以上の割合は約80％を占め，日常生活に介助を要することが多い．逸脱行為をしようにもできず，また機能の衰えもあり，あえて行おうという意欲もないのである．

　前述のような逸脱行為がまったくなくなったわけではないが，忘れたころにやってくる程度である(ギャンブルに係るトラブルはまったくない)．タバコの匂いで廊下をたどってみると，非常階段のドアの前あたりで香りがし，よく調べたところ一般病棟からのものだったということもある．健康増進法が効果を発揮しているのか，禁煙，受動喫煙防止の意識が高まった結果か，幸いなことに結核病棟での喫煙は少なくなった．

　10年以上前，結核という病気の性質上，生活困窮者で低栄養状態の患者が多かった．また，住所不定の路上生活者が多かったが，今は違う．どこで寝泊まりしていたのか尋ねると，ネットカフェ，漫画喫茶という答えが頻繁に聞かれ，中高年者に多い．彼らの身体は意外に清潔である(シャワーを使っているためか)．電車のなかで若者がネットカフェ，漫画喫茶などと話題にしているのが漏れ聞こえてくると，つい結核の心配をしてしまう．

　外国人患者も多く，そのほとんどが20歳代前半である．多くは来日して日本語学校に入学し，4，5人で集団生活を送っている人たちである．来日直後の発症がほとんどで，住まいでは母国語が通じるため，日本語はまだあいさつ程度しか話すことができない．そのため，病状の説明には保健所や大使館を通して通訳を頼むことが多く，学校の先生に協力をお願いすることもある．看護師は，必要最低限の言葉を羅列した表を作成したり，ときにはスマートフォンの翻訳アプリを駆使したりしてコミュニケーションを図っている．病棟薬剤師の薬剤指導の際にはタブレット型端末が大活躍している．生活習慣や食生活の違いもあり，ストレスの多い療養生活を少しでも快適に過ごせるようにと，日々努力している．

　近年，患者数の減少に伴い結核病床数も減少してきた．この傾向は東京以外の他県においてより顕著で，その結果，東京病院では東京都の近隣地域からの入院患者数も増加してきている．2次医療圏での連携を充実させようと取り組んでいるが，退院後の通院に一苦労する患者も多い．ほとんどが自宅近くの病院へ通院を希望するが，結核

治療が継続できる医療施設を探すのはむずかしい．呼吸器専門医がいて，抗結核薬を処方できる必要がある．SMなどの注射が必要になる場合などには保健所とも連絡して，受け入れ先探しに苦労するが，先方から了承を得られたときなどには患者ともども喜び，温かい気持ちになる．それができないときは遠方からでも通院してもらうことになるが，通院が億劫さを呼び，診療中断となりかねない．

持病のある高齢者が入院中に発病することもあり，また，肺炎で入院したところ結核が判明したというケースも少なくない．このような場合，食事摂取のむずかしさやADL低下のために回復が困難で，寝たきりの患者も多い．結核がよくなって退院しても，通院治療の継続がむずかしい患者も少なくない．東京病院に入院しても，住居が遠方のために家族の足が遠のいてしまうことも多い．退院後に地域の紹介元病院に戻り，今後の療養を担当してもらえるのは喜ばしいことである．

以前は，転院先を探すのに苦労したが，最近ではほとんどの病院で快く引き受けてもらえて，家族も身近な病院に戻れるとあって笑顔になる．もちろん，自宅で療養したい，家族も介護したいと希望する方もいる．県をまたいで退院調整をすることもあるが，うまく相談窓口を見つけられるときとそうでないときとある．地域では，そのなかでの地域包括ケアシステムの充実・連携を図ってきているが，地域外からのアプローチの際はまだ敷居が高い感がある．今後，結核の診療環境がより限定されてくるとしたら，地域に帰ったあとの診療を担う保健所に情報を集約して作業環境を整える必要があるだろう．

結核病棟は日本の社会情勢や世相がギュッと凝縮された場である．幅広い年代層，幅広い価値観をもつ患者さんを対象として"寄り添う看護"を行うために日々悩み，研鑽し，奮闘している．

4
肺アスペルギルス症の外科治療の適応と その有効性

外科治療の意義

慢性肺アスペルギルス症(chronic pulmonary aspergillosis：CPA)は肺結核の後遺病変やCOPD，手術後肺など，肺構造の器質的破壊部位に発生する．病型としては，単一の空洞内に菌球を認める単純性肺アスペルギローマ(simple pulmonary aspergilloma：SPA)と慢性進行性肺アスペルギルス症(chronic progressive pulmonary aspergillosis：CPPA)に大別され，さらにCPPAは慢性壊死性肺スペルギルス症(chronic necrotizing pulmonary aspergillosis：CNPA)，慢性空洞性肺アスペルギルス症(chronic cavitary pulmonary aspergillosis：CCPA)などに分類される(「Ⅲ-3. 慢性肺アスペルギルス症の内科治療」も参照)．CNPAとCCPAは臨床的鑑別が困難であり，複数の空洞内に菌球形成が認められる複雑性肺アスペルギローマ(complex aspergilloma)はCCPAに含まれる．深在性真菌症の診断・治療ガイドライン2014[1]によると，SPAの第一選択は肺切除であるが，CPPAは外科治療の対象とはなっていない．CPPAは外科手技的に切除が最も困難な肺病巣であり，そのためガイドラインでは外科治療を勧めていないものと推測されるが，本症は本来病巣切除を最も必要とする病態といってよい．

侵襲性肺アスペルギルス症(invasive pulmonary aspergillosis：IPA)とアレルギー性気管支肺アスペルギルス症(allergic bronchopulmonary aspergillosis：ABPA)は，元来，手術適応のない病態と考えられていたが，白血病などの化学療法においてIPAを発症した場合，病巣切除により化学療法の再開が可能となった症例も散見される[2]．

したがって，肺アスペルギルス症の手術適応と術式を検討する際には，SPAを中心にCPPAやIPAに対して手術適応と術式をどの程度までチャレンジングに広げるかが現在の課題である．重要なことは，内科治療の有効性，現在の症状，将来発生する可能性のある症状，基礎疾患の状態，病変の広がり，年齢，心肺機能を含めた耐術能，合併疾患，栄養状態などを参考にしながら前向きに方針を決定することである．

外科治療の適応

適応は治療目標によって変化する．病巣の根治的な除去を目指すとすれば，気道単位の肺切除が必要になる．SPAでは空洞周辺への肺病変の拡がりはほとんどみられず，胸膜の癒着も軽度であることから，耐術能さえ問題なければ基本的には肺切除が適応となる(図1)．CPPAでは病変が一葉だけに限局しているとは限らず，胸壁との癒着も高度となり，術中出血量も増え，術後合併症の発生率が高くなるため，根治的な病巣切除を行う際には適応を絞らなくてはならない(図2)．表1に肺切除適応の検討項目を示した．予定する肺切除はかなりの侵襲を患者に与えるので，病状が落ち着いていて，無症状の比較的高齢患者に対し手術を勧めることはむずかしい．一方，カテーテル的動脈塞栓術でコントロールできない喀血がある症例では，窒息死の危険性があるので早急に手術を検討すべきである．切除範囲は病巣の広がりによって変わってくる．病巣自体はすでに呼吸機能的にガス交換にさほど寄与していない可能性があり，術後の呼吸機能は術前とほとんど変わらないで済むかもしれない．肺結核治療後や肺癌術後の肺アスペルギルス症は技術的に難渋することが多いので，経験が少ないときには，専門施設に紹介したほうがよいであろう．糖尿病，ステロイド薬の内服などで免疫力が低下して病巣が拡大している場合や，心房細動，弁膜症で抗凝固薬を内服していて，血痰・喀血のコントロールが困難な場合にも肺切除が適応となる．耐術能の指標として心機能も重要である．東京病院におけるcomplex aspergillomaに対する手術の平均手術時間および平均出血量はそれぞれ462分，1,922 mLであるから，それに耐えうる心機能が必要である(表

4. 外科治療の適応とその有効性　**283**

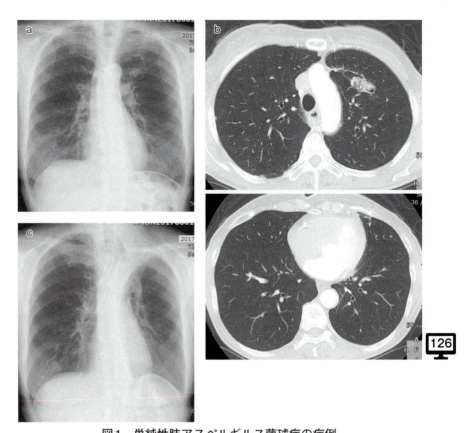

図1 単純性肺アスペルギルス菌球症の症例
a：術前胸部X線写真．b：術前胸部CT写真．c：術後胸部X線写真（18ヵ月後）．
70歳，女性．検診にて左胸部異常影を指摘され，その後，血痰が出現．1ヵ月間のITCZ の内服後に前側方開胸左肺上大区域切除＋舌区部分切除を施行した．

2)．慢性炎症により消耗が進み，栄養状態が低下している患者も多く，術前に栄養状態の改善を計るべきである．若年者のほうが耐術能に関して優れていることが多いので，年齢的には75歳以下が望ましい．

条件がそろわないときには，空洞切開術，胸郭成形術，空洞内充填術，菌球除去術などを組み合わせて行い，場合によっては二期的，三期的に分割して手術を行う必要がある（図3）．その場合，病巣の拡大，吸い込み肺炎，喀血などの症状はある程度抑えることができるかもしれないが，根治的ではないので症状が持続する可能性はある．

肺アスペルギルス症の術後成績

病巣肺を根治的に切除する肺切除術と，切除せずにアスペルギルスの感染部位を潰す菌球除去・腔縮小術に分けられるが，主に肺切除での代表的な成績を示す（表3）[3〜10]．肺癌術後の30日死亡率は0.42％であり[11]，肺アスペルギルス症に対する肺切除の死亡率はいまだに高い．以前に比べるとさまざまな手術デバイス，抗菌薬や止血薬など薬剤，術中・術後の管理などでは進歩があるが，アスペルギルス感染が成立するような既存肺構造の破綻，および背景の免疫力の低下のため，周術期死亡率は高いと考えられる．いかに患者を選択し，どのようにして手術を安全に行うかがポイントとなる．

アスペルギルス膿胸に対する手術

アスペルギルス膿胸は肺のアスペルギルス病変による胸腔への穿破や肺切除後の気管支瘻に合併して発生することが多く，有瘻性膿胸となっている場合が多い．対側肺への吸い込みによる肺炎を予防し，菌量を減少させるためにも，胸腔ドレー

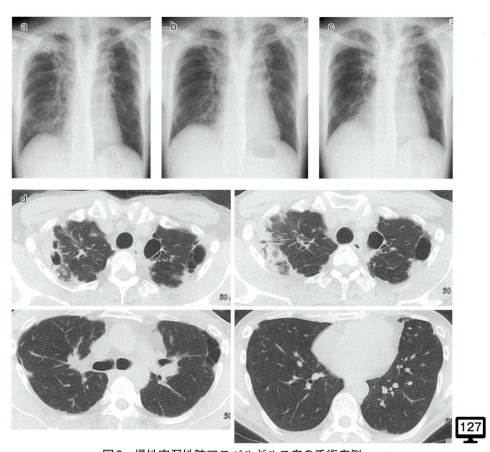

図2 慢性空洞性肺アスペルギルス症の手術症例
a：東京病院受診時の胸部X線写真．b：術前胸部X線写真．c：術後14ヵ月目胸部X線写真．d：術前胸部CT写真．
48歳，男性．両側気胸術後25年経過した時点で，咳嗽と血痰が出現．肺アスペルギルス症と診断し，6ヵ月間ITCZの内服治療を行った後に後側方開胸下に右肺上葉切除＋肋間筋弁による気管支断端被覆術を施行．

ンによる胸水の除去，もしくは膿胸腔開窓術を先行させる必要がある．抗真菌薬を投与しながら，月単位で菌量の減少と病巣の縮小を期待する．根治的には肺病変も含めて膿胸腔を切除する胸膜肺全摘，胸膜肺葉切除が必要になるが，十分な耐術能の評価が必要である（図4）．膿胸腔の縮小が得られれば，瘻孔閉鎖，筋弁もしくは大網充填，胸郭成形術を組み合わせて腔を閉鎖する．感染が制御できていない気管支瘻が残っているとしばしば膿胸が再燃するので，感染が十分に治まったことを確認してから，二期的手術に踏み切るべきである．

気管支動脈塞栓術

肺アスペルギルス症の主訴として多いのは血痰・喀血であり，大喀血を起こすと致死的になりうる．これを制御する目的で気管支動脈塞栓術がしばしば行われ，東京病院での成績は1年制御率73％，3年制御率50％となっている[12]．喀血をコントロールして術前の患者の状態を安定化させることが重要である．術中出血を減少させる効果を期待する面もあるが，実際には慢性炎症を起こしている肺に対する肺切除であり，喀血の責任血管を塞栓しても側副血行路はすでに十分に発達しているので，術中出血を減らすまでの効果はなく，塞栓した動脈周囲では炎症によりさらに癒着が強くなり，術中の剥離操作が困難になる印象がある．

表1 肺アスペルギルス症における肺切除適応検討項目

1. 主訴
   喀血・血痰：気管支動脈塞栓術でコントロール不良の場合
   コントロール不能の病巣拡大
   繰り返す肺炎
2. 病巣の広がり：切除後の残存肺機能を考慮
   全摘
   葉切
   区切
   複合切除
3. 既往症
   肺結核, 肺切除既往：癒着が高度で技術的に大変
   糖尿病, ステロイド内服：易感染性, 創傷治癒遅延
   不整脈（心房細動）, 弁膜症：抗凝固薬の内服
4. 耐術能
   低心機能, 貧血の有無
   栄養状態
5. 年齢
   75歳以下が望ましい.

肺アスペルギルス症の手術に関しては, 病巣の広がりを見定め, 耐術能と照らしあわせて術式を検討する必要がある. その際には治療に精通した呼吸器内科医と呼吸器外科医によるコンセンサスが必要である. 治療も1回の根治手術で済めばよいが, 長期にわたる内服治療と複数回の手術が必要となることもあるので, 共同で治療に当たるべきである.

1) 深在性真菌症のガイドライン作成委員会：呼吸器内科領域. 深在性真菌症の診断・治療ガイドライン2014, 協和企画, 東京, pp.143-150, 2014
2) Chretien ML, et al：Emergency and elective pulmonary surgical resection in haematological patients with invasive fungal infections：a report of 50 cases in a single centre. Clin Microbiol Infect 22：782-787, 2016
3) 前田 愛ほか：肺アスペルギルス症に対する術後抗真菌薬の必要性に関する検討. 日呼外会誌 27：805-811, 2013
4) Brik A, et al：Surgical outcome of pulmonary aspergilloma. Eur J Cardiothorac Surg 34：882-885, 2008
5) Ichinose J, et al：Video-assisted thoracic surgery for pulmonary aspergilloma. Interact Cardiovasc Thorac Surg 10：927-930, 2010
6) Lee JG, et al：Pulmonary aspergilloma：analysis of

表2 東京病院における肺アスペルギルス症肺切除症例（2013～2016年）

		simple aspergilloma：7			complex aspergilloma：24		
			右	左		右	左
			4	3		13	11
癒着程度	全面	0	0	0	16	7	9
	1葉	2	2	0	6	4	2
	軽度	5	2	3	2	2	0
術式	葉切	5	3	2	9	8	1
	葉切＋区切	1	1	0	6	4	2
	葉切＋部切				1	1	0
	区切				4	0	4
	区切＋部切				1	0	1
	全摘	1	0	1	3	0	3
平均手術時間(分)		228			462		
平均出血量(mL)		317			1,922		
術後30日死亡率		0%			0%		

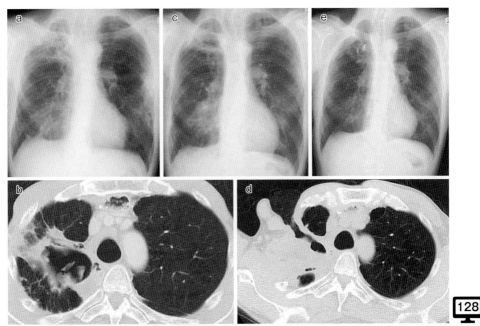

図3 空洞切開術,筋弁充填・胸郭成形術を二期的に施行した肺アスペルギルス症の症例

a, b：空洞切開術前胸部X線写真,CT写真. c, d：胸郭成形術前X線写真,CT写真. e：最終手術後39ヵ月目の胸部X線写真.
53歳,男性. 食道癌術後に肺結核に罹患し,右上葉に空洞性病変を形成. 肺結核の治療終了後に空洞内アスペルギルス感染を起こし,二期的に空洞切開術と筋弁充填・胸郭成形術を施行した. 術後に気管支瘻が出現したが,気管支閉塞術(EWS)を施行して軽快した.

prognosis in relation to symptoms and treatment. J Thorac Cardiovasc Surg **138**：820-825, 2009
7) El Hammoumi MM, et al：Lung resection in pulmonary aspergilloma：experience of a Moroccan center. BMC Surg **15**：114, 2015
8) Muniappan A, et al：Surgical therapy of pulmonary aspergillomas：a 30-year North American experience. Ann Thorac Surg **97**：432-438, 2014
9) Farid S, et al：Results of surgery for chronic pulmonary aspergillosis, optimal antifungal therapy and proposed high risk factors for recurrence-a National Centre's experience. J Cardiothorac Surg **8**：180, 2013
10) Chen QK, et al：Video-assisted thoracic surgery for pulmonary aspergilloma：a safe and effective procedure. Ann Thorac Surg **97**：218-223, 2014
11) Committee for Scientific Affairs, The Japanese Association for Thoracic Surgery：Thoracic and cardiovascular surgery in Japan during 2014：annual report by the Japanese Association for Thoracic Surgery. Gen Thorac Cardiovasc Surg **64**：665-697, 2016
12) 益田公彦,川島正裕：血痰・喀血の原因と鑑別およびその対処法. 呼吸器内科 **30**：325-329, 2016

表3　肺アスペルギルス症の外科治療成績の報告

	前田[3]		Brik[4]		Ichinose[5]		Lee[6]		El Hammoumi[7]		Muniappan[8]		Farid[9]		Chen[10]	
症例集積年	2003～2011		2001～2008		2001～2008		1990～2006		2006～2014		1980～2010		1996～2011		2005～2012	
	SA	CA	SA	CA	SA	CA	SA	CA	SA	CA	SA	CA	SA	CA	SA	CA
	6	7	12	30	6	14	33	102	50	61	13	47	12	18	52	24
術式					VATS										VATS	
全摘			0	2			21		0	11	0	3	0	3	0	
葉切	4		11	27	14		85		15	27	6	21	8	7	66	
区切	2		1	0	2		19		2	0	3	8	1	0	6	
部切	7			4	4		12		36	16	4	13	3	5	4	
空洞切開			1	1			1		0	2	0	2				
平均手術時間(分)	192				143	216					262				138	
平均出血量(mL)	510				10	307					413				118	
術後合併症	3				0						3	15			8	
気管支瘻	2						4		0	4	0	4	1		0	
出血			0	2			7		2	3			1		2	
膿胸			1	2			3		2	4	0	2	6		0	
空気漏れ	1		1	2			7				1	8	7		1	
創離開・創感染			1	1			3									
乳び胸			0	1												
肺炎							3				1	2				
術後30日死亡率	0%		2.4%		5.0%		4.4%		1.8%		3.3%		0%		0%	
5年生存率(%)			91.6	83.3	100.0	85.0					100.0	75.4	100.0	60.0		
10年生存率(%)							84.8				62.5	68.5				

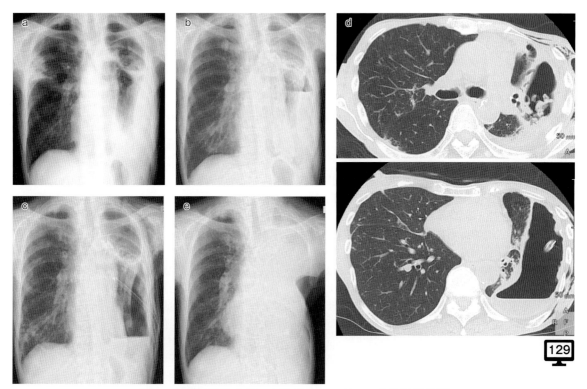

図4 有瘻性膿胸を伴った肺アスペルギルス症の手術症例

a：手術14ヵ月前，胸部X線写真．b：手術2ヵ月前，胸部X線写真，膿胸腔にniveau形成．c：東京病院転院時X線写真．d：東京病院転院時CT写真．e：術後16ヵ月X線写真．

68歳の女性．陳旧性肺結核と左慢性膿胸の既往がある．10数年前から咳嗽と反復性の肺炎があり，6ヵ月前に大喀血が出現した．アスペルギルス膿胸と診断し，VRCZが開始され，手術待機中に膿胸腔の有瘻化が顕在化した．入院時に胸腔ドレーンを挿入し，炎症反応が鎮静化したところで左胸膜肺全摘，胸郭成形術，広背筋による気管支断端被覆術を施行した．術後に症状は消失し，在宅酸素導入せずに，外来で追跡中である．

5 アレルギー性気管支肺アスペルギルス症（ABPA）

臨床所見

　アレルギー性気管支肺アスペルギルス症（allergic bronchopulmonary aspergillosis：ABPA）は，1952年，Hinsonら[1]によって提唱された疾患概念で，喘息症状，好酸球増多，移動する胸部X線の浸潤影，好酸球やアスペルギルスを含む粘液栓子の喀出を臨床的特徴とする．わが国では，この臨床的特徴にアスペルギルスに対するⅠ型（即時型皮内反応やIgE値上昇），Ⅲ型（アルサス型皮内反応や血清沈降抗体陽性），Ⅳ型（遅延型皮内反応）のアレルギー反応や中枢性気管支拡張（図1）などを加えた1977年のRosenbergら[2]の免疫学的臨床診断基準（表1）が重要視されてきた．しかし，ABPAのgold standardはいまだ確立しておらず，喘息症状を欠くABPAやアスペルギルス以外の真菌による同様の病態（allergic broncho-pulmonary fungal disease：ABPFD）の存在[3]，中枢性気管支拡張を欠くもののAspergillus fumigatusに対する特異的IgE，IgGの上昇があるタイプ（ABPA-seropositive：ABPA-S）[4]などさまざまな亜型が存在することが知られている．また，本症は急性期→寛解期→急性増悪期→ステロイド依存喘息期→線維化期へと進行する破壊性疾患で[5]，終末像である線維化期では喘息症状や免疫学的所見が目立たなくなることが多いという[6]．胸部X線所見としては病期に関連して斑状〜大葉性陰影，無気肺，手袋状陰影，輪状〜囊状〜空洞影，気腫性あるいは線維化などの多彩な所見が知られているが，近年のhigh-resolution computed tomography（HRCT）による検討では本症の特徴的画像として上中肺野の中枢性気管支拡張，小葉中心性結節，mucoceleもしくはhigh-attenuation mucus（HAM）（図2）が挙げられている[7]．2013年，Agarwalら[8]はABPA

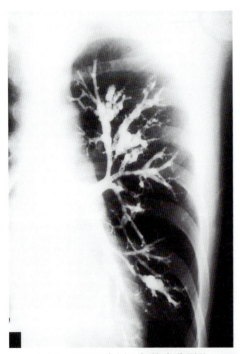

図1　ABPA症例の気管支造影像
中枢側気管支の拡張と，末梢の正常な気管支樹を示す．中枢性気管支拡張の所見である．

表1　RosenbergらのABPA臨床診断基準（1977）

< Primary >
Episodic bronchial obstruction (asthama)
Peripheral blood eosinophilia
Immediate skin reactivity to *Aspergillus* antigen
Precipitating antibodies against *Aspergillus* antigen
Elevated serum immunoglobulin E concentrations
History of pulmonary infiltrates (transient or fixed)
Central bronchiectasis
< Secondary >
Aspergillus fumigatus in sputum (by repeated culture or microscopic examination)
History of expectoration of brown plugs or flecks
Arthus reactivity (late skin reactivity) to *Aspergillus* antigen

［文献2より引用］

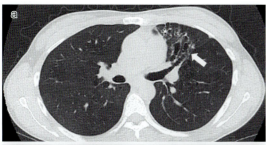
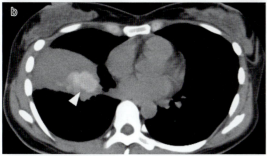

図2　ABPA症例のCT像
a：左肺上葉のcentral bronchiectasis像（矢印）．
b：右肺下葉のconsolidation内にみられるhigh-attenuation mucus（HAM）像（矢頭）．

表2　AgarwalらのABPA臨床診断基準（2013）

< Predisposing conditions >
Bronchial asthma, cystic fibrosis
< Obligatory criteria (both should be present) >
Type I Aspergillus skin test positive (immediate cutaneous hypersensitivity to Aspergillus antigen) or elevated IgE levels against *Aspergillus fumigatus*
Elevated total IgE levels (＞1000 IU/mL)
< Other criteria (at least two of three) >
Presence of precipitating or IgG antibodies against *A. fumigatus* in serum
Total eosinophil count ＞500 cell/μL in steroid naïve patients (may be historical)

［文献9より引用］

表3　ABPAの病理診断基準

1. Mucoid impaction of bronchi
2. Bronchocentric granulomatosis with tissue
3. 1+2

［文献10より引用］

病理所見

　ABPAの病理学的特徴はBoskenら[9]によって明らかにされている（表3）．その第1の特徴は，mucoid impaction of bronchi，すなわち粘液栓子が気管支内に嵌頓している像である．粘液栓子は通常，内部に索状～樹枝状の黄色構造物を有する透明な粘液塊として喀出され，組織学的には栓子内に粘液と変性した好酸球の塊（allergic mucin）が層状に認められる（fir-tree outline，図3）．もう1つの特徴は粘液栓子末梢にみられる，好酸球浸潤を伴うbronchocentric granulomatosis（BCG）の像である．以上の2つの所見のうち少なくとも1つあればABPA疑いとされ，加えて非浸襲性の真菌菌糸が認められればABPA（ABPFD）と診断してよいとされる[9]．BCGや好酸球浸潤，そしてABPAにしばしば伴う好酸球性肺炎，器質化肺炎はいずれも非特異的所見であるところから，粘液栓子が本症に特異的で一義的な病理形態像と理解される[10]．この病理診断基準の長所はABPAのみならず，ABPFD全般にそのまま適応できる普遍性の高さであり，それを裏付ける報告も散見される[11]．一方，短所は十分な病理材料がないと判定できないことであり，粘液栓子の喀出を確認できる症例は約半数に過ぎない．気管支鏡検査はABPAの粘液栓子をほぼ100%検出でき，ABPAの診断における有用性が高い[12]が，その侵襲性の高さから実施は限定されており，実地診療ではCT画像でのmucoceleやHAMを粘液栓子と判断することが多い．

治療

　ABPA治療の中心は副腎皮質ステロイド薬であるが，治療期間や投与量が不十分だと容易に再発し，その繰り返しにより最終的には線維化期へと進行していく．このため，ステロイド薬の投与法として0.5 mg/kg体重を1～2週連日投与し，その後6～8週同量を隔日投与し，続いて2週ごとに5～10 mgずつ減量して，終了するという方法[13]などの長期経口療法が推奨されている．ただし，わが国では副作用の問題から短期間の治療で終了することも多い．吸入ステロイド薬が併用されることもあるが，吸入ステロイド薬単独での

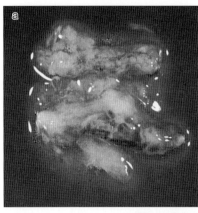
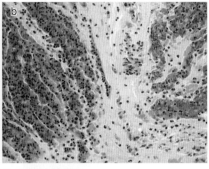

図3 喀出された粘液栓子
a：肉眼像では粘液内に索状の黄白色構造物を認める．手術材料にみられる粘液栓子に比べてやわらかく，構造物の色調も淡い．
b：組織像では粘液内に層状の変性好酸球塊を認める(HE染色×200)．Grocott染色で真菌菌糸も確認された．

有用性は明らかでない[14]．
　ABPA治療のもう1つの可能性は抗真菌薬である．本症を感染症としてみる立場からは本薬の投与は合理的であり，itraconazole（ITCZ）による単剤治療が有効であったとする報告も散見される[15]．また，ステロイド薬依存例における臨床試験でITCZ併用の有用性が示されている[16]こともあって，最近のわが国のnationwide survey[17]では半数近くのABPA患者に経口ステロイド薬と抗真菌薬の併用治療が行われている．
　さらに近年，ABPA治療における重要な薬剤として期待されているのが抗IgE抗体（omalizumab）であり，本剤のABPA治療における有効性も指摘されるようになってきている[18]．このためわが国のnationwide survey[17]でも数％のABPA患者に同薬が使用されるようになってきているが，その意義については今後，臨床試験による正確な評価が必要であろう．
　なお，上述のようにABPAは進行性・破壊性疾患であり，破壊された肺や気道の存在を背景に合併症が生ずることも少なくない．その代表的なものは慢性肺アスペルギルス症（chronic pulmonary aspergillosis：CPA）であり，ABPAからみてもCPAからみても両者の合併はまれならず経験されるものである[19]．アスペルギルス感染に由来する肺病変の診療の際に留意すべき点である．

1) Hinson KF, et al：Bronchopulmonary aspergillosis：a review and a report of eight cases. Thorax **7**：317-333, 1952
2) Rosenberg M, et al：Clinical and immunologic criteria for the diagnosis of allergic bronchopulmonary aspergillosis. Ann Intern Med **86**：405-414, 1977
3) Glancy JJ, et al：Allergic bronchopulmonary fungal disease without clinical asthma. Thorax **36**：345-349, 1981
4) Greenberger PA, Patterson R：Allergic bronchopulmonary aspergillosis and the evaluation of the patient with asthma. J Allergy Clin Immunol **81**：646-650, 1988
5) Patterson R, et al：Allergic bronchopulmonary aspergillosis：staging as an aid to management. Ann Intern Med **96**：286-291, 1982
6) 倉島篤行ほか：終末期allergic bronchopulmonary aspergillosisの胸部X線学的特徴．日胸 **43**：659-664, 1984
7) Kaur M, Sudan DS：Allergic bronchopulmonary aspergillosis（ABPA）-the high resolution computed tomography（HRCT）chest imaging scenario. J Clin Diagn Res **8**：RC05-RC07, 2014
8) Agarwal R, et al：Allergic bronchopulmonary aspergillosis：review of literature and proposal of new diagnostic and classification criteria. Clin Exp Allergy **43**：850-873, 2013
9) Bosken CH, et al：Pathologic features of allergic bronchopulmonary aspergillosis. Am J Surg Pathol **12**：216-222, 1988

10) 蛇澤　晶ほか：手術例からみたアレルギー性気管支肺アスペルギルス症/真菌症の病理形態. 日呼吸会誌 **36**：330-337, 1998

11) Ishiguro T, et al：Clinical characteristics of biopsy-proven allergic bronchopulmonary mycosis：variety in causative fungi and laboratory findings. Intern Med **53**：1407-1411, 2014

12) Tamura A, et al：The use of bronchofiberscopy for diagnosis of allergic bronchopulmonary aspergillosis. Intern Med **36**：865-869, 1997

13) Greenberger PA：Allergic bronchopulmonary aspergillosis. J Allergy Clin Immunol **110**：685-691, 2002

14) Agarwal R, et al：Role of inhaled corticosteroids in the management of serological allergic bronchopulmonary aspergillosis（ABPA）. Intern Med **50**：855-860, 2011

15) 藤森良昭ほか：Itraconazole が有効であったアレル

ギー性気管支肺アスペルギルス症の1例. 日呼吸器会誌 **36**：781-786, 1998

16) Stevens DA, et al：A randomized trial of itraconazole in allergic bronchopulmonary aspergillosis. N Engl J Med **342**：756-762, 2000

17) Oguma T, et al：Allergic bronchopulmonary aspergillosis in Japan：a nationwide survey. Allergol Int **67**：79-84, 2018

18) Li JX et al：Beneficial effects of Omalizumab therapy in allergic bronchopulmonary aspergillosis：a synthesis review of published literature. Respir Med **122**：33-42, 2017

19) Denning DW, et al：Global burden of allergic bronchopulmonary aspergillosis with asthma and its complication chronic pulmonary aspergillosis in adults. Med Mycol **51**：361-370, 2013

読んでおきたい書籍ガイド

　本書初版に「今は入手困難な」という書籍紹介欄があり，「手に入らないものを紹介しても仕方がないのでは」という意見が寄せられた．しかし，結核の歴史を刻んだ古典という意味で，何かの折に目にしたり，図書館にあったら1度手にとってみてもよいのでは，ということと，名著であるが今まであまり紹介されていないということがあり，掲載させていただいた．現在は古書もインターネット上で比較的容易に購入できる時代である．なお，書籍の選択が筆者の恣意的なものであるのは止むを得ないということでご了承願いたい．以下，紹介は順不同であり，およその本のボリュームがわかるという意味で総ページ数を付記した．

Tuberculosis case-finding and chemotherapy: questions and answers
(Toman K, World Health Organization, 239頁, 1979)

　すべてQ＆Aで書かれた，きわめて実際的な本であるが内容は高度で，たとえば喀痰塗抹標本はどのくらいの検出感度でfalse positiveとfalse negativeがどのくらい発生するのか，それはなぜおきるのかなどを具体的な数字をあげて7つの表と9頁を費やし説明してある．つまり，初歩的なことこそ十分な説明が決定的に重要という理念に貫かれてつくられた本である．初版が刊行されたのは1979年で，残念なことに本書は日本語に翻訳されなかったが，もし翻訳されていれば，今日と違い古典ドイツ的な結核病学が主流だったわが国できわめて大きなインパクトがあったと思われる．ニューヨークでの多剤耐性結核伝搬を明らかにしたFriedenが後を継いで2004年に改訂版が刊行され，現在WHOのサイトから無料で全文をダウンロードできる．われわれも改訂版の和訳刊行を試みたが，無料配布するという本書の趣旨から商業ベースでの刊行は許諾が下りず，わが国での刊行を頓挫した書籍である．

A Clinician's guide to tuberculsosis
(Iseman MD, Lippincott Williams & Wilkins, 460頁, 2000年)

　これは古典ではない．2000年に初版が出たup to dateなセンスで結核を把握した最良のテキストである．
　結核診療の全域を網羅的にカバーしているが，密度が濃くコンパクトに記述されている．transmissionを詳細に記載するなどの視点は，きわめて現代的で，また全執筆がIseman個人による記述の一貫性が光っている．あまり書評欄には登場していないが，現代結核診療で最も推奨される1冊と思われる（近く改訂版が出るという噂がある）．

臨床結核学

(立石 武,医療図書出版,264頁,1974年)

　本書はこの道の先達からはあまり高い評価を受けていないようであるが,私のようにドイツ医学の隆盛を知らない世代にとっては,本書は古典結核病学への案内書であった.たとえば,「個々の粟粒結核結節が嚢胞化することがあること」についてはすでにHeubschmanが細かく記載しているなど,私は本書ではじめて知った.
　1974年に出版され,私はすぐ買っている.

結核の病理

(岩崎龍郎,保健同人社,220頁,1951年)

　臨床医ですら本書を読むと,数時間は病理医になったような気にさせる本である.私は最初の本(昭和26年版)を文京区本郷の古本屋で購入し,2番目は復刻版(昭和51年版)を手にいれた.後年,岩崎先生自身が改訂版を著したが,ややボリュームは縮小され(1997年,166頁),本自体の迫力は古いほうがあるように個人的には感じている.
　放射線科の伊藤春海先生が述懐しているように,本書こそ二次小葉画像解析への原動力であった.詳細かつ体系的に記載された結核病理学叙述は魅力的,かつ説得力があり,今日の目で見ても,将来の新たな解析を待つ豊富な病理学的実態の記載に満ち溢れ,わが国の結核研究が生み出した最良の書籍の1つと思われる.

結核の病理発生論

(アーノルド・リッチ(著),隈部英雄(訳),岩波書店,787頁(上下巻),1954年)

　わが国で最初に無作為対照比較試験を結核で展開した国立病院機構東京病院の院長であった砂原茂一先生が岡治道先生への追悼文のなかで次のような趣旨のことを書いている.「化学療法のない時代,何百例の結核解剖からX線診断に通ずる形態学を築いた岡病理学があまりにも偉大なので,わが国の結核病学に特異な性格が刻印されたのではないだろうか? 私は形態の背後にある動くものをもっと捉えたい」
　リッチのこの書は,まさしく結核を動的に把握した見本のような本である.上下全巻を通じて,菌のビルレンスと生体の過敏反応の動的平衡状態の上に結核病巣が成立することを仔細に検証している.わが国にはあまり紹介されてこなかった遅延型過敏反応と獲得免疫の異同についても何十頁にもわたり論証しているが,全編を通じて結核を動くものとし,ダイナミックに把握する迫力に満ちている.

Tuberculosis

(Rom WN, Garay SM, Lippincott Williams & Wilkins, 1002頁, 1995年)

　1995年に突然現れた大著で，編者はニューヨーク結核診療の最前線であるBellevue病院の呼吸器科部長 Rom先生である．基礎から臨床，疫学まで結核の全分野にわたり細大漏らさず記載しきった百科全書的な大冊である．結核画像所見のことについて分担執筆者である放射線科のprofessorにEメールで，この本がいかに画期的であるかという賛辞を述べたあとに粟粒結核について質問したところ，すぐに「米国では粟粒結核という表現は，あくまで画像所見としての意味のみであり，血行性の意味は含ませていない」という返信をもらい，さらに「overseas discussionは大歓迎する」とあった．2004年に第2版が刊行され，総頁数は944と少し薄くなったが，他書籍に少ない肺外結核の記述が豊富である．

Pathogenesis of human pulmonary tuberculosis

(Dannenberg AM Jr., American Society for Microbiology, 453頁, 2006年)

　2006年に出版された比較的新しい本であるが，中味は自らが結核に冒されながら，1920年代にウサギでresistant strainとsensitive strainを樹立し結核実験病理学を切り開いたLurie MBの仕事から始まる連綿たる業績である．彼らはウサギで結核菌吸入感染を成立させ，単に病理組織学的所見だけではなく経時的なツベルクリン反応の観察，経時的な肺内菌量定量培養によるkinetics，という3つの系を統合した解析により，たとえば宿主内での結核菌対数増殖は遅延型過敏反応の成立で停止するなどの知見を報告した．近年，大胆な批判もあるようであるが，米国の多くの結核テキストでのpathogenesisの項は彼らが執筆してきたのであり，本書もあまりわが国で紹介されてこなかったが，説得力に満ちた堂々たる内容である．

何故と問うなかれ

(ワルター・カヴィーツェル(著)，国松孝二ほか(訳)，白水社，322頁，1955年)

　結核に関わる文学では，トーマス・マンの『魔の山』，正岡子規の『病牀六尺』などが有名であるが，本書の書評はあまり見当たらない．第二次世界大戦中のスイスで，若い医師の妻が妊娠2ヵ月のときに結核を発病，日々悪化していくなかで，胎児と母体の生命はどちらが優先されるのか？　中絶は許されるのか？　カトリック信徒である医師の神との煩悶が描かれており，シリアスに倫理的・宗教的課題を追い詰めた小説である．

　1952年に出版され，ヨーロッパで初版の売り上げが5万部以上だったというが，和訳での刊行は1955年であり，私は当時の新聞の最下段，書籍広告欄に印象に残る不思議なこの題名があったのを覚えている．

索引

欧文

A
ABPA（アレルギー性気管支肺アスペルギルス症） 290
　──臨床診断基準 290
acino-nodular lesion 205
ADA活性 132, 138
adverse drug reaction（ADR） 68
amikacin（AMK） 65
amphotericin B（AMPH-B） 277
ARDS（急性呼吸窮迫症候群） 31
ART（抗レトロウイルス療法） 177, 253
Aschoff 181

B
bedaquiline（BDQ） 67, 89, 100, 103
Beijing strain 183

C
caspofungin（CPFG） 279
CD4$^+$ T細胞 191
CD8$^+$ T細胞 191, 193
CFP-10 190
clofazimine（CFZ） 67, 89
CPA（慢性肺アスペルギルス症） 263, 272, 290
cycloserine（CS） 66
CYP3A4（チトクローム P450 3A4） 62

D
delamanid（DLM） 11, 67, 89, 97
DIC（播種性血管内血液凝固） 31
DOT（直接服薬確認療法） 72
DOTSカンファレンス 74
DOTS戦略 72

E
EBUS-TBNA（超音波気管支鏡ガイド下針生検） 40
enviomycin（EVM） 65

ESAT-6（early secretory antigenic target-6 EsxA：Rv3875） 190
ESX-1 190
ethambutol（EB） 64
etionamide（TH） 66

G
GeneXpert® 21
Gohn 181, 182

H
Hipocrates 181
HIV結核 173
HIV重複結核 127
HIVと非結核性抗酸菌症 253
HIV末期結核 173
HIV感染症 173

I
ICS（吸入副腎ステロイド） 153
IGRA（インターフェロン γ 遊離試験） 22
*InhA*遺伝子 63
instrumention 151
IRIS（免疫再構築症候群） 34, 178
isoniazid（INH） 62
itraconazole（ITCZ） 278

K
kanamycin（KM） 65
*katG*遺伝子 62
Koch 181

L
Laënnec 2, 181
linezolid（LZD） 67, 89, 100
Löwenstein-Jensen 培地（L-J 培地） 19
LTBI（潜在性結核感染症） 76, 183
　──治療 77
LTOT（長期酸素療法） 163, 171

M
M. abscessus 227

──complex 241, 251
──sub. *bolletii* 251
──subs. *massiliense* 251
──subsp. *abscessus* 251
──症 248
M. avium 227
M. genavense 255
M. gordonae 230, 255
M. intracellulare 227
M. kansasii 227, 241
　──症 255
M. lentiflavum 251
M. malmoense 251
M. mucogenicum 251
M. shinjukuense 251
M. xenopi 255
MAC 227
　──症 253, 257
Mantaux 182
matrix metalloproteinase（MMP） 196
MDR-TB（多剤耐性肺結核） 88, 97, 107, 127, 203
micafungin（MCFG） 279
MIRU-VNTR法 159
moxifloxacin（MFLX） 89

N
N95マスク 158
NPPV（非侵襲的陽圧換気療法） 164
NTM症（非結核性抗酸菌症） 226

P
PAH（肺動脈性肺高血圧症） 168
para-aminosalicylic acid（PAS） 66
paradoxical reaction 58
PH（肺高血圧症） 168
Phthisis 181
Pirquet 182
Pottの麻痺 148
PPH（原発性肺高血圧症） 168
primary complex 182
psoas position 148
pyrazinamide（PZA） 63

297

Q

QFT-Plus（クォンティフェロン®TB
　ゴールドプラス） 22

R

RA（関節リウマチ） 257
Ranke 181
RD1領域 193
RHC（右心カテーテル検査） 170
rifabutin（RBT） 62, 89
rifampicin（RFP） 61
Rosenberg 290
*rpoB*遺伝子 61

Runyon分類 251

S

self administered therapy（SAT） 72
streptomycin（SM） 65

T

tree-in-bud appearance 27
tumor necrosis factor（TNF） 91
T-スポット®.TB 22

V

vacuum assisted closure（VAC） 115

Villemin 181
Virchow 181
voriconazole（VRCZ） 278

W

WGS法（全ゲノムシークエンス法）
　159

X

XDR-TB（超多剤耐性結核） 11, 97
Xpert® MTB/RIF 87

和文

あ

アスペルギルス属 262
アスペルギルス膿胸 284
アゾール系抗真菌薬 278
アポトーシス 194
アミカシン（AMK） 65
アミノ配糖体 65
アムホテリシンB（AMPH-B） 277
アルマジロ 252
アレルギー性気管支肺アスペルギルス症（allergic bronchopulmonary aspergillosis：ABPA） 290

い

イソニアジド（INH） 62
一次結核 25
胃腸障害 69
イトラコナゾール（ITCZ） 278
医療費公費負担申請書 45
インターフェロンγ遊離試験（interferon-gamma release assays：IGRA） 22
喉頭結核 215
院内感染 155

う

右心カテーテル検査（right heart catheterization：RHC） 170
運動器障害 70

え

液体培地 20
（エキノ）キャンディン系 279
エタンブトール（EB） 64
エチオナミド（TH） 66
エンビオマイシン（EVM） 65

お

岡ⅡB型 30, 206

か

外気舎 171
外国生まれの結核患者 202
開窓術 115
核酸増幅法検査 20
カスポファンギン（CPFG） 279
学会分類 35
喀血 275
カナマイシン（KM） 65
カルバペネム 90
換気システム 157
肝機能障害 80
環境常在菌 226
間欠療法 55
管内性散布 26
肝障害 69
関節リウマチ（RA） 257
感染症法 42
感染性期間 48
感染性の結核患者 46
感染単位 156
感染と発病 156
眼底検査 142
乾酪壊死 27

き

気管支拡張症 162
気管支鏡検査 38
気管支結核 30, 39
気管支結石症 32
気管支遮断術 112
気管支動脈塞栓術 285
疑似症患者 43
喫煙と結核 18
（エキノ）キャンディン系 279
丘疹状紅斑 68
急性呼吸窮迫症候群（ARDS） 31
急性膿胸 114
吸入副腎ステロイド（ICS） 153
胸囲結核 210
胸郭成形術 111, 115, 161
胸壁冷膿瘍 211
胸膜肺全摘除術 114
胸膜肺葉切除術 114

く

腔縮小術 115
空洞切開術 112
空洞の形成 196
クォンティフェロン®TBゴールドプラス（QFT-Plus） 22
クラブラン酸 90
クロファジミン（CFZ） 67, 89

け

経皮ガスモニター 163
血液ガス分析装置 163
血液障害 70
結核医療 11
　　——の基準 42
結核患者接触歴 16
結核菌検査 19
結核菌の細胞 191
結核菌の耐性化 85
結核菌薬剤感受性試験 20
結核性胸膜炎 32, 113, 131
結核性心膜炎 137
結核性髄膜炎 142
結核性脊椎炎 146, 149
結核性膿胸 33, 113
結核性肺炎 27
結核性腹膜炎 125
結核病棟 281
結核文学 188
結核予防法 42
血行性散布 26
結節気管支拡張型肺MAC症 233
血糖降下薬 83
原発性肺高血圧症（primary PH：PPH） 168

こ

硬化性（病変） 26
抗酸菌塗抹検査 19

き（続き）

局所陰圧閉鎖法 115
虚脱療法 111
菌種同定検査 20
筋肉充填術 115

299

抗酸菌培養検査 19
合成樹脂(球)充填術 111
拘束性障害 161
高齢者結核 14
抗レトロウイルス療法(antiretroviral therapy：ART) 177, 253
呼吸機能検査 163
呼吸リハビリテーション 167
国立療養所化学療法研究班(国療化研) 51
固形培地 20
骨・関節結核 146
コッホ現象 181, 182, 201
固定薬疹 68
コホート検討会 75

さ

サージカルマスク 157
サイクロセリン(CS) 66
在宅酸素療法 164
在宅人工呼吸療法 164
再燃性発病 25, 26
再発 59
細胞性免疫能低下 29
細葉性結節性病巣 205
サナトリウム 188

し

紫外線照射 157
子宮結核 220
子宮卵管造影 220
持続生残菌 53
縦隔リンパ節結核 213
集団感染 155
手術関連膿胸 113
受診の遅れ 155
術前禁煙 118
術前呼吸リハビリテーション 118
浄化空洞 272
小児結核 197
初感染(特発性)胸膜炎 131
初感染原発巣 25
初感染発病 25
初期悪化 34, 58

初期変化群 25, 182, 198
女性性器結核 220
視力障害 70
人工気胸術 112, 113, 161
針痕反応 201
滲出性(病変) 26
腎障害 70
心臓超音波検査 138
診断の遅れ 155
心嚢ドレナージ 140
塵肺 80, 82

す

髄液検査 142
随伴性胸膜炎 131
ストレプトマイシン(SM) 65

せ

性器結核 224
精神・神経障害 70
精巣上体結核 223
生物学的製剤 91, 256
——と非結核性抗酸菌症 257
脊髄麻痺 151
接触者健診 48, 158
全ゲノムシークエンス法(WGS法) 159
潜在性結核感染症(latent tuberculosis infection：LTBI) 76, 183
前室付き陰圧室 119
全身麻酔 118
前マクロライド時代 238

そ

早期殺菌作用 53, 54, 61
増殖性(病変) 26
粟粒結核 25, 31, 128, 221

た

退院基準 42
耐性結核 85
多剤耐性結核(MDR-TB) 88, 97, 107, 127, 203
多剤耐性率 203

胆囊結核 220

ち

チトクローム P450 3A4(CYP3A4) 62
中耳結核 124
超音波気管支鏡ガイド下針生検(EBUS-TBNA) 40
長期酸素療法(long-term oxygen therapy：LTOT) 163, 171
腸結核 217
超多剤耐性結核(XDR-TB) 11, 97
腸腰筋膿瘍 148
聴力・平衡機能障害 70
直接服薬確認療法(directly observed therapy：DOT) 72
直達療法 111
治療中断 59
治療の失敗 59
陳旧性肺結核 15

つ

つぶし培養 132
ツベルクリン反応 22

て

定期外健康診断 158
デラマニド(DLM) 67, 89, 97

と

糖尿病 80
届出義務 43

な

内分泌障害 71
長引く咳 13

に

二次結核 25
入院基準 42
乳児における結核 198
妊娠 80

ね

ネクローシス　194

の

脳CT所見　143
脳MRI　144
膿胸関連リンパ腫　117
濃厚接触者　47
膿瘍掻爬術　211

は

バーチャルブロンコスコピー　41
肺アスペルギルス症　262, 264
　　──の外科治療　283
肺炎様の陰影　14
肺外結核　121
肺癌　180
肺気腫の結核　208
肺結核後遺症　161, 164
肺高血圧症（pulmonary hyperten-
　　sion：PH）　168
肺切除術　106
肺動脈性肺高血圧症（pulmonary ar-
　　terial hypertension：PAH）　168
肺剝皮術　114
肺MAC症の治療　238
ハイリスク接触者　47
肺アスペルギルス症の内科治療　277
播種性結核症　128
播種性血管内血液凝固（DIC）　31
パラアミノサリチル酸（PAS）　66
晩期まん延　26
瘢痕癌　180
繁殖性（病変）　26
ハンセン病　252

ひ

非結核性抗酸菌症（NTM症）　226
　　──の外科治療　244
皮疹　68
非侵襲的陽圧換気療法（NPPV）　164
皮膚結核　123
標準治療法　54
ピラジナミド（PZA）　63

ふ

フルオロキノロン系薬剤　65
分子疫学　159
分離肺換気　119

へ

北京型株　183
ベダキリン（BDQ）　67, 89, 100, 103

ほ

ホームレス自立支援法　12
ポリエン系抗真菌薬　277
ボリコナゾール（VRCZ）　278

ま

マクロライド時代　238
まれな菌種の非結核性抗酸菌症
　　250
慢性細葉性散布肺結核　30
慢性出血性膿胸　33
慢性膿胸　33, 114, 161
慢性肺アスペルギルス症（chronic
　　pulmonary aspergillosis：CPA）
　　263, 272, 290

み

ミカファンギン（MCFG）　279
脈絡膜の結核性病変　221

む

無症状病原体保有者　43

め

滅菌作用　53, 54, 61
免疫再構築症候群（immune reconsti-
　　tution inflammatory syndrome：
　　IRIS）　34, 178

や

薬剤減感作療法　68
薬剤相互作用　177
薬剤耐性結核の防止　53
薬剤熱　69
薬剤有害反応　68

ゆ

有症状時の受診　158
誘導気管支　30
有瘻性結核性膿胸　115

り

リネゾリド（LZD）　67, 89, 100
リファブチン（RBT）　62, 89
リファンピシン（RFP）　61
流注膿瘍　148
リンパ行性散布　26
リンパ節結核　25, 31, 134
リンパ節周囲炎　32
リンパ節生検　135
リンパ節病巣　25

ろ

肋骨カリエス　148
肋骨周囲膿瘍　211

結核 Up to Date

結核症＋非結核性抗酸菌症＋肺アスペルギルス症（改訂第 4 版）［Web 付録つき］

1999 年 4 月 15 日	第 1 版第 1 刷発行	編集者 四元秀毅, 倉島篤行, 永井英明
2005 年 12 月 1 日	第 2 版第 1 刷発行	発行者 小立鉦彦
2010 年 6 月 5 日	第 3 版第 1 刷発行	発行所 株式会社 南 江 堂
2013 年 5 月 10 日	第 3 版第 3 刷発行	☏113-8410 東京都文京区本郷三丁目 42 番 6 号
2019 年 6 月 20 日	改訂第 4 版発行	☎(出版) 03-3811-7236 (営業) 03-3811-7239

ホームページ http://www.nankodo.co.jp/

印刷・製本 公和図書

装丁 Amazing Cloud Inc.

Update on Tuberculosis
Tuberculosis, nontuberculous mycobacteriosis and aspergillosis, 4th Ed.
© Nankodo Co., Ltd., 2019

定価はカバーに表示してあります.
落丁・乱丁の場合はお取り替えいたします.
ご意見・お問い合わせはホームページまでお寄せください.

Printed and Bound in Japan
ISBN 978-4-524-25265-7

本書の無断複写を禁じます.

JCOPY 〈出版者著作権管理機構 委託出版物〉

本書の無断複写は, 著作権法上での例外を除き禁じられています. 複写される場合は, そのつど事前に,
出版者著作権管理機構 (TEL 03-5244-5088, FAX 03-5244-5089, e-mail: info@jcopy.or.jp) の許諾
を得てください.

本書をスキャン, デジタルデータ化するなどの複製を無許諾で行う行為は, 著作権法上での限られた例外
(「私的使用のための複製」など) を除き禁じられています. 大学, 病院, 企業などにおいて, 内部的に業
務上使用する目的で上記の行為を行うことは私的使用には該当せず違法です. また私的使用のためであっ
ても, 代行業者等の第三者に依頼して上記の行為を行うことは違法です.